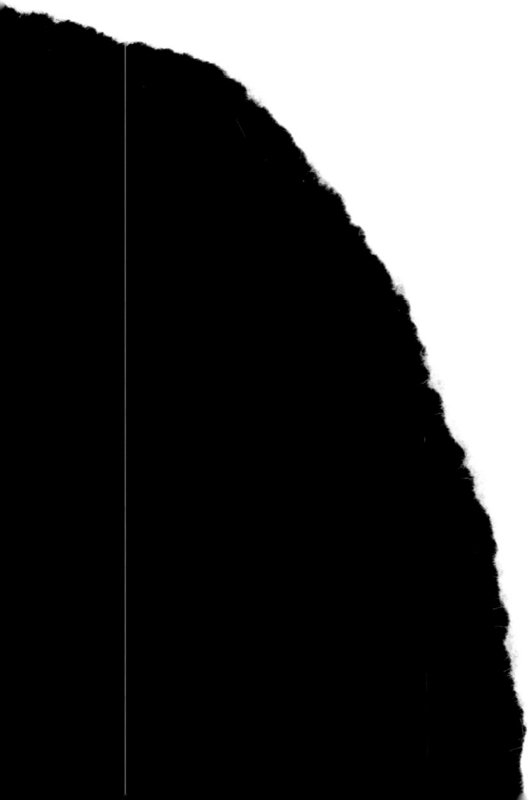

ISBN 978-0-267-17537-6
PIBN 10436316

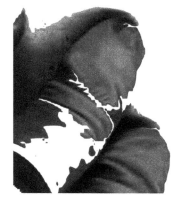

Journal

der

practiſchen

Arzneykunde

und

Wundarzneykunſt

herausgegeben

von

C. W. Hufeland,

Königl. Preuſs. Geheimen Rath, wirkl. Leibarzt, Director des Colleg. med. chirurg., erſtem Arzt der Charité, u. ſ. w.

Band. Erstes Stück.

Berlin 1804.

In Ungers Journalhandlung.

I.

Ueber die Bleichsucht,

ein

nosographisches Bruchstück.

Man hat bis dahin mit dem Namen *Bleichsucht* (Chlorosis) eine Reihe krankhafter Erscheinungen bezeichnet, die unter sich in ursächlichem Zusammenhange stehen, bei verschiedenen Individuen, dem äußern Anscheine nach, sehr viele Ähnlichkeit mit einander haben, aber unter verschiedenen Bedingungen veranlasst werden. Man hat sich bis daher noch nicht die Mühe genommen, die einzelnen Fälle mit einander zu vergleichen, um über die Natur der Krankheit näher aufgeklärt zu werden, sondern sich vielmehr damit begnügt, Heilmittel und Heilmethoden vorzuschlagen, die nicht aus einer geläuterten Erfahrung, sondern aus einer unlautern Empirie hervorgingen. Gerade diese letztere ist es, die in Sachen der ausübenden Arzneikunst am liebsten und mit der gröſsten Anmaſsung theoretisirt, und ihre seynsollenden theoretischen Aussprüche ziehen öfters die nachtheiligsten Folgen nach sich. Der Verfaſser hat gar nicht die Absicht eine Theorie aufzustellen; er wird nur vortragen, was er gesehen hat, und die gegenwärtige Abhandlung soll blos eine Sammlung von Krankheitsbeschreibungen enthalten, aus deren Vergleichung vielleicht ein zu allgemeinerem Gebrauche nutzbares Resultat hervorgeht. Bei einem solchen *Zwecke* kann von keiner Construction des Begriffes der Bleichsucht a priori die Rede seyn, und selbst eine in allgemeinen Ausdrücken abgefaſste Charakteristik der Krankheit, könnte erst nach der Erzählung der Thatsachen versucht werden.

Die Erfahrungen, welche der Verfaſser über diese Krankheit bei dem weiblichen Geschlechte gesammelt hat, lassen sich unter zwei Hauptabtheilungen bringen, wovon

die *erste* solche Fälle unter sich begreift, in welchen der Entstehung der Krankheit keine wahrnehmbare zufällige Veranlassung vorausging;

die *zweite* aber diejenigen umfasst, in welchen die Krankheit durch zufällig eingetretene Bedingungen veranlasst wurde.

A. Unter die erste Abtheilung gehören nun folgende Fälle:

1. Mädchen von einem zarten Körperbaue, ohne sichtbare Krankheitsanlage, werden zwischen dem 12 und 14ten Jahre, während sie gerade schnell wachsen, blaſs im Gesichte, ihre Lippen, Zahnfleisch und Zunge entfärben sich allmählich; zugleich fühlen sie sich müde, werden verdrüsslich, kommen bei der Bewegung leicht ausser Athem, und klagen besonders beim Treppensteigen über heftiges Herzklopfen. Der Puls ist meistens etwas beschleunigt, klein, kraftlos. Die Eſslust ist unverdorben, der Stuhlgang natürlich, der Schlaf gut. Dieser Zustand bildet sich schnell aus, und in den meisten Fällen hat er in einem Zeitraume von 8 Tagen die höchste Stuffe erreicht; auf dieser bleibt er, wenn man die Kranke sich selbst überläſst, fünf, sechs und mehrere Wochen, vermindert sich als-

dann allmählich und verschwindet endlich ganz. Nach einiger Zeit kehren die vorigen Zufälle wieder, machen den nemlichen Verlauf, und kurze Zeit nachher erscheint die Menstruation zum erstenmal; in einigen Fällen tritt dieselbe gleich nach vollendetem ersten Krankheitsanfall ein; — in andern gehen ihr auch drei und mehrere Krankheitsperioden voraus. Die Menstruation hält unter diesen Umständen gemeiniglich ihre Perioden richtig und ist nicht sehr reichlich. Die bleichsüchtigen Zufälle kommen nicht wieder, und die in dieses Lebensalter fallenden Entwickelungen des Körpers gehen schnell und ohne Störung vor sich. Ich habe noch nie weder eine deutliche Veranlassung zu der Krankheit auffinden, noch länger dauernde nachtheilige Folgen einer solchen Bleichsucht wahrnehmen können. Durch den Gebrauch von Eisenmitteln, Aufenthalt in freier, reiner Luft, viele Bewegung u. s. w. werden die Zufälle schnell gehoben; sie kehren aber, wenn man die Arzneimittel zu frühe bei Seite setzt, eben so schnell wieder und bleiben nicht eher ganz hinweg, als bis die Menstruation eingetreten ist. — Man beobachtet diese

Zufälle am häufigsten gegen das Ende des Winters und im Frühlinge.

Es spricht zwar der Umstand, daſs sich die Individuen, welche dieser Krankheit unterworfen sind, von denjenigen, die bei einer, dem Anscheine nach, ähnlichen allgemeinen Körperanlage, davon verschont bleiben, durch keine in die Sinne fallenden Eigenthümlichkeiten auszeichnen, für die Meinung, daſs die *Zufälle durch irgend* eine äussere Veranlassung hervorgebracht werden; da aber diese Veranlassung bis daher unerkannt geblieben ist, so hat man eben so vielen Grund anzunehmen, daſs die Entstehung des Uebels von den nicht in die Sinne fallenden Eigenthümlichkeiten in dem Entwicklungsgange des Organismus der einzelnen Individuen abhänge. —

a. Mädchen von einem starken Muskelbaue, einer lebhaften Empfänglichkeit des Nervensystems gegen äussere Eindrücke, ohne heftige Aeusserungen des Begehrungs-Vermögens, bei welchen die Längenausdehnung des Körpers frühzeitig ihr gehöriges Maas erreicht hat, — bekommen ihre monatliche Reinigung ohne Beschwerden; sie kehrt anfangs regelmässig alle vier Wochen wieder, fliesst jedesmal reichlicher, und endlich in so grosser Menge, dass unmittelbar Entkräftung darauf folgt. Von dieser Entkräftung erhohlen sie sich endlich nicht wieder, sie werden blafs, leiden viel an Kopfschmerzen, fühlen sich immer sehr müde, der Schlaf wird unruhig, der Unterleib ist meistens etwas aufgetrieben. Jede kleine Bewegung bringt Engbrüstigkeit und Herzklopfen hervor. Der Puls ist schnell, klein. Aeussere Eindrücke werden nicht mehr mit der gewohnten Lebhaftigkeit aufgenommen. — Die Kranken haben meistens eine mürrische Laune, und die Aeusserungen ihres Begehrungsvermögens werden heftiger. Die Eſslust ist vermindert, und auf einen jeden Versuch die Kräfte anzustrengen, folgt ein Uebelseyn, das nicht selten in wirkliches Erbrechen mit heftigem Würgen übergeht. Die monatliche Reinigung kehrt nun alle drei Wochen wieder, ist sehr reichlich, das ausfliessende Blut ist blass. Das Uebel wächst immer, und wenn nicht frühzeitig Hülfe geleistet wird, so verfallen dergleichen Kranke in einen leukophlegmatischen Zustand mit allgemeinen oder partiellen Wasseranhäufungen im Zellgewebe und in den Höhlen des

Körpers. Die Regeln bleiben aus, ein sieches Leben oder der Tod, durch völlige Erschöpfung, ist das endliche Loos der vernachlässigten Kranken. Wenn man bei den ersten Merkmalen der Krankheit Eisenmittel giebt, und die Kranke zu häufiger Bewegung, dem Aufenthalte in freier Luft, gesellschaftlicher Zerstreuung veranlasst, so werden die Fortschritte des Uebels aufgehalten, es findet sich allmählich wieder, dem Anscheine nach, der Zustand der vollkommenen Gesundheit ein; die monatliche Reinigung kehrt in die gehörige Ordnung zurück, sie wird sparsamer, und das ausfliessende Blut hat wieder seine natürliche Beschaffenheit. Werden nun die Arzneimittel bei Seite gesezt, so kehren nach Verlauf von zwei bis drei Monaten die alten Zufälle wieder, die alsdann die nemliche Behandlung erfordern. Wenn man von Zeit zu Zeit (alle 2 Monate) nur vierzehn Tage Eisenmittel giebt, so wird den Rückfällen vorgebeugt. Man findet bei der aufmerksamen Beobachtung solcher Kranken, daſs, von dem ersten Eintritte der Menstruation an, die Entwickelung des Körpers äuſserst langsam vor sich geht; besonders entwickeln sich die Brüste sehr spät und unvollkommen; gemeiniglich erhalten sie ihre völlige Ausbildung erst mit dem Ende des zwanzigsten Jahres. Ehe diese Entwickelung vollendet ist, sind dergleichen Kranke nicht gegen Rückfälle gesichert; von diesem Zeitpunkte an sind sie denselben immer ausgesetzt.

Wenn solche Personen sich bald nach überstandener Krankheit verheirathen, so leiden sie gemeiniglich nach dem ersten Wochenbette an leichten bleichsüchtigen Zufällen; die meisten bekommen wenige wässrigte Milch in die Brüste und sie fangen an, wenn sie fortdauernd säugen, auf der Brust zu leiden. — Durch das frühzeitige Entwöhnen, den Gebrauch eines eisenhaltigen Mineralwassers in kleinen Gaben, eine milde Nahrung, den Genuſs von Milch, werden diese Zufälle gehoben In spätern Jahren, nach mehrern Wochenbetten, scheint sich nach meinen bisherigen Beobachtungen, ein hervorstechendes Leiden in dem Drüsensysteme — vorzüglich des Unterleibes, zu äussern, das, nach Verschiedenheit der äussern Veranlassungen, bald mehr bald minder wichtige Krankheiten nach

sich

sich zieht. — Diese Gattung der Bleichsucht kommt am häufigsten vor. Sie bindet sich an keine Jahreszeit und Witterung doch scheint ihre Heilung im Winter langsamer vor sich zu gehen als im Sommer. Bei dem gänzlichen Mangel einer merklichen äusserlichen Veranlassung, bei ihrer Wiederkehr unter den verschiedensten äussern Umständen bis zu einem bestimmten Zeitpunkte hin, bei ihrem beständigen Zusammentreffen mit mehreren Eigenthümlichkeiten in der allgemeinen Körperanlage der ihr unterworfenen Individuen, glaube ich ihre Entstehung in dem Entwicklungsgange des Organismus, in so ferne er nicht unmittelbar von äußern Einflüßen abhängig ist, suchen zu müssen.

3. Mädchen, die von Kindheit an ein blasses Aussehen hatten, sich frühzeitig entwickeln, die, bei welchen die Längenausdehnung schon im vierzehnten Jahre ihre Vollendung und meistens ein beträchtliches Maas erreicht hat, die einen schlaffen Muskelbau haben, und dabei mager sind, ihre Regeln ohne Beschwerden bekommen, werden zuweilen, nachdem die monatliche Reinigung schon eine ziemliche Zeit lang völlig in Ordnung war,

bekommen hinlänglich Milch in den Brüsten, und werden durchs Säugen nicht sogleich entkräftet. In dem Zeitraume vom 20 bis 30sten Jahre erscheinen, besonders bei verheiratheten, die bleichsüchtigen Zufälle in gelinderm Grade und seltener; nach mehreren Wochenbetten kommt gegen das 36ste Jahr hin die monatliche Reinigung in Unordnung, bleibt zuweilen aus, fliefst ein andermal wieder ungemein reichlich; anfangs zeigt sich nur nach den Regeln ein Schleimausflufs aus der Mutterscheide, bald wird er anhaltend; solche Kranke klagen über Müdigkeit, Herzklopfen, sehen sehr blafs aus, u. s. w. — sie werden allmählich von allen den Zufällen befallen, welchen sie in frühern Jahren so oft unterworfen waren. — Bei sehr vielen und besonders denjenigen, die einen zärtlichen Knochenbau haben, gesellen sich zu den bisherigen Beschwerden, heftige Schmerzen auf der Brust, Husten, häufiger Schleimauswurf, zuweilen Blutspeien; sie magern ab, ohne Fieber zu haben, oder durch Colliquationen allzu sehr erschöpft zu werden. Ich habe schon einige male gesehen, dafs der Schleimausflufs aus der Mutterscheide mit den so eben genannten Brustbeschwerden abwechselte. Dieser Zustand dauert mit verschiedenen Abwechselungen gemeiniglich 6 bis 7 Jahre; wenn die Kranken während dieser Periode mehreremale schwanger werden, so abortiren sie leicht, oder kommen nach den Wochenbetten in einen Zustand, der sich der sogenannten Schleimschwindsucht nähert; sie werfen unter fortdauerndem Husten eine Menge gallertartigen Schleim aus, haben einen kleinen schnellen Puls, magern bedeutend ab, und ihre Verdauung geht mit Beschwerden vor sich. Unter dem Gebrauche stärkender Mittel, vorzüglich der Fieberrinde, werden diese Beschwerden gehoben, man bemerkt aber in den meisten Fällen bleibende Veränderungen in den Aeusserungen des Nervensystems, entweder wird irgend ein äufseres Sinnorgan bedeutend geschwächt, oder bildet sich eine Geneigtheit zu Krämpfen, oder leiden die Gemüthskräfte, vorzüglich das Gedächtnifs. Nach jedem Wochenbette kehren die obenbeschriebenen Zufälle zurück, und arten endlich in eine eiternde Lungensucht aus, welche die Kranken meistens in kurzer Zeit aufreibt. Ich habe noch nie gesehen dafs eine solche Kranke das 36ste Jahr überlebte.

Wenn dergleichen Personen während der Dauer der erwähnten Zufälle nicht schwanger werden, so bleiben sie von den Anfällen der Lungensucht frei, aber sie sind dagegen mehrern Krankheiten des Unterleibes, Coliken, Verstopfung u. dgl. unterworfen. Das Ernährungsgeschäfte geht träge vor sich, und zu körperlicher Anstrengung sind sie unfähig. Jede ungewöhnliche Uebung ihrer Muskularkräfte versetzt sie in einen Zustand allgemeiner Schwäche, der zuweilen einige Wochen fortdauert.

Der Gebrauch der Fieberrinde, des isländischen Mooses und der eisenhaltigen Mineralwasser, mäfsiger Genufs des Weines und leicht verdaulicher Speifsen sind in diesen Fällen sehr nützlich. — Ich habe gesehen, dafs Weiber nach der so eben erwähnten Umänderung ihres Krankheitszustandes, noch einmal geboren haben, ohne nachtheilige Folgen davon zu erfahren. —

Einen verschiedenen Gang nimmt die Krankheit bei Individuen, die einen starken Knochenbau haben; bei diesen beobachtet man seltener Brustbeschwerden, sehr frühe findet sich eine Geneigtheit zu Durchfällen ein, und endlich gesellen sich Hämorrhoiden dazu, die sich theils durch Knoten, theils durch Blutflüsse zu erkennen geben. Die

Hämorrhoidalblutflüsse ereignen sich entweder in der Mitte zwischen den Regeln, oder sie treten mit diesen zugleich ein. Der Blutverlust ist sowohl bei den Hämorrhoiden, als bei den Regeln selbst sehr beträchtlich, und die Kranken befinden sich eigentlich ihr ganzes Leben hindurch in einem bleichsüchtigen Zustande, der sich durch die oben (2) beschriebenen Symptome im allgemeinen charakterisirt, und nur dem Grade nach veränderlich ist. Auch diese Kranken sind in frühern Jahren sehr fruchtbare Mütter, sie hören zu Anfange der dreisige auf Kinder zu gebähren, und werden alsdenn erst gegen das 40ste Jahr wieder schwanger, gebähren aber selten mehr als nur noch einmal. Die Wochenbette und das Säugen scheinen hier mehr auf die Verdauungsorgane, als auf die Lungen nachtheilig einzuwirken. Die Geneigtheit zu Durchfällen vermehrt sich bei der Annäherung der Periode, in welcher die Menstruation aufzuhören pflegt, der geringste Genuſs von Pflanzenspeisen, jede Leidenschaft, jede körperliche Anstrengung, veranlaſst Durchfälle; dabei werden die Kranken von heftigem Herzklopfen, Engbrüstigkeit, Kopfschmerzen geplagt, sie sehen sehr blaſs im Gesichte aus, das Blut, welches sie bei der monatlichen Reinigung und dem Hämorrhoidalflusse verlieren, ist blaſs und wässerigt. In dieser Gestalt dauert die Krankheit zwei bis drei Jahre lang fort, die Regeln erscheinen während dieser Zeit unordentlich, endlich werden sie sparsamer und bleiben ganz aus; dieses geschieht selten vor'm 50sten, meistens erst im 52sten oder 53sten Jahre. Nachdem die Menstruation ausgeblieben ist, bekommen die Kranken allmählich ein besseres Aussehen, die Neigung zu Durchfällen vermindert sich und hört endlich ganz auf, ihre Verdauungskräfte werden besser, und der Hämorrhoidalfluſs bleibt nach und nach aus. Allmählich verschwinden auch die leisesten Ahnungen der bleichsüchtigen Zufalle, und dergleichen Personen verleben den letzten Rest ihrer Tage in einem bei weiten besseren Wohlbefinden, als ihre Jugend. —

Ich habe noch nicht Gelegenheit gehabt den Gang dieser Krankheitsentwickelungen bei unverheiratheten Personen genau und hinlänglich oft zu beobachten. Nach dem wenigen, was ich gesehen habe, bin ich geneigt anzunehmen, daſs zwar das Zeugungsgeschäft einen sehr wichtigen Einfluſs auf die Bildung der Krankheitsanfälle hat, daſs aber die Geneigtheit dazu ganz unabhängig von demselben statt findet, und auch bei unverheiratheten wenigstens bis über die dreisige hinaus fortdauert, und sich durch ähnliche Zufälle, aber in einem minderen Grade offenbart, als bei Verheiratheten. — Ich habe noch nie gesehen, daſs die Geneigtheit zu Rückfällen vor der angeführten Periode durch Arzneimittel gehoben oder denselben vorgebeugt worden wäre. Der öfters wiederholte Gebrauch von Eisen mit Opium und Gewürzen, der Genuſs thierischer Nahrungsmittel, Ruhe des Gemüthes und mäsige Bewegung des Körpers scheinen die Krankheit dem Grade nach zu vermindern, aber nur selten tritt vorübergehend ein scheinbares Wohlbefinden ein, und eine völlige Heilung findet gar nicht statt. — Witterung und Jahreszeit haben auf die Entstehung der hier befindlichen Zufälle keinen merklichen Einfluſs. Diese Form der sogenannten Bleichsucht ist zwar nicht sehr selten, sie kömmt jedoch viel seltener vor, als die unter No. 2. angeführte.

4. Mädchen, die in der Lebensperiode, in welcher die Regeln das erstemal zu erscheinen pflegen, in ihrer körperlichen Entwickelung noch zurück sind, bei welchen noch nicht das Ebenmaas unter den einzelnen Theilen eingetreten ist, das bei dem ausgebildeten Menschen immer mehr oder weniger statt findet, die sich besonders durch einen auffallend kindischen Ausdruck in den Gesichtszügen aus-

zeichnen, ohne dabei die Heiterkeit des frühern jugendlichen Alters zu besitzen, werden im 15ten oder 16ten Jahre sehr blafs, sie klagen über Herzklopfen, Engbrüstigkeit, es finden sich allmählich alle bleichsüchtigen Zufälle ein, wie ich sie oben (2) beschrieben habe; dabei wird das Gesicht gedunsen, und die Haut hat ein bleifarbenes Aussehen. Ehe noch diese Erscheinungen eintreten, sind zuweilen die Regeln einmal, jedoch nur sehr sparsam, da gewesen, bleiben aber alsdann für immer aus; in den meisten Fällen hat sich noch keine Spur derselben gezeigt. — Nachdem diese Zufälle eine Zeitlang gedauert und sich langsam vermehrt haben, entstehen an verschiedenen Stellen des Körpers, besonders an den Füssen borckigte Ausschläge. — Die Haut ist beinahe immer trocken. An den Füssen artet der Ausschlag in Geschwüre mit speckigtem Grunde und aufgeworfenen Rändern aus, wenn die Geschwüre heilen, was jedoch nur mit grofser Schwierigkeit geschieht, so fangen die Kranken an zu husten, das Athemholen wird beschwerlicher, sie bekommen Schmerzen auf der Brust, werfen einen dünnen Schleim aus, der zuweilen mit

Blut vermischt ist. Der Puls, der bis daher bloſs klein und kraftlos war, ohne schnell zu seyn, wird nunmehr beschleunigt. Wenn die Fuſsgeschwüre wieder aufbrechen, so werden die Brustbeschwerden vermindert, aber der Puls bleibt schnell und die Kräfte nehmen unter der Fortdauer der allgemeinen bleichsüchtigen Zufälle allmählich ab. Nach einiger Zeit kehren Brustbeschwerden ohne vorausgegangene Vertrocknung der Fuſsgeschwüre wieder. Der Husten wird heftiger als er zuvor war, der Blutauswurf kommt öfter und stärker wieder, und allmählich fallen die Kranken in den Zustand einer eiternden Schwindsucht mit hektischem Fieber. Man beobachtet bei ihnen selten colliquative Schweiſse, dagegen aber bildet sich schon sehr frühe eine allgemeine Wassersucht, die Harnabsonderung wird sehr vermindert, zuerst schwellen die Füsse, alsdann der Unterleib, endlich die Arme und das Gesicht. In diesem Zustande leben die Kranken öfters noch 4 bis 6 Monate; die ganze Krankheit umfaſst von ihrer ersten Entstehung bis zum Tode, der durch gänzliche Entkräftung herbeigeführt wird, einen Zeitraum von 2, zuweilen 3 Jahren. Die meisten solcher Kranken sterben zwischen dem 17ten und 18ten Jahre. Man findet in den Leichnamen, außer den allgemeinen Erscheinungen, welche nach den Krankheitssymptomen erwartet werden konnten, die Mutterscheide äußerst enge, die Gebärmutter sehr klein, wie sie bei zweijährigen Mädchen angetroffen wird, die Eierstöcke sind verhältnißmäßig eben so klein, ohne eine Spur von rundlichten eiförmigen Körperchen, von weicher Drüsen-ähnlicher Substanz. Zuweilen ist ein Theil der Mutterscheide und der Gebärmutterhals verknorpelt. Ich habe noch immer bei solchen Kranken eine widernatürliche Beschaffenheit der Geschlechtsorgane angetroffen, und selbst die äußern Zeichen der Mannbarkeit fehlen größtentheils. Der Haarwuchs um die Schaam fehlt entweder ganz oder ist sehr sparsam, die Schaamlippen sind klein und wenig hervorragend. Die Krankheitserscheinungen welche man bei Mädchen beobachtet hat, bei denen man gar keine Gebärmutter und Eierstöcke antraf, scheinen mir einige Aehnlichkeit mit den so eben angeführten zu haben. — Diese zurückgebliebene Entwicklung der Geschlechtsorgane habe ich bis daher in

Verbindung mit zwei sehr verschiedenen allgemeinen Körperanlagen beobachtet. Die Individuen, welche diese Erscheinungen darbieten, haben entweder eine bereits mit ihrer übrigen körperlichen Ausbildung unverhältnifsmafsige Länge erreicht, ehe sie erkranken, ihre Brust ist ist sehr schmal, eingedrückt, ihr Hals lang, sie haben den sogenannten phthisischen Habitus, sie zeichnen sich meistens durch mehr als mittelmafsige Geistesanlagen aus; oder ihr ganzer Wuchs ist verkümmert, sie sind klein, die Epiphysen der Röhrenknochen sind im Verhältnisse zur Länge derselben ungemein grofs; sie sind äufserst träge und stupide. Bei der letzten Gattung habe ich schon in der ersten Periode der Krankheit die Erweichung einzelner Knochen beobachtet, die sich unter der Anwendung der erforderlichen Heilmittel wieder hob, während die übrigen Krankheitszufalle immer zunahmen. — Die schnell tödtende Lungensucht, welche man bei Mädchen in der Periode der Mannbarkeitsentwicklung bei unordentlicher Menstruation beobachtet, steht ohne Zweifel ebenfalls mit einer verhinderten Entwicklung der Geschlechtsorgane in Verbindung und nähert sich daher, von einer gewissen Seite betrachtet, der so eben beschriebenen Krankheit. Hier ist der Ort nicht, wo dieser Gegenstand genauer untersucht werden kann, wenn aber von dem Entwurf einer Theorie die Rede seyn soll, so wird eine solche Untersuchung ein unnachläfsliches Bedingnifs seyn. —

5. Man beobachtet nicht selten, dafs Mädchen, bei welchen entweder vor dem ersten Ausbruche der Regeln, oder nachdem diese eine Zeitlang regelmäfsig geflossen und alsdann ohne irgend eine bemerkbare Veranlassung ausgeblieben sind, die gewöhnlichen Zufälle der Bleichsucht bekommen, und bei ihnen zugleich ungewöhnliche Aeufserungen des Begehrungsvermögens eintreten, z. B. ein unwiderstehlicher Hang zum Genufse ungewöhnlicher Nahrungsmittel, erdigter Substanzen, Kohle u. s. w.; damit ist gewöhnlich eine auffallende Veränderung in dem Charakter der Kranken verknüpft; sie werden sehr empfindlich und aufbrausend, wenn sie vorher sanft und duldsam waren, sie verabscheuen mit eben der Heftigkeit, als sie begehren. Zuweilen wird das eine oder andere äufsere Sinnenorgan geschwächt. — Der

Schlaf ist unruhig, unterbrochen; das Verdauungsgeschäft geht sehr träge vor sich und die Kranken bekommen öfters in 8 Tagen nur einmal Oeffnung. Die bleichsüchtigen Zufälle erreichen nie einen hohen Grad, und der Puls bleibt immer ziemlich natürlich. Die Muskularkräfte sind periodisch sehr vermindert, zu andern Zeiten aber bemerkt man keine Abnahme derselben; und besonders ist es dieser Gattung von Kranken eigenthümlich, daſs sie sehr beträchtlicher Anstrengungen ihrer Kräfte fähig sind, ohne in einen hohen Grad von Entkräftung darauf zu verfallen. — Ein solcher kranker Zustand kann mehrere Monate dauern, die Kranken zehren dabei nicht ab, — und nicht selten erscheint die monatliche Reinigung unvermuthet, nachdem ein heftiger Aufruhr im Nervensysteme vorausgegangen war. Gewöhnlich vermindern sich die bleichsüchtigen Zufälle nach der ersten Erscheinung der Regeln, die Aeuſserungen des Begehrungsvermögens nähern sich dem normalen Zustande wieder, und nach einigen monatlichen Perioden ist die Krankheit gehoben, die sehr selten Rückfalle macht. — Ich habe diese Krankheit noch nicht genugsam beobachtet und untersucht, um sie in allen Beziehungen darstellen zu können.

Ich bemerke hier blos, daſs die Wirkung der Arzneimittel in allen diesen Fällen sehr beschränkt zu seyn scheint. Eisenmittel allein gegeben, bringen keine Veränderung in dem Krankheitszustande hervor. Ob der Gebrauch von gewürzhaft bittern Mitteln mit absorbirenden die Krankheit abkürze? darüber habe ich noch keine völlig entscheidende Erfahrungen, aus einigen Beobachtungen ist es mir nicht unwahrscheinlich. Ohne Zweifel liegt in der verspäteten Entwicklung des Sexualsystems der Grund zu den hier angeführten Zufällen; so wie eine (vielleicht durch die erste Anlage) unmöglich gewordene, die unter No. 4. beschriebene zerstörende Krankheit veranlaſst. Ich habe dort auf die ohne bleichsüchtige Symptome vorkommende Lungensucht, als einer verwandten Erscheinung hingewiesen, hier muſs ich auf die, ohne Bleichsucht mit der Mannbarkeitsentwickelung in Verbindung stehende Anomalien des Nervensystems und die dabei sich ereignenden sonderbaren Aeuserungen des Vorstellungsvermögens, des Begehrungsvermögens u. s. w. aufmerksam machen. Die Untersuchung dieser Zustände des Organismus muſs an eine ganz andere Reihe

von

von Erscheinungen geknüpft werden, zum Entwurf einer Theorie der hier beschriebenen Krankheit ist sie schlechterdings erforderlich; sie würde mich aber zu weit führen; ich halte mich daher, meinem Vorsatze getreu, innerhalb der Gränzen der bloſsen Naturbeschreibung — Unter die obigen fünf Gesichtspunkte lassen sich alle meine Erfahrungen über solche Fälle, in welchen die bleichsüchtigen Symptome ohne eine merkliche zufällige Veranlassung entstanden sind, bringen.

Ich schmeichle mir weder durch diese Darstellung die Sache erschöpft zu haben, noch konnte es meine Absicht seyn, alle Modificationen der Krankheit anzuführen, die bei den einzelnen Individuen vorkommen und zum Theil durch die äuſsere Lage derselben veranlaſst werden. —

B. Auf sehr verschiedene äuſsere zufällige Veranlassungen folgen Erscheinungen, welche die bisher angeführten Krankheiten charakterisirten und also unter einem gemeinschaftlichen Namen begriffen werden können. Nicht selten scheinen die individuellen Modificationen durch die Art der äuſseren Veranlassung bestimmt zu werden, und deſswegen werde ich meine Erfahrungen nach den verschiedenen Veranlassungen, auf welche ich die Krankheit entstehen sah, ordnen.

1. Es ist etwas sehr gewöhnliches, daſs heftige Anstrengungen, Erhitzung und darauf folgende Erkältung, Durchnäſsung, erschütternde Gemüthsbewegungen, Ueberladung des Magens während der monatlichen Reinigung, den Ausfluſs derselben plötzlich unterbrechen. Die gemeinsten unmittelbaren Folgen dieser Unterdrückung des Blutflusses sind:

Ein allgemeines Gefühl von Schwere, Kopfschmerz, Schwindel, Engbrüstigkeit; zuweilen auch Krämpfe, die sich bald allgemein in den Gliedern verbreiten, bald mehr auf die zur Respiration dienenden Muskeln beschränken. — Der Puls ist gemeiniglich zusammengezogen und etwas hart. — In einigen Fällen treten die Regeln in der nächsten Periode ordentlich ein, und alsdann heben sich die Zufälle. Im allgemeinen scheinen die Beschwerden vermindert und der Eintritt der monatlichen Reinigung erleichtert zu werden durch den Gebrauch solcher Abführungsmittel, die vorzüglich auf das Ende der dicken Gedärme wirken; bei sehr starken Congestionen gegen die Brust und den Kopf fand ich einen mäsigen Aderlafs am Fufse, reizende Fufsbäder nützlich, sie leisteten öfters schleunige Hülfe, wenn andere Mittel vergeblich gebraucht worden waren. Bei einer beträchtlichen Neigung zu Krämpfen schienen mir die oben genannten Arzeneien nur in Verbindung mit kleinen Gaben flüchtiger Reizmittel, des Castoreum, der Asa foetida u. s. w. wirksam zu seyn. Es kann und soll hier nicht von dem technischen Verfahren ausführlich die Rede seyn, die Heilanzeigen können daher nicht einzeln zergliedert werden; ich führe von den Wirkungen der Heilmittel nur so viel an, als nöthig ist die Natur der Krankheit zu beleuchten. Die Aderlafs wirkt erleichternd bei hervorstechenden Beschwerden des Athemholens, so lange die Functionen des Nervensystems nicht beeinträchtigt sind, auch bei Subjecten, deren Habitus durchaus keinen Ueberflufs an Blut anzeigt; bei einer beträchtlichen Neigung zu Krämpfen wird sie unter diesen Umständen selten ohne Nachtheil vorgenommen. Wenn die Regeln nicht wieder eintreten, so werden die Kranken bald nach der ohne Blutflufs verstrichenen Periode sehr müde, bei jeder Bewegung bekommen sie heftiges Herzklopfen, werden blafs im Gesichte, die Lippen, Zunge und das Zahnfleisch verlieren ihre rothe Farbe, sie fallen in einen bleichsüchtigen Zustand in einem geringeren Grade als der oben beschriebene (A. 1. 2.) Nach meiner Erfahrung leistet der Gebrauch der Eisenmittel nur in Verbindung mit Aloe und Asafoetida Hülfe, und zwar scheinen diese Mittel in der letzten Hälfte der 4 wöchentlichen Periode schneller zu wirken, als wenn sie früher gegeben werden. Die Wiederkehr der Regeln und das Verschwinden der Krankheitszufälle treffen immer zusammen, ich getraue mir nicht zu bestimmen, ob das allgemeine Wohlbefinden den Wiedereintritt der monatlichen Reinigung bedingt, oder ob die örtlich wiederhergestellten dynamischen Verhältnisse des Gefäfssystems der Gebärmutter, von welchen die periodische Blutentleerung abhängt, die Veranlassung zur Hebung der allgemeinen Krankheit ist. —

2. Allzu häufiger oder zu früh vollzogener Beischlaf ist eine sehr gemeine Quelle bleichsüchtiger Zufälle. Wenn sich Mädchen, die einen etwas schwammigten Körper haben und zum fett werden ge-

neigt sind, frühe verheirathen, (im 15 u. 16 Jahre), so werden ihre Regeln nach einigen Monaten reichlicher, und im Verhältnisse, als der Blutfluſs zunimmt — wird das ausflieſsende Blut blässer und wäſsrigter, sie verlieren ihre blühende Gesichtsfarbe, werden müde, engbrüstig, jede Bewegung verursacht ihnen heftiges Herzklopfen, — ihre Augen bekommen ein mattes Aussehen und eine düstere Melancholie tritt an die Stelle der jugendlichen Heiterkeit. Wenn diese Personen dem Beischlafe nicht entsagen, so nehmen die Zufälle immer mehr überhand; dazu gesellt sich eine bedeutende Schwäche der Verdauungswerkzeuge, die Eſslust verliert sich, sie magern ab, es gesellen sich erst vorübergehende Fieberbewegungen hinzu, die endlich anhaltend werden, und in ein hektisches Fieber übergehen; die Regeln bleiben ganz aus und eine Lungensucht oder Verhärtungen der Gekrösdrüsen, je nach der individuellen Prädisposition, oder der Verschiedenheit äuſserer Einflüsse, beschliessen die Scene. Zuweilen werden solche Personen bald nach ihrer Verheirathung schwanger, sie leiden während ihrer Schwangerschaft mehr als andere an Erbrechen und Uebelkeiten, und bekommen nach der Geburt reichlich Milch in den Brüsten. Während der Schwangerschaft äuſsern sich keine bleichsuchtigen Zufälle, aber sie treten bald nach dem Wochenbette ein. Eisenmittel haben in dieser Krankheit nicht die auffallende Wirkung, wie in mehreren der bisher erwähnten Fälle. Enthaltsamkeit vom Beischlafe ist die erste Bedingung zur Heilung. Nährende Speisen ohne reizende Gewürze, mit Behutsamkeit angewandt, Aufenthalt in freier Luft, gesellschaftliche Zerstreuung, späterhin mäsiger Genuſs des Weins, und endlich der Gebrauch eines eisenhaltigen Mineralwassers, stellen nach meinen Erfahrungen die Gesundheit wieder her. Diese Herstellung ist nicht von langer Dauer, wenn die Kranken nicht so lange dem Beischlafe ganz entsagen, bis ihr Körper im allgemeinen denjenigen Grad von Festigkeit erlangt hat, deren er fähig ist; dieſs geschieht selten vor dem 20sten oder 22sten Jahre; ohne neue Veranlassung finden keine Rückfalle statt. —

3. Durch moralische Veranlassungen angefochtener und nicht befriedigter Begattungstrieb, ist die Quelle sehr vieler Krank-

heitszufälle des weiblichen Geschlechtes; er wird allgemein auch als die Ursache der Bleichsucht angesehen. Nach meinen Erfahrungen sind die bleichsüchtigen Symptome, welche unter diesen Bedingungen eintreten, von den bisher geschilderten einigermaßen unterschieden, und ich lasse es dahin gestellt, ob sie mit ihnen unter eine Kategorie gebracht werden können. Die Subjecte, welche zu solchen Krankheitsäuserungen geneigt sind, zeichnen sich weder durch feines Gefühl noch durch ein lebhaftes Begehrungsvermögen aus; beide scheinen erst durch das Spiel der Phantasie und dadurch bewirkte starke Eindrücke aufs Vorstellungsvermögen geweckt zu werden. Die erste Erscheinung, die dem Beobachter auffält, ist eine bedeutende Erhöhung der Reizbarkeit des Nervensystems mit unverkennbaren Spuren eines verminderten Wirkungsvermögens. Diese Abnormitäten bleiben eine geraume Zeit aufs Nervensystem beschränkt, in einer spätern Periode werden die Verrichtungen der Verdauungswerkzeuge beeinträchtigt und die Vegetation des Körpers im allgemeinen scheint retardirt zu werden. In dem Pulse drückt sich keine allgemeine Affection des Arteriensystems aus. Erst nachdem alle diese Erscheinungen eine Zeitlang vorausgegangen sind, wird die monatliche Reinigung sparsamer, und das ausfliessende Blut blass, zugleich verliert sich die blühende Gesichtsfarbe, Zunge, Lippen und Zahnfleisch werden blass. Die Kranken fühlen sich äusserst müde, bekommen bei jeder Bewegung Herzklopfen, leiden zuweilen an krampfigen Erstikungszufällen und werfen hier und da Blut aus. Arzneimittel bringen hier selten eine heilsame Wirkung hervor; der wirkliche Genuss hebt die krankhaften Zufälle am sichersten. Zuweilen wird eine solche Kranke durch eigene Anstrengungen über die Spiele der Einbildungskraft, über die Lebhaftigkeit des Begehrungsvermögens u. s. w. Meister, und genest langsam. Wenn der Gang der Krankheit durch nichts gehindert wird, wenn die Stimmung, mit welcher ihre Entstehung begann, unverändert fortdauert, so ist eine Verzehrungskrankheit, vorzüglich die Lungensucht, eine nicht seltene Folge der beschriebenen Zufälle. —

Bei Mädchen von feinerem Gefühl, von lebhafterem Begehrungsvermögen, deren Einbildungskraft schon früher durch Umgang und Lektüre an zügellose Spiele gewohnt war, die aber durch den Willen die Forderungen des

Begattungstriebes bekämpfen, beobachtet man meinen Erfahrungen zu Folge, unter den vorliegenden Bedingungen, die bleichsüchtigen Zufälle seltener; sie verfallen bald in eine düstere Schwermuth, die zuweilen in eine Manie übergeht; bei dieser bemerkt man nur selten eine fixe Idee, einzelne unzusammenhängende Worte, deren Bezug sich nicht errathen läſst, scheinen eine immer sich erneuernde Unterbrechung des Willens zu bezeichnen. Heftige Krämpfe der Respirationswerkzeuge, Convulsionen, wechseln zuweilen mit dem Irrereden ab. Der Schlaf fehlt ganz. Gewöhnlich dauert ein solcher Zustand vier bis sechs Wochen lang, vermindert sich allmählich und verschwindet endlich. Von diesem Zustande kehren die Kranken in den ihrer gewöhnlichen Gesundheit zurück, das Gleichgewicht zwischen den einzelnen Kraftäuſserungen des Organismus ist wiederhergestellt, und so erscheinen die heftigen Ausbrüche als die Bedingung, unter welcher die vorausgegangenen nachtheiligen Eindrücke verwischt werden. Ich habe diese Erscheinungen hier blos angedeutet, um eine Seite bemerklich zu machen, von welcher her — weiteres Licht über die Krankheit, mit deren Darstellung sich die gegenwärtige Abhandlung beschäftigt, erhalten werden kann.

4. Die Selbstbefleckung, ein allzu gewöhnliches Laster junger Mädchen in höhern Ständen, die unvollkommene Ausübung des Beischlafes, eine sehr gemeine Sitte verheiratheter Weiber und wollüstiger Mädchen, scheinen Krankheitszufälle zu erregen, die sich den bisher erwähnten in mancher Hinsicht nähern. Neben den allgemeinen Symptomen der Bleichsucht in geringerem Grade, wird diese Krankheit durch einen immer fortdauernden, bald stärkern, bald gelindern weiſsen Fluſs charakterisirt; dieser ist durch kein Arzneimittel zu bezwingen, so lange die immer sich erneuernde Veranlassung dazu fortwährt. Ich habe diese Krankheit zwar schon öfters gesehen, aber noch nie Gelegenheit gehabt, sie so genau zu untersuchen, daſs ich eine ausführliche Darstellung ihres ganzen Verlaufes, in verschiedenen Beziehungen zu geben im Stande wäre. —

5. Durch zufällige Veranlassung (Wochenbette, Gebärmutterpolypen u. s. w.) verursachter heftiger Mutterblutfluſs, so wie jede andere Verschwendung des Blutes, zieht eine Reihe von krankhaften Zufällen nach sich, die mit den bisher beschriebenen Symptomen der Bleichsucht übereinstimmen. Diese Erscheinungen sind zu bekannt, als daſs ich sie ausführlicher beschreiben möchte. Hier

ist eine veränderte Dynamik des Sexualsystems keine beständige Coexistenz, und kann auch nicht als nothwendige Folge der allgemeinen Krankheit angesehen werden. Betrachten wir die Sache genauer, so werden wir finden, daſs die Reihe von Krankheitserscheinungen ausgeht von allgemein vermindertem Wirkungsvermögen des Venensystems, daſs sich an dieses zunächst erhöhte Reizbarkeit des Arterien- und Nervensystems anreiht, und allmählich eintretende Lähmung des lymphatischen die Scene schlieſst. —

6. Gesunde Mädchen von 16 bis 20 Jahren, die an eine thätige Lebensart, ans Landleben gewohnt waren, werden, wenn sie in die Stadt kommen, sich mehr sitzend beschäftigen, und besonders an feuchten Orten aufhalten müſsen, bald krank, und leiden an bleichsüchtigen Zufällen. Das Uebelbefinden fängt gemeiniglich mit Mangel an Eſslust, Müdigkeit, Schwere der Glieder an; wenn dieses eine Zeitlang gedauert hat, so werden die Kranken blaſs im Gesichte, engbrüstig, sie bekommen bei jeder Bewegung Herzklopfen, endlich schwellen die Füſse, das Gesicht wird aufgedunsen, die monatliche Reinigung flieſst sparsamer, das ausflieſsende Blut ist blaſs, endlich bleibt sie ganz aus. — Bewegung und der Gebrauch abführender Mit-

tel, auf welche man bittere Mittel mit Eisen folgen läfst, scheinen den Fortschritten des Uebels Schranken zu setzen, und es endlich zu heben. Es ist mir nicht unwahrscheinlich, dafs durch frühzeitig gegebene gelinde Abführungsmittel die Entwicklung der ganzen Krankheit unterdrückt werden kann. —

So weit reichen meine Erfahrungen über die verschiedenen Bedingungen, unter welchen die Erscheinungen, die man *Bleichsucht* zu nennen gewohnt ist, bei dem weiblichen Geschlechte eintreten, und sich weiter ausbilden. Ich habe mich geflissentlich auf die Beschreibung der Zufälle beschränkt, und eine blofse Symptomatologie liefern wollen. Die Untersuchung über die Natur der in diesen Blättern dargestellten Krankheitsentwicklungen, kann nicht ohne eine umfassendere Beleuchtung der chronischen Krankheiten überhaupt, ohne eine Revision der Gesetze, die man in unsern Tagen dem menschlichen Organismus vorgeschrieben hat, vorgenommen werden. Um dieses thun zu können, müssen noch andere Reihen von Thatsachen aufgeführt, mit der bisher vorgelegten (die noch mancher Vervollkommnung bedarf) zusammengestellt werden. —

Ein eben so unbestimmter Begriff wird mit dem allgemeinen Ausdrucke Cachexie verbunden, wie diefs bei dem Worte Bleichsucht der Fall ist. Ich erinnere blos an einige Erscheinungen, die auf den hier abgehandelten Gegenstand Bezug haben, ohne mich in eine weitere Erörterung derselben einzulassen.

Man beobachtet zuweilen Jünglinge die einen schwammigten Körper haben, nicht stark gewachsen sind, wenig Fleischspeisen geniefsen, eine sitzende Lebensart führen und sich in feuchten Wohnungen aufhalten, die ohne besondere Veranlafsungen in einen Zustand verfallen, der dem eben beschriebenen (A. 1. u. 2.) bei Mädchen sehr nahe kommt. Ihre Gesichtsfarbe ist blafs, ihre Lippen, Zunge und Zahnfleisch sind beinahe weifs, sie werden bei jeder Bewegung mit heftigem Herzklopfen und Engbrüstigkeit befallen. — Wenn sie sich zufällig verwunden, so ist das ausfliefsende Blut blafs und wäfserigt. Efslust, Stuhlgang und Schlaf sind wie im gesunden Zustande, der Puls ist klein und schnell. Die Krankheit macht keine schnellen Fortschritte, sie wird durch Eisenmittel in kurzer Zeit gehoben. — Die Subjecte, die ich beobachtet habe, waren zu Rückfällen, aber nur nach längeren Zwischenzeiten, (von einem Jahr und darüber) geneigt. —

Einen ähnlichen Zustand trift man öfters

bei Kindern von 3 bis 10 Jahren an; man hält gemeiniglich Würmer oder Unreinigkeiten des Darmkanals für die Ursache desselben. Abführende Mittel nützen nichts, Würmer gehen selten ab, und nie mit Erleichterung. Wenn man eine Zeitlang Eisen mit bittern und stärkenden Mitteln giebt, so bricht endlich ein eiternder Ausschlag über den ganzen Leib aus, und während desselben Vorhandenseyn, wird die Gesundheit wieder hergestellt. —

In die nemliche Reihe von Erscheinungen dürfte wohl die Krankheit, welcher die Negersclaven auf den Antillen, und wie *Mungo Park* behauptet, auch in ihrem Vaterlande unterworfen sind, und die von *Hoffinger* beschriebene in Schemnitz endemische Bergcachexie gesetzt werden. Ueber diese beiden Krankheiten fehlen uns aber noch ausführliche Notizen.

II.

Etwas

über die Anwendung der Wasserdämpfe zu Dampfbädern, zum Erwärmen der Wasserbäder und der Badezimmer. *)

Das zum Baden bestimmte Wasser wird gewöhnlich durch Zumischung von heifsen Wasser erwärmt, welches man den Badewannen durch Röhren zuführt.

Dieser Zweck würde sich aber mit mehrerem Vortheile durch Wafserdünste erreichen lafsen, und zwar aus folgenden Rück-

*) Ich theile hier einen Aufsatz dem medizinischen Publikum besonders mit, welcher sich in meiner noch ungedruckten Schrift: über den häuslichen und technischen Werth der Verkohlungsofen," befindet. Diese wird zur künftigen Ostermesse im Buchhandel erscheinen.

sichten: *Erstens* würde man dem Siedegefäfs bei weitem seltner frisches Wasser zuzuführen nöthig haben, oder dessen sparsameren Abgang mit einer geringeren Menge ersetzen können; und seinen Zweck mit einem geringeren Holzaufwande erreichen. *Zweitens* lassen sich die Wasserdämpfe zu gleicher Zeit mit noch wichtigern Vortheilen theils zu *Dampfbädern*, theils zum Erwärmen der Badezimmer benutzen.

In unsern bisherigen Badehäusern findet man das Wasser unter dreierlei Gestalten angewandt, als: zum *Wasser- Tropf-* und *Spritzbade*. Das Wasser läfst sich aber noch unter einer vierten Gestalt zum Baden anwenden, nemlich als *Dampfbad*; welches wie ich glaube, in mehrerem Betrachte in Anregung gebracht, und dem gewöhnlichen Baden im warmen Wasser vorgezogen zu werden verdient.

Es ist eine auf eine Menge bekannter Erfahrungen gegründete Wahrheit: *dafs jeder Körper, welcher eine Dampfgestalt anzunehmen geeignet ist, in dieser Gestalt auf thierische Wesen einen höhern Grad von Wirksamkeit äufsert, als in fester oder flüfsiger Gestalt;* und dafs sich mithin von *medizinischen Dampfbädern*, d. i. von der Anwendung der arzneilichen Körper in Dampf-

ge-

gestalt eine ausgezeichnete Wirksamkeit erwarten läſst.

Obgleich diese Art von Bädern eine ausführliche Abhandlung verdient, so erlauben mir doch meine gegenwärtigen Geschäfte nur, einen kurzgefaſsten Entwurf darüber mitzutheilen.

Man badet entweder nur einzelne Theile des Körpers, oder sie sind (fast) alle von Wasser umgeben. Nach dieser ausgedehnteren oder beschränkteren Anwendung des Wassers unterscheidet man gemeinhin die örtlichen (oder passender: partiellen) Bäder von den allgemeinen. Zu den ersteren gehören die Bähungen. Eben so lassen sich die Wasserdämpfe als partielles und allgemeines Bad anwenden.

Die *partiellen* Dampfbäder sind schon seit langer Zeit im Gebrauche gewesen. So läſst man zur Besänftigung rheumatischer und gichtischer Kreuzschmerzen, des Stuhlzwangs bei der Ruhr u. a. f. den Kranken über das heiſse Waſser einer Wanne setzen und den Dampf an den Hinteren gehn. Bei der krampfigen Engbrüstigkeit, dem rheumatischen oder katarrhalischen Brustschmerzen, erleichtert oder stillt oft der Broddem des heiſsen Wassers, wenn man ihn mit der Luft einathmen läſst, den Schmerz und Krampf.

Das *allgemeine* Dampfbad, in welchem sich der Badende gänzlich in Dämpfe eingehüllt befindet, hat nicht nur eine durchdringendere, sondern auch eine ausgedehntere Wirksamkeit als das Waſserbad. In dem letzteren befindet sich der Kopf, auſser dem Bade; in dem ersteren wirken die Dämpfe ununterbrochen auf die Theile des Kopfs sowohl, als auf die Lungen unmittelbar. Man badet hier nicht allein die Haut, sondern auch die Lungen in gleichem Maaſse. Bei katarrhalischen Beschwerden der Luftwege, bei rheumatischen und gichtischen Uebeln, sowohl bei allgemeinen als partiellen, z. B. der Augen, Ohren, bei Kopfschmerzen u. s. w. läſst sich von diesem allgemeinen Dampfbade bei weitem mehr erwarten als vom Wasserbade, indem dasselbe nicht allein die Ausdünstung der Haut, sondern auch der Lungen gleichmäſsig und gleichzeitig befördert.

Bei Krankheiten der Augen und Ohren kann man diese Theile mit dem Wasser des Bades nicht in Berührung erhalten; bei der Anwendung der Dämpfe sind sie diesen ununterbrochen, und alle Theile des Körpers, einer gleichmäſsigen Temperatur ausgesetzt, welches bei dem Wasserbade nicht der Fall seyn kann.

Der ungewohnte Druck, welchen das

Wasser auf die Haut des Badenden äufsert, fällt hier weg; und ich glaube, dafs man sich daher im Dampfbade mit gröfserer Behaglichkeit länger verweilen kann, als im Wasserbade.

Das Wasser zu Bädern ist das Auflösungsmittel oder flüfsige Vehikel, um heilsame Substanzen mit der Haut in hinlängliche Berührung zu setzen. In wie fern lassen sich nun die medizinischen Kräfte künstlich zubereiteter Wasserbäder mit den Dampfbädern vereinigen und die Anwendungen derselben dadurch vervielfältigen?

Wenn wir erwägen, dafs die arzneilichen Bestandtheile in Dämpfen aufgelöset, der Hautoberfläche mehrere und feinere Berührungspunkte darbieten als im Badewasser aufgelöfst; wenn ihre Einsaugung dadurch erleichtert und ihre Wirksamkeit erhöhet wird; so erleidet es keinen Zweifel, dafs die Arzneien, welche dazu geeignet sind, eine Dampfgestalt anzunehmen, in dieser Gestalt bei weitem wirksamer sind, als in tropfbar flüfsiger Gestalt.

Man kann die arzneilichen Substanzen oder ihre wirksamen Bestandtheile in *gröbere* und *feinere*, in *der Hitze beständigere* und *flüchtige* eintheilen. Die letzteren sind zu Dampfbädern passender als zu Wasserbädern, so wie hingegen die ersteren blos zu Wasserbädern tauglich sind. Bei Substanzen, welche aus beiderlei Bestandtheilen gemischt sind, wäre es oft zu wünschen, die feineren von den gröberen getrennt, anwenden zu können, indem diese nicht selten eine zwecklose oder schädliche Nebenwirkung hervorbringen, und indem Fälle eintreten, in welchen der Arzt blos um dieser willen von der Anwendung des übrigens angezeigten Mittels abstehen mufs. Die Abscheidung der feineren Bestandtheile von den gröberen durch Verdampfung setzt uns in den Stand, die ersteren allein ohne letztere anwenden zu können.

Unter denjenigen Mitteln nemlich, welche in Bädern mit Nutzen anwendbar sind, giebt es mehrere, deren heilsame Bestandtheile in der Siedehitze des Wassers, oder noch früher flüchtig sind; oder mit anderen Worten: welche das Wasser weniger als vielmehr dessen Dämpfe anschwängern und sich mit diesen verflüchtigen oder sich vollkommener und in gröfserer Menge in den Dämpfen auflösen. Bei solchen Mitteln wird man den Dampfbädern ohne Bedenken vor den Wasserbädern den Vorzug zugestehn.

Zu diesen Mitteln gehören unter andern:

A. Die Schwefelleber.

Wenn man diese in warmen Wasser

auflöset; so entbindet sich ihr wirksamer Bestandtheil, als hepatisches Gas (als geschwefeltes Wasserstoffgas), welches zum Theil vom Wasser verschluckt wird, zum Theil aber sich verflüchtigt. Nach und nach trennt sich aber auch jener Theil des Gases wieder vom Wasser und entweicht. Da also dieses Gas mehr geeignet ist, sich in Wasserdämpfen als im Wasser aufzulösen; so verdient das Schwefeldampfbad den gewöhnlichen Schwefelbädern vorgezogen zu werden.

B. Die gewürzten Mittel, als Wein, Kräuter u. a.

Daſs der Wein in Dämpfen aufgelöset, sich vorzüglich wirksam zeigt, läſst sich wohl eben so wenig bezweifeln, als daſs sich auf diese Art mit einer geringeren Menge mehr effektuiren läſst, als im tropfbar flüſsigen Zustande angewandt.

Der ätherische Oeldunst der gewürzten Kräuter löset sich, wie bei der Destillation, in dem Wasserdampfe auf, welcher die Kräfte ihrer destillirten Wässer enthält, hier aber unabgekühlt als ätherisch-öliges Dampfbad eine andere Anwendung gestattet.

Die China gehört ebenfalls zu den aromatischen Mitteln. Denn ihre Wirksamkeit beruhet wohl vorzüglich in einem flüchtigen Gewürzstoffe, auſser diesem in einem adstringirend-bitteren Stoffe, welcher zwar weniger als jener, aber doch zum Theil flüchtig ist. Diese Rinde liefse sich also ebenfalls in einem Dampfbade anwenden.

C. Die Mittel mit einem flüchtig scharfen Princip, wie der Senf, Zwiebeln, Meerrettig, die Wohlverlei- oder Fallkrautblüthen (flores arnicae) u. a.; wiewohl die letzteren, so wie der Senf, zugleich noch einen aromatischen Bestandtheil enthalten.

Von diesen flüchtig scharfen Dampfbädern darf man in hartnäckigen Lähmungen, im veralteten Stockschnupfen, in Wassersuchten u. s. f. eine ausgezeichnete Wirksamkeit erwarten.

D. Die narkotischen Mittel, die Belladonna, das Bilsenkraut, die Krähenaugen, der Stechapfel u. a.

Vielleicht ist gerade das narkotische Dampfbad das vorzüglichste Mittel, den oft unbezwinglichen Starrkrampf zu heben. Das von *Stütz* empfohlene Verfahren, das Opium und Kali wechselsweise anzuwenden, war in zweien Fällen, in welchen ich es befolgte, ohne Erfolg. Vielleicht würde ich glücklicher gewesen seyn, wenn ich wechselsweise das narkotische und ammoniakalische Dampfbad hätte anwenden können.

In der Hundswuth, welche eben so häuſig mit der Wasserscheu begleitet ist, darf man es wegen dieses Zufalls selten wagen, den Kranken in ein Bad von warmen Wasser zu setzen; weil schon der bloſse Anblick des Wassers dem Leidenden die heftigsten Zuckungen verursacht, welche einen hohen Grad von Verschlimmerung andeuten.

Die Anwendung des Bades muſs daher oft unterbleiben, wiewohl der Charakter dieser Krankeit und die Erfahrungen über die Wirksamkeit des warmen Bades als Nervenbesänftigendes Mittel es sehr wahrscheinlich machen, daſs gerade ein warmes Bad in diesem Zustande am wohlthätigsten seyn würde. Wir wissen aber, daſs der Kranke nicht eigentlich das Wasser an sich, sondern nur dessen glänzende Oberfläche scheuet, weil er den Glanz eines Spiegels, einer Metallplatte, des Glases eben so wenig verträgt; indem dieser die überspannte Empfindlichkeit seiner Sehnervenhaut zu heftig erregt. Es läſst sich also nicht denken, daſs die alles Glanzes beraubten Wasserdämpfe ebenfalls Abscheu erregen sollten. Ich halte sie vielmehr in der Wasserscheu als Bad von groſsem Nutzen, wo das Wasserbad zwar angezeigt, aber nicht anwendbar ist. Sehr ersprieſslich für den Kranken ist aber auch der Umstand, daſs er sich lange Zeit in diesem Bade ohne Beschwerde verweilen kann, dessen Wirksamkeit sich erhöhen läfst, indem man es mit narkotischen Dünsten anschwängert.

Die Dämpfe schwächen ferner die Durchsichtigkeit der Luft, oder die Erhellung derselben durch die Lichtstrahlen, wodurch sie den für das Sensorium des Kranken nachtheiligen Reiz des Lichtes dämpfen. — — —

Diese kurzen Winke werden wenigstens hinreichen, um daraus zu ersehen, dafs sich durch die Anwendung der Arzneimittel in Dampfgestalt dem Arzte ein in mehrerem Betrachte neuer und wichtiger Weg eröffnet, um den krankhaften Zustand des thierischen Organismus in den gesunden zurückzuführen; und dafs das Dampfbad demselben ein vielumfassendes Mittel an die Hand giebt, um ein noch gröfserer Wohlthäter der leidenden Menschheit zu werden.

Auf diesem Wege lassen sich die feineren arzneilichen Stoffe, von ihren gröberen Körpern enthüllt, anwenden, und können nun ihre Wirkung freier und ungestörter ausüben.

Da aber die medizinischen Dampfbäder sich auf solche Mittel einschränken, welche entweder ihrer ganzen Substanz nach flüchtig sind, oder deren Wirksamkeit in flüchtigen Bestandtheilen beruhet; so machen selbige die medizinischen Wasserbäder zwar zum Theil, aber nicht gänzlich entbehrlich. Inzwischen ist die Zahl derjenigen Mittel, welche sich nicht in Dämpfen, sondern blos im Wasser auflösen, viel geringer als die Zahl der erstern. Zu dieser geringeren Zahl gehören: die fetten Seifen, einige Stahlmittel, die gröberen Nahrungsmittel u. a.

Wirksamer und in gewissen Fällen passender als die fetten Seifen sind die *ätherisch-öligen*. Von diesen giebt es zweierlei Arten: die einen bestehen aus einer Verbindung des ätherischen Oels mit den Feuer beständigeren Laugensalzen (dem Kali und Natrum); die anderen aus einer Verbindung desselben mit dem flüchtigen Laugensalze (Ammoniak). Jene nennt man Starkeyische Seifen, welche in Dämpfen nicht anwendbar sind, weil nur das ätherische Oel derselben in Dampfzustand überzugehen geschickt ist. Die letzteren aber, die ammoniakalisch - ätherischen Seifen, sind ihrer ganzen Substanz nach flüchtig. Nach Verschiedenheit des ätherischen Oels sind einige derselben, in wässeriger Auflösung, unter dem Namen: Fenchel- Anis- und Terpentinhaltiger Salmiakspiritus (Spiritus salis ammoniaci foeniculatus, anisatus, therebintinatus) im Gebrauche.

Von diesen gänzlich flüchtigen Seifen nun

läfst sich, wenn man Wasserdämpfe damit anschwängert und sie als Dampfbad anwendet, nicht wenig Wirksamkeit erwarten.

Unter der Menge von ätherischen Oelen kann man die passenden wählen. Es würde aber zu kostbar und gänzlich unnöthig seyn, sie in diesem abgesonderten Zustande zum Seifenbade anzuwenden. Man darf nur die Kräuter, Saamen, Wurzeln u. s. w., aus welchen sie durch Destillation gewonnen werden, mit einem, wenn auch ungereinigten, kaustisch-urinösen Spiritus übergiefsen und Wasser zuschütten, um die Wasserdämpfe mit ätherischem Seifendunst zu schwängern. Denn während des Verdampfens geht ihr ätherisch-öliger Dunst mit dem ammoniakalischen die seifenartige Verbindung ein, welche im Wasserdampf aufgelöset unmittelbar zum Seifendampfbade angewandt werden können.

Zum ammonikalischen Terpentindampfbade, würde ich, statt des Terpentinöls die jungen Fichten, Tannen oder Lerchenknospen (turiones) nehmen, so wie zu dem einfachen Terpentindampfbade, eben dieselben.

Das mit ätherisch- ammonikalischer Seife geschwängerte Dampfbad, scheint mir bei hartnäckigen Hautkrankheiten, Gichtknoten u. a. F. nicht wenig zu versprechen.

Ich bitte meine Mitärzte, diese nur hingeworfenen Bruchstücke eines neuen therapeutischen Verfahrens derjenigen Aufmerksamkeit zu würdigen, welche selbiges verdient, und das Mangelhafte an ihm zu ergänzen.

Wenn ich also nach dem geringen Maafse meiner ärztlichen Einsichten und Erfahrungen hier das Urtheil fälle: dafs eine Dampfanstalt für alle öffentliche Badeanstalten und Krankenhäuser, zum Theil auch für Narrenhäuser, ein nothwendiges Bedürfnifs ist; so darf ich diejenigen meiner Mitärzte, welche mit mir hierin übereinstimmen, nicht erst auffordern: eine Dampfanstalt anzulegen und in Anwendung zu bringen, wenn ihnen Umstände und Gelegenheit dazu günstig sind.

Diese Dampfanstalt mufs einem doppelten Zwecke angemessen seyn; erstens zum einfachen, zweitens zum medizinischen Dampfbade.

Mit diesem Zwecke, würde ich vorschlagen: die Erwärmung der Zimmer in Badehäusern und des Wasserbades durch Wasserdämpfe zu verbinden; indem sich dieses nach meinem Erachten hier recht gut vereinbaren läfst. Ehe nemlich gebadet wird, und bis zur Zeit des Badens, benutzt man die Wasserdämpfe, so wie die überflüfsige Menge oder Wärme derselben während des Badens in einem verschlossenen blechernen Ofen zum Erwärmen der Zimmer, leitet diese durch dasselbe oder ein anderes Rohr in das Wasser der Wanne zum Erwärmen desselben; und ein anderes Rohr führt die Dämpfe in ein anderes Zimmer, um theils dasselbe zu erwärmen, theils hier zum Dampfbade angewandt werden zu können.

Das Gefäfs zum Dampfbade würde ein Häuschen von Wachsleinewand in der Gestalt einer Senfte oder eines Schilterhäuschens vertreten, welches zu hepatischen, ammoniakalischen u. a. Dampfbädern mit Luftlöchern versorgt ist, welche ein Flor bedeckt. Oder man läfst den Badenden, um ihm eine reine Luft während des Badens zuzuführen, durch ein Rohr die Luft einathmen.

Ein aus Spundbrettern zusammengespundeter, genau verwahrter länglich viereckiger Verdampfungsbottig, inwendig mit einem walzenförm'gen Feuerkanal versehen, würde die Wasserdampfe liefern, welche zu einfachen Dampfbädern, zum Erwärmen des Badewassers und des Badezimmers dienen sollen.

Aufser diesem Verdampfungsgefäfse würde man nun noch zu medizinischen Dampfbädern zwei oder mehrere kleine Verdampfungsgefäfse (kleine Destillirblasen) haben müfsen, welche die medizinischen Ingredienzien zum Dampfbade enthalten. Die medizinischen

Dämpfe führt eine einen Zoll weite Röhre zu dem Dampfbadehäuschen hin, welche mit einem Hahn versehen ist, um nach Erfordernifs den Dampfstrom zu verkleinern.

Sobald ein Dampfbad von anderer Art bereitet werden soll, mufs dafs Gefäfs rein ausgeleert werden, damit sich nichts vom ersten Bade diesem beimischt.

Sondersleben im Anhalt-Dessauischen am 6 September, 1804.

F. Kretschmar, M. D. u. Physicus.

III.

Ein ganz sthenischer Krankheitszustand
in einem
höchst asthenischen Körper.

Von
D. Peter Gottfried Jördens,
Stadtphysicus in Hof.

Die Fehler und Widersprüche, in welche manche neue Theorien — gründlichen Beobachtungen und vielfachen Erfahrungen entgegen — viele Aerzte unsers Zeitalters stürzen, werden den ruhig seinen vernünftig vorgezeichneten Pfad fortschreitenden Mann nur desto fester in Beibehaltung jener, durch so lange Jahre als ganz zweckmäſsig erprobten, durch wahre Philosophie erweitert und gesicherten ächt hippocratischen Grundsätze machen. Und diese weise Festigkeit im Denken und Handeln, verbunden mit vorsichtiger Benutzung der Entdeckungen oder sonstigen Fortschritte seiner Zeit, hat nicht nur den gröfsten Gewinnst für die Bereicherung seines Wissens, und für die Ruhe seiner Seele; sondern auch für das solidere Steigen der Wissenschaft überhaupt, wie für das Wohl der leidenden Menschheit insbesondere.

Stellt man bei den behandelten Krankheiten Vergleichungen zwischen dem Verfahren nach der ehemaligen rationellen Methode, und zwischen der neuern, zwar theoretisch sehr sinnreichen, aber nicht selten zu sehr verallgemeinerten — zu heroischen — auf das Individuelle zu wenig Rücksicht nehmenden Heilart an; so wird man, nach obigen Voraussetzungen, zuverlässig das Bessere in jener finden. Unter den so vielfachen Belegen hiezu hebe ich nur vor jetzo nachfolgende Krankheitsgeschichte aus, die deutlich sagen wird, dafs wenn jenes Subject gleich Anfangs nach der sogenannten *Brown*ischen Methode behandelt worden wäre — dasselbe auch ohne Zweifel derselben untergelegen haben würde.

Bei der, wie ich schon einmal erwähnt habe, beinahe halbjährig dauernden Epidemie von Peripneumonien und Pleuresien zu Anfang des 186⅔ Jahres, fanden sich nicht nur mehrere Fälle von asthenischer, sondern auch sehr viele von sthenischer Beschaffenheit vor, die, nach ihrem Charakter und der individuellen Constitution behandelt, von meiner Seite alle glücklich in der Stadt gehoben wurden. Schweifstreibende Mittel und allmählich immer erhöhte äufsere und innere Reize, thaten bei Asthenischen alles. Allein es fanden sich auch Individuen vor, bei welchen wahre allgemein asthenische Constitution und wirklich sthenische Pleuresie, dafs ich so sage, da war. Besonders merkwürdig war mir davon folgende Krankheitsgeschichte:

Eine Frau von 49 Jahren, schwächlichen und zarten Körperbaues, die nie geboren hatte, von der frühesten Jugend an mit vielen Nervenbeschwerden, Abdominalverstopfungen und dem ganzen Heer hysterischer Beschwerden geplagt, auch seit zehn Jahren von einem Husten befallen war, dessen Auswurf nur zu deutlich auf Vomicas schliefsen liefs, erkrankte schnell, wahrscheinlich nach einer Erkältung. Sie war gesund schlafen gegangen, erwachte aber nach Mitternacht plötzlich, mit dem Gefühl eines heftigen Stechens auf der rechten Seite der Brust und einer brennenden Hitze im ganzen Körper, begleitet von

einem

einem starken Husten, heftigem Durst und Uebelseyn, endlich wirklichem Erbrechen und allgemeiner Mattigkeit. Dies war die Erzählung, welche sie mir am frühen Morgen des andern Tages mit matter, heiserer Stimme machte.

Bei dem unmöglichen Verkennen des Charakters der allgemeinen Atonie waren die glänzend-rothen Augen, die erhöhte Röthe, besonders der rechten Wange, der kleine, jedoch schnelle und harte Puls, die trockne, weifsgelblich belegte Zunge, der kurz abgebrochene Husten mit rosenfarbigem Auswurfe, der jedesmal dabei empfindlich wahrnehmbare, festsitzende Schmerz zwischen der 5ten und 6ten wahren Rippe der rechten Seite, das Lästige, bei der geringsten Bewegung, vorzüglich nach dieser Stelle hin, hinreichende Symptome des örtlich sthenischen Zustandes, der wahren Lungenentzündung. Darnach mufste also der ganze Curplan eingerichtet werden. Ich liefs deswegen auf der Stelle eine Aderlafs von reichlich acht Unzen Blut vornehmen; überzeugt, dafs selbst die allgemeine Schwäche dagegen keine Anzeige abgeben könne. Der Erfolg bestätigte meine Meinung vollkommen. Denn kaum waren die ersten Tassen des mit einer dicken Entzündungskruste versehenen Blutes abgelassen, als — bevor noch die andern innern und äussern Mittel zugleich mit angewendet werden konnten — schon merklicher Nachlafs des kurz abgebrochenen Athmens, des Stechens und Erleichterung des vorher beschwerlichen Auswurfes erfolgte; ja sich der Puls mehr erhob und die Härte um vieles nachgelassen hatte, als ich ihn nach einiger Zeit wieder prüfte. Um nun diese Verbesserung zu verstärken, wählte ich den Gebrauch der, nach Theorie und Erfahrung auch von mir mehrmals bestätigten, trefflichen Merk- rial-, Antimonial- und Kamphermittel in Verbindung innerlich, so wie äufserlich die Mercurial-, Salmiak- und Canthärideneinreibungen, jene noch in Verbindung mit vielem Getränke eines starken Aufgusses von Arnica- und Hollunderblüthen. Nach mehrstündiger Dauer jenes günstigen Anscheins kehrten Abends vermehrte Hitze, stärkerer Husten mit erhöht- blutfarbigem Schleimauswurfe und lokalem Schmerz in der Brust, nebst allgemein vermehrter Hitze zurück, welches mich nothwendig zur Wiederholung der Aderlafs um so mehr bestimmen mufste, je höhere Röthe der Urin, und je mehrere Härte und Geschwindigkeit der Puls wieder angenommen hatte. Auch diesmal war das Blut sogleich nach dem Herauslaufen mit einer blaulicht-schillernden

Farbe, und bald hernach mit der dicksten Entzündungshaut bedeckt, als sprechender Beweis, im Verbindung mit den andern Symptomen, von dem erneuert entzündlichen Localzustande, bei fortdauernder Asthenie des Körpers. Kaum nach Verfluss von drei Viertelstunden liess der *dolor punctorius* wesentlich nach, der Husten dauerte zwar, aber nicht der Blutauswurf mit demselben fort. Die Nacht wurde sehr unruhig mit mehr trockner Hitze, ohne den geringsten Schweiss zugebracht, der Durst verstärkte sich gegen Morgen, das Liegen auf der rechten Seite wurde schmerzhafter, die Zunge trockner, die Wange dunkelröther gefärbt, der Auswurf ging beschwerlicher los, färbte sich abermals mehr roth, und der kurz abgebrochene, stark die ganze Brust erschütternde Husten hatte leider abermals weit mehr Schmerz im Gefolge. So viel ich auch die übrigen in- und äusserlichen Mittel vermehren liess, so sahe ich doch aus jenen Beschwerden und aus dem abermaligen harten und schnellen Pulse, dass ich, ohne eine nochmalige Blutentleerung, die örtliche Inflammation nicht zu zertheilen vermögend wäre. Wahrnehmbar machte auch dieser wiederholte Blutverlust (sie hatte nun gewiss vier bis fünf und zwanzig Unzen verloren) keinen besondern schwächenden Eindruck auf die Patientin, wie oft die Blässe des Gesichts, Ohnmachten u. dergl. selbst bei robusten Personen zu seyn pflegen; allein die günstigste Folge war dadurch jezt schon *nach* 6 Stunden erreicht, daſs nehmlich der heftige Husten, der empfindlich stechende Schmerz, der starke Blutauswurf nachlieſsen, die trockne Hitze abnahm, und hier und da feuchte Stellen der Haut zu fühlen waren. Ob nun schon vom ersten Augenblicke der Kur an, die erwähnten zertheilenden Salben eingerieben, Flanellbedeckungen übergelegt, und mehrere Ableitungen verordnet worden waren; so zeigte sich doch, wie ich auch anderwärts in dergleichen Entzündungen schon bemerkt hatte, das Impediment in und um die Lungen von zu groſsem Belang, als daſs es allein dadurch hätte zertheilt werden können; folglich konnte ihre Einwürkung erst dann günstig statt finden, nachdem der übermäſsig innere sthenische Zustand herabgestimmt worden war, welches jetzo auch ganz ersichtlich erreicht wurde, indem durch die erhöhte äussere Röthe auf der Brust, diese Transpiration zeigte, die Expectoration leichter erfolgte, und die Kurzathmigkeit in dem Grade abnahm, in welchem äuſserlich zugleich ein *exanthema miliare* wuchs. Da nun auf diese Weise in diesem atonischen Körper die Herstellung des Aequilibrii der Action bald wieder erreicht war; so mufste zwar auf die Auflösung und Auswurfsbeförderung Bedacht genommen, aber auch alles zu sehr Erschlaffende sogleich vermieden, wenigstens im Allgemeinen vermieden werden. Um nun theils dies zu bewürken, theils die Crise zu unterstützen, theils und vorzüglich die Kräfte emporzuheben, hielt ich den Goldschwefel mit dem künstlichen Moschus und dem Bilsenkrautextract, auch zur Milderung des Reizhustens, für die am meisten angezeigten Mittel, liefs aber, mit Vermehrung des Wohlverlei, den Trank von Hollunder forttrinken und den Dampf davon mit einathmen, zu welcher Absicht noch etwas Weinessig beigemischt wurde; rieth, dazwischen nach Durst reines Braunbier und abwechselnd Eidotterlimonade zu nehmen, um das zu ersetzen, was durch Speisen, wegen der mangelnden Efslust, nicht erreicht werden konnte. Säuerliche Getränke rieth ich nur bei starkem Durste, und dann deswegen mit grofser Vorsicht und immer in einem einwickelnden Vehikel zu nehmen, weil sie aufserdem leicht die nächste Veranlassung zu heftigem und öfters rückkehrenden Husten geben, der bei einmal gehobener Inflammation, der Folgen wegen, bestmöglichst zu mildern und immer mehr einzuschränken ist, und auch in dieser Hinsicht die beschleunigte Erreichung der leztern Absicht erfordert; weil nicht selten die Heftigkeit des Hustens die so nöthige Nachruhe stört, ja oft den kritischen Schweiſs leicht zur Lysin herabbringt. Beides waren nun die sich vorfindenden, für mich beunruhigendsten Symptome, die mit einem starken, jeden Abend rückkehrenden Orgasmus im Blut, als Folge der erhöhten Irritabilität der Nerven vergesellschaftet, die allgemeine Consumtion desto eilender herbeizuführen drohten.

Diese Betrachtungen am Abende des einen, und die Eröffnung des Mannes der Patientin am andern Tage, daſs seine Frau eine schmerzhafte Blase am Gesäſs habe, die sie zeither theils aus Schaamhaftigkeit, theils weil sie dieselbe als im Anfange unschmerzhaft nicht achtete, verschwiegen gehalten, erweckten in mir, nach genauer Ansicht, der am letztern Orte (nehmlich unmittelbar auf dem *osse coccygis*) nicht nur, sondern auch an den beiden Oberschenkeln befindlichen beträchtlichen Brandblasen, die gegründetste Besorgniſs, wegen der daraus zu folgenden allgemeinen Atonie und Resolution im ganzen Körper mit ihren so oft gefahrvollen Folgen. Hier muſste doppelt schnell gewürkt werden, weil jeder Zeitverlust den Tod bald befürchten lieſs.

Daher wurde sogleich zum Decoct der Arnica noch die Valeriana und China als Infusum gesetzt, Vormittags besonders Rheinwein in kleinen und öfters wiederholten Portionen allein, und dazwischen Werthheimer Wein mit Wasser verdünnt, auch unter ein Salepgelée gemischt, gereicht; die Portion der Thebaischen Tinctur des Tages über oft zu 10 — 12 Tropfen, und Abends vermehrt, und alle Nahrungsmittel, so viel nur die geringe Eſslust verstattete, concentrirt gegeben; äuſserlich aber ein starkes Chinadecoct mit Salmiak auf die brandige Stelle, so wie zugleich auf die verschiedenen 2 — 4 Linien in der Peripherie haltenden brandigen Pusteln und Flecke auf beiden Gesäſsbacken gelegt, der sphacelöse Theil unter der geöffneten Brandblase aber mit Myrrhe, China und Digestivsalbe verbunden. Hierdurch erleichterten sich zwar in den ersten 3 — 4 Tagen die dringendsten Symptome, ja es schien sogar, daſs die Atonie überhaupt verringert wäre; allein der Grad des Hustens, die Qualität des Auswurfs, die Morgenschweiſse, der Mangel der Eſslust blieben nicht nur, sondern alles wurde durch eine heftige colliquative Diarrhoe verschlimmert. Vitriolnaphtha mit dem *Laudano liq. Sydenhami* zu gleichen Theilen, wurden von 3 zu 3 Stunden steigend von 20 — 30 Tropfen im weinigten Chinaaufguſs gereicht, aromatische Kräuterumschläge, mit halb Wein und halb Branntwein befeuchtet, auf den ganzen Unterleib gelegt. Chinaklystiere mit Stärkemehl und Opiumtinctur zu 25 — 30 Tropfen, 3 bis 4mal täglich beigebracht; und bei einem dazwischen sich zugesellenden heftigen Anfalle von Syncope, eine Unze spanischer Wein mit dreifacher Portion der oben angezeigten Tropfen eingeflöſst. Die nächsten Folgen hievon waren: ein mehr als sechs Stunden anhaltender sanfter Schlaf, ohne ängstliche Träume, die vorher selbst während der sparsamen Ruhe vorkamen; ein allgemeiner, nicht ermattender Schweiſs; eine Verminderung des Reizhustens und der Diarrhoe. Herabsteigend, nach dieser erzwungenen Metamorphose, in der Dosis des vermischten Opiums, hingegen Wein- und Chinagenuſs beibehaltend, und zwar erstern nun mit rothem Ungerschen Wein verwechselnd, blieb auſserdem die ganze Behandlung 8 Tage unverändert; besonders weil durch einige reizende Speisen, als z. B. etwas nicht fetten Schinken, säuerliche Saucen u. s. w., auch die Eſslust allmählig zurückkehrte Einige unangenehme Gemüthsbewegungen machten hierauf das erstemal, so wie späterhin der vermehrte Schmerz des bis auf das *os coccygis* penetrirenden Ge-

schwürs, und die dabei befindliche mehr als 1 Zoll in der Peripherie haltende Entzündung desselben, eine temporäre Modification des Curplans, zur Abhülfe des zu großen Nervenreizes erforderlich; im Ganzen aber wurde obige Behandlung beibehalten. Der mit dikkem Eiter, beschwerlichen Athem und Brustspannen verbundene Husten, erforderte das Beisetzen des Milch- und Myrrhenzuckers, so wie auch die Abkochung des isländischen Mooses mit der Cascarille und den Wasserfenchel; und zur Vermeidung örtlich zurückbleibender Lungenstockungen und Verwachsungen, das Einathmen der Myrrhe mit Vitriolnaphtha, so wie ich sie in den Altenburgischen medizinischen Annalen beschrieben habe. Je bessere Fortschritte hierinnen gemacht wurden, desto schlechter ging es mit der Heilung des gangränösen Geschwürs, welches nicht nur in Rücksicht seiner Peripherie zunahm, sondern auch in der Tiefe des Knochen, wie dies ganz deutlich die untersuchende Sonde und der Abfluß der schwärzlichen Jauche zeigte. Es bedarf hierbei keiner Erinnerung, wie ominös dieses Symptom an sich schon, und besonders in solchen Körpern ist; aber wohl erwogen muß hierbei der Zustand werden, daß bei dem anhaltend langen Liegen und der daher entstehenden Unver-

sehr unangenehmen, und dem Arzt wie dem Patienten höchst lästigen Heilungshindernisse aus, die bei aller angewendeten Sorge immer nur palliativ, endlich aber allein durch das oft wiederholte Touchiren mit dem *Lapide infernali* gründlich beseitiget werden konnten; wozu am Ende die Adplication von mit Digestiv bestrichenen und mit *mercurio ppto rubro* bestreuten *plumaceaux*, zur Unterhaltung der Schmelzung und Erneuerung der frischen Fleischgranulationen wesentlich nutzbar würkten. Durch die obige, jezt noch mit *aqua phagadenica* versetzte Einspritzung exfoliirte sich abermals ein kleines Knochenstück, worauf in 8 Tagen allmählig das Periostium wieder gebildet, der Kanal immer mehr verkürzt und verengert, und so der Schliessung näher gebracht wurde. Dies war um so erwünschter, je erforderlicher mäßsige Bewegung in freier Luft zum Einathmen des theils allgemein, theils speciell für die mit Exulceration beschwerte Lungen so höchst nutzbaren Sauerstoffes werden mußste. Stundenlang brachte sie täglich mit fühlbarer Erleichterung des Athmens, des Hustens und der allgemeinen Debilität, behaglich in dem allbelebenden Aether, daſs ich so sage, der spät erscheinenden Sommertage zu Ende des Juni und Anfang Juli zu, und genoſs dieses treffliche Luftbad mit immer mehr Nutzen, je mehr durch die innerlichen Nahrungs-, Nervenstärkungs- und alle Stockungen hebenden Mittel, worunter ich vorzüglich den Gebrauch des Selterwassers mit Milch in vormittägiger Verbindung mit Cascarillwein zähle, die ganze Maschine ihrer bestimmten regelmäſsigen Würkung näher gebracht wurde.

Die seltene Folgsamkeit der Kranken, die musterhafte Pflege des Gatten, die Fortsezzung der Einathmungen nach mehr erwähnter Art, das genaue diätetische Verhalten, brachten es bald dahin, daſs der Körper in jedem Betracht in der nehmlichen Beschaffenheit sich befand, wie er schon mehr als zehen Jahre existirt hatte, d. h. mit Schleimhusten von allgemeiner Schwäche und Lungenknoten entstehend, geplagt, der Heilung des Geschwürs aber gewiſs.

Da diese Krankheit nicht als einfaches pleuritisches, sondern zugleich als wahres Nervenfieber, mit örtlich so starkem, und unter solchen Umständen glücklich bekämpften, Brande zu betrachten ist; so verdient sie, der schnellen Wendung nach ihrem Hauptcharakter und des deshalb eben so schnell abgeänderten Kurplans wegen, meiner geringen Meinung nach, die Beachtung; dabei aber die wichtige Bemerkung: daſs man die gröſste

Sorgfalt auf schmerzhafte Empfindungen der Kranken nicht nur überhaupt richten, sondern sie sogar directe und ohne Erwartung ihrer Klagen, zuvorkommend auf das Gefühl im Rückgrat, Gesäſs u. d. g. m. aufmerksam machen muſs; weil oft, theils Unachtsamkeit, theils Schaamhaftigkeit, diese wichtige, die ganze Krankheit verändernde und verzögernde Momente verkennen und zum gröſsten Nachtheile verschweigen lassen.

IV.

Ein periodischer Schmerz an der Stirn, durch Spieſsglas-Goldschwefel geheilt.

Von
Schönemann.

Ein sehr corpulenter Mann von einigen und dreissig Jahren, der gewohnt ist öfters zur Ader zu lassen, bekam im Frühjahr 1801 an einem Tage des Morgens einen Schmerz an der Stirne über dem linken Auge, der allmählig zunahm, gegen Mittag so heftig wurde, daſs das Auge auf der leidenden Seite alle Erscheinungen einer Chymosis darbot, dann aber wieder allmählig sich verminderte und etwa gegen 2 oder 3 Uhr gänzlich verschwand. Den folgenden Tag stellte sich aber dieser Schmerz zur bestimmten Stunde wieder ein, nahm zu, verminderte und verlor sich endli wieder, ganz wie gestern. Dieses dauerte sechs Wochen. Um diese Zeit wurde Pati ten zur Ader gelassen, und darnach blieb de Schmerz weg. Arzeneien wurden diesma nicht angewendet. . . .

Im Frühjahr 1802 wurde Patient von die sem periodischen Schmerze aufs neue heir gesucht. War es die diesmalige größere He tigkeit desselben, oder war es der Umstand dafs Patienten kurz vorher zur Ader gelasse worden war, was ihn jezt mehr als vor eine Jahre bestimmte, ärztliche Hülfe zu sucha genug, ich wurde am folgenden Tage g rufen.

Ich kam zwischen 10 und 11 Uhr Vormittags, und fand das linke Auge des Patienten in einem hohen Grade entzündet. Auch waren die Muskeln und die gemeinschaftlichen Bedeckungen über der linken Augenbraune aufgetrieben, und bildeten eine längliche Erhabenheit, die, ohne hart zu seyn, die leiseste Berührung nicht vertrug. Uebrigens verhielt sich der Schmerz ganz so, wi vor einem Jahre, d. h. er kam des Morgens etwa um 5 oder 6 Uhr, nahm allmählig zu, erreichte in der 12ten Stunde seine gröfste Höhe, verminderte sich nach und nach, und verschwand in der 2ten oder 3ten Stunde

Nach-

Nachmittags gänzlich. Dabei war Patient übrigens vollkommen gesund, und ich konnte, wie es leider in der Praxis so oft der Fall ist, durch alles Fragen und Forschen, so wenig einer auch nur einigermaſsen wahrscheinlichen Gelegenheits- als prädisponirenden Ursache auf die Spur kommen.

Bei diesem Mangel an näher bestimmenden diagnostischen Zeichen hielt ich das Uebel, vom Sitze desselben einzig und allein geleitet, für catarrhalisch-rheumatischen Ursprungs. Zugleich aber machte die periodische Rückkehr desselben bei mir die Idee eines sogenannten verlarvten Wechselfiebers um so mehr rege, da ich wuſste, daſs Wechselfieber zu der Zeit in der Stadt grassirten, und ich selbst einige Kranken der Art zu behandeln hatte. Gleichwohl beschloſs ich erst einen Versuch mit derivirenden und revellirenden Mitteln zu machen, und verordnete zu dem Behuf eine Abführung von Jalappe mit mildem salzsauern Quecksilber und ein Blasenpflaster hinter dem Ohre, von welchem letztern ich mir, wegen der mir wahrscheinlichen rheumatischen Natur des Uebels, besonders gute Würkung versprach. Beide wurden noch an demselben Tage angewendet, und als ich den Patienten Nachmittags besuchte, hatten sie auch schon ihre Würkung gethan. Patient behauptete: der Schmerz liefs sogleich nach, als das Pflaster zu ziehen anfing, und er befinde sich diesmal weit besser als sonst Nachmittags. Auch glaubte er, der Schmerz würde nicht wieder kommen. Die Röthe im Auge war ungleich geringer als Vormittag, hatte sich aber doch nicht ganz verloren. Da dies mein erster Nachmittagsbesuch war, so konnte ich es nicht beurtheilen, ob die in die Augen fallenden Erscheinungen heute unbeträchtlicher waren als sonst, und mufste mich darin ganz auf die Aussage des Patienten verlassen.

Indefs kam der Schmerz den andern Morgen wider Vermuthen wieder, jedoch war er lange nicht so heftig als sonst. Am dritten Tage hingegen repetirte er mit gröfserer Heftigkeit als je. Ich verordnete an diesem Tage einige Pulver, wovon jedes aus einem Gran Goldschwefel und einigen Granen *Kali sulphurici* bestand, und liefs im Anfange alle 2 Stunden eines, dann anderthalb und in der Folge zwei nehmen. Den Tag darauf war der Schmerz äufserst gelinde. Ich verordnete dieselben Pulver noch einmal, aber mit verdoppelter Dosis des Goldschwefels, so dafs jedes Pulver 2 Gran enthielt, und liefs, wie gestern, bis zu zwei Pulvern *pro dosi* steigen. Patient laxirte beim Gebrauche dieser

Pulver, und den folgenden Tag blieb der Schmerz völlig weg. Aus Furcht vor einem Rückfalle, liefs ich noch einige Tage mit dieser Arzenei fortfahren, und hatte das Glück, den Patienten von seinem periodischen Uebel in einer kurzen Zeit völlig zu befreien.

Einige Wochen darauf bekam Patient, nachdem er zur Verminderung der übergrofsen und ihm lästigen Peripherie seines Unterleibes, auf mein Anrathen, eine Zeit lang Bitterbrunnen mit ziemlichem Erfolge getrunken hatte, ein heftiges Catarrhalfieber mit einem enormen Kopfschmerz. Da ich zu der Zeit von hier abwesend war, so wurde der Herr D. *Göbler* aus Friedeberg geholt, der auch durch eine dreimal wiederholte Aderlafs und kühlende Arzeneien Patienten bald wieder herstellte. Während dieser Krankheit fand sich ein häufiger Ausflufs einer grünlichen, übelriechenden Materie aus dem linken Nasenloche, den man durch warme Dünste einige Tage lang zu unterhalten suchte.

Stand diese lezte Krankheit mit der ersten in Causalverbindung, oder in sonstiger Connexion? So sehr man dem ersten Anblicke nach geneigt ist, dieses für wahrscheinlich zu halten, so sind doch die Umstände, dafs Patient erstlich nach überstandener erster Krankheit nicht die allergeringste krankhafte Empfindung in der Gegend der Stirnhöhle zurück behielt, und daſs er zweitens diesen periodischen Schmerz an derselben Stelle auch ein Jahr vorher gehabt und den ganzen darauf folgenden Sommer und Winter von ihm völlig frei geblieben war, wichtige Gründe gegen diese Vermuthung.

Der Goldschwefel ist bekanntlich ein würksames Mittel gegen rheumatische Zufälle. Eben so bekannt ist auch seine Würksamkeit gegen Wechselfieber. Welcher von beiden Heilkräften dieses unschätzbaren Arzneimittels hat unser Patient seine Genesung zu verdanken? Mir scheint, der letztern; denn die antirheumatische Kraft konnte, glaube ich, in so kurzer Zeit keine so vollständige Besserung bewürken. Wenigstens scheint die Analogie dies zu lehren. Das Guajac ist ohne Zweifel ein viel würksameres Antirheumaticum als der Goldschwefel, und gleichwohl zweifle ich, daſs man vermittelst desselben einen Rheumatismus von einiger Bedeutung binnen 24 Stunden heben kann. Nun entstehet aber die Frage, ob die Rinde im vorliegenden Falle sich eben so heilsam gezeigt hätte als der Goldschwefel? Immer möglich, daſs ich nicht ganz frei von Vorliebe zu dem von mir angewendeten Mittel bin; aber wenn ich einmal meine Meinung sagen soll, so kann ich nicht umhin zu behaupten, dafs der Goldschwefel in allen den Fällen, wo Wechselfieber oder auch nur Wechselkrankheiten (die sogenannten verlarvten Wechselfieber), ohne vorgängige Ausleerungen, man mag noch so wenig Anzeige zu diesen haben, vertrieben werden sollen, der Rinde vorgezogen zu werden verdient. Es ist schon ein wesentlicher Vorzug, den der Goldschwefel in der Behandlung der Fieber vor der Rinde hat, dafs er in der ersten Periode derselben eben so erspriefsliche Dienste leistet, als in der zweiten; dahingegen diese, die Rinde, nur für die zweite, asthenische, geeignet ist.

Ich kann nicht umhin, bei dieser Gelegenheit ein Paar Worte zur Ehrenrettung der vom Herrn D. *Kortum* angefochtenen Verbindung des weinsteinsauern Alkali mit dem Goldschwefel (s. das 3te Stück des 4ten Bandes dieses Journals) zu sagen. Wer diese Mischung nur einigemal am rechten Orte angewendet hat, der wird gewifs von ihr die besten Würkungen beobachtet haben, und wird sich daher ohne Zweifel durch den vom Hrn. D. *K.* wider dieselbe angeführten Grund vom fernern Gebrauche derselben nicht abhalten lassen. Damit aber auch solche Aerzte, die aus eigner Erfahrung die guten Eigenschaften dieser Zusammensetzung noch nicht kennen, oder denen es etwa mit ihr so gegangen ist, wie wahrscheinlich dem Herrn D. *K.*, ihren Gebrauch nicht scheuen sollen; so versichere ich, daſs das Phänomen, welches beim Hrn. D. *K.* die Meinung veranlaſst hat, daſs das Alkali des erwähnten Mittelsalzes mit dem Goldschwefel eine Schwefelleber bilde, eigentlich nur von dem Wasser herrühre, welches das weinsteinsaure Alkali aus der Luft anzieht, und daſs es folglich gänzlich verhindert werden kann, wenn man die Mischung in einem wohlverwahrten Glase und an einem trocknen Orte aufbewahrt. Ich sah dies im Anfange meiner Praxis nicht ein und lieſs das Pulver in eine Papierkapsel thun, und da begegnete es mir bisweilen, daſs es den andern Morgen ganz feucht war, und den fatalen Geruch des geschwefelten Alkali hatte. Nie bemerkte ich aber diesen ekelhaften Geruch daran, wenn es trocken geblieben war. Ich fing daher an auf das Recept zu schreiben: *D. ad vitrum* oder *ad scatulam*, und dem Kranken oder den Umstehenden verbiete ich, die aus der Apotheke zu erhaltende Medicin aufs Fenster oder an eine andre feuchte Stelle hinzusezzen, und seitdem ich diese Vorsicht brauche, bleibt die Mischung Wochenlang unverdorben. Auch habe ich beobachtet, daſs ein geringer Zusatz vom schwefelsauern Alkali das Feuchtwerden dieser Mischung verhindert, und ich verordne daher gewöhnlich: ℞. *Kali tartarici* ℥ iij, *Kali sulphurici* ℥ j, *sulphur. stib. aurant.* gr. xij. Desto mehr muſs ich mich aber über einige Aerzte wundern, welche den Goldschwefel in Mixturen verordnen. Eine solche Mixtur kann die Luft in einem geräumigen Zimmer verpesten.

Uebrigens muſs ich gestehen, daſs mir die Meinung des Herrn D. *K.*, daſs nehmlich der alkalische Theil des *Kali tartarici* mit dem Goldschwefel ein geschwefeltes Alkali bilde, die bekannten chemischen Verwandtschaften wider sich zu haben scheint, indem doch die Weinsteinsäure eben so gut wie jede andre Säure, durch ihre gröſsere Affinität zum Laugensalze, das geschwefelte Alkali zerlegt.

V.

Beitrag
zur
Würdigung der Wirksamkeit der Quecksilbermittel
in den acuten rheumatischen Brust- und Halsübeln der Kinder.

Oder:

Beschreibung eines, dem vom Herrn Prof. *Hecker* im 3ten Stücke des 9ten Bandes dieses Journals mitgetheilten, in pathologischer und therapeutischer Hinsicht auffallend ähnlichen Falles.

Von

Schönemann.

Das Kind des hiesigen Schönfärbers, Herrn *Suckow*, ein Knabe von $2\frac{1}{2}$ Jahren, bekam den 29sten October 1799, einige Tage nachdem er die Windpocken überstanden hatte, einen catarrhalischen Husten, der, so unbedeutend er im Anfange zu seyn schien, sich binnen ein paar Tagen so sehr verschlimmerte, dafs die Eltern sich genöthigt sahen, ärztliche Hülfe zu suchen. Ich wurde deshalb gerufen, und als ich hinkam, fand ich folgende Zufälle: fast beständigen Reiz zum Husten ohne Auswurf, schweres Athemholen mit Bewegung der Nasenflügel, Heiserkeit, etwas vermehrte Hitze, rothes Gesicht, Aengstlichkeit, Unruhe und Mangel des Appetits. Der Stuhlgang war ordentlich, das Schlingen frei, keine Geschwulst in der Gegend der Luftröhre oder der Kehle, und die Berührung dieser Theile verursachte keinen Schmerz. Gleichwohl klagte der kleine Patient über Halsschmerzen. Ich verordnete ein Klystier, ein Blasenpflaster, und alle 2 Stunden ein Pulver aus $\frac{1}{2}$ Gran *Sulphur. stib. rub.*, und 6 Gran *Kali sulphuric.*

2ter Tag. Die Nacht war sehr unruhig, der Husten fast anhaltend. Ich prophezeihete einen schlimmen Ausgang. Die ängstlichen Eltern verlangen ein Brechmittel. Vergebens versichere ich, von der Erfahrung belehrt, dafs das Brechen ohne Nutzen seyn wird. Indessen erheischte es die Klugheit, ihrem Wunsche zu genügen, und ich verschrieb

Brechwein. Es erfolgte Brechen und Laxiren, ohne die geringste Erleichterung. Heute ist das Schlingen beschwerlich und vermehrt den Husten. Durst, trockne Lippen. ℞. *Succ. liquirit.* ℈j. *solve in* ▽*ae flor. sambuc.* ℥ ij. *adde Liquor. Ammonii anisati* ʒ iß. *Syr. alth.* ℥ ß. *Sulphur. stib. rub.* gr. iv. *M. D. S.* Alle Stunden einen Löffel voll zu nehmen.

3ter Tag. Wie gestern. Ich verordne Fuſsbäder, und nasse warme Tücher um Brust und Hals zu schlagen. ℞. *Hydrarg. muriatic. mit* gr. iv. *Sacch. alb.* ʒ j. *M. exactiss. divide in* 4 *part. aequal. D. S.* Alle 4 Stunden ein Pulver mit Wasser zu geben. Ausserdem lieſs ich ein paarmal des Tages einer Haselnuſs groſs von der Quecksilbersalbe in den Hals einreiben.

4ter Tag. Wie gestern, ja noch schlimmer. Das Schlingen fast gänzlich verhindert. Beständiges Röcheln und Schläfrigkeit. Die Morgen- und Nachmittagsexacerbation stellt das Bild des herannahenden Todes dar. Dieselben Mittel. Des Nachts vermehrte Hitze.

5ter Tag. Der in geringer Quantität in einem Glase aufgefangene Urin ist sehr trübe. Des Morgens eine Remission, das Schlingen leidlicher. ℞. *Hydrarg. muriat. mit* gr. vi. *Sacch. alb.* ʒ j. *M. divide in* 4 *part. aequal. D. S.* Alle 4 Stunden ein Pulver zu geben. Die

Quecksilbersalbe liefs ich reichlicher einreiben. Nachmittags zeigten sich Spuren eines Speichelflusses. Natürlicher Schlaf mit allgemeinem Schweifs. Das Röcheln ist geringer.

6ter Tag. Mäfsiges Fieber, besonders Nachmittags. Uebrigens läfst sich alles zur Besserung an. Appetit, natürlicher Schlaf, ziegelartiger Bodensatz im Urine. An der Zunge und am Zahnfleische sitzen viele Schleimstücke, die wie Schwämmchen aussehen. Die Merkurialmittel werden ausgesetzt. Den Mund lasse ich mit Rosenhonig pinseln.

7ter Tag. Heftiges Fieber. ℞. *Mann. elect.* ℥j. *solve in* ▽*ae flor. Sambuc.*, *Cerasor. nigr. aa* ℥j. *adde Liquor. ammonii acetic.* ʒvj. *Vini stib.* ʒj. *Syr. rub. id.* ℥ß. *M. D S.* Alle Stunden einen Efslöffel voll zu geben.

8ter Tag. Den ganzen Tag über Fieber mit heifser, trockner Haut und Niedergeschlagenheit.

9ter Tag. Eben so. Ich verordne eine halbe Unze Manna, wornach zwei Stuhlgänge erfolgen.

10ter Tag. Die Hitze geringer. Ich lasse ein Säckchen mit Chinapulver füllen, es einige Minuten lang in kochenden Wein eintauchen und dann dem Kinde auf den Magen legen.

11ter Tag. Das Kind ist fieberfrei und befindet sich, bis auf die trockne Haut, ziemlich wohl. Von diesem Tage an erfolgte nach und nach die völlige Genesung. Der Urin hatte noch eine Zeitlang eine sogenannte kritische Beschaffenheit, und die Haut blieb bis zum 14ten Tage noch trocken.

Wahrscheinlicher Weise war die erste Periode dieser Krankheit weder die von den Schriftstellern beschriebene häutige Bräune, noch das *Millar*sche Asthma; sondern eine bloſse catarrhalische Entzündung mit beträchtlicher Anschwellung der innern Oberfläche der Luftröhre und ihrer Aeste, und vielleicht auch des Schlundes. Dies beweist die Abwesenheit der charakteristischen Zufälle jener beiden Krankheiten und der catarrhalische Husten, mit welchem das Uebel anfing. Indessen glaube ich mit dem Herrn Prof. *H.*, daſs die Verschiedenheit zwischen dem einfachen Lungencatarrh und den beiden erwähnten Krankheiten nur zufällig sey, und daſs sie alle drei von ein und derselben Gelegenheitsursache, und durch ein und dieselbe gestörte Funktion veranlaſst werden.

Bei Erwachsenen habe ich mich auch des Merkurs einigemal wider Halsentzündungen bedient, aber ohne sonderlichen Erfolg. Die Ursache davon mag wohl die seyn, daſs ich ihm erstlich aus Furcht vor einem Speichelflusse — der in der That bei der Unanwendbarkeit der Laxanzen und anderer Mittel, wegen des gehinderten Schlingens, den Arzt in nicht geringe Verlegenheit setzen würde — immer nur in geringen Gaben verordnete; und zweitens, weil ich nicht eher zu ihm schritt, als bis die Zertheilung fast unmöglich und die Eiterung unvermeidlich war. Ich mache es mir daher jezt zum Vorsatz, in der Folge bei der Bräune, gleich im Anfange derselben, Quecksilbermittel zu verordnen.

VI.

Findet man den Bandwurm auch bei Kindern? Kann ein Mensch zugleich am Bandwurme und auch an Spulwürmern leiden? Und kann man einen Bandwurmkranken für geheilt erklären, so bald man so glücklich gewesen ist, das Kopfende von ihm abzutreiben?

Von

Schönemann.

Alle diese Fragen, in Ansehung derer unter den Aerzten ewige Uneinigkeit herrscht, werden durch folgende Krankheitsgeschichte auf eine unwiderlegliche Art beantwortet. Die

Beantwortung der letzten Frage mögen besonders diejenigen Aerzte beherzigen, die sich nicht damit begnügen, bei ihren Patienten durch ihre Verordnungen auffallende Würkungen hervorzubringen, und ihnen allenfalls eine temporäre Erleichterung zu verschaffen; sondern mit aller Redlichkeit die gänzliche Genesung derjenigen, die ihnen das Kostbarste was der Mensch hienieden hat, ihre Gesundheit anvertrauen, sich angelegen seyn lassen und da, wo sie dieses erhabene Ziel ihrer Bemühungen nicht erreichen können, lieber ihr Unvermögen gestehen, als auf die Gefahr, einst von der Zeit Lügen gestraft zu werden, ihre Heilbefohlnen für hergestellt zu erklären.

Das jüngste Kind des hiesigen Herrn Deichinspectors *Werden*, ein Mädchen von ungefähr $\frac{3}{4}$ Jahren, war beinahe seitdem es auf die Welt gekommen war, mit heftigen Leibschmerzen geplagt, welches sie anfangs bloſs durch ungewöhnliches und sehr anhaltendes Schreien, in der Folge aber durch Zeigen mit der Hand auf den Leib, wie auch durch ziemlich deutliche Worte zu erkennen gab. Das Kind war ungefähr $\frac{1}{4}$ Jahr alt, als die Eltern mich zum erstenmal consulirten. Das gewöhnliche Kinderpulver, aus Magnesia, Rhabarber, Fenchelsaamen und Fenchelöhlzucker, that keine Würkung, und auch Klystiere schafften nun auf eine kurze Zeit Ruhe. Ich verordnete daher ein abführendes Tränkchen aus Manna, Fenchelwasser und Rhabarbertinktur, und liefs zu dieser Mischung noch 10 Gran *Kali carb.* thun. Dieses Mittel schaffte vollkommene Ruhe, daher sich die Eltern in der Folge immer desselben bedienten, so oft sie merkten, dafs das Kind Schmerzen im Leibe hatte; und wirklich that es einigemal sehr erwünschte Dienste.

Als das Kind ungefähr ¼ Jahr alt war, liefsen die Eltern aus der Apotheke eine Laxanz für dasselbe holen. Diese bestand, wie ich nachher erfahren habe, aus Jalappenharz, Jalappenpulver, mildem salzsauren Quecksilber, alles in äufserst kleiner Gabe, und Zukker. An diesem Tage wurde ich wieder gerufen, und als ich hinkam, zeigten mir die Eltern ein eine halbe Elle langes Stück eines Bandwurms, das vom Kinde abgegangen war. Dies hatte die Breite eines Pfennigbandes, war ganz platt, und bestand aus Gliedern, deren jedes ungefähr ¼ Zoll lang war. Nun lernten wir mit einmal die Ursache der so oft wiederkehrenden Leibschmerzen des Kindes kennen, und die Eltern baten mich, dasselbe von diesen ungebetenen Gästen, je eher je lieber, zu befreien. Ich verordnete zu dem

Behufe

Behufe die *Matthieu'sche* Lattwerge, jedoch ohne das Polychrestsalz, welches ich ganz für überflüssig halte, und statt der vorgeschriebenen Drachme Jalappenwurzel, in Rücksicht des zarten Alters meines Patienten, nur eine halbe Drachme. Das Kind laxirte beim Gebrauche dieser Lattwerge, und es gingen dabei mehrere kleine Stücke vom Wurme ab. Nach einigen Tagen verordnete ich einen Gran *G. guttae* mit Zucker, und liefs dem Kinde davon erst die Hälfte, und nach ein Paar Stunden die andere Hälfte geben. Es gingen abermals ein Paar grofse Stücke, die zusammen wohl eine Elle lang waren, und einige kleinere Stücke ab. Der Kopf erfolgte nicht, und ich war zu zaghaft, um dem Kinde an demselben Tage noch einen Gran Gummiguttae zu verordnen. Ich liefs wieder eine Zeitlang mit der Lattwerge fortfahren, mit dem Vorsatze, nach einigen Tagen dem Kinde eine stärkere Laxanz zu geben. Es gingen wieder, wie das vorigemal, sehr viele gröfsere und kleinere Stücke ab, die aber wie halb verweset aussahen.

Um diese Zeit bekam das Kind abwechselnde Hitze und Kälte, und alle andre Symptome eines sogenannten gastrischen Fiebers, weshalb die Wurmkur ausgesezt werden mufste. Andre Zufälle, die sich nach dem Fieber einfanden, als eine Geschwulst der Maxillardrüsen, wunde, schmerzhafte und schorfigte Stellen hinter und an den Ohren u. dergl. m., machten den Gebrauch anderer Mittel nöthig, und verzögerten den Gebrauch der Wurmmittel noch länger. Während dieser Zeit gingen noch immer Stücke vom Bandwurm ab, welches vielleicht eine Würkung der Mercurialien war, die ich das Kind nehmen liefs. Endlich konnte ich wieder zur Wurmkur schreiten. Ich machte zwar mit der Lattwerge wieder den Anfang, allein es hielt schwer, dem nun klüger gewordenen Kinde davon was beizubringen. Ich sah ein, dafs Drastica die einzigen Mittel waren, die mit Hoffnung eines guten Erfolgs angewendet werden konnten, und verordnete daher zwei Pulver, wovon jedes aus einem Gran Gummi guttae und zehn Gran Zucker bestand. Von diesen Pulvern nahm das Kind des Morgens eines, wornach Erbrechen und einige Stuhlgänge mit beträchtlichen Wurmstücken erfolgten. Da aber der Kopf des Wurms noch immer nicht abgehen wollte, so gaben die Eltern, meiner Vorschrift gemäfs, gegen Mittag dem Kinde das andere Pulver. Hierauf gingen abermals zwei Wurmstücke ab, wovon jedes beinahe eine Elle maafs und an einem Ende die Breite eines Pfennigbandes hatte, allmählig aber schmäler wurde, dergestalt, daſs das andere Ende in der Länge einer Viertelelle an Umfang und Zusammensetzung, wegen der überaus subtilen Articulationen einer feinen englischen Uhrkette glich. Die Eltern muthmaaſsten, daſs dies die Kopfenden von zwei Würmern wären, und ich trat bei meinem Nachmittagsbesuch dieser ihrer Muthmaaſsung bei.

Seit dieser Zeit wurde das Kind viel munterer als es je vorher gewesen war, und da selbst bei dem wiederholten Gebrauche der Laxanzen keine Wurmstücke von demselben abgingen, so glaubten wir, die Eltern und ich, das Kind mit Zuverlässigkeit für geheilt halten zu dürfen. Ein Vierteljahr ungefähr lebten wir in diesem süſsen Wahne. Aber nun wurden wir mit einemmale überzeugt, daſs wir uns geirrt hatten; denn der Abgang der Wurmstücke stellte sich ohne besondere Veranlassung wieder ein, und bei der gegenwärtig hier herrschenden Wurmepidemie sind von diesem Kinde auch ein Paar Spulwürmer abgegangen. Jedoch muſs ich zur Steuer der Wahrheit auch anführen, daſs das Befinden des Kindes noch immer sehr gut, und daſs dasselbe, den Abgang der Wurmstücke abgerechnet, frei von allen Wurmzufällen ist.

Die Gegenwart der Würmer im Darmkanal ist nach der Meinung vieler Aerzte sehr oft Ursache von Anomalien in hitzigen Krankheiten mit und ohne Ausschlag. Besonders soll der Einfluſs der Würmer auf den Verlauf und die Gefahr der Pocken entschieden seyn. Und wirklich habe ich in der Pockenepidemie, welche vor zwei Jahren hier mit dem Scharlachfieber zugleich herrschte und viele Kinder wegraffte, einigemale den Wurmabgang in Gesellschaft der übrigen bösartigsten Zufälle dieser Krankheit zu beobachten Gelegenheit gehabt. Vielleicht war der Abgang der Würmer bloſse Folge der Degeneration der in dem Darmkanale befindlichen Säfte; vielleicht hat er, wenigstens in einigen Fallen, mit der Unruhe, die man am Kopfungeziefer derjenigen Kranken bemerkt, die lange darnieder gelegen und sich nun dem Tode nähern (auf diese Unruhe hat mich eine Kinderfrau aufmerksam gemacht, und ich habe sie seitdem schon zweimal beobachtet), etwas analoges; vielleicht waren die Erzeugung der Würmer und die Bösartigkeit der Blattern Folgen ein und derselben Ursache, nehmlich der epidemisch besonders modificirten Erregbarkeit; vielleicht war bei einigen wenigstens der von den Würmern in den Gedärmen erregte Reiz Ursache der verstimmten

Erregbarkeit, und diese wiederum Ursache der Anomalie der Blattern. Dem sey wie ihm wolle, so wird es nicht ganz unwichtig seyn zu wissen, wie unsre Patientin diese Kinderkrankheit überstanden hat; und ich hebe daher Folgendes aus meinem Tagebuche aus.

Den 26sten Juni 1801 dem Kinde des Herrn Deichinspectors *W.*, einem Mädchen von ¾ Jahren, die Kuhpocken mit Materie, welche Tages vorher aufgefangen worden war, an jedem Arme mit 3 Ritzen geimpft. Die Geimpfte ist mit ihrer Schwester, welche an den natürlichen Blattern darnieder liegt, in *einer* Stube.

Den 27sten. Die Pflaster werden abgenommen und am linken Arme in *eine* Wunde, am rechten aber in alle drei frische Fäden eingelegt.

Den 29sten. Die verflossene Nacht war unruhig. Hitze, Durst, Niesen, gläserne Augen, welche Zufälle auch heute noch fortdauern und gegen Abend zunehmen. Im Gesichte und am Halse sind ein paar rothe Flekke, welche den hervorbrechenden natürlichen Blattern ähneln. Die Impfstellen sind heil und der übrigen Haut gleich.

Den 30sten. Die rothen Flecke im Gesichte verschwunden, die gestrigen Zufälle, merklichere Hitze, wenig Schweiß. Gegen

Abend allgemeine Krämpfe, dann ein ungewöhnliches Spielen mit den Händen und Fingern, unnatürliche Bewegung des Unterkinns und der Gesichtsmuskeln. Auf dem Leibe einige rothe Flecke, begieriges Saugen. Des Abends reichlicher Schweifs. Ich verordne ein ordinaires Klystier und ein Tränkchen aus *aquae cerasor. nigr.* ℥j. *Tinct. opii crocat. gtt.* x. *Syr. cort. Aur.* ℥ß, wovon alle 2 Stunden ein Efslöffel voll zu nehmen.

Den 1sten Juli. Das Tränkchen ist bis auf einen halben Löffel voll verbraucht. Vorige Nacht unruhig, mehrmaliges Erbrechen nach dem Einnehmen und nach dem Genusse von Fliederthee mit Milch. Gegen Morgen etwas Schlaf. Auf dem Leibe deutliche, zum Vorschein kommende Pocken, die im Gesichte zwar häufiger, aber kleiner und blasser sind. Auf dem rechten Arme eine Impfstelle erhaben und roth. Ich lasse das Kind alle 2 Stunden einen Gran Moschus nehmen. Gegen Abend häufiger Schweifs, mehrere und röthere Flecken im Gesichte sowohl als auf dem ganzen Leibe, das Kind ziemlich munter. An und in der Schaam wird man zwei schon ganz reife Pocken gewahr. Die Mutter erinnert sich, dafs sie vor ungefähr 8 Tagen das Kind an diesen Theilen, weil sie daselbst eine widernatürliche Röthe wahrnahm, mit einem Lappen gewaschen hat, den das älteste an den natürlichen Blattern darniederliegende Kind an sich gehabt hatte, und der also mit Pockenmaterie ganz besudelt war.

Den 3ten. Die Nacht war das Kind sehr unruhig, bei Tage ist es ziemlich munter. Die Blattern sind mit einem rothen Rande umgeben, und oben etwas weiſs und glänzend. Die Impfblatter am Arme ist gröſser, aber noch ohne die charakteristische Vertiefung in der Mitte.

Den 6ten. Das Gesicht mäſsig geschwollen, die Pusteln, besonders auf den Füſsen, breit und platt, in der Mitte eingedrückt, die an der Impfstelle von den übrigen, bis auf eine etwas beträchtlichere Gröſse, nicht verschieden.

Den 9ten. Die Pusteln, besonders im Gesichte, fangen an abzutrocknen.

Den 10ten. Das Kind ist ziemlich munter. Einiges Röcheln auf der Brust. Die Impfpocke ist beinahe dreimal so groſs als die andern Blattern und steht noch in voller Eiterung, aber ohne Vertiefung in der Mitte und nur mit sehr wenig Roth umgeben. Von diesem Tage an ging die Krankheit ihren gewöhnlichen Gang, und das Kind litt nach derselben noch eine Zeitlang an vielen Geschwüren.

Es leidet keinen Zweifel, dafs das Kind vor der Impfung der Kuhpocken von den natürlichen bereits angesteckt war. Auch habe ich nicht unterlassen, den Eltern bei der Impfung selbst die Möglichkeit dieses Falles vorzustellen.

Wahrscheinlicher Weise ist die Anstekkung durch das Waschen der Geburtstheile mit dem von Pockenmaterie besudelten Lappen geschehen, und die am 1sten Juli bereits wahrgenommenen Pocken an diesen Theilen, da am übrigen Körper nur bloſse Flecke noch zu sehen waren, scheinen mir Impfblattern gewesen zu seyn. Das Kind ist allem Vermuthen nach an den Geburtstheilen wund gewesen, und so konnte die Application der Pockenmaterie vermittelst des Lappens sehr füglich die Würkung der Impfung thun.

Die von der Kuhpockenmaterie erregte Reaction scheint hier von der Würkung des Menschenpockengiftes zwar nicht ganz aufgehoben, aber doch sehr modificirt worden zu seyn.

VII.

Praktische Bemerkungen.

Von

Johann Heinrich Brefeld,

Arzt zu Telgte.

1.

Nutzen der Terra ponderosa muriata *in der Skrofelkrankheit.*

Können die Erfahrungen, um die Würkungsart der arzneilichen Dinge auszumitteln, nicht genug gehäuft werden; so mag folgende Krankheitsgeschichte hier eben keine unschickliche Stelle einnehmen.

Ein Mädchen von ungefähr zwei Jahren wurde im Sommer mit einem sehr starken grindigen Ausschlage über beide Lenden, bis zum Bauche hinauf, befallen; keine Stelle an diesen Theilen war frei davon; Borken, welche sich darauf bildeten, abfielen, machten ihn ganz wund und fast jede Lage unerträglich. — Der Vater des Kindes war bereits ein bejahrter Mann, die Mutter eine schwächliche Frau, schon in ihrem 15ten Jahre ward sie Mutter; mehrere ihrer Kinder schienen an der Skrofelkrankheit und darauf erfolgter Abzehrung ein Opfer des Todes geworden zu seyn. Auch dieses Kind verrieth in seinem zweiten Jahre deutliche Merkmale, daſs es an dieser Krankheit litte, sein Bauch wurde angeschwollen, seine Gliedmaſsen wurden mager, es hatte angelaufene Drüsen, es hüstelte, und stellte die ganze Sippschaft der Phänomene der Skrofelkrankheit dar, es hörte wieder auf zu gehen. Auf Zudringlichkeit der Eltern inoculirte ich ihm die natürlichen Blattern im October 1800, es überstand diese Krankheit sehr leicht, nur wenige Pocken kamen zum Vorscheine, und es befand sich, nachdem diese Krankheit vorüber war, so wohl als vorher. — Während diesem Umgange lernte ich die schädliche Lebensweise des Kleinen näher kennen; bei dem groſsen Hunger, welchen es stets verrieth, wurde es von der zärtlichen Mutter, in der Hoffnung dasselbe recht zu nähren und zu stärken, mit dicken Happen, Kartoffeln, Pfannkuchen u. d. g.

sehr gestopfet. Ich erklärte jezt dem Vater, einem gar zu kärglichen Oekonomen, nachdrücklich, dafs die Nahrungsweise des Kindes seinen Untergang befördern würde, und es der medicinischen Pflege bedürfe. Der Rathschlag wurde nicht geachtet. Im März des folgenden Jahres wurden die Augenlieder roth, die Augen sehr entzündet, die dicke Oberlippe wurde stark aufgetrieben und bis in die Nase incrustirt; der Bauch war sehr angeschwollen und *hart;* die Gliedmafsen waren sehr *hager,* sie glichen Haut und Knochen, es *konnte* nun auch nicht mehr stehen, am ganzen Körper schlugen Blätterchen aus, welche aber wieder trocken vergingen, es befand sich von Tage zu Tage elender; im Juni suchte man bei mir endlich um Hülfe an. Ich offenbarte den Eltern, dafs nunmehro auch bei der pünktlichsten Pflege des Kindes die Kur, wenn sie glücklich ausfallen möchte, nicht kurz seyn könnte. Ich reichte ihm die *Terra ponderosa Salita*, wie sie von *Hufeland* empfohlen war, und fügte dieser die *Tinct. stomachii Wichm.* bei, und ordnete Diät und übriges gemessene Verhalten an; kaum war diese Norm zur Heilung angefangen, so erfolgte der abscheuliche, sich äusserst geschwind ausbreitende, angeführte Ausschlag, welcher das Kind zur Natter machte. Der innerliche Gebrauch der *Terra ponderosa salita* wurde fortgesetzet, und äusserlich dagegen manches Gerühmte vergeblich angewandt, bis der Versuch mit dem Waschen einer Sublimatauflösung, den ich an einer kleinen Stelle machen liefs und welcher sehr erwünscht ausfiel (nach einigen Benetzungen war die Stelle heil), mich auf die Benetzung der sämmtlichen ausgeschlagenen Stellen mit einer Sublimatauflösung (eine Unze destillirtes Wasser wurde mit einem Grane Sublimat geschwängert) führte. Dreimal am Tage wurden sie damit benetzet, und in kaum 14 Tagen war keine Spur vom Ausschlage mehr da. Bis in die Mitte Juli war der innerliche Gebrauch der *Terra ponderosa salita etc.* in steigender Dose fortgesetzt; das Kind war zufrieden, wenn es nur seine paar Tropfen nicht zu nehmen brauchte; aller Arzneigebrauch wurde eingestellet, es war wohler, der Bauch weicher, seine Gliedmafsen waren nicht mehr so hager und dürre, die dicke Oberlippe schmolz zusammen, die Röthe und Entzündung war weg von den Augen, auch fühlte man die Drüsen am Halse nicht mehr so dick und hart, es fing wieder zu stehen und nach und nach zu gehen an. Die Aussicht zur Genesung war anscheinend, und wurde von den Eltern nicht mehr bezweifelt. Ausser des unzeitig ganz eingestellten Arzneigebrauches fing man nun auch die Rücksicht der Pflege zu vergessen an; es entfernte sich wieder die lachende Zukunft, das Kind wurde wieder mürrischer, die Gliedmaſsen wurden wieder dürrer, es hörte wieder auf zu gehen, eine Ohrendrüse schwoll ihm an, und wurde schmerzhaft; man änderte wieder die Nahrung, und es scheint jezt, nach einem Jahre, daſs das Kind mit dem Leben davon kommen möge.

Mehrere, nicht unerhebliche, Bemerkungen scheint mir diese Erfahrung darzubieten; einige will ich davon ausheben.

1) Ob der Ausschlag ein Symptom der Skrofelkrankheit, oder ob es eigentlicher Milchschorf war, das mag ich nicht entscheiden; so viel kann ich aber beifügen, daſs keines der Kinder dieser Eltern, obwohl sie achte gehabt hatten, am Milchschorfe deutlich gelitten habe, und somit scheint der Ausschlag mehr als eine Evolution der Skrofelkrankheit genommen werden zu müssen: und diesem zufolge wäre dann die Würkung der Mercurialien, welche von einzelnen auch aufgestellet ist, auch durch diese Beobachtung für den Skrofelausschlag, wogegen das Bleiwasser, das Dekokt der *Tussilago farf.*, der

Schierling, die Chamillen u. d. g. umsonst angewendet wurden, wieder empfohlen. Ich wünschte eine Gelegenheit zu bekommen, wo ich die äusserliche Anwendung der salzsauren Schwererde nach diesem Befunde möchte abmessen können.

2) Scheint mir die empfohlene Würksamkeit der *Terra ponderosa Salita* in der Skrofelkrankheit durch diese Gewahrnehmung rühmlichst beglaubigt zu werden (die auszeichnenden Erscheinungen dieser Krankheit nahmen ab, verschwanden), oder man müſste die ganze vortreffliche Würkung den übrigen gleichzeitigen Einflüssen zueignen wollen.

3) Auch bei einem hohen Grade der Skrofelkrankheit läuft die Impfung der natürlichen Blattern glücklich ab; in der Vorbereitung zur Inoculation ward nur wenige Veränderung gemacht, auſser dem Calomel lieſs ich noch eine Mixtur aus dem *Extr. gramin. vel menth. Vin. antimon. H.* mit *oximel Scillit et Syr. rhei* brauchen.

2.

Beobachtung über die Würkung der Krähenaugen.

Der Provisor *C.* zu *W.*, ein gesunder, starker Mensch, bereitete im vorigen Jahre, im October, an einem Sonnabende das *Extr. nuc. Vomic.*; unbesorgt athmete er die daraus aufsteigenden Dämpfe ein, am Abende bekam er Kneiffen im Leibe, er aſs sehr wenig und legte sich um 10 Uhr zu Bette, er schlummerte bis gegen Mitternacht, wo ihn ein so heftiges Erbrechen und Laxiren überfiel, daſs er sein Ende nahe glaubte; dieses dauerte bis gegen 6 Uhr des andern Morgens fort, wo ihm ein ungefähr eine Elle langes Stück vom Bandwurme abging. Nun hörte das Erbrechen und Laxiren auf, anhaltende Uebelkeit quälte ihn aber den ganzen Sonntag fort; er aſs gar nichts, und es durstete ihn sehr. Am Montage war ihm wohler; doch war er am Mittwochen noch nicht wieder in *statu quo.*

Um dieses Mittel recht empfehlen zu können, müſste man die Art, wie es würkte, kennen; — was es in einzelnen Fällen geleistet hat, erhellet aus Versuchen und Beobachtungen von *Wepfer*, *Sidréen Ohdelink*, *Hufeland* und anderen, welche ich hier durch diese

Gewahrnehmung vermehre, oder vielmehr beglaubige. — Im Ganzen scheint diese Wahrnehmung nicht minder wichtige Winke, die Krähenaugen zum Versuche den Bandwurm abzutreiben, als wir sie für andere Mittel angenommen haben, darzubieten. Nicht Vorschlage, sondern die Resultate meiner Versuche würde ich, böte sich mir Gelegenheit zur Anwendung dar, liefern, weil nichts so sehr als zweifelhafte Erfahrungen zu gefallen scheinen. Würdiger des Versuchs scheint mir indessen dieser und mein schon ausgestellter Vorschlag zur Abtreibung des Bandwurmes, als die meisten der übrigen so sehr dagegen gerühmten zweideutigen Mittel, welche nur zufällig den Abgang des Bandwurmes und nicht ohne Gefahr für das Leben des Menschen, wie ich in meinen Aufsätzen für die Arzneilehre, Osnabrück 1801, gezeigt habe, veranlassen; seyen es auch von theuer gekauften Arcanen. Besonders würksam müßten sie aber wohl nach Erfahrungen seyn, wenn man das Calomel damit verbände und übrigens alles gehörig besorgte. Finde ich irgendwo Gelegenheit, diese der Probe zu unterwerfen, so werde ich es nicht ermangeln, und getreulich den Erfolg mittheilen; sey er auch contrair.

VIII. Be-

VIII.

Beschreibung einer Epidemie welche den Einfluſs der Ortsbeschaffenheit auf die verschiedene Modification epidemischer Krankheiten erläutert.

Vom

D. Jonas in *Montioye* bei *Achen*.

Es ist allgemein bekannt, daſs manche Krankheiten nur in einigen Gegenden häufig und fast beständig angetroffen werden (morbi endemici); in andern fast gar nicht. Eben so bekannt ist es auch, daſs einige Krankheitsformen sich in dem einen Clima leichter heben lassen, oder daſs sie in demselben mehr an Heftigkeit der Zufälle verlieren, als in einem andern. Nicht so allgemein bekannt ist es aber, oder vielmehr nicht so allgemein bemerkt, dafs die nemliche Epidemie, je nachdem sie in flachen oder erhabenen, in trocknen oder sumpfichten Gegenden herrscht, oder je nachdem sonst schädliche Potenzen hinzukommen, die wir nicht kennen, vielleicht auch nie werden kennen lernen, oft einen sehr verschiedenen Charakter annimmt. Ich will davon jetzt ein sehr merkwürdiges, und, wie ich hoffe, lehrreiches Beispiel anführen.

Im anfangenden Herbste des verflossenen Jahres 1802 und in den erstern Monaten des Jahres 1803 herrschte in den einverleibten Departement, und selbst im innern Frankreich, eine catarrhalische Krankheit, die man gewöhnlich *la Grippe* nannte. Dieses Uebel war offenbar asthenischer Natur und erforderte schlechterdings eine reitzende und stärkende Behandlungsart. Es war die nemliche Epidemie, die auch ein Paar Jahre zuvor in Polen, Deutschland und in den hiesigen Ländern geherrscht hatte, und die dazumal zuerst von dem Herrn Doctor *Wolf* in Warschau in diesem Journal beschrieben wurde. Sehr viele, die schwächend behandelt wurden, starben; beinah' alle, denen man Reizmittel, vorzüglich solche, die zugleich auf die Transpiration wirkten, gab, wurden gesund. Viele hatten beschwerlich Athemholen, Stiche in der Brust, Husten, selbst blutigen Auswurf und doch verschlimmerte die kleinste Aderlaſs ihren Zustand auffallend.

Dies ist kürzlich die Beschreibung der Epidemie, so wie sie sich nach öffentlichen und privat Nachrichten, die ich darüber eingezogen habe, im Departement der *Roer*, der *Saar*, und der *Mosel* u. s. f. zeigte.

Wie ganz anders verhielt sich diese Krankheit aber in einem kleinen Districte des Roerdepartements, im Canton *Montioye*. Dies ungefähr sechs Quadratmeilen groſse Ländchen ist als der Anfang des *Ardennen* Gebirges zu betrachten, welches von Nordwest nach Südwest läuft. Nach einer wahrscheinlichen Berechnung liegt die Stadt *Montioye* obgleich selbst in einem tiefen Thale, wohl funfzehn hundert Fuſs höher, als *Jülich* welches fünf, und tausend Fuſs höher als *Achen*, welches drittehalb Meilen von derselben entfernt ist. Daſs mithin die Witterung viel rauher seyn müsse, als im flachen Jülicher und Limburger Lande, ergiebt sich schon allein aus dieser hohen Lage. Dabei ist das Land noch sehr unfruchtbar, weil überall meistens nur eine dünne Schicht magrer Erde über dem kalten Schiefergebirge liegt.

Ferner hat dies Ländchen viele Wälder, viele enge und tiefe Thäler, und nach Nordwest und Südwest eine groſse unfruchtbare,

sehr sumpfichte und moorigte Heide, das V
hohe Ven, les Fagnes oder Vagnes *) genan
Diese sehr unangenehme Gegend verursa
wohl hier die so sehr abwechselnde Witteru
die häufigen Nebel und die feuchte Luft.

Die Bewohner dieses Landes sind, i
Ganzen genommen, eine schwache und kle
ne Menschenraçe, in keinem Falle mit ande
Bergbewohnern, ja nicht einmal mit den pla
ten jülicher Landes Bewohnern zu vergle
chen. Schlechte schwächende Nahrung, **) be
dem Landmann übertriebene Arbeit in der frühe
Jugend, bei dem Städter die, der Ausbildung
des Körpers gewiss nicht günstige, Beschäftigung
in den hiesigen ansehnlichen Tuchfabricken,
verursachen diese schwächliche Constitution.

Brustkrankheiten, Husten, Blutspeien,
Catarrhe, Lungensuchten, gehören hier zu den
gewöhnlichsten Uebeln. Die abwechselnde
Witterung, die beständige Gelegenheit zu
Erkältungen und Unterdrückung der Ausdünstung, der kalte schneidende Wind, der

*) Die erhabenste Stelle des *Vens* liegt sicherlich weit über tausend Fuss höher, als die Stadt *Montioge*. Daher liegt auch auf demselben schon Schnee, wenn es in den Thälern noch regnet.

**) Der gröfste Haufen, sowohl der Stadt- als Landbewohner, lebt meistens blos von Brod (oft noch von Haferbrod) Kartoffeln und Caffee. Fleisch wird nur selten gegessen; und dann gewöhnlich Speck.

denjenigen, welcher aus den windstillen Thälern kömmt, auf der Höhe ergreift, machen die Lunge zu demjenigen Organ, das hier am häufigsten leidet.

Diese kurzen Bemerkungen glaubte ich deswegen vorausschicken zu müssen, weil sich daraus vielleicht *) ergiebt, weswegen hier

*) *Vielleicht* sage ich, weil es allerdings noch sehr großem Zweifel unterworfen ist, ob eine Epidemie, die sich sehr weit ausbreitet, ihren ursprünglichen Character durch die verschiedene geographische Breite und Lange, durch flaches sumpfichtes, oder bergichtes und trockenes Land, durch kalte, warme oder feuchte und trockene Luft u. s. w. ändert. Einige Epidemien haben wenigstens völlig das Gegentheil bewiesen; z. B. die Influenza vom Jahre 1782, die von *Kiachte* in Siberien bis *Lissabon* den nemlichen Charakter behielt. Ferner die Influenza vom Jahre 1800, die wie man dem Herrn D. *Wolf* berichtet hat, irgend am Caspischen Meere zuerst ausgebrochen seyn soll, und die sich in Rußland, Polen, Deutschland, Frankreich überall mit gleichen Symptomen äußerte, und eine gleiche Behandlung erforderte. Endlich das gelbe Fieber, welches vor ein Paar Jahren in Spanien völlig von der nemlichen Beschaffenheit war, als in Amerika.

Das, was dergleichen Epidemien hervorbringt, so wie die Umstände, die den Character derselben verändern, oder welche dieselben völlig vertilgen, sind uns bis jetzt noch immer unbekannt und werden uns wahrscheinlich auch wohl immer unbekannt bleiben, weil wir wohl nie so weit in das Innerste der Natur eindringen werden.

die Epidemie so ganz von ihrem, in andern Ländern angenommenen Character abwich.

Die Witterung im Herbste, so wie im gröſsten Theile des Sommers des verflossenen Jahres 1802, war auſserordentlich unbeständig, und, im ganzen genommen, kalt. Oft wechselten an einem Tage mehrmal Regen und Sonnenschein mit einander ab — und dicke Nebel gehörten zur Tagesordnung. Täglich änderte sich der Wind und der Stand des Barometers. Im December und im Januar (1803) fiel eine auſserordentliche Menge Schnee, der aber bald wieder schmolz und neuem Platz machte.

Im Anfange des Herbstes des verflossenen Jahres herrschten hier im Lande überhaupt nicht viele Krankheiten. Sogenannte

Und doch werde ich hier ein auffallendes Beispiel von der gänzlichen Veränderung des Grundcharacters einer solchen epidemisch herrschenden Krankheitsform in unserm Ländchen anführen, das noch um desto merkwürdiger ist, da die Influenza vom Jahre 1800 sich hier eben so äuſserte, und die nemliche Behandlung erforderte, wie in Ruſsland, Polen u. s. w. Erklären kann ich dies zwar nicht; aber das wenigstens hoffe ich deutlich zu zeigen, daſs ich mich nicht irre, wenn ich diese Krankheit hier bei uns für eine sthenische Lungenentzündung halte, die gewiſs überall, so weit als meine Nachrichten nemlich reichen, asthenischer Natur war.

Gallenfieber, Durchfälle, die hernach bei manchen Subjecten in eine wahre Dysenterie übergingen, unbedeutende Catarrhe waren die hauptsächlichsten Uebel, die sich auch leicht heben liessen.

Endlich, in der Mitte des Octobers, fing die sogenannte Influenza, jetzt *la Grippe* genannt, auch hier ihre Rolle zu spielen an, nachdem sie schon rund umher, selbst nach Süden und Südwesten, vorzüglich stark aber in Paris, einige Zeit allgemein geherrscht hatte. Diese, nach der Beschreibung aller und darunter vieler vorzüglichen Aerzte, allgemein asthenische Krankheitsform kündigte sich hier folgendermaſsen an.

Die Kranken klagten höchstens einen oder zwei Tage, oft kaum einige Stunden vorher, über Uebelbefinden, gelinde Kopfschmerzen, etwas beschwerliches Athmen. Nun überfiel sie plötzlich ein Frösteln, selten eine starke Kälte. Darauf wurde der ganze Körper heiſs, die Haut blieb trocken — und es stellte sich ein kleiner unbedeutender, etwas schmerzhafter Husten ein. Die Zunge war etwas beschlagen und feucht, und der Durst nicht stark. Der Puls klein, härtlich, geschwind und oft ungleich. Die Kranken klagten bloſs über eine geringe Oppression der Brust; oft auch wurde dies nicht einmal von den Kranken selbst wahrgenommen, sondern der Arzt bemerkte es aus dem öftern Athmen und dem Absetzen beim Sprechen, wie man zu thun pflegt, wenn man stark gelaufen hat. Die meisten konnten auf Verlangen des Arztes den Athem tief einziehen, ohne sich dadurch die Schmerzen merklich zu vermehren oder zum Husten gereitzt zu werden. Sie empfanden meistens dumpfe Kopfschmerzen. Stuhlgang und Urin waren natürlich; der Appetit verschwunden, ohne dafs sie über einen bittern und faulichten Geschmack geklagt hätten.

So verhielten sich die Umstände gewöhnlich bis zum zweiten, zuweilen, jedoch selten, bis zum dritten Tage, ohne merkliche Verschlimmerung. Das Athemholen wurde freilich stündlich beschwerlicher, und der Husten häufiger, obgleich nicht viel schmerzhafter. Nach und nach wurde die Zunge trocken und zuweilen mit einer braunen Borke überzogen, das Gesicht blafs, dann wieder plötzlich dunkelroth, die Augen röthlich und trübe oder matt und eingefallen, der Puls geschwinder, kleiner, unregelmäfsiger u. s. w. Dabei stellte sich denn gewöhnlich ein gelindes Deliriren und Sehnenhüpfen ein. Nun fiel das Gesicht immer mehr und mehr zusammen, die Extremitäten wurden kalt, und der Brustkasten stand beinahe ohne Bewegung. Endlich erfolgte das fatale Röcheln und der baldige Tod. Zuweilen kaum vier und zwanzig Stunden vor dem Tode, fühlten sich die Kranken ganz wohl, klagten über gar keine Schmerzen, und sahen ihrer völligen Besserung mit Freude entgegen, obgleich der kleine, geschwinde, kaum fühlbare Puls, das klägliche Athemholen und alle andre Zeichen den Arzt hinlänglich vom Gegentheil überzeugten. *Dies alles geschahe gewöhnlich am siebenten, achten oder neunten Tage.*

Der Husten war bei den meisten trokken, oder das, was ausgeworfen wurde, bestand mehr in gewöhnlichem zähen Schleime. Am dritten und den folgenden Tagen wurde der Auswurf bei einigen dicker (gekocht) und mit Blutstriemen vermischt. Aushusten von Blut, vorzüglich wenn es bald und in grosser Menge geschahe, und Nasenbluten u. s. w. waren ein sehr günstiges Zeichen — trotz dem, dafs manche von den Kranken, bei denen dies vorfiel, mit kalten Extremitäten, kleinem, kaum zählbarem, intermittirenden Pulse, jämmerlich zusammengefallenem Gesichte, sehr geschwindem Athmen u. s. w. da lagen.

Beinahe alle Kranken lagen auf dem Rükken. Keiner klagte über Schmerzen und

Stiche in dem vordern Theile der Brust, unter dem Brustbeine; und nur sehr wenige empfanden Schmerzen, in den beiden Seiten. Gewöhnlich war bloſs eine Seite angegriffen, und zwar die rechte so oft, als die linke. Die meisten klagten über Schmerzen in der hintern und obern Fläche der Lungen. Deswegen war auch wohl die Lage auf dem Rükken so allgemein.

Von dieser Epidemie wurden mehr Mannspersonen, als Weibspersonen befallen. Sie befiel überhaupt nur Erwachsene, und verschonte selbst das höchste Alter nicht. Auch wurden sowohl elende und schwächliche Leute krank, als starke und robuste. Das jugendliche und kindliche Alter blieb beinahe ganz frei; nur zuweilen fand bei diesen etwas Husten und Heiserkeit statt.

Auffallende Crisen sahe ich nicht oft; das beste Zeichen war ein dicker, gekochter, blutiger Auswurf. Keiner, der mit einem solchen Auswurfe viel Blut aushustete, starb. Ferner entstanden zuweilen allgemeine, warme, lange anhaltende Schweiſse, die gewöhnlich die Brust sehr erleichterten und alle Zufälle verminderten. Nie sah ich eine Crisis durch den Urin erfolgen. Nur bei drei Kranken fand eine gelinde Diarrhoe statt, die nichts entschied — bei allen andern war die Ausleerung durch den Stuhl eher zu träge.

Diese epidemische Krankheit, die ich anfangs verkannte, und deswegen nicht richtig behandelte, (mit Wehmuth muſs ich dies beschämende Zeugniſs hier ablegen; doch hoffe ich, daſs die jetzt anzuführenden Umstände mich rechtfertigen werden. Uebrigens haben sogar Männer, die in der medicinischen Welt Epoche gemacht haben, ebenfalls sehr edel und freimüthig ihre Fehler bekannt) war eine wahre Lungenentzündung, die, wenn sie glücklich gehoben werden sollte, streng antiphlogistisch behandelt werden muſste. Ich that das, wie gesagt, anfangs nicht — und verlor einige Kranken hinter einander. Woher dieser Irrthum in der Diagnose kam, will ich jetzt, weil ich dies für lehrreich halte, ausführlich erzählen.

1. War auch hier die Epidemie von 1806, die beinah' in allen Stücken völlige Aehnlichkeit mit der jetzigen hatte, asthenisch, und muſste mit reitzenden und stärkenden Mitteln behandelt werden. Das Gegentheil verursachte meistens den Tod. Dazumal war hier vielen Kranken, entweder auf den Rath eines einfältigen Dorfbarbiers oder auf ihr eigenes Verlangen zur Ader gelassen worden, von denen die meisten starben.

2. Grassirte die jetzige Epidemie schon nach allen Weltgegenden um *Montioye* herum, ehe sie zu uns kam — und überall wurde sie mit Reitzmitteln, und, wie ich vom allen Orten her und von vielen geschickten Aerzten hörte, glücklich behandelt.

3. Befiel die Krankheit mit gar keinen heftigen Symptomen. Der gewöhnlich vorher gegangene gelinde Frost, der kleine geschwinde Puls; das nur wenig erschwerte Athemholen, die geringen Schmerzen, welche die Kranken in der Brust empfanden, der unbedeutende Husten u. s. w., zeigten wahrlich keine sthenische Pneumonie an. Halt doch der bald zu sehr gelobte, bald wieder übermäſsig getadelte *Brown* eine sthenische Lungenentzündung mit kleinem, mattem Pulse für ein Unding — worin er sich freilich jämmerlich geirrt hat. Indessen ist es auch nicht zu läugnen, daſs, in den allermeisten Fällen, eine wahre ächte Lungenentzündung sich durch vorhergegangene heftige Kälte, oft sogar mit Zähneklappern, darauf erfolgende anhaltende Hitze, vollen, wenn auch nicht so beinahe ohne Ausnahme harten Puls, wie bei der Pleuritis, aufgetriebenes rothes Gesicht, sehr beschwerliches, oft noch sehr schmerzhaftes Athmen u. s. w. zu erkennen giebt. Diese Aeuſserungen der sthenischen Pneumo-

nie kann man also als Regel annehmen — die Abweichungen von derselben als Ausnahme.

4. War es auch schon deswegen leicht möglich, sich zu irren, weil, wie ich schon vorhin gesagt habe, die Constitution der Einwohner des hiesigen Ländchens, im Ganzen genommen, nichts weniger, als stark ist, und weil sthenische Krankheiten wirklich viel seltner sind, als asthenische. *) Denn, warlich bei Leuten, deren äusserer Habitus schon Schwäche anzeigt, bei Leuten, die meistens von Brod, Kartoffeln, elenden Caffee leben, ist eher Asthenie, als Sthenie zu vermuthen.

5. Hierzu kamen ferner Umstände, welche zur Hervorbringung asthenischer Krankheiten für sehr geschickt gehalten werden. Wir hatten nemlich im verflossenen Sommer 1802 eine sehr abwechselnde feuchte und kühle Witterung. Selten folgten einige helle Tage auf einander, selten wehte der Wind aus Osten oder Norden. Eben dadurch wurden auch die gewöhnlichsten Nahrungsmittel theuer,

*) Gewiss ist es, dass man jetzt wohl überall zu viel asthenische Krankheiten sieht, und sich dadurch nicht selten irrt. Hiebei muss ich aber auch bemerken, dass es wahrlich nicht immer so leicht ist, Asthenien von Sthenien zu unterscheiden, als uns viele Herren, von denen vielleicht manche überhaupt noch wenige Krankheiten mögen gesehen haben, vordemonstriren wollen.

und, wie das alsdann zu geschehen pflegt, schlecht.

Endlich 6. bestätigte mich ein sonderbarer Umstand völlig in dem Glauben an den asthenischen Charakter der Epidemie. Gleich anfangs nemlich, da sich diese Seuche hier zeigte, erkrankten drei Personen an derselben, wurden von mir mit Reitzmitteln behandelt, und genasen glücklich und bald. Nach meinen Verordnungen und nach deren glücklichem und schnellem Erfolge zu schliessen, herrschte bei diesen wirklich Asthenie.

Aus allen diesen Umständen wird jeder unbefangene Arzt, jeder, der nicht an seine eigene Unfehlbarkeit glaubt, gleich einsehen, wie leicht hier Irrthum statt finden konnte, und wie verzeihlich derselbe war. Alles deutete geradezu auf Asthenie — und doch fand völlig das Gegentheil statt.

Sobald sich also diese Krankheit hier einstellte, welches auf den Dörfern zuerst geschehe; so behandelte ich sie auch meiner vorgefaſsten Meinung von der asthenischen Natur derselben gemäſs — und verlor einige Patienten hintereinander. Einige andre, zu denen ich freilich erst dann gerufen wurde, da schon auf keinen Fall mehr an Genesung zu denken war, rechne ich nicht hieher.

Jetzt befolgte ich einen ganz andern Curplen, verfuhr streng antiphlogistisch — und nun starb noch ein einziger, bei dem sich die Entzündung nicht heben lassen wollte. Doch, damit man nicht denke, ich hätte hierin leichtsinnig gehandelt, und bei so einer wichtigen Sache, als das Leben und die Gesundheit meiner Nebenmenschen ist, auf gut Glück eine Methode gegen die grade entgegengesetzte vertauscht: so muſs ich jetzt meine Gründe, die mich zu dieser Veränderung bewogen, angeben.

Ich beobachtete, daſs Jemand der sich mit Curiren abgiebt, ohne dazu anders, als wegen seines Patentes berechtigt zu seyn, oft und viel zur Ader lieſs und glücklich bei seiner Methode war. Dies machte mich natürlich aufmerksam, und zwar um desto mehr, da ich einige von den Leuten, die so behandelt wurden, recht gut kannte, und aus allen Umständen, aus dem Alter, dem Gewerbe, der Diät, der häuslichen Lage derselben u. s. w. mit der gröſsten Wahrscheinlichkeit schlieſsen muſste, daſs diese bei weitem mehr Opportunität zu asthenischen, als zu sthenischen Krankheiten hätten. Und doch wurden sie durch die am meisten schwächenden Mittel geheilt. Ex juvantibus et nocentibus fit indicatio! Dieser Sentenz unsrer guten Alten, die freilich noch keine Krankheit a priori construiren konnten, und über die man jetzt mit gerümpfter Nase lacht, zeigte mir deutlich, dafs, wie es auch der Erfolg bewiefs, ich mich in der Diagnosis geirrt hatte.

Ferner machte es mich sehr aufmerksam, dafs einige Kranken, denen ich bei dem hohen Grade ihrer (scheinbaren) Schwäche, Reitzmittel gegeben hatte, ein heftiges Nasenbluten bekamen, oder viel Blut, oft nur mit wenigem Schleime aus der Lunge auswarfen — und sich darauf aufserordentlich erleichtert fühlten und bald genasen.

Endlich hörte ich auch noch von andern Kranken, die, ohne einen privilegirten oder nur patentisirten Arzt um Rath zu fragen, aus eigener Bewegung — zuweilen mehrere mal — zur Ader gelassen, und sich dadurch gerettet hatten.

Diese Gründe mufsten mich natürlich bestimmen, den ganz verschiedenen Curplan zu ergreifen.

Das beste Mittel, meinen Irrthum gleich bei dem ersten Kranken, den ich verlor, einzusehen, wäre die Leichenöffnung gewesen. Aber jeder praktische Arzt wird wohl aus Erfahrung wissen, wie schwer es gewöhnlich, zumal auf Dörfern, hält, hiezu die Erlaubnifs zu erhalten. Zudem waren auch damals so viele Kranke in der Stadt und auf dem Lan-

de,

de, daſs ich vom frühen Morgen an bis Abends spät beschäftigt war.

Ich lieſs also jetzt, wie gesagt, gleich zur Ader, wiederholte dasselbe oft drei bis viermal in einem Tage, und überzeugte mich dadurch völlig, daſs in dieser Krankheit das Leben bloſs von der Spitze der Lanzette abhing. Seit der Zeit starb von den vielen Kranken, die ich behandelte, nur einer, bei dem sich die Entzündung nicht zertheilen lassen wollte. Ich habe in dieser Epidemie Kranke gehabt, denen ich acht mal und zwar jedesmal ziemlich viel Blut aus der Ader laufen lieſs. Gewöhnlich war dasselbe mit einer dicken, zähen, umgebogenen Speckhaut (so wie sie der verewigte *Stoll* bei ächten Entzündungen beschreibt) versehn. Oft schaffte die erste Aderlaſs gleich eine starke Erleichterung auf der Brust, welches aber zuweilen nur einige Stunden dauerte, und die Nothwendigkeit des wiederholten Blutlassens anzeigte. Kranke die mit bleichem, eingefallenem Gesichte, mit sehr beschwerlicher, ängstlicher Respiration, kaum fühlbarem, zuweilen intermittirendem Pulse, mit kaltem Schweiſse da lagen, erholten sich nach einer herzhaften Aderlaſs.

Daſs ich mich bei Bestimmung der Aderlafs nicht nach gewissen Tagen richtete, brauche ich wohl nicht erst zu sagen.

Nach hinlänglichem Blutlassen bekamen die Kranken einen vollern, weichern und langsamern Puls. Das Athemholen ging viel freier, und nun fing der Husten auch an feucht zu werden. Vorzüglich frei wurde die Respiration, wenn vieler gelber, dicker Schleim (sputa cocta) und zwar mit Blutstriemen vermischt, ausgeworfen wurde.

Dafs ich die in diesem Falle gebräuchlichen innerlichen Mittel nicht versäumte, versteht sich von selbst. Ich hatte aber Ursache bei der Anwendung des Salpeters und des Salmiaks sehr behutsam zu seyn. Einige bekamen dadurch eine Diarrhoe, welche, wie natürlich, das Brustübel verschlimmerte und die deswegen auch gleich gehoben werden mufste. Hiebei erlaube man mir noch die, manchem vielleicht trivial scheinende, Bemerkung, dafs man mit dem, unter den sogenannten erweichenden Decocten, gewöhnlichen Gebrauche des Sauerhonigs etwas vorsichtig seyn müsse. Es giebt nemlich viele Menschen, die schlechterdings keinen Honig geniefsen können, ohne Bauchkrimmen, Uebelseyn, Erbrechen oder Laxiren zu bekommen. Manchem wird vom blofsen Geruche des Honigs übel. Deswegen wäre es immer gut, jedesmal vorher den

Kranken zu fragen, ob er auch Honig vertragen könne.

Aeußerlich ließ ich erweichende Salben mit Campher einreiben. Vorzüglich gute Dienste leistete mir aber der Dampf von kochendem Wasser. Zu dem Endzwecke ließ ich theils auf dem Ofen, theils sonst im Zimmer kochendes Wasser setzen und machte dadurch die ganze, den Kranken umgebende Atmosphäre feucht und warm. Dieser warme Schwaden, in die Lunge eingesogen, erleichterte den Husten merklich, und beförderte den Auswurf. Ueberhaupt trug eine feuchte und warme Atmosphäre viel zur Cur bei. Man sahe dieß deutlich bei Personen, denen ihre Lage nicht gestattete, in einem geheitzten Zimmer zu liegen. Uebrigens hielt es mir schwer, manchem Kranken begreiflich zu machen, daß ihm eine warme und feuchte Luft, und lauwarmes Getränke dann doch heilsam, ja nothwendig seyn könne, wann er auch selbst über schreckliche Hitze klagte.

Bei dieser streng antiphlogistischen Curart erholten sich die Kranken, wider Vermuthen, sehr bald und gänzlich. Wurde hingegen die Krankheit der Natur überlassen oder verkehrt behandelt: so starben sie entweder, oder sie erholten sich, wenn sie starkes Nasenbluten bekamen, oder viel Blut aus der Lunge auswarfen, völlig; oder sie genasen zwar, weil einer von den genannten Umständen bei ihnen in etwas statt gefunden hatte; aber die Genesung war langsam und unvollkommen. Denn einige blieben hernach immer asthmatisch und behielten ein anhaltendes Hüsteln — zum wahrscheinlichen Beweise von entstandenen Knoten, Verhärtungen und Verwachsungen in der Lunge; andere, bei denen die Entzündung in Eiterung übergegangen war, starben an der Vereiterung dieses Organs.

Bei einem Kranken beobachtete ich eine sonderbare Erscheinung. Diesem hatte ich sechsmal zur Ader lassen müssen, ehe sich die Entzündung heben liefs. Jezt holte er ganz frei Athem, warf dicken blutigen Schleim aus, hatte einen schwachen und beinahe langsamern Puls, als im gesunden Zustande, und war sich seiner völlig bewufst. Er war aber so schwach, dafs er halb ohnmächtig wurde, wenn man ihm das Bett etwas zurecht machte. Dieser nun fing auf einmal an heftig zu phantasiren, stieg aus dem Bette, ging im Zimmer herum, und gab Beweise von Kräften, die er im gesunden Zustande, nach seinem Körper zu urtheilen, gewifs nicht gehabt hatte. Etwas Wein und Laudanum hob diese Erscheinung bald. Wahrscheinlich rührte dies von der durch das öftere Aderlassen verminderten Blutmenge und dem zu geringen Andrange dieses Incitaments auf das *sensorium commune* her.

Zum Schlusse muſs ich noch bemerken, daſs bis jezt (in der Mitte des Novembers) der entzündliche Charakter noch der herrschende ist, und daſs ich bei fast allen Krankheitsformen darauf Rücksicht nehme. So herrschen z. B. jezt seit dem October hier die Masern, die, im Ganzen genommen, recht gutartig sind, die aber, wenn sie etwas ältere Subjekte befallen, meistens eine Aderlaſs erfordern.

Eben, da ich diese Abhandlung wegschikken will, bekomme ich das erste Stück des siebzehnten Bandes dieses Journals, worin die Geschichte der Influenza vom Frühjahr 1803 aus Italien, vom Herrn D. *Gautieri* zu Novara und Herrn D. *Horst* junior in Kölln, enthalten ist.

Herr *Gautieri* sahe doch auch, daſs diese Krankheit zuweilen, obgleich nicht oft, einen entzündlichen Charakter annahm, und daſs die reizende Methode und das Versäumen des Aderlassens Gefahr brachte. Herr D. *Horst* hingegen beobachtete, wie alle andere Aerzte in diesem und den angränzenden Departements, daſs diese Epidemie allgemein asthenischer Natur sey, und daſs Aderlassen in derselben den Tod verursache.

An der Richtigkeit dieser Beobachtungen läſst sich schlechterdings nicht zweifeln, weil 1) beinahe alle Aerzte das nehmliche Urtheil über die Natur dieser Krankheit gesprochen haben, und weil 2) die beinahe ohne Ausnahme glückliche Curmethode die Richtigkeit ihrer Diagnose gezeigt hat. Um desto auffallender, und, wie ich hoffe, interessanter muſs es deswegen seyn, zu sehen, wie dieses so allgemein herrschende epidemische Uebel in einem kleinen Ländchen so ganz seinen Charakter verändert hat, eine sthenische Natur annahm und nur durch schwächende Mittel bezwungen werden konnte.

Uebrigens wird mir hoffentlich jeder rationelle Arzt, nach dem, was ich vorhin gesagt habe, beipflichten, daſs auch ich allein mich so wenig in der sthenischen Natur dieser Epidemie geirret habe, als alle andre in der Behauptung des Gegentheils. Denn auch mein Verfahren, sobald als ich dieser

Rücksicht gemäfs zu handeln anfing, das ist, so bald als ich Aderlässe und schwächende Mittel anwandte, war allgemein glücklich; da doch vorhin, bei entgegengesetzter Behandlung, das Gegentheil statt gefunden hatte.

IX.

Millarsches Asthma und häutige Bräune.

Von

Jonas.

Beide Krankheiten habe ich während meiner praktischen Laufbahn wahrscheinlich öfterer zu sehen und zu behandeln Gelegenheit gehabt, als mancher andre Arzt. Vielleicht verdienen also die wenigen Bemerkungen, die ich jezt mittheilen will, einige Aufmerksamkeit.

Das *Millar*sche Asthma, *asthma acutum, periodicum*, regiert wohl nie epidemisch — wenigstens habe ich zur nehmlichen Zeit noch nie mehr, als Einen solchen Kranken gehabt. Es befällt zwar meistens Kinder von zwei bis sieben Jahren; indessen habe ich doch auch Erwachsene, vorzüglich Frauenzimmer, an demselben leiden sehen. Es kostet demjenigen, der dies Asthma und die häutige Bräune oft beobachtet und das Athemholen, den Husten, den Ton der Stimme etc. oft und mit Aufmerksamkeit gehört hat, keine große Mühe, beide Uebel, und zwar gleich Anfangs, von einander zu unterscheiden. *Wichmanns* Zusammenstellung beider Krankheiten und ihrer Differenzen ist ein Meisterstück, und gehört, nach meinem Urtheile, zu dem Vorzüglichsten, was er in den drei Bänden seiner Diagnostik geliefert hat. Und doch geht es damit gerade, wie mit der Lehre von dem Unterschiede und der Erkennung der verschiedenen Pulsarten. Alles, was uns in diesen beiden Stücken der Professor von seinem Katheder vordeklamirt, oder alles, was wir lesen, ist wenig gegen das, was wir bei dem *Millar*schen Asthma, der häutigen Bräune und den verschiedenen Pulsarten fühlen und sehen *). Ich rathe daher jedem Arzte drin-

*) In einigen Stücken, vorzüglich für jemand, der Musik versteht (für einen solchen ist die Lehre von den Pulsarten überhaupt viel leichter), ist es zwar möglich den Puls, oder vielmehr den Rhythmus desselben in Noten zu setzen, wie dies denn auch schon geschehen ist; aber die andern Bestimmungen desselben lassen sich doch bloſs unter der Anleitung eines Lehrers am Krankenbette lernen. So kann man

gend, doch ja keine Gelegenheit zu versäumen, wo er diese Krankheiten kennen und unterscheiden lernen kann. Dies geht auch schon deswegen leicht an, weil das *Millar*sche Asthma gewiſs nicht so selten ist, als man wohl zu glauben pflegt. Manche Kinder, vorzüglich armer oder nachlässiger Eltern, sterben an einem sogenannten Stickfluſs, die offenbar diese Krankheit hatten. Ich habe manches Kind von diesem Uebel befreit, zu dem ich ungerufen hinging, weil die Eltern dasselbe für einen gewöhnlichen Catarrh ansahen und ihre Pflicht gethan zu haben glaubten, wenn sie das Kind warm hielten und nicht kalt trinken lieſsen.

z. B. den *pulsus celer*, *frequens*, *directus*, *intermittens*, *caprizans*, *inaequalis etc.* recht gut in Noten setzen; indessen schwerer, vielleicht unmöglich möchte es schon werden, den *pulsum durum*, *parvum*, *plenum*, *mollem*, *undosum etc.* auf die Art von einander unterscheiden zu lernen. Hier hilft bloſs eigenes und öfteres Pulsfühlen unter der Anleitung eines in diesem Stücke geschickten Lehrers. Mit dem verschiedenen Tone des Athmens und der Stimme beim Sprechen, mit dem Husten überhaupt und bei beiden vorhin benannten Krankheiten insbesondre, hat es eine noch viel schwierigere Bewandniſs. Dies muſs schlechterdings gehört und öfterer gehört werden, wenn man es richtig unterscheiden soll.

Ueberhaupt thut der Arzt sehr gut, wenn er schon dann an diese Krankheit denkt, wenn ein Kind bei einer vorgegebenen Erkältung eine tiefe, hohle Stimme bekömmt, ängstlich Athem holt, und doch noch, ohne Schmerz beim Herunterschlucken zu verrathen, trinkt *). Dies ist nehmlich wohl nicht oft bei einer gewöhnlichen Verkältung mit so starker Veränderung der Stimme der Fall, weil bei derselben meistens zugleich das Zäpfchen oder die Mandeln entzündet und geschwollen sind, und das Schlucken verhindern und schmerzhaft machen. Wenn er also sieht, daſs ein Kind sehr beschwerlich Athem holt, daſs der Ton der Stimme sehr hohl ist, und daſs es doch dabei, ohne Schmerzen zu empfinden, trinken kann: so hat er schon Ursache, auf seiner Huth zu seyn. Kömmt nun noch hinzu, daſs diese beunruhigenden Symptome nach einer kurzen Zeit ganz, oder doch beinahe ganz verschwinden: so hat er keinen Augenblick Zeit übrig, wenn er seinen Kranken noch retten will.

Uebrigens ist die Krankheit bloſs krampfartig, und der von dem verstorbenen *Wich-*

*) Und doch trinken die Kinder bei einem starken Paroxysmus nicht. Dies rührt aber bloſs daher, weil sie sehr geschwind und mühsam Athem holen müssen, und mithin keine Zeit zum Trinken haben.

mann vorgeschlagene Moschus, wenn er unverfälscht ist und zeitig genug angewandt wird, schlägt selten fehl. Vorhin, ehe ich dieses Mittel kannte, wandte ich kleine und in kurzer Zeit hintereinander gegebene Dosen von Baldrian mit Castoreum, oder, nach *Millars* Rath, mit stinkendem Asand und etwas Zucker, mit glücklichem Erfolge an; aber nicht jedes Kind ist zum Herunterschlingen dieser unangenehmen Mittel zu bewegen. Moschus und Zucker geht schon etwas besser. Schlechterdings ist es aber nothwendig, dies wenigstens einige Tage hinter einander zu thun, wenn man seiner Sache gewifs seyn will. Oft bleibt nehmlich der künftige Anfall nach einigen Gaben Moschus aus — und wehe dem, der sich dadurch irre führen läfst, und nun die Krankheit für gehoben hält. Denn gewöhnlich stellt sich noch dann nach sechs und dreifsig bis acht und vierzig Stunden wieder ein Paroxysmus ein, der eben durch sein längeres Ausbleiben um desto hartnäckiger und gefährlicher wird. Mit China den Moschus am Ende der Krankheit zu verbinden, habe ich nie nöthig gehabt. Denn wohl selten ist alsdann die Mattigkeit der Kinder so grofs, dafs solche tonische Mittel, die sie doch nur mit Widerwillen nehmen, unentbehrlich seyn sollten. Cajeputöhl habe ich, ob es gleich *Wichmann* für ein sehr gutes Surrogat des Moschus hält, nie angewandt. Es ist gar zu unangenehm von Geschmack, eine Sache, worauf doch bei Kindern sehr zu sehen ist; und dann fürchte ich auch immer die Verunreinigung desselben durch Kupfer. *Westrumb* und *Tromsdorf* fanden dies Metall darin.

Nie habe ich ein an dieser Krankheit gestorbenes Kind geöffnet, ob ich gleich jedesmal darum angehalten habe.

Von der, obgleich sehr unschicklich, sogenannten *angina pectoris* läſst sich das *Millar*sche Asthma sehr leicht unterscheiden.

Angina polyposa, *membranacea*, häutige Bräune, ist so, wie das *Millar*sche Asthma, sehr schön von *Wichmann* beschrieben. Einige noch fehlende Pinselstriche zur Vollendung des ganzen Gemähldes hat der berühmte *Lentin* hinzugefügt. (*Hufelands* Journal, Band 2, Stück 1.) Schon durch folgende Punkte läſst sie sich von dem *Millar*schen Asthma unterscheiden: 1) Bei der häutigen Bräune finden keine auffallenden Remissionen statt, 2) der Husten ist bei derselben häufiger und feucht, und 3) der Ton der Stimme und des Athmens ist ganz sonderbar, weswegen er auch bald mit dem Pipen der jungen Hühner, bald mit dem Bellen eines jungen

Halses etc. zu vergleichen ist. In den allermeisten Fällen aber ist er fein und pfeifend, da er beim *Millar*schen Asthma mehr tief zu seyn pflegt *). Die Geschwulst, welche man meistens unter dem Kehlkopfe will gefühlt haben, findet doch, nach meinen Wahrnehmungen, nur selten statt **); kann mithin auch nicht zu den diagnostischen Zeichen gerechnet werden.

Es ist freilich wahr, daſs man diese Krankheit vorzüglich nur bei Kindern beobachtet; aber dies rührt bloſs daher, weil sie bei Erwachsenen wohl sehr selten so statt finden kann, als bei diesen. Gesetzt, ein Erwachsener bekömmt eine Entzündung der innern Oberfläche der Luftröhre — und weiter

*) Beim *Millar*schen Asthma leidet wohl die Luftröhre nicht so viel, als die Lunge — und der Kehlkopf gewiſs gar nicht. Deswegen ist wohl die Stimme tief, weil wenig Luft durch eine weite Mündung ausgestoſsen wird. Bei der häutigen Bräune leidet bloſs die Luftröhre und die Stimmritze, die beide verengert werden. Deswegen wird die Stimme discantmäſsig.

**) Kann auch wohl nicht gut, wenigstens als umschriebene Geschwulst statt finden, weil bloſs die innere Haut der Luftröhre, dieses aus Knorpeln, festem Zellgewebe, beinahe sehnichten Muskelfiebern bestehenden Kanals, entzündet ist.

ist denn doch die häutige Bräune nichts — so würde sich gewiſs die Haut eben so bilden, als bei Kindern, und er würde eben so das Opfer derselben werden, als diese, wofern er nicht durch kräftiges Husten und Auswerfen der Verdickung des Schleimes zu einer Art von organischen Haut zuvorkäme. Dies thut das Kind nicht, weil es die Gewalt nicht anzuwenden weiſs, und weil wahrscheinlich bei diesem Uebel jedes heftige Ein- und Ausathmen mit Schmerzen verbunden ist, welche das Kind instinktmäſsig zu vermeiden sucht. Dahingegen holt es desto öfter und kürzer Athem, und befördert dadurch seinen Tod. Uebrigens sind ja einige ganz zuverlässige Fälle dieser Bräune in einem höheren Alter bekannt. So führt z. B. schon *Girtanner* einen von einem vierzehnjährigen Mädchen an. Ferner steht ein solches Beispiel im zweiten Stücke des neunten Bandes des *Hufeland*schen Journals von einem sechszigjährigen Manne. Auch ich kann einen sehr merkwürdigen, hierhin gehörenden, Fall mittheilen. Vor einigen Jahren wurde ich zu einer vier und dreiſsigjährigen Frau gerufen, die einen Schlagfluſs bekommen haben sollte. Ich fand die Kranke ohne Besinnung, mit einem starken, harten Pulse, sehr beschwerlichem und pfeifendem Athem, aufgetriebenem Gesichte etc.

Zuweilen hustete sie, und das, was sie auswarf, war schäumender, röthlicher Schleim. Ich verordnete gleich eine starke Aderlaſs, ein lauwarmes Bad, und lieſs ihr etwas Chamillenthee einflöſsen. Sie kam zu sich, klagte aber mit krähender, kaum verständlicher Stimme, über ein Hinderniſs im Athemholen, und zeigte mit der Hand unter den Kehlkopf. Darauf verschrieb ich ihr eine krampfstillende Mixtur, lieſs ihr erweichende Einreibungen in den Hals machen, und versprach am andern Tage wiederzukommen. Wider mein Vermuthen fand ich nun die Frau in der Stube sitzen, und sich mit ihrem Hauswesen beschäftigen. Die Stimme war noch etwas rauh, und sie war etwas matt, übrigens aber ganz wohl. Sie erzählte mir, daſs sie seit einigen Tagen schon einen Catarrh gehabt hätte, bald heiſs und kalt geworden wäre, und hernach eine schmerzhafte Empfindung im Halse bekommen hätte; diese wäre ihr beim Athmen, vorzüglich beim starken Ein- und Ausathmen, so wie bei dem Reize zum Husten, sehr beschwerlich gewesen. Darum hätte sie dies auch so viel als möglich zu vermeiden gesucht. Das beschwerliche Athmen wäre aber immer schlimmer geworden, bis sie endlich sinnlos hingefallen wäre. Diese Nacht hätte sie stark husten müssen,

und

und bei dem Husten wäre ihr viel blutiger Schleim und Zeug, was so zähe wie eine Haut gewesen wäre, weggegangen — und von dem Augenblicke an hätte sie gut athmen können. Jezt empfände sie nur noch solche Schmerzen, als wenn sie wund im Halse wäre. Das Ausgeworfene war leider schon weggeworfen.

Ungefähr drei Monate hernach wurde, in meiner Abwesenheit, der hiesige Stadtchirurgus, Herr *Günther*, zu der nehmlichen Person gerufen, die auf die nehmliche Art auch wieder litte. In seiner Gegenwart bekam sie einen Anfall vom Husten, und mit dem Husten warf sie, unter Zufällen die Erstickung drohten, eine Haut aus, deren dritter Theil noch eine Röhre bildete, und die, wie mir Herr *Günther* sagte, völlige Aehnlichkeit mit der Haut hatte, die wir einige Zeit vorher in der Luftröhre eines an der häutigen Bräune gestorbenen Kindes fanden.

Hierbei bemerke ich noch im Vorbeigehen, daſs vielleicht der Fall, den *Wichmann* anführt, und den er auch in Kupfer hat stechen lassen, zu der *angina membranacea* zu zählen ist — keinesweges aber jener, der sich in *Tulpius* Observationen beschrieben und abgebildet findet. Aus *Tulpius* Beschreibung nehmlich erhellet offenbar, daſs hier von einem an einer langwierigen Vereiterung der

Lunge Leidenden die Rede ist, und aus dem Kupferstiche sieht man deutlich, daſs keine Membran, sondern offenbar Aeste von Lungenvenen ausgeworfen sind *).

Nach meiner Meinung gehört dies Uebel zu den Entzündungskrankheiten. Das nehmliche behaupten auch die vorzüglichsten Schriftsteller — obgleich andre wieder nach dem Tode keine Spur von Entzündung in der Luftröhre gesehen haben wollen. Dies läſst sich vielleicht erklären, wenn man den Theil, der vorzüglich leidet, die Luftröhre, etwas näher betrachtet. Diese besteht aus ungefähr zwanzig Knorpeln, die beinahe völlige Ringe bilden, welche durch senkrechte Band- und Muskelfasern zusammenhängen. Der über diesen Ringen und den Muskelfasern liegende Zellstoff ist sehr dicht, fest, und fast sehnicht. Die Haut, welche hinterwärts die Luftröhre schlieſst und zum hohlen Canal oder Cylinder macht, ist muskulös. Ihre innern Fibern laufen quer von einem Ringe zum andern; die äuſsern perpendiculär. Die innere, die Luftröhre bekleidende, Haut ist im natürlichen Zustande immer glatt, feucht und weiſs.

*) Die achte Observation im vierten Buche scheint hingegen deutlich eine *angina membranacea* gewesen zu seyn.

Aus dieser oberflächlichen Beschreibung dieses Canals erhellet, daſs derselbe im entzündeten Zustande nicht so roth und dessen Gefäſse nicht so von Blut strotzend seyn könne, als andre, weniger feste Theile unsers Körpers. Daher mag es auch wohl rühren, daſs manche Aerzte die Luftröhre in dieser Krankheit nicht entzündet gefunden haben wollen. Vielleicht auch, daſs die schleimichte und häutige Masse in der Trachea, die höchstens nur röthlich ist, die röthere Farbe der innern Haut derselben den Obducten verborgen hat. Ich wenigstens habe immer die innere Haut der Luftröhre entzündet gefunden. Auch war jedesmal der obere Theil der Lungen mehr oder weniger entzündet — wenigstens Stellenweise. Ueberhaupt beweiset schon die Bildung der Membrane, wenn wir nach Analogie schlieſsen wollen, den entzündlichen Charakter.

Immer habe ich bloſs den obern Theil der Luftröhre mit dieser bald mehr, bald weniger festsitzenden und die Röhre zuweilen bis zur Dicke eines Gänsekiels verengernden Membrane bekleidet gefunden. Weiter nach unten hin, wo sich die Trachea theilt, war die Höhle des Canals mehr mit dickem, weissen Schleime, der sich bis in die zartesten Aeste erstreckte, angefüllt. Dies allein scheint mir schon das Unnütze der Tracheotomien zu beweisen.

Ich sehe überhaupt die Krankheit blofs für eine Modification einer catarrhalischen Lungenentzündung an.

Weswegen die Krankheit bei Kindern so tödtlich ist, habe ich vorhin schon gezeigt.

Es scheint, als wenn die *angina membranacea* zuweilen epidemisch herrsche. Vor drei Jahren wurden hier viele Kinder davon befallen, von denen nicht die Hälfte gerettet wurde. Ob die Krankheit ansteckend sey, wage ich nicht zu entscheiden. Einmal habe ich drei dergleichen Kranke in einem Hause gehabt, nehmlich zwei Kinder und die Mutter, deren Geschichte ich oben erzählt habe. Die Kinder bekamen die Krankheit zuerst, und hernach die Mutter.

Der berühmte *Lentin* behauptet, das Blofstragen des Halses und der Brust, mithin derjenigen Theile, die bei dieser Krankheit allein angegriffen werden, trage das Meiste zur Hervorbringung dieser Krankheit bei. Dies stimmt ganz mit meinen Erfahrungen überein. Aeusserst selten sieht man dies Uebel bei Kindern, die durchaus warm gekleidet werden, oder die überhaupt beinahe nackend gehen, zum Beispiel bei den Kindern sehr armer Leute, deren ganze Haut, wie, wenn ich nicht irre, *Locke* irgendwo sagt, dadurch zum Gesichte gemacht wird.

Heilen läſst sich das Uebel nur dann, ehe noch die Haut völlig gebildet ist — welches aber oft schon nach vier und zwanzig Stunden, zuweilen, jedoch wohl selten, noch in acht und vierzig Stunden nicht geschehen ist. Blutigel unter dem Kehlkopfe angelegt, Einreiben der neapolitanischen Salbe und Bedecken des Halses mit warmen Flanell, öftere Gaben von Calomel *), sind, nach meiner Erfahrung, von allen bis jezt vorgeschlagenen Mitteln die besten. Ich werde mich nie mehr einer andern Methode bedienen, nie mehr mit andern Mitteln die hier so sehr kostbare Zeit verlieren. Schon *Ruish* hat das versüſste Quecksilber in dieser Krankheit empfohlen.

Ob man, wenn schon, nach allen Zeichen, die Haut gebildet ist, ein Brechmittel geben dürfe, um als Erschütterungsmittel zum Herauswerfen der Haut zu dienen, ist leicht zu entscheiden. In dem Falle nehmlich ist es besser *anceps tentare remedium, quam nullum.* Denn alsdann ist vom Quecksilber so

*) Nur dann ist, nach meinem Urtheile, Opium mit Calomel zu verbinden, wenn der Kranke ins Laxiren verfallen sollte. Sonst ist es wohl schädlich, weil es den Reiz zum Husten mindert, und dadurch das Auswerfen des Schleims hemmt.

wenig, als von allen andern Mitteln noch wohl etwas zu erwarten — und das Brechmittel kann zwar die geschwindere Erstickung befördern, kann vielleicht aber auch, obgleich selten, den beabsichtigten Endzweck, das Herauswerfen der Membrane, erfüllen.

X.

Bemerkungen über das Kindbettfieber, besonders in Beziehung auf die Meinungen der Herren *Horn* und *Michaelis*.

Vom Herausgeber.

(S. Journal der praktischen Heilkunde, XIX. Bd. 4. St.)

Es sind nun 17 Jahre, daſs ich eine Abhandlung über diese Krankheit bekannt machte *), die meine Erfahrungen und mein Urtheil über die Natur und Heilart derselben enthielt. Es wird nicht uninteressant seyn, wenn ich bei gegenwärtiger Discussion das Wesentliche derselben meinen Lesern aushebe, um theils zu

*) S. *Starks* Archiv der Geburtshülfe, 1. B.

zeigen, was überhaupt die Medicin seit der Zeit durch die neuen Theorien für reelle Fortschritte in dieser Lehre gemacht hat, theils was ich für meine Person von meiner damaligen Meinung als wahr anerkenne, und welcher Meinung ich im gegenwärtigen Streite beipflichte.

Zuerst mein damaliges Urtheil über die Natur und Construction dieser Krankheit, nebst der daraus folgenden Heilungsanzeige:

»Es kommt alles darauf an, die Gegen»wart dieses Fiebers bald zu wissen. Die »wesentlichen und von allen andern Fiebern »auszeichnenden Symptomen desselben sind: »Auftreibung des Unterleibes mit grofser Em»pfindlichkeit beim Berühren, herumziehende »Leibschmerzen, vorzüglich um und über dem »Nabel, äufserst gereizter Puls, (oft gleich »Anfangs so schnell, wie er es sonst nur im »höchsten Grade eines Faulfiebers zu seyn »pflegt), Verminderung und gänzliche Ver»schwindung der Milch in den Brüsten, Auf»stofsen, Ueblichkeit, wirkliches Erbrechen »grüner Galle, Geneigtheit zu wäfsrichten, »colliquativen Durchfällen, heftiger Durst, »gänzliche Entkräftung gleich zu Anfange, »schnell möglicher Tod, häufiger Uebergang »der Krankheit in Metastasen oder wäfsrigte »Anhäufungen in den Extremitäten.

»Ich glaube, man braucht nur diese Haupt»symptomen mit Aufmerksamkeit zu betrach»ten, und man wird finden, daſs hier ein ho»her Grad von Bösartigkeit herrsche, und »daſs ein Fieber, welches gleich mit Meteoro»sinus, groſser Schwäche, und äuſserster Cele»rität des Pulses eintritt, (Symptomen, die »sonst nur das stärkste Faulfieber charakteri»siren), einer ausnehmenden Corruptibilität »in den Säften, und einen destruirend auf die »Lebenskräfte würkenden, mehr fauligten als »inflammatorischen Reiz verrathe.

»Aber worin liegt der Grund dieser so »äusserst verderblichen Reizung? Da die »Krankheit bloſs Wöchnerinnen eigen ist, so »muſs er auch lediglich in der physischen Be»schaffenheit dieses Zeitraums zu finden seyn. »Und was ist das Auszeichnende desselben? »Ueberhäufung des Unterleibes mit nahrhafter »Lymphe, Sanguification für 2 Personen, so »viele Monate lang anhaltender Druck auf al»le Gefäſse und Eingeweide des Unterleibes; »die natürliche Folge dieser Umstände, Ato»nie aller Systeme der Gefäſse und Nerven, »selbst der untern Extremitäten, (wie die so »gern dahin erfolgenden Metastasen beweisen), »Stockung der Circulation, der Gallensecre»tion und der Excremente, also Congestion »von Blut, Lymphe und gallichten Feuchtig-

»keiten. — Nun bei der Geburt plötzliche »Entledigung des Drucks, der bisher noch das »Gleichgewicht gehalten hatte, dadurch aufs »äusserste vermehrte Atonie und Anhäufung, »(wie ohngefähr nach der Abzapfung in Was»sersuchten), schnelle Entbindung aller bis»her eingesperrten Gallen- und Darmunrei»nigkeiten, durch Stockung scharfgewordene »Reize, die nun mit einemmale würksam und »verderblich werden. —

»Genug, man sieht, es ist hier eine Con»currenz von Umständen, eine Periode, ein»zig in ihrer Art, und es läſst sich *a priori* »vermuthen, daſs hier auch ganz eigene Zu»fälle möglich werden müssen. Es ist ohn»streitig ein äuſserst gefährlicher Zustand, in »dem sich jede Wöchnerin befindet; Atonie »mit dem heftigsten Grade von Reizung ver»bunden, Ueberhäufung reizender Schärfen »ohne hinlängliche Reaction, besonders der »einsaugenden Gefäſse, welche bekanntlich »durch anhaltenden Druck ihre Thätigkeit »verlieren; was wäre hier natürlicher, als »wirklicher Stillestand und Extravasat der »überflüssigen Feuchtigkeiten, also gerade das, »was wir im Kindbetterinnenfieber wahrneh»men? Aber wie kommts, daſs dasselbe doch »so selten ist, und daſs manche Wöchnerin »schon am dritten Tage gesund und wohl an

»ihre Arbeit gehen kann, ohne auch nur ihre »Gefahr zu ahnden? Ohnstreitig muſs die »Natur sehr weise Anstalten getroffen haben, »um dieselbe abzuleiten, und es ist für ihren »Nachahmer wichtig, sie kennen zu lernen. »Der Abfluſs der Lochien, vorzüglich aber »die durch eine kleine Fieberbewegung (denn »ohne die scheint eine so beträchtliche Me»tastase unmöglich) bewürkte Ableitung der »Lymphe nach den Brüsten, sind die gewöhn»lichen natürlichen Hülfen, und wie viel Mil»lionen Weiber brauchen keine andere, um »aus diesem Labyrinth von Gefahren sich »herauszuwickeln? Aber freilich sind dies »Weiber von gesunder Constitution und thä»tiger Lebensart. — Nun denke man sich »aber eine Frau, deren Unterleib durch Siz»zen, warmes Getränk erschlafft, und zum »Sammelplatz alles schadhaften Stoffs gemacht »ist, deren Ton durch warmes Verhalten oder »Hospitalluft destruirt wird, die der lauten »Stimme der Natur entgegen, ihre Brüste »durch Bleipflaster, Kampfer u. s. w. der zu»dringenden Milch verschlieſst, oder durch »Erkältung, Schrecken, Alteration den ganzen »Antrieb nach der Peripherie zurückweist und »das Gleichgewicht der Systeme hindert, in »deren Unterleibe endlich die Galle prädomi»nirt, welche durch ihren Reiz immer mehr

»Säfte herbeilockt und Entzündung erregt, »durch krampfigte Verschliefsung der absor- »birenden Gefäfse alle Einsaugung hindert, »und wohl gar durch symptomatische wäfs- »richte Durchfälle die Atonie immer vermehrt. »Hier ist die Natur gezwungen, andere Wege »zu öffnen, und glücklich kann man sich »schätzen, wenn sie im Stande ist, durch »Schweifs, kritische Zufälle, Urin, Lochia, »(welche dann weifs und milchigt sind), sich »des Ueberflusses zu entledigen. Wird sie »auch in diesen wohlthätigen Bewegungen »gehindert, so hilft sie sich oft durch Meta- »stasen am gewöhnlichsten in den Weichen »oder Extremitäten, aber fehlt auch hierzu »die Kraft und ist der Localreiz im Unterlei- »be zu stark, so ist Anhäufung und Extrava- »sat in denselben und also wahres Kindbette- »rinnenfieber die unausbleibliche Folge. Da- »her ist dieses in den jetzigen Zeiten der »Atonie in Städten, dem Sitze der Weichlich- »keit, und in Hospitälern ungleich häufiger; »daher kann es zu einer Zeit häufiger als zur »andern vorkommen, (epidemisch möchte ichs »deswegen nicht nennen), wenn die Witte- »rung, Atonie und Anhäufungen im Unter- »leibe mehr begünstigt, wie es denn die Be- »obachter und ich auch meist im Winter,

»der Periode der heifsen Stuben und des »Sitzens, wahrgenommen haben.

»Das Resultat also aller hier kurz angegebenen prädisponirenden und Gelegenheitsursachen: *Anhäufung nahrhafter Lymphe im Unterleibe, verbunden mit Atonie, Reiz und grofser Neigung zur faulichten Verderbnifs*, ist der wahre Grund des Kindbetterinnenfiebers, und mufs das Hauptaugenmerk des Praktikers seyn und bleiben, es mögen auch Complicationen und Nebenumstände die Symptomen noch so sehr verändern. »Dafs bei einem solchen Zustande eine reine »Entzündung fast unmöglich sey, ist jedem »einleuchtend, und, es mögen sich also auch »noch so viele Entzündungsspuren während »der Krankheit und bei der Oeffnung finden, »so wird es doch dem, der obige Idee recht »gefafst und sich gewöhnt hat, den allgemeinen Charakter der Krankheiten von ihrem »Localzufalle zu unterscheiden, nicht irre machen, er wird einsehen, dafs hier gröfstentheils nur eine rosenartige, faulichte Entzündung statt finde, ein Zustand, den man vielleicht gar nicht Entzündung nennen sollte, »und der gewifs, als Localzufall betrachtet, »eben so wenig Indication zur eigentlich entzündungswidrigen Behandlung enthält, als »eine faulichte Peripneumonie oder Bräune.

Ich gründe hierauf die Kuranzeige: »*Man* »*stelle den fehlenden Ton* (Lebensthätigkeit, »gehörigen Grad der Erregung) *in den Ein*»*geweiden des Unterleibes, und besonders dem* »*resorbirenden System*, wieder her; *man ent*»*ferne die Reize* (schädlichen Potenzen), *die* »*den Unterleib afficiren und das Resorptions*»*geschäft stören; man öffne endlich der Na*»*tur die passenden Wege, sich des Ueberflus*»*ses zu entledigen.*«

Die Mittel, die ich dazu empfehle, sind: Ipecacuanha, bis zum Erbrechen gegeben, (nicht als Ausleerungsmittel, sondern als eines der gröſsten Beförderungsmittel der Resorption, besonders im Unterleibe); trockene Schröpfköpfe, öfteres Ansaugen und warme Umschläge auf die Brüste; reizende Salben, warme Umschläge, Vesicatorien auf den Unterleib, (in der Folge bei zunehmendem Meteorismus kalte Umschläge); gelinde Abführungsmittel, z. B. Manna und Tamarinden, aber nur mit der gröſsten Vorsicht, und so, daſs sie nur die nothwendige Oeffnung unterhalten; ölichte Emulsionen bei groſsen Schmerzen und Anspannungen; milde, krampfstillende Klystiere. Aderlaſs nie, auſser in seltenen individuellen Fällen, bei von Natur obwaltender inflammatorischer Diathesis, bei vollem harten Puls und kurzem Athem, bei plötz-

plötzlicher Unterdrückung der Lochien und darauf erfolgender Verschlimmerung.

Diese Curmethode wird nun durch mehrere Krankengeschichten bestätigt und erläutert.

Dies ist kürzlich der Inhalt meiner damaligen Abhandlung. — Nun die Resultate meiner nachherigen Erfahrungen, und meine jetzige Ueberzeugung.

I. In der Hauptsache bin ich noch ganz derselben Meinung, die auch die Meinung der Herren *Horn* und *Michaelis* ist. Ich halte den Grundcharakter der Krankheit für asthenisch, und die Affection des Unterleibes für asthenische Affection, die bei einem hohen Grade in asthenische Entzündung übergeht. Mit diesem asthenischen Zustande ist aber (worin ich von Hrn. *Horn* abweiche und Hrn. *Michaelis* beistimme, und was ich für das Eigenthümliche dieses Fiebers halte), eine Congestion von lymphatischen oder wirklich milchigten Säften im Unterleibe verbunden, Säfte, die entweder zur Milch bestimmt und gehindert wurden, sich in den Brüsten abzusetzen (wie reich das Blut der Schwangern, besonders in den lezten Monaten, an solcher congulablen Lymphe ist, zeigt das Aderlaſs, wobey sich gewöhnlich eine weiſsgraue Kruste, wie bei Inflammationen, nur weniger fest, obenauf bildet), oder schon in den Brüsten in Milch verwandelt wurden, aber von da wieder durch Absorption zurücktraten, und sich im Unterleibe ablagerten. Dies ist die Ursache der eigenthümlichen Gestalt dieses Fiebers, des schnell entstehenden Meteorismus, der schnellen Tödtlichkeit, des dabei in der Höhle des Unterleibes entstehenden Extravasats, und der eigenthümlichen Beschaffenheit desselben. Die Beweise dafür sind von Herrn *Michaelis* so gründlich und vollständig aufgestellt worden, daſs ich nichts hinzusetzen kann.

II. Das Kindbettfieber ist demnach kein gewöhnlicher Typhus, sondern im Typhus durch diesen ganz eigenthümlichen materiellen Localzustand charakterisirt, und daher nur bei einer Wöchnerin, und zwar in den ersten 14 Tagen des Wochenbettes möglich. Selbst eine Wöchnerin kann einen gewöhnlichen Typhus bekommen, und zwar bis zur tödtlichen Heftigkeit, ohne daſs er *Febris puerperarum* wird, wenn ihm nehmlich diese Localanhäufung fehlt. Es ist daher ein wesentlicher Unterschied zu machen unter *febris in puerperis* (eine Wöchnerin kann, wie ein andrer Mensch, jede Art von Fieber erhalten) und *Febris puerperarum*.

III. Die pathagnomischen Zeichen des wahren Kindbettfiebers sind: der äusserst schnelle und kleine Puls gleich vom Anfange an, die kurze Dauer (höchstens 5 bis 6 Tage, zuweilen nur 3 Tage), der Meteorismus mit großsen Schmerzen im Unterleibe und der gröſsten äusserlichen Empfindlichkeit desselben, Druck, Aufstoſsen, Würgen, wirkliches Erbrechen grüner Galle, äusserste Entkräftung, Verschwinden der Milch in den Brüsten.

IV. Der innere specifische Charakter dieses Fiebers besteht also in einer mangelnden oder anomalischen Thätigkeit des lymphatischen Systems des Unterleibes, und einem pathalogischen Antagonismus desselben mit den Brüsten.

V. Auch in Absicht des Kurplans finde ich nichts in meiner ehemaligen Angabe abzuändern. Die Hauptidee bleibt dieselbe, die auch Herr *Horn* nach den neuesten Grundsätzen der Erregungstheorie aufstellt: Man stelle die geschwächte Lebensthätigkeit im Abdominalsysteme wider her; nur weiche ich darin von Herrn *Horn* ab, und stimme mit Herrn *Michaelis* überein, daſs dabei vorzüglich die Congestion und Extravasation der Säfte im Unterleibe zu berücksichtigen, dazu also auf Wiederherstellung der Thätigkeit des abdominalen Lymphsystems und des davon abhängenden Resorptionsgeschäfts zu sehen, und die Milchabsonderung zu reguliren sey; als welches ich für ein sehr wesentliches Heilungsobjekt und für den specifischen Theil der Cur halte, der die Behandlung dieses Fiebers von der eines gewöhnlichen Typhus unterscheidet.

VI. Die specielle Behandlung fliefst unmittelbar aus obigen Indicationen.

Die *erste Indication:* Man stelle die geschwächte Lebensthätigkeit im ganzen, vorzüglich aber dem abdominellen Systeme wieder her, gebietet den Gebrauch der reizend-stärkenden Methode. Hier gebe ich zu, dafs in der Auswahl der Mittel und den bestimmten Regeln der Anwendung in Beziehung auf den verschiedenen Grad der Schwäche und Reizbarkeit wir seit 17 Jahren, und besonders durch die neuesten Bearbeitungen der medicinischen Theorie weiter gekommen sind, ohnerachtet ich mit Herrn *Michaelis* übereinstimme, dafs es ein grofser Fehler dieser neuesten Bearbeitungen ist, dafs sie sogar nicht auf die qualitative Verschiedenheit der Reizmittel und ihr verschiedenes Verhalten zu den verschiedenen Formen der Krankheit sehen. Besonders ist bei dieser Krankheit nie zu vergessen, dafs der hohe Grad von irritabler Schwäche, der hier durchaus, besonders

ders aber im Darmkanal, herrschend ist, die Anwendung heftiger Reizmittel mehrentheils verbietet, wenigstens die gröfste Vorsicht dabei nöthig macht, und man nie vergessen darf, dafs unter gewissen (freilich seltenen) Umständen ein sogar sthenischer Zustand vorhanden seyn kann, der selbst Aderlafs erfordert.

Die *zweite Indication*: Man vermindere die Anhäufung der lymphatischen Säfte im Unterleibe, und wende die Gefahr der Extravasation ab. Dies wird aufser der allgemeinen Behandlung durch folgende Mittel bewürkt:

1. Mittel, welche specifisch das Lymphsystem in vermehrte Thätigkeit setzen.

Dazu empfahl ich damals vorzüglich die Ipecacuanha in gröfsern und kleinern Gaben. Auch noch jezt halte ich die Erregung des Brechens für eine zu diesem Zwecke sehr würksame Hülfe, doch mit mehr Einschränkung, nehmlich im Anfange der Krankheit, wenn die Reizbarkeit des Magens noch nicht so grofs ist, dafs das Erbrechen von selbst schon häufig geschieht und einen inflammatorischen Charakter hat, desgleichen wenn offenbare Anzeigen gastrischer Anhäufungen im Magen da sind.

Aufserdem aber halte ich gegenwärtig

den Gebrauch des Calomels mit Opium oder *Extr. Hyoscyami* (nach den verschiedenen Graden der Reizbarkeit) zu diesem Zwecke für vorzüglich passend, und die Aufnahme dieses Mittels bei der Cur des Kindbettfiebers für eine sehr wesentliche Vervollkommnung seiner Cur; so wie ich überhaupt die öftere Benutzung des Mercurs bei acuten Krankheiten, besonders örtlichen Entzündungen, für einen der wesentlichsten Fortschritte halte, den unsere Kunst in neuern Zeiten gemacht hat. — Das Quecksilber ist hier vollkommen passend, theils wegen seiner grofsen Kraft die Absorption zu befördern, theils wegen seiner höchst wichtigen und ganz eigenthümlichen Eigenschaft, entzündliche Stockungen und Congestionen aller Art, die kein Aderlafs erfordern, zu zertheilen. — Das Beispiel, was Herr *Wolff* im XVII. B. 2. St. dieses Journals davon mitgetheilt hat, ist sehr beweisend dafür.

2. Der Gebrauch örtlicher Reizmittel, resolvirende und narcotische (nicht aromatische, als zu stark reizend) Species nach den Umständen mit Milch oder Wein zum Umschlage gekocht auf den Unterleib, Einreibungen des *Linimentum volatile camphoratum cum opio*, Klystiere von Kamillen, Gersteschleim, Valeriana und ähnlichen gelindreizenden krampfstillenden Mitteln, auch der Vesicato-

rien auf den Unterleib, bei großer Atonie und Meteorismus kalte Umschläge, werden obigen Zweck, Vermehrung der Thätigkeit und der Absorption im Gefäſssystem des Unterleibes, trefflich unterstützen.

3. Gelinde Ausleerungsmittel des Darmkanals. Ich habe durchaus gefunden, daſs Verstopfung des Stuhlgangs schädlich, und eine vorsichtige Beförderung desselben heilsam war. Selbst das Calomel würkt dann am besten, wenn es mäſsige Oeffnung macht; wie auch die von Herrn *Wolff* mitgetheilte Geschichte deutlich beweiset. Dies ist theils daher zu erklären, daſs dadurch örtlich die Anhäufung der Säfte vermindert, die Absorption vermehrt, und, wenn sich Milch in den Darmkanal selbst ergossen hat, diese ausgeleert wird; theils daher, daſs bei Wöchnerinnen mehrentheils von der Schwangerschaft her gastrische Unreinigkeiten angehäuft sind, die als Nebenreitze hierbei sehr verderblich würken, und deren Ausleerung unumgänglich nothwendig ist. — Doch ist bei der Anwendung selbst groſse Vorsicht nothwendig. Man wähle nur solche Mittel, die den Darmkanal nicht zu stark reizen; als Manna, Tamarinden, kleine Gaben *Sal. polychrest.* oder

Alcali citratum., bei grofser Reizbarkeit noch mit öhligten Emulsionen untermischt. Man sehe dabei immer als Richtschnur auf den Zustand der Kräfte und die Beschaffenheit der Ausleerungen. Je gröfser die Schwäche, desto weniger ist die Ausleerung passend. Je mehr die Ausleerungen feculent, übelriechend oder milchartig sind, je mehr sich die Kranke danach erleichtert fühlt, desto mehr sind sie passend; je mehr sie hingegen wäfsrigt sind und das Befinden verschlimmern, desto weniger.

4. Erregung der antagonistischen Thätigkeit der Brüste. Da die Sympathie der Brüste mit dem Gebärmuttersystem so grofs und es einer der entschiedensten Naturantagonismen ist, dafs die unterdrückte Thätigkeit des einen vermehrte Thätigkeit des andern hervorbringt, auch die Erfahrung es hinlänglich bezeugt, dafs gerade bei solchen Wöchnerinnen, die nicht selbst stillen, und wo die Milchabsonderung in den Brüsten gewaltsam gehemmt wird, am leichtesten dieses Fieber entsteht; so ist es gewifs eine schon der Natur des Organismus und dieser Krankheit angemessene Indication, die Thätigkeit der Milchabsondernden Organe zu erregen, um dadurch dem contrairen Antriebe der Säfte nach dem

Unterleibe eine andere Richtung zu geben *). Mit dieser Idee trifft nun die Erfahrung vollkommen zusammen. Ist man so glücklich, die Milchabsonderung in den Brüsten wieder herzustellen, so ist die Kranke gerettet **), und ich halte es deshalb für höchst wichtig, durch öfteres Saugen an den Warzen (besonders durch ein lebendiges Wesen), durch Auflegen warmer, erweichend-reizender Umschläge, durch trockene Schröpfköpfe auf die Brüste, die Wiedererregung dieser Absonderung möglichst zu befördern.

VII. Zu den Eigenthümlichkeiten dieses Fiebers gehört noch, daſs es sehr häufig, ja ich möhte sagen gewöhnlich einen epidemischen Charakter hat. Ich habe schon 5, 6 Jahre vergehen sehen, ohne dasselbe zu beobachten (man muſs nur Fieber im Kindbette vom Kindbettfieber wohl unterscheiden), und dann kamen mit einemmale viele derselben zugleich vor. So war es dieses Frühjahr. Nachdem ich einige Jahre dasselbe wenig beobachtet hatte, wurden in den Monaten

*) Nie zeigen sich die Gesetze des Antagonismus so deutlich wie hier. Milchabscesse können alle innere Affectionen heben.

**) Ein merkwürdiges Beispiel davon findet sich in meinen *Annalen der Französischen Arzneikunde und Wundarzneikunst* 1. B.

März, April, Mai mehrere Wöchnerinnen damit befallen, und es erfolgten mehrere Todesfälle nach einander. Eine ähnliche Beschaffenheit hatte es in Berlin, als *Selle* davon schrieb, und in Weimar im Jahre 1788, als ich meine Bemerkungen machte. — Besonders scheint eine herrschende catarrhalisch-nervose Constitution der Entstehung desselben günstig zu seyn.

VIII. Auch *contagiös* kann das Fieber werden. Der würdige *Stein* erzählte mir, daſs es einst in dem Accouchirhause zu Kassel so einheimisch geworden sey, daſs alle hineingebrachten Wöchnerinnen es bekamen, und daſs es nicht eher nachlieſs, als bis er die Wöchnerinnen auf einige Zeit in ein anderes Haus brachte, und durch Lüften und Abkratzen und Tünchen der Wände das Contagium zerstörte.

XI.

Ein Beitrag zur Würdigung der Hungerkur.

Von

D. Carl Müller,

Kreisphysicus und Inquisitoriats-Arzt zu Wraclaweck in Südpreussen.

Daſs die Hungerkur ein würksames Hülfsmittel in vielen chronischen Uebeln, und besonders in Gemüthskrankheiten ist, davon habe ich mich durch eigene Erfahrung überzeugt. Ich pflichte daher auch der Meinung des Herrn Herausgebers bei, welche derselbe im zweiten Stücke des ersten Bandes dieses seines Journals über diesen Gegenstand äussert. Es ist wohl eine durch vielfältige Erfahrungen bestätigte Wahrheit, daſs man sich von diesem würksamen Heilmittel, durch Verminderung der Nahrung und der dadurch bewürkten Umänderung der Constitution, fast bei allen hartnäckigen chronischen Krankheiten Hülfe zu versprechen hat. Es wäre daher zu wünschen, daſs die Hungerkur nicht allein in Hospitälern, sondern auch in der Privatpraxis mit der gehörigen Zuverlässigkeit ued Pünktlichkeit angewandt werden möchte. Ueber die Erklärungsart, wie diese Methode würket, will ich mich nicht einlassen, sondern ich werde bloſs dasjenige, was ich dabei beobachtet habe, treulich erzählen, um angehende Aerzte auf dieses würksame Mittel aufmerksamer zu machen, damit sie, wenn sie sich bei chronischen Krankheiten von allen Mitteln verlassen sehen, dennoch von dieser diätetischen Kurart Hülfe erwarten können.

Bei dem Patienten, von dem ich nachstehende Krankengeschichte liefere, bin ich selbst Augenzeuge von der pünktlichsten Anwendung der Hungerkur gewesen, weil ich von seinen Anverwandten ausdrücklich aufgefordert wurde, die Kur selbst zu leiten und den Patienten nicht aus den Augen zu verlieren.

Erste Beobachtung.

Ein junger Mensch von fettem, untersetztem und starkem Körper, böotischem Temperamente und einem widernatürlich grofsen Kopfe, überstand die gewöhnlichen Kinderkrankheiten glücklich und leicht, und genofs bis zum 14ten Jahre seines Alters einer guten, dauerhaften Gesundheit. Während der Zeit beschaftigte man ihn mit anhaltenden Geistesarbeiten, als mit Erlernung fremder Sprachen und anderen Schulwissenschaften, worin er auch in kurzer Zeit, durch unermüdeten Fleifs, grofse Fortschritte machte. Im Herbste 1793 wurde er von einem dreitägigen Wechselfieber befallen, welches neun Monate durch den zu häufigen Gebrauch ausleerender Mittel unterhalten wurde, und nach welchem eine widernatürlich erhöhte Reizbarkeit mit vorzüglicher Schwäche zurück blieb. Hierdurch, und durch die anhaltenden Geistesarbeiten bei mangelnden Fähigkeiten, ward wahrscheinlich der erste Grund zu der nachherigen Krankheit gelegt.

Im Sommer 1794, nachdem das Fieber zwar schon einige Zeit nachgelassen, die erhöhte Erregbarkeit indessen noch fortdauerte, entstand nach einer Gemüthserschütterung plötzlich ein starker Anfall der Epilepsie, der sich in Zeit von zwei Monaten dreimal wieder einfand. Weder die Eltern noch die Geschwister des Patienten sind mit dieser Krankheit behaftet. Das folgende Jahr blieb zwar der Kranke von allen Anfällen der Epilepsie befreit, dagegen stellten sich aber häufige nächtliche Pollutiones und ein widernatürlich starker Appetit ein, wobei seine Verstandeskräfte so merklich abnahmen, daſs er dadurch in einen sinnlosen Zustand versetzt ward. Sein Erinnerungsvermögen war gänzlich bei ihm erloschen, so daſs er die mit vieler Anstrengung erlernte Sprachkenntniſs, und sogar seine Muttersprache gänzlich vergessen zu haben schien. Im Winter 1796 gesellete sich wiederum die fallende Sucht hinzu, die ihn nun seit jener Zeit entweder alle Monate ein paarmal, oder wöchentlich einigemal in unbestimmten Perioden befiel, wodurch der sinnlose Zustand täglich verschlimmert ward.

Im März 1798 wurde mir dieser Patient zur Behandlung übergeben. Auſser dem, was ich von seinem Krankheitszustande schon vorher bemerkt habe, glaube ich noch, Folgendes nicht übergehen zu dürfen.

Sein Gesicht war sehr roth und aufgedunsen, auf der Stirne fanden sich über 30 Stück hellrothe Pusteln, in der Gröſse einer Erbse, die bei herannahendem Paroxysmus dunkelroth wurden, und woven einige nach geendigtem Anfalle in Eiterung überzugehen pflegten. Die Augen waren starr, und die Pupille beständig auf einen Fleck gerichtet. Der Puls war voll, träge und langsam; der Schlaf natürlich; der Unterleib sehr gespannt und hart; die Leibesöffnung erfolgte täglich zweimal; der Urin aber ging nur sparsam ab. Der Kranke befand sich überhaupt in einem sinnlosen Zustande, sich seiner gar nicht bewufst, stammelte er einige unverständliche Töne, weil er nicht vermögend war, einige Wörter zusammenhängend zu sprechen. Das Sonderbarste war, dafs er die bekanntesten Namen der Dinge vergessen hatte. Er hatte die äussere Sinnlichkeit, das äussere Gefühl für Hitze, Kälte, Schmerzen und Durst gänzlich verloren, nur der Hunger reizte noch seine äufserliche Sinnlichkeit; daher hatte er das vergangene Jahr hindurch täglich 8 bis 10 Pfund Brod, nebst einer ungewöhnlichen Quantität Fleisch gegessen. Die Epilepsie stellte sich jezt entweder alle Tage, oder doch zweimal in jeder Woche ein.

Da binnen drei Jahren gegen alle nur denkbare materielle Ursachen die zweckmäfsigsten Mittel anhaltend gebraucht, auch kein Nervenmittel und die sogenannte *Specifica* nicht unversucht gelassen waren, das

Uebel sich aber von *Zeit* zu Zeit vermehrte; so gab ich ihm anfangs solche Mittel, die mit starkem Reize im Unterleibe auflösen, die höchstnöthige Darmausleerungen bewürken und dabei zugleich das Nervensystem beruhigen. Ich glaubte mich hierzu um so mehr berechtiget, da der Patient, seiner grofsen Efsbegierde wegen, eine unordentliche Lebensart geführt; und der Unterleib gespannt und hart war. Ich liefs ihn daher des Morgens und Abends das Pulver des Krautes der *Gratiolae* zu zehn Granen, und in der Zwischenzeit eine Mixtur aus *Tart. solub.*, *Tart. emet. Extr. Hyoscyami*, *Mel. crud.* und *Aq. fontan.* täglich viermal zu zwei Efslöffel voll nehmen. Der dreiwöchentliche Gebrauch dieser Arzneien leerte zwar eine grofse Menge glasartigen Schleims und viele sogenannte Kämpfische Versessenheiten aus, allein sie änderten in der Krankheit nicht das mindeste. Der Patient blieb nach wie vor in seinem sinnlosen Zustande, wobei er während der Zeit sechs Anfalle der Epilepsie bekam. Ich entschlofs mich daher, die Hungerkur zu versuchen, um durch den Hunger, als einen der kräftigsten Reize, die aufgehobene Sinnlichkeit und das erloschene äussere Gefühl wieder zu erregen, und dadurch die Constitution des Kranken umzuändern. Besonders glaubte

ich

ich dies durch den Hungerreiz am zweckmäſsigsten zu bewürken, da er nur noch Gefühl für den Hunger zu haben schien. In dieser Hinsicht nahm ich den Patienten unter strenge Aufsicht, gab ihm selbst Mittags und Abends jedesmal nur zwei Unzen mageres, gebratenes oder gekochtes Fleisch, und eben so viel Brod; dabei muſste er täglich drei Pfund Sassaparillen-Decoct trinken, und Morgens und Abends jedesmal fünf Gran von dem gepülverten Kraute der Belladonnae, mit eben so viel Rhabarberpulver nehmen. Ich wählte deshalb die Belladonna, weil sie die, nach heftigen krampfhaften und convulsivischen Zufällen öfters zurückbleibende, Geistesschwäche zu heben pflegt, auch in hartnäckigen Nervenzufällen und gegen die Epilepsie vom Herrn *Greding* und anderen Aerzten mit Nutzen gebraucht worden ist.

Während des Gebrauches dieser Methode sahe ich mit Erstaunen die Veränderung des ehemaligen sinnlosen Zustandes auf eine so schnelle Weise, wie ich sie noch nie bei irgend einer chronischen Krankheit beobachtet hatte. Mit jedem Tage nahm das Bewuſstseyn und das Erinnerungsvermögen so zu, daſs binnen vier Wochen nicht nur seine Sprachorgane wieder im natürlichen Zustande waren, so daſs er wieder deutlich und zusammenhängend seine Muttersprache reden konnte; sondern daſs er sich auch seine, vormals in Vergessenheit gerathene, Sprachkenntnisse wieder in das Gedächtniſs zurück rief. In der zweiten Woche stellte sich das äussere Gefühl für Hitze, Kälte und Schmerzen allmahlig wieder ein, worauf erst die narcotischen Eigenschaften der Belladonna durch eine lästige Trockenheit im Munde und ein Funkeln vor den Augen bemerkbar wurden.

Bei dem vierwöchentlichen Gebrauche der erwähnten Mittel hatte sich nur ein geringer epileptischer Paroxysmus eingefunden. Der vorher volle, träge und langsame Puls, war jezt mäſsig geschwind und nicht voll; der übermäſsige Appetit hatte sich vermindert; der gespannte Unterleib war ganz weich, und der Stuhlgang erfolgte nur den zweiten oder den dritten Tag. Anstatt daſs bisher der Urin sparsam abging, lieſs der Patient jezt sehr viel trüben und übelriechenden Urin, der öfters einen beträchtlichen Bodensatz machte. Auch die auf der Stirne befindlichen Pusteln waren fast gänzlich abgetrocknet.

Da binnen vier Wochen diese eben beschriebene Kurart eine so auffallende Besserung bewürkt hatte; so rieth ich dem Kranken, noch wenigstens drei bis vier Wochen damit fortzufahren. Indessen konnte ich ihn dazu nicht überreden, theils weil er sich schon völlig geheilt glaubte, theils weil er sich auch nicht länger einer so strengen diätetischen Kurmethode unterwerfen wollte; daher entsagte ich mich seines ferneren medicinischen Beistandes, weil ich ihn nicht ohne jene Kurart zu heilen glaubte. Er ging also im Mai desselben Jahres von hier zu seinen Anverwandten, bei denen er seine vormalige unmäſsige Lebensart fortsetzte, wodurch er dann wiederum in seine vorige Krankheit verfallen ist. Sobald er im Essen mäſsig ist, verläſst ihn die Sinnlosigkeit, sobald er aber wieder anfängt unmäſsig zu essen, stellen sich jene Fehler der Geisteskräfte mit der fallenden Sucht, und zwar im verstärkten Grade wieder ein. Ich glaube sicherlich, daſs wenn er in der vorgeschriebenen Ordnung diese Kurmethode fortgebraucht hätte, er gewiſs gröſstentheils von seiner Krankheit würde befreiet worden seyn.

Zweite Beobachtung.

Ein 18jähriger Bauerbursche, atrabilärer Constitution, welcher auſser den gewöhnlichen Kinderkrankheiten beständig gesund gewesen war, wurde, eines Diebstahls wegen, im Juny 1797 als Inculpat an die Brzescscher Gefangenanstalt abgeliefert. Er war ungefähr einen

Monat inhaftirt, als man an ihm die ersten Zeichen der nagenden Sehnsucht, zu seinen Eltern zurückzukehren, oder das sogenannte Heimweh bemerkte. Da die Sehnsucht unbefriediget blieb, so ging diese in Schwermuth, und endlich in den Wahnsinn über, welcher in kurzem dergestalt zunahm, daſs er bewacht werden muſste. Ich verordnete nicht nur die nach den Anzeigen erforderlichen Arzneien, sondern sah auch zugleich auf eine gute moralische Behandlung, aber alles war vergebens; selbst die Brech- und Purgirmittel, der Helleborismus und die Gratiola, vermochten nichts gegen diesen Wahnsinn. Ich nahm daher meine Zuflucht zu der Hungerkur, die ich mit so glücklichem Erfolge anwandte, daſs er binnen sechs Wochen völlig wieder zu Verstande kam, und auch bis jezt vollkommen gesund und bei völligem Verstande geblieben ist. Er bekam sechs Wochen hindurch Mittags und Abends nichts mehr, als jedesmal nur zwei Unzen mageres, gekochtes Fleisch und eben so viel Brod, und dabei zum gewöhnlichen Getränke eine starke Abkochung der *Rad. Bardanae.*

Der Hungerkur hat also dieser Patient einzig seine Genesung zu verdanken.

XII.

Neue bestätigende Versuche
für die
Identität des Maukenstoffes mit dem Kuhpockenstoffe,
und der Schutzkraft des ersten gegen die Menschenpocken.

(Aus einem Briefe an Herrn Hofrath *Bremer* zu Berlin.)

Der Faden, den ich von Ihnen erhalten habe, um damit Versuche anzustellen, war mit Lymphe getränkt von Pusteln, die nach der Impfung mit der aus Wien gesandten elfenbeinernen Lanzette erfolgt waren, welche die anwesenden Aerzte für wahre ächte Schutzpocken erkläret hatten. Dafs mit dieser elfenbeinernen Lanzette der Impfstoff aufgefafst worden war, den die Pusteln gegeben haben, die durch die Impfung mit ächter Pferdemaukenflüssigkeit erschienen waren, zeigt Ihr geehrtes Schreiben an.

Ich habe mit diesem Faden die genauesten Versuche angestellet, die ich Ihnen hier erzählen will.

Um aber dem Publikum keinen Zweifel über die Aechtheit dieser Beobachtungen übrig, und die Wahrheit aus zweien oder dreien Zeugen tönend bestehen zu lassen, beschloſs ich sogleich, die Versuche mit diesem Faden nicht allein anzustellen, sondern erbat mir den hiesigen praktischen sehr geübten Arzt, Herrn D. *Herz* zum Gehülfen und Mitbeobachter. Ich wünsche in diesem Benehmen nur viele Nachfolger. Denn, ich muſs es nur gerade heraus sagen, ich traue den meisten Beobachtungen der Aerzte unserer Zeit sehr wenig. Man sieht es vielen Krankheitsgeschichten an, daſs die Herren nicht die Wahrheit, nur ihren Ruhm suchten, und uns, statt treuer Beobachtungen, nur Wunder ihrer Kraft erzählten.

Wir wählten zu diesem Versuche drei Kinder eines hiesigen Handschuhmachers *B*...; dessen älteste Tochter 3, die andere 2 Jahre, und das jüngste 1 Jahr alt war. Alle waren gesund, und hatten noch nicht die Blattern gehabt.

Der Faden ward in 18 Stücke zerschnitten, jedem Kinde an beiden Armen drei Stiche beigebracht, und in jede Wunde ein Stück des Fadens sorgfältig eingelegt. Nach zwei Tagen ward der Verband abgenommen. Noch lagen alle Stücke des Fadens in den Einschniten. Bei allen drei Kindern waren sämmtliche Wunden ein wenig entzündet, bei den beiden jüngsten näſsten selbige auch etwas, bei dem ältesten Kinde aber waren die Wunden trocken und viel röther. Am dritten Tage verschwand bei den beiden jüngsten Kindern die etwanige Röthe und Nässe, und am fünften Tage waren die Wunden trocken, vernarbt und zugeheilt. Bei dem ältesten Kinde aber fanden wir eine sichtbare Zunahme der Röthe und der Entzündung, welche von Tage zu Tage deutlicher und stärker ward. Am 7ten Tage erhoben sich am rechten Arme zwei der Impfwunden vorzüglich, und am 8ten Tage auch eine der Impfwunden sehr merklich. Aus allen diesen Wunden floſs viele scharfe, wäſsrige Feuchtigkeit, die die Haut des Oberarms, wo sie hinfloſs, sehr entzündete. Die Impfwunde des linken Arms erhob sich am 9ten Tage noch mehr, und bildete eine groſse Pustel, die klare Lymphe zu enthalten schien. Die beiden Impfwunden am rechten Arme waren an diesem Tage auch höher und stärker geworden, hatten eine etwas gelbe Farbe, und die darin enthaltene Lymphe schien dicker und gelber zu seyn. Am 10ten Tage ward alles deutlicher, und an jedem Arme bildeten sich die Pusteln zu wahren Schutzpocken. Am 13ten Tage fand sich an beiden Armen um die Pusteln jene peripherische Röthe, die aber hier überall dunkelroth war, und nicht, wie bei den Schutzpocken, wo der Mittelpunkt stärker gefärbt, und in dem äusseren Umfange eine blaſsrothe, sanfte Schattirung zu erscheinen pfleget Am rechten Arme hatte diese peripherische Röthe den Umfang eines preuſsischen Thalers, und war dabei trocken. Am linken Arme war sie etwas kleiner, aber sehr nässend. Am 11ten und 12ten Tage fieberte das Kind sehr merklich, hatte eine unruhige Nacht gehabt, und klagte, so geduldig sie auch sonst war, über viele Schmerzen an den Armen. Nachdem am 17ten Tage die Röthe sich ganz verloren hatte, bildete sich auf diesen Pocken eben ein solcher schwarzer Schorf, wie man ihn an ächten Schutzpocken zu sehen gewohnt ist; aber unter dem Schorfe waren die Pusteln noch lange Zeit sehr feucht, und näſsten einige Wochen sehr stark.

Die Wunden an den Armen der beiden jüngsten Kinder waren ganz zugeheilt,

Drei Wochen nach der Impfung mit dem Faden wurden die beiden jüngsten Kinder mit flüssiger, frischer Kuhpockenlymphe, gleichfalls mit 3 Stichen an jedem Arme geimpfet. Sie bekamen darauf zur gehörigen Zeit und in dem gewöhnlichen Verlaufe wahre, vollkommene, ächte Kuhpocken, mit der eigenthümlichen peripherischen Röthe, hatten am 9ten bis 10ten Tage ein leichtes Fieber, und diese Impfung nahm überhaupt den gewöhnlichen Gang der ächten Schutzpocken.

Das älteste Kind ward, nachdem die Schorfe den 28sten Tag abgefallen waren, und die Wunden nicht mehr näßten, gleichfalls mit frischer flüssiger Kuhpockenlymphe geimpfet. Es bekam an jedem Arme 4 Stiche. Alle Lymphe von 6 Schutzpocken eines gesunden Kindes wurde auf diese Impfung verwendet, um alle 4 Stiche an jedem Arme reichlich mit Kuhpockenlymphe zu tränken. Allein, kein einziger von diesen Stichen haftete; keiner entzündete sich, alle heilten nach einigen Tagen zu, es entstand keine peripherische Röthe, kein Fieber, und nach 5 bis 6 Tagen waren alle Einschnitte trocken und heil.

Nun ward dies Kind nach 3 Wochen von dieser 2ten Impfung mit flüssiger Materie von natürlichen Menschenpocken geimpfet, ebenfalls an jedem Arme mit 3 Stichen, und eine reichliche Menge von diesem Kinderpockengifte eingeschmieret. Am 3ten Tage waren sämmtliche Wunden etwas entzündet, näfsten etwas, und verursachten dem Kinde ein empfindliches Jucken. Um die Wunden war die Haut roth, geschwollen und angespannt. Am 4ten Tage hatte die Röthe der Wunden, Geschwulst und Anspannung der Haut sich noch vermehrt, und die Wunden schienen ein wenig zu eitern. In diesen Tagen war alles voller Erwartung. Es hatte ganz das Ansehen, als ob nach dieser Impfung die wahren Menschenpocken erscheinen würden. Bald aber erfolgte die endliche Entscheidung. Am 5ten Tage verlor sich die Röthe der Wunden, die Anspannung und Geschwulst der Haut. Am 6ten bis 8ten Tage waren alle diese Erscheinungen gänzlich verschwunden; die Wunden heilten, wurden trocken, und von den Einschnitten war fast keine Spur mehr zu entdecken. Das Kind blieb gesund, fieberte nicht, bekam keinen Ausschlag, und diese dritte Impfung mit Menschenpockengift war eben so vergeblich, als die zweite Nachimpfung mit der Kuhpockenlymphe.

Aus diesen Versuchen ergiebt sich, daſs bei den beiden jüngsten Kindern die Impfung mit der Pferdemauke nicht gehaftet hatte; dagegen selbige durch die Impfung mit Kuhpockenlymphe die wahren Schutzpocken bekommen haben. Geübten Impfärzten wird es so auffallend eben nicht seyn, dafs die Fäden der Pferdemauke hier nicht gehaftet und Pusteln produciret haben, da sie wissen, dafs dies auch oft mit Fäden der Kuhpockenlymphe, durch mancherlei zufällige Umstände verursacht, geschiehet.

Bei dem ältesten Kinde hingegen hatten die mit der Pferdemauke getränkten Fäden gehaftet und wahre Pocken zuwege gebracht, woven an dem rechten Arme zwei Pusteln und am linken eine Pustel oder Pocke entstanden waren, die ganz das Ansehen der wahren Kuhpocken hatten, nur dafs die Röthe umher dunkler und stärker war, und die Lymphe der Pusteln des rechten Arms schon am 8ten Tage dicker und gelb zu seyn schien. Wenn diese Pocken und die peripherische Röthe auch in etwas von dem gewöhnlichen Ansehen der Kuhpocken abzuweichen scheinen möchten; so haben sie doch ihre schützende Kraft sehr deutlich und in vollem Maafse bewiesen. Nicht nur die Lymphe der Kuhpocken, sondern auch die Materie der Menschenpocken war in diesem Falle ganz unwürksam geblieben, und es hatte dadurch keine Ansteckung zuwege gebracht werden können. Dies älteste Kind hat also durch die Fäden der Pferdemauke wahre Schutzpocken erhalten, und giebt einen redenden Beweis ab, dafs auch die Pferdepocken vor fernerer Ansteckung, besonders auch vor Menschenpockengift schützen, welcher letztere Versuch sonst, unseres Wissens, noch nicht gemacht worden ist; und, da die Lymphe der Pferdemauke in Ansehung der Erscheinungen und besonders der guten Würkung, mit der Kuhpockenlymphe völlig übereinkömmt, so wird es sehr wahrscheinlich, dafs selbige auch gleichen Ursprung mit der Kuhpocke haben mag. Die Meinung des D. *Jenner*, welcher neuerdings *de Coi* und *Sacco*, zufolge ihrer Versuche, beistimmen, wird durch diesen Versuch gleichfalls bestätiget, der uns um so interessanter zu seyn scheint, da dadurch auch die schützende Kraft der Pferdemauklymphe vor Menschenpockengift unbezweifelt erwiesen wird.

Für die Wahrheit und Aechtheit dieser Beobachtungen und Versuche bürgen wir hiermit aufs feierlichste und gewissenhafteste.

W. S. Rehfeld,
Medicinalrath und Landphysikus.
Herz,
Doctor Medicinae.

Inhalt.

Mit diesem Stücke des Journals wird ausgegeben:

Bibliothek der praktischen Heilkunde. Zwölfter Band. Supplement-Stück.

Inhalt.

Wissenschaftliche Uebersicht der gesammten Medicinisch-chirurgischen Literatur des Jahres 1803.

Inhalt, Namen- und Sach-Register des zwölften Bandes.

Dreizehnter Band. Erstes Stück.

Inhalt.

William Blair, Neueste Erfahrungen über die venerische Krankheit, mit kritischen praktischen Bemerkungen über die antivenerischen Würkungen der Sauerstoffmittel. Aus dem Englischen übersezt von Dr. L. A. Struve.

Fr. Swediaur vollständige Abhandlung über die Zufälle, die Würkungen, die Natur und die Behandlung der syphilitischen Krankheiten. Aus dem Französischen übersetzt von Joseph Eyerel. Dritter Theil, welcher van Hoven's Bemerkungen und Swediaur's Zusätze zu seiner lezten französischen Ausgabe dieses Werks enthält.

Der Scheintod und das Rettungsverfahren. Ein chimiatrischer Versuch von J. F. Ackermann.

Journal
der
practischen
Arzneykunde
und
Wundarzneykunst

herausgegeben

von

C. W. Hufeland,
Königl. Preuss. Geheimen Rath, wirkl. Leibarzt, Director
des Colleg. med. chirurg., erstem Arzt der Charité
u. s. w.

Zwanzigster Band. Zweites Stück.

Berlin 1804.
In Ungers Journalhandlung.

Neues Journal
der
practischen
Arzneykunde
und
Wundarzneykunst

herausgegeben

von

C. W. Hufeland,

Königl. Preuss. Geheimen Rath, wirkl. Leibarzt, Director des Colleg. med. chirurg., erstem Arzt der Charité u. s. w.

Dreizehnter Band. Zweites Stück.

Berlin 1804.
In Ungers Journalhandlung.

I.

Fragmente über einige Krankheiten der Organe des Athmens, vorzüglich den Keichhusten.

Von

D. P. G. Jördens,

Stadtphysicus.

Unter der Menge der, der menschlichen Maschine unablässig höchst nachtheilig und gefahrvoll drohenden Uebel, die für den Arzt während der Behandlung nicht weniger angreifend, als für den Leidenden quaalvoll und schrecklich sind, müssen jene besonders ausgehoben werden, die die Organe des Athmens zunächst und unmittelbar betreffen. Denn obschon jene Affectionen der Nerven, die theils directe das *Sensorium commune* angreifen, theils sympathisch mehrere grofse Nervenstämme in schmerzhafte Mitwürkung ziehen, für jeden nicht nur sehr peinigend sind, sondern auch auf den Körper schnell consumirend würken; so führen sie doch *die* frappanten und jeden Augenblick der Organisation gänzliche Zerstörung drohenden Zufälle nicht mit in ihrem Gefolge, welche oft die lezte Periode der Lungensucht, der Brustwassersucht, des krampfhaften Asthma's, der Verschliefsung der Luftröhre durch ein mechanisches unüberwindliches Hindernifs, auch in gewisser Hinsicht der Wasserscheu und besonders des Stickhustens zu häufigen Begleitern haben. Die Beschreibungen davon und die Demonstrationen darüber lassen sich leichter und ruhiger anhören, als die Beobachtungen selbst am Krankenbette machen. Wer je solche Erstickungsanfälle gesehen hat, und nicht mit Entsetzen erfüllt worden ist, der mufs ein etwas abgehärtetes Gefühl haben; und wer in jedem solchen Falle die kalte Besonnenheit ohne Ausnahme behält, der ist in manchem Betrachte glücklich zu preisen!

Da ich mehrere Jahre hindurch Beobachter mancher solcher Entsetzen erregender

Auftritts gewesen bin, und mir erst neuerlich mehrere Vorfälle der lezten Art, nehmlich des Keich- oder Stickhustens vorgekommen sind; so glaube ich vielleicht einigen Nutzen im Allgemeinen zu stiften, wenn ich über jene, und insbesondere über leztere, hier einige Bemerkungen niederlege.

Da die thierische Oeconomie einzig und allein durch die homogene Zusammenwürkung aller ihrer Theile, vorzüglich durch den ungestörten Blutumlauf bestehen kann, derselbe aber auf der freien Action des Herzens und der Lunge beruht; so sieht man leicht ein, dafs alles, was theils local, theils consensuell, theils materiell jenen stört, auch die ersten Lebensverrichtungen bald auf kürzere, bald auf längere Zeit, oder auf immer unterbrechen mufs, je nachdem jenes Impediment bedeutend oder geringer ist. Hat Eiter die Lungen oder ihre benachbarten Theile zerstört, überschmemmt eine widernatürliche Menge Wasser die Lungen, stört ein blutiges Extravasat die Action dieser Organe, oder würkt irgend ein Reiz heftig zusammenschnürend auf die Nervengeflechte derselben; so wird nach der Qualität und Quantität aller jener Reize, bald früher bald später Kurzathmigkeit entstehen. Diese wird aber immer in dem Verhältnisse progressiv werden, in welchem jene sich vermehren, und deswegen auch, vermöge der grofsen Abnormität, auch die Hülfsleistung erschweren. Um so mehr verdienen daher jene Arten des Uebelbefindens die sorgfältigste Berücksichtigung, und das immer tiefere Forschen, damit wir, unterstüzt durch die neuern Bereicherungen der Chemie, welche uns auf so vielfache Weise directe auf die schadhaften Stellen der Lungen und der Athmungsorgane überhaupt zu würken gelehrt haben, und immer mehr lehren werden, auch in den incurabel scheinenden Krankheiten doch das vermuthete Unmögliche möglich zu machen suchen.

Ich sage zuerst einiges von der chronischen Kurzathmigkeit, die sowohl Folge von gestörter Verdauung und der dadurch erzeugten fehlerhaften Säftemischung, als auch von auf die Lungen und die zunächst mit denselben in Verbindung stehenden Organe, abgelagerten Krankheitsmaterien, und von örtlich organischen Fehlern ganz besonders seyn kann. Sie schleicht unvermerkt einher; bisweilen unter der Larve eines kurz abgebrochenen, oft trocknen, oft nur früh mit einem dicken, Stärkeartigen Auswurfe vergesellschafteten Husten, bisweilen nur mit einigem Drucke auf Einer von beiden Seiten, oder mit etwas Herzklopfen, ja oft nur mit einem bei rascherem Gehen oder Berg- und Treppensteigen bemerkbaren Beklommenseyn, oder einem geschwindern und mit starkem Schwächegefühl verbundenen Athmen und einigen flüchtigen Stichen in der Brust, hauptsächlich bei Hämorrhoidariis, vereint; womit jedoch nur selten eine dunklere Röthe der Wangen in Verbindung steht. Erreicht das Uebel einen höhern Grad, so findet sich ein schnelleres, kurz abgebrochenes, nicht ganz tief herausgeholtes Athemziehen, so wie eine sichtbarere Anstrengung des ganzen Thorax, nach und nach ein stärkeres Hervortreiben der röther werdenden Augen und zuletzt eine blaurothe Farbe des ganzen Gesichtes ein. Außer obigen sind, nach meinen Erfahrungen, im Allgemeinen die entfernten Ursachen besonders in örtlicher Debilität der Lungen zu suchen, die auf vielerlei Weise, insbesondere aber durch erbliche Anlage einer comprimirten Brusthöhle, durch äußern Druck, durch übermäßige Bewegung derselben hervorgebracht werden kann. Die nächsten Ursachen sind theils in allen jenen Momenten zu suchen, die den Durchgang des Blutes durch die Lungen erschweren, theils in einem mechanischen Drucke eines serösen oder blutigen Extravasats und der daraus resultirenden verminderten Resorption, nebst den dies alles gewöhnlich auch in wichtigen Fällen nicht darein verwickelt wird: so ist dies doch keine weniger peinliche Lage, wo man, selbst bei der distinctesten Unterscheidung der Krankheitsart und Ursache doch durch kein Mittel den langwierigsten Beschwerden Abhülfe verschaffen kann.

Diese Mifsmuth erweckende Umstände, von welchen selten ein Arzt verschont bleibt, trafen auch mich bei einem im jetzigen Jahre 1803 nur sporadisch in der Stadt herumschleichenden Keichhusten, jener besondern und wichtigen Species der Brustaffectionen. Er hatte sich unter andern nur in einigen von den Häusern vorgefunden, die ich besorge, bewies aber dabei eine Heftigkeit, die die gröfste Aufmerksamkeit erforderte. In dem einen lagen drei Kinder (von einem halben, von zwei und vier Jahren) daran krank. Da die allgemeine Constitution rheumatisch-atonisch war, so ging dieser Charakter in vielen Stücken auch auf diese Art des Uebelbefindens über, und erforderte im Allgemeinen deswegen genaue Berücksichtigung. Bei dem dritten von jenen Kindern hoben wiederholte Brechmittel bald das Uebel in der Hauptsache, so dafs nur noch Schweifsbefördernde Mittel erfordert wurden, um dasselbe in seiner Dauer und in seinen Folgen zu beseitigen.

Der älteste Knabe genas allein durch leztere, gehörig diätetisches Verhalten und die Vermeidung der freien, nafskalten Luft. Der mittelste, ein dick untersezter, etwas widerspenstiger Knabe, verzögerte die Cur durch Verabscheuung und Zurückstofsen der Arzeneien, welche, wegen dringender Erfordernisse der Heftigkeit des Hustens, im Getränke oder etwas Speise beigebracht werden mufsten. Nach vorausgeschickten Brechmitteln, die als Gegenreize und krampfstillend ganz vorzüglich würkten, waren der *Moschus artificialis* mit dem *hyoscyamo* und dem Hollundermus und Thee, die würksamsten Beseitigungsmittel, mit deren Fortsetzung sich auch seine Folgen verloren, so dafs die drei Patienten in 2 Wochen wieder vollkommen hergestellt waren. In einem andern Hause ging es aber nicht so glücklich. Denn er befiel zuerst ein Mädchen von scrophulösschwammigten Körper, nachdem sie kaum einen nicht unbedeutenden Anfall von der Ruhr, die ebenfalls nur sporadisch herumschweifte, überstanden, und vorher schon fast immerwährende Anfälle von Husten erlitten hatte. Da also noch die Folgen der Ruhr zu beseitigen waren, trat ein Husten dazu, der sich im Anfange bei weitem nicht so characterisirte, dafs er dem Keichhusten hätte zugezählt werden können. Erst mehrere Tag nach seiner Entstehung liessen der Ton beim Husten, die Heftigkeit und das Periodische desselben mit dem begleitenden Fieber keinen Zweifel rücksichtlich seiner Natur mehr übrig. Der asthenische Zustand befahl, *schnell* zu würken. Daher nach wiederholten Gaben der Ipecacuanha mit *Oxymelle scillitico*, die nicht nur eine beträchtliche Menge Schleims entleerten, sondern auch durch die allgemeine Erschütterung das Nervensystem zur freieren Würkung, hauptsächlich des Schweisses bestimmten, sogleich tonisch-antispasmodische Mittel um so nöthiger und angezeigter *waren*, je mehr theils der vorhergegangene Zustand, theils die dazwischen zu berücksichtigenden Wurmsymptome als schwächende Potenzen gewürkt hatten. Ausser den concentrirtesten Bouillonsuppen mit Eygelb und nahrhaftem Getränke von braunem, besonders warmen Biere, wurde das *Extr. card. bened.* mit dem *Moscho artificiali*, dem *Syrup. Menthae Pip.* und *Pap. alb.* reichlich gegeben, und dabei alle äusserliche Reiz- und Ableitungsmittel in ihrer ganzen Fülle mit angewandt. Obschon einige Tage die Heftigkeit und Dauer der Anfälle gemildert waren, auch bis jetzo grösstentheils die übrigen natürlichen Verrichtungen sich ungestört erhalten hatten; so ver-

dop-

doppelte doch die Rückkehr des stärker und stickender werdenden Hustens, die mehrere nächtliche Unruhe, die dazwischen nun eintretende verringerte Eſslust und der bisweilen zögernde Stuhlgang, meine Aufmerksamkeit. Erhöhte Gaben von jener eben angegebenen Mischung mit beigefügtem *Kermes mineral.* und der *Aqua Valeriana*, nebst einer concentrirten Abkochung von Isländischem Moos, Carduobenedictenkraut und China, wurden beigefügt, so wie dazwischen steigend 2, 4, 6—8 Tropfen *Tinct. Thebaic.*, besonders bei zu befürchtendem Hustenanfalle gegeben. Zugleich lieſs ich das flüchtige Liniment mit Cantharidentinctur in die ganze Brust einreiben, das ganze Rückgrat mit einem Reizpflaster belegen, die Füſse aber wiederholt mit starker, warmer Lauge bähen.

Mehrere Tage blieb sich Alles gleich, dann schienen sich die Beschwerden etwas ändern zu wollen, so daſs der Husten in der Stärke und Dauer, auch in der Aufeinanderfolge abnahm; obschon dazwischen einigemal die Heftigkeit desselben Erbrechen bewürkte. Indessen verminderte sich jedoch die Eſslust, der Durst stieg, und die Leibesöffnung muſste, da sie nicht jederzeit durch Lavements von Baldrianabkochung und Oehl bewürkt werden konnte, bisweilen durch mehr Obstgenuſs und Manna erleichtert werden. Bemerkungswerth ist es, dafs oft mehrere Tage immer gegen Abend eine Exacerbation des Hustens erfolgte, dann dieses periodische Erscheinen wieder wegblieb, dazwischen wieder einige Tage in der Nacht verstärkt eintrat; dafs *ferner* bei dieser Patientin oft äufsere Veranlassungen, z. B. Zorn, Weinen, oft *gieriges* Verschlucken von Speisen oder Getränken, die Anfälle des Hustens vermehrten, welches in dem andern, nachhero anzugebenden Falle nicht statt fand; und dafs endlich oft ein plötzlicher Anfall davon während des Schlafs, diesen schnell verscheuchte. Das Kind mochte übrigens liegen oder aufrecht seyn, so ging immer mehrere Angst und eine besondere Unruhe dem jedesmaligen Hustenausbruche voran, der dann, nach Maafsgabe der Stärke desselben, entweder sogleich im Anfange oder doch gewifs beim Ende, mit einem 1 bis 1½ Minuten fortdauerndem Anfalle von heisserem Weinen begleitet wurde. Je kurz abgebrochener, je schnell ausstofsender der Stickhusten war, desto länger dauerte der jedesmalige Anfall, wobei man die Augen und alle Kopfadern heftig aufgetrieben sahe. Nicht selten machte Erbrechen und freiwilliger Urinabgang den Beschlufs einer solchen marter-vollen Scene, die immer desto ängstlicher und gefahrvoller war, je tiefer die Inspiration und je langsamer die Exspiration geschah. Starken Anfällen ging ein mehreres Schleimrasseln voraus. Blutauswurf oder Nasenbluten bemerkte ich nie, wohl aber oft unmittelbar dabei oder darauf erfolgenden, nicht selten flüssigen, Stuhlabgang, der gewöhnlich den nehmlichen Schleim mitbrachte, welcher auch ausgehustet wurde Erleichterter befand sich die Kleine im Allgemeinen dann um so mehr, je *mehr sie* über den ganzen Körper schwitzte; *schlimmer*, wenn das Gegentheil oder nur trockne Hitze statt fand. Scheinbar bewürkte auch ein hier und da, vorzüglich an der Stirne ausbrechender Frieselausschlag vorübergehende Besserung, der jedoch bei aller Beiwürkung zu seiner Vermehrung doch nicht zu jenem Grade zu erheben war, von welchem, wie so viele Beobachter bezeugen, auch ein günstig abändernder Einfluſs auf den Husten selbst erwartet werden kann; indem man ihn vielleicht als kritische Ausleerung des sich metastatisch auf die Lunge geworfenen Reizes betrachtet Ueberhaupt genommen wurde das Uebel in der 4ten und 5ten Woche unregelmäſsiger in seinen Rückkehrperioden, das Kind selbst asthmatischer und leucophlegmatischer, so daſs das ganze Gesicht bleich und sehr aufgedunsen, die Füſse und Hände aber gleichfalls geschwollen waren, als sprechende Beweise der topischen und universellen Atonie. Hatte ich schon vorher alle Roborantia in starken Dosen angewendet, so geschah dies nun wo möglich verdoppelt; überzeugt, daſs nur die schnelle Emporhebung der Kräfte auch den Krampfhusten am ehesten mit beseitigen würde. China im Aufguſs mit Wein, in der Abkochung unter das Getränk, besonders das Bier gemischt, in Saft mit jenen *antispasmodicis*, besonders dem Campher, *Moschus artific.* und etwas *hyoscyamus*, bald in Zimmt, bald in Pfeffermünzwasser aufgelöst, wurden so reichlich gegeben, als es nur die, nach und nach die Arzeneien verabscheuende, Kranke nehmen mochte. Daſs man durch alle nur denkbare Kunstgriffe ihr jene Mittel, auch unvermerkt beizubringen, bemüht war, bedarf keiner weitern Versicherung; so wie, daſs ununterbrochen alle Reiz- und antispasmodische Einreibungen in die Brust, den Rücken, die Fuſssohlen und Waden fortgesezt, auch dergleichen Klystiere in der nehmlichen Absicht wiederholt beigebracht wurden. Die vorhero schon mehrmals eingetretenen Erstickungsanfälle, mit wahren epileptischen in Verbindung, waren so heftig, daſs man jeden Augenblick ihren Tod befürchten muſste, und konnten nur durch die stärksten aromatischen Frictionen und die innerliche Anwendung der Naphtha gehoben werden; diese erschienen aber jetzo nicht nur nicht mehr, sondern die Kleine befand sich auch 3 bis 4 Tagen so leidlich, daſs sie nicht nur selbst wieder Speisen und Getränke zu genieſsen, ja herumzugehen anfing, sondern auch manchen Tag nur einige, und des Nachts selbst sehr gemilderte Hustenanfälle zu erdulden hatte. So sehr ich und alle darüber mit Recht erfreut zu seyn Ursache hatten, weil ein so peinliches, langewährendes Uebel den Arzt in stete Unruhe versezt, ja selbst das beste Zutrauen seiner bewährten Freunde einigermaſsen wankend machen könnte: so wenig war doch jene Freude von langer Dauer. Denn, unbewuſst von welcher nähern Veranlassung (da auſser einigen kleinen Diätfehlern nichts schädlich einwürkendes ausgemittelt werden konnte), kehrte zu Ende der fünften Woche der Keichhusten nicht nur öfterer, sondern auch mit mehrerer Heftigkeit, sowohl am Tage als in der Nacht, zurück.

Zu eben dieser Zeit äusserten sich die ersten Spuren desselben Uebels auch bei dem dreivierteljährigen sehr robusten Bruder jener Patientin, denen ich auf der Stelle durch wiedeholte Brechmittel zu begegnen suchte, die auch der Erwartung sehr entsprachen. — Die Bestürzung der Eltern mufste nothwendig steigen, weil man nach einem erneuert ausgestandenen heftigen epileptischen Anfalle des Mädchens alle Hoffnung zur Genesung aufgab, sie auch bei der höchsten Schwäche von Arzeneien geradezu gar nichts mehr, höchstens nur mit Mühe und in vielerlei Formen versteckt, nur etwas weniges nahm; ja, um sich nicht täuschen zu lassen, selbst das ihr zeithero liebste Getränk, das Bier, sich versagte. Aufser der Chinachocolade, aufser der Abkochung derselben in Bier, konnte vom Chinaweine nur wenig beigebracht werden, weswegen ich die vorhero in Saft gegebenen *Flores Zinci* mit *Extracto hyoscyami* in kleine Pillen verwandelt, oder erstere in kleine Pulver abgetheilt, auf mancherlei Art beibringen liefs. Die Hustenanfälle kamen unregelmäfsig, waren aber bis zum Ersticken heftig; aller Schweifs verschwand, der Frieselausschlag verminderte sich, die Haut war allgemein heifs, der Puls klein zusammengezogen, und die wiederkehrenden convulsivischen Anfälle, bewiesen die höchste Nervenaffection, weswegen ich ein von einer concentrirten Feldquentelabkochung bereitetes lauwarmes Bad durch 10 Minuten anordnete, wobei alle Theile des Körpers, besonders Brust, Rückgrat und die Extremitäten anhaltend frottirt werden sollten. Der Erfolg war außerordentlich. Denn schon in den lezten Minuten ihres Aufenthalts darin zeigte sie weit mehr Lebhaftigkeit und Munterkeit, und nachdem sie in das gewärmte, mit Kampher bestreute Bett gelegt war, erfolgte nicht nur ein sanfter, von Rasseln freier Schlaf, sondern es stellte sich auch ein allgemein warmer Schweiß ein, der, sorgfältig gepflegt, Milderung des Hustens überhaupt im Gefolge hatte. Da diese wohlthätigen Erscheinungen den ganzen Tag anhielten, die nächtliche Ruhe verbessert wurde, und den andern Morgen noch Verringerung des Stickhustens bemerken ließen, ja selbst die rückkehrende Epilepsie geringer war; so säumte ich nicht, an diesem Tage unter gleichen begleitenden und nachfolgenden Bedingungen jenes Bad wiederholen zu lassen. Auch diesmal, obschon die Kleine mit mehr Widerwillen hineingebracht werden konnte, wurden meine Erwartungen erfüllt, indem kurz darauf und mehrere Stunden darnach sich Alles zu gleich günstigem Erfolge anließ. Gegen Abend trat vermehrte Fieberhitze, mehreres Schleimröcheln, und in der Nacht öfters kurz abgebrochener Stickhusten ein, so daß sie theils aus Mangel an erquikkender Ruhe, theils aus sichtlich zunehmender allgemeiner Atonie, am andern Morgen sehr geschwächt, durch mehr Geschwulst des ganzen Gesichts, so wie besonders der untern Augenlieder, entstellt, mürrischer und zu nichts zu bereden war, was sie diensam nehmen sollte; vielmehr alles nur hastig verschluckte, was sie in der Nähe stehen sah. Einige Tage war also an keinen Arzneigebrauch zu denken; der Stuhlgang zeigte sich nun unordentlicher, die Gesichts- und Fußgeschwulst stieg, während des kurz dauernden Schlafes bemerkte man größere Unruhe, Zuckungen, und wieder einmal bald hernach einen allgemeinen epileptischen Anfall mit Schaum vor dem Munde und Verzerren der Gesichtszüge. Da jezt nur noch palliativ gewürkt werden konnte, so wurde die *Aqua Cinamomi* mit *Naphtha vitriol.* und *Tinct. Thebaic.* in steigenden Dosen gegeben. Die sich nur täuschend einige Tage vor ihrem Hinscheiden einfindende Erleichterung war allgemeiner Nachlaſs der Kräfte, weswegen sogar, was bemerkungswerth ist, zulezt der Keichhusten auch ganz wegblieb, ob dies gleich manche Anwesende zu günstigen Erwartungen veranlaſste. Den 27sten September, nach einer etwas unruhigen Nacht, nach darauf mit Appetit genossenem Frühstück, überraschte uns endlich die fürchterlichste Scene des Todes, indem sie im Anfalle eines starken Krampfhustens plötzlich erstickte, oder, wie mir wahrscheinlicher ist, durch Zersprengung eines grofsen Hirngefäfses apoplectisch sanft entschlummerte! Aufser jener schon berührten schwächlichen Körperanlage, wozu die mannigfaltige, während der Schwangerschaft erduldete Alteration der Mutter, reichlich beigetragen hatte, verrieth, was ich hier als Nachtrag beifüge, ein sehr oft erneuerter Husten, der schon in ihrer ersten Lebensexistenz sich hartnäckig bewies, örtliche Lungenschwäche, die theils durch die öftere Wiederholung, theils durch die scrophulöse Disposition, welche, wie ich aus mehreren Beobachtungen überzeugt bin, schon an sich die nachtheiligsten Einwürkungen auf die Lungen äufsert, den in diesen Organen im Hinterhalte versteckten und leicht zum allgemeinen verderblichen Losbruche bereit stehenden furchtbaren Feind.

Ich sagte oben, dafs in den lezten Wochen der Krankheit dieser kleinen Entschlafenen, auch der Knabe von sthenischer Constitution ebenfalls vom Keichhusten angesteckt wurde. Ob nun jene an sich hier keinen so schlimmen Ausgang vermuthen liefs, so richtete ich doch meine ganze Aufmerksamkeit auf schnell mögliche Abhülfe. Dies oböse

Subject erforderte nicht nur im Beginnen des Uebelbefindens, sondern auch bei dem grofsen Schleimvorrathe, nach 12 — 14 Tagen, ja endlich nach 3 Wochen, wiederholte Brechmittel, weil ich aufser dem augenscheinlich dadurch verminderten Lungenkrampfe, auch eine anhaltende günstige Schweifserzeugung bewürkte. Die Totalität des Hustens war schon in der dritten Woche in der That überwiegend stärker wie bei seiner Schwester, nur konnte man bisweilen längere Zwischenräume desselben bemerken, worauf er jedoch gewöhnlich mit doppelter Heftigkeit zurückkehrte und einen pfeifend kreischenden Ton im Gefolge hatte. Im Ganzen genommen wurden verhältnifsmäfsig eben die Mittel, wie bei der Verstorbenen gebraucht, so wie ich sie in meiner 15jährigen Praxis als erprobt gefunden habe, und wie sie von so vielen grofsen Aerzten vorgeschlagen werden. Der *Kermes mineral.* des *Sulph. aurat. ant. ult. ppt.* mit dem *Oxymelle scillitico*, das *Extractum hyoscyami* mit *Spir. Minder*, und dazwischen nach der geringern Schweifserscheinung mit Campher versezt; die *flores Zinci* mit Calomel in Verbindung, das *Ol. amygd. dulc. rec. express.* würkten immer nur palliativ; nuzbarer waren der *Moschus artificialis* mit *Syrup. Chinae* und *Pap. alb.*, so wie ge-

;ein die Heftigkeit der Krampfzufälle die *Tinct. Thebaica* nebst den äussern Einreibungen hievon, nebst dem *Liniment. volatile camphorat.* und allen jenen mannigfaltigen Reiz- und Ableitungsmitteln, die nur auf irgend eine Art als Abhülfe in Brust- und Lungenaffectionen betrachtet werden können. So viele Perioden von Erleichterung hierauf eintraten, so wenig war doch die Besserung so beschaffen, daſs sie Bestand versprach. Da die China von dem kleinen Patienten nicht so leicht verschluckt werden wollte; so rieth ich der ihm säugenden Mutter Chinawein, auch so Chinatrank mit isländischem Moos, der Altheewurzel und den *floribus arnicae* im Wasser zu trinken, worauf wieder einiger Stillestand des Uebels überhaupt und des Fiebers insbesondere erfolgte. Allein den 4ten Tag darnach verstärkte sich das Fieber, und die Verstopfung war so hartnäckig, daſs sie nur durch wiederholte Klystiere beseitigt werden konnte, und deswegen der Chinagebrauch, besonders mit Wein, ausgesezt werden muſste. Bei der Andauer der übrigen Beschwerden gab ich *flor. Zinci*, *Ext. hyosc.* mit *Aqua Valerianae*, dem *Syrup. Aurantiorum* und *Chinae* nun mit erwünschtem Erfolge, so daſs beinahe 6 — 7 Tage der ganze Zustand des Knaben fortdauernd Besserung versprach. Plözlich aber kehrte alles wieder in seine vorige Lage zurück; worüber ich mit den Eltern, da man keine bestimmte Veranlassung ausfindig machen konnte, allerdings verlegen wurde, und mir, aus mehrerlei Ursachen, noch den Beirath eines andern Arztes wiederholt erbat. Bei dem, diesem detaillirt dargelegten Charakter der Krankheit und der ganzen Behandlungsart, sowohl bei der ersten als diesem Patienten, billigte jener alte Practicus nicht nur mein ganzes Verfahren, sondern erklärte auch, daſs er zu obiger Mixtur nur noch das *Extractum Corticis Peruviani* beifügen, die beruhigenden antispasmodischen Mittel nur Abends und in der Nacht, so wie jenes erstere am Tage in starken Dosen und in kleinen Zwischenräumen fortzunehmen, rathen könnte. Hiermit die adäquateste diätetische Behandlung verbunden, zugleich die Beruhigung wegen schlimmer Folgen der säugenden Mutter eingeflöſst, gewährte, und das wohl hauptsächlich durch die wiederkehrende Gemüthsruhe, nun dies ganze Verfahren in 8 — 10 Tage feststehende Besserung, die auch jezt, mehrere Wochen darnach, ununterbrochen andauert. Ein etliche Tage nach dem Gebrauche der stärkern Chinaquantität ausgebrochener reichlicher Frieselausschlag, trug zur gründlichen Besserung nicht wenig bei. Nachdem dieser allmählig abgeheilt war, so hielt ich es, zur Vermeidung höherer Erschlaffung, für rathsam, den Kleinen in ein nur mäfsig warmes Zimmer zur Schlafenszeit bringen zu lassen. Auch dadurch erfolgte keine Verschlimmerung, vielmehr täglich mehrere Kraftzunahme. —

Es ist allerdings niederschlagend, dafs die gröfsten Aerzte unserer Zeit, besonders in Rücksicht des Keichhustens, bekennen müssen, dafs die wissenschaftliche Kunst ihre Gränzen habe, und dafs er bei den rastlos fortgesezten Bemühungen theils oft bald und schnell tödtet, theils oft als chronisches Uebel mehrere üble Folgen im Körper zurückläfst.

II.

Geschichte eines skrofulösen Kindes.

Von

D. *Karl Georg Neumann* zu **Meissen,**

der K. K. Josephin. Academie zu Wien corr. Mitglied.

Bereits im März 1802 übernahm ich die Behandlung eines damals einjährigen Mädchens, dessen Kopf ungemein breit und ausgedehnt, dessen Unterleib hart und aufgeschwollen, und dessen Muskeln weich, schlaff und mager waren. Man konnte die Drüsen des Halses und der Achselhöhlen fühlen, doch waren sie weder hart, noch schmerzhaft. Am Hinterkopfe entstanden häufig kleine Drüsen, die ihre Stelle veränderten. — Die Mutter des Kindes hatte demselben zu einer Zeit, da sie durch Kummer und Sorgen niedergebeugt war, fortwahrend die Brust gereicht; aber schon von Mutterleibe an hatte der Kopf des Kindes eine ungewöhnliche Form gehabt.

Die Scheitelbeine nehmlich waren in ihrer Mitte ungewöhnlich hoch gewölbt, so daſs sie wenigstens um einen Zoll höher von der Basis der Schädelhöhle sich erhoben, als bei Kindern gleiches Alters, und an ihrem obersten Theile eine vier Zoll breite, ebene Fläche bildeten. Auch der Schuppentheil der Schläfebeine und das Hinterhauptsbein erschienen aufgetrieben. Das Kind schien übrigens lebhaft und munter, lernte leicht sprechen, zeigte keine erweiterte Pupille, keine Neigung zu Krämpfen und wuchs verhältniſsmäſsig, ob es gleich nicht stehen und laufen konnte.

Durch häufigen Aufenthalt in freier Luft, gute Nahrung, tagliches Baden mit aromatischen Kräuteraufgüssen und Antimonialmitteln wurde es so weit hergestellt, daſs es nicht mehr einen so dicken, harten Unterleib hatte, Stehen lernte, und überhaupt mehr Kräfte und Munterkeit zeigte. Nach einigen Monaten bekam es einen Ausschlag, der den behaarten Theil des Kopfes, den Nacken, die Schultern und allmählig fast den ganzen Leib bedeckte, und nach mehreren Monaten langsam, bei fortgeseztem Gebrauche von Goldschwefel, Calmus, Bädern und zulezt der Chinarinde, verschwand. Den Winter hindurch schien es sich wohl zu befinden.

Im Frühlinge 1803 zeigte sich der Ausschlag wieder. Die vorige Behandlung ward erneuert, und der Beschluſs der Cur mit *Liquor ferri muriaticus* gemacht. Dabei lernte das Kind Laufen und schien munter und wohl, nur daſs es seinen dicken Kopf und etwas aufgetriebenen, obgleich weichen Unterleib behielt.

Während des Winters 1804 war es wenig ins Freie gekommen, hatte viel Kartoffeln, Butterbrod, Hülsenfrüchte u. dergl. zur Nahrung erhalten, und wenig Gelegenheit gehabt, mit andern Kindern zu spielen. Im Mai dieses Jahres sagte mir die Mutter desselben, daſs es wieder zu kränkeln anfange. Ich fand es mit einem ungeheuer dicken, steinharten Unterleibe sehr kurzem Athem, hochrothen Lippen und Wangen; es schwizte sehr stark am Kopfe und auf der Brust, während die übrigen Theile der Haut trocken blieben, wollte nicht mehr laufen und spielen, klagte über Frost, sobald es an die Luft kam, weinte viel und schlief oft und lange bei kurz bleibendem Athem.

Ich verordnete ihm eine Auflösung von

Brech-

Brechweinstein mit aromatischem Zusatze, gab nach einigen Tagen, nachdem ich vorher Wurmsaamen mit Spiefsglanzmohr nehmen lassen, ein Abführmittel aus Calomel und Jalappa, und alsdann sofort das salzsaure Eisen. Dabei verordnete ich eine zweckmäfsige Diät, Aufenthalt in freier Luft, und Bäder.

Leztere erregten sogleich Fieberbewegungen, weswegen ich das salzsaure Eisen allein fortnehmen und den Körper täglich mit einem weinigen Kamillenaufgufs waschen liefs.

Die Dicke des Leibes verminderte sich bei dieser Behandlung beträchtlich, allein die Kurzathmigkeit dauerte fort, das Kind wurde magerer, verlor seine Munterkeit immer mehr, schlief sehr viel, klagte über steten Frost und die Haut wurde, an den untern Extremitäten besonders, trocken. — Anfangs gab ich nun Eisenmohr mit Calmus, da ich fürchtete, das salzsaure Eisen möchte zu reizend seyn. Da aber auch dabei in einigen Tagen keine Besserung erfolgte, so liefs ich wieder Wurmsaamen mit Spiefsglanzmohr und darauf ein Abführmittel, wie das vorige, nehmen, und gab alsdann die Lauge von gebranntem Schwamm mit einem aromatischen Zusatze.

Nach drei bis vier Wochen verminderte sich dabei die Dicke des Unterleibes auffallend, so dafs er weich und fast natürlich war;

dessenungeachtet blieb der Athem kurz und es fand sich trockner Husten ein. Die Kräfte des Kindes sanken langsam, aber immer mehr, und ich glaubte jezt, die Verwandten auf die Gefahr aufmerksam machen zu müssen, die ich entweder von organischen Fehlern der Lungen oder vom inneren Wasserkopfe befürchtete. Erstere zu *vermuthen*, gab mir die Kurzathmigkeit bei vermindertem Drucke des Unterleibes und der trockne Husten Grund; lezteren schien die ungewöhnliche Form des Kopfes, verbunden mit der starken Neigung zum Schlafe, anzudeuten.

Man consulirte nun einen zweiten Arzt, der sogleich erklärte, der Nichtfortgang der Cur sey eine Folge des zu frühen Gebrauches der Eisenmittel, aufs neue aromatische Bäder anrieth und Quecksilber (Calomel) mit Aconitextract, und den fünften Tag ein Abführmittel aus Calomel, dazu eine Salbe aus einem Quentchen Brechweinstein, eben so viel Digitalis und zwei Loth Fett, täglich zu einem bis zwei Quentchen in die Hände und Füſse einzureiben, verordnete. — Schon vorher hatte ich beim Entstehen des trocknen Hustens die *Fowler*sche Tinctur der Digitalis mit Pomeranzenessenz gegeben.

Die Bäder würkten, wie bei ihrer ersten Anwendung; sie erregten sogleich Fieber, das äusserst heftig ward. Dabei war der Calomel so offenbar unpassend, daſs ich auf seine Weglassung drang; die Salbe aber wurde, jedoch nur zu einem halben Quentchen täglich, gebraucht. — Statt jener Mittel begnügte ich mich, täglich vier bis fünf Gran Goldschwefel zu geben. — Das Fieber ward aber immer heftiger, und es stellten sich die Zufälle der Betäubung ein. Jezt lieſs ich alle Arzeneien aussetzen, legte Vesicatorien an die Füſse, *lieſs* Mandelmilch mit Milchzucker trinken, und bat um das Herbeirufen eines dritten Arztes.

Als dieser erschien, lag das Kind in stetem Schlafe, doch sprach es, wenn es erweckt wurde, mit Besinnung, schlief aber sogleich wieder ein. Dabei war der Puls unordentlich und aussetzend. Am folgenden Tage, da die verordneten ableitenden Mittel nichts gefruchtet hatten, belegte ich den Hinterkopf mit spanischen Fliegen, gab abwechselnd Zinkblumen und *Liquor cornu cervi*, in der Folge alle Stunden eine halbe Unze spanischen Wein, endlich täglich drei Grane Calomel — alles ohne die mindeste Erleichterung. Der soporöse Zustand, die Unregelmäſsigkeit des Pulses, dauerten fort; der Athem ward ungleich, und am zehnten Tage nach dem Eintritte des Sopors starb das Kind, ohne daſs die Pupille widernatürlich verändert, oder Brechen, Durchfall oder Convulsionen entstanden waren. Bloſs die häufig genommenen Klystiere hatten jedesmal schwärzlich grüne Ausleerungen bewürkt.

Bei der Eröffnung zeigte sich zuförderst der Knochenkopf allenthalben vollkommen verknöchert und ohne Spur von irgend einer Sutur; an den Stellen, wo diese hätten seyn sollen, war der Schädel dünner und durchsichtig. So wie die harte Hirnhaut durchschnitten war, floſs unter derselben eine groſse Quantität wasserheller Flüssigkeit hervor; eben so waren alle Höhlen des Gehirns, imgleichen die Höhle des Rückenmarks mit derselben angefüllt. Die ganze Quantität des ausflieſsenden Wassers betrug wenigstens ein Pfund. Noch als das Gehirn zerschnitten auf dem Teller lag, drang allenthalben aus demselben, besonders aus der Medullarsubstanz, Wasser in Tropfen hervor. Auch die Blutgefäſse des Hirns und die Sinus waren sehr angefüllt. Die Medullarsubstanz schien weicher und grauer, als im natürlichen Zustande. Die Lungen waren natürlich, bloſs auf ihrer Oberfläche, nach den Schultern hin, leicht entzündet. Die Leber war sehr fest und allgemein an das Zwerchfell gewachsen — die einzige Ursache der Kurzathmigkeit; übrigene war sie natürlich, so wie der leere Magen, die Milz, die Nieren und Harnblase, der Uterus. Die dünnen Därme waren leer und weiter, als natürlich, von widerlich grauer Farbe; ihre Substanz unverändert und die Talgdrüsen in denselben unsichtbar. Die Lymphdrüsen des Mesenteriums aber waren gröſser, als gewöhnlich, jedoch von natürlicher Farbe, weich und platt; die gröſsten konnten höchstens zwei Linien im Durchmesser haben.

Aber eine höchst auffallende Erscheinung zeigte sich auf der ganzen Verbreitung des Peritonäums. Allenthalben auf der innern Fläche desselben, wo es an den Bauchmuskeln anhängt, auf beiden Seiten des Mesenteriums, auf der äusseren Fläche der Därme, auf dem magern, kleinen Netze, also auf allen Theilen des Peritonäums, waren schwarze Körper in zahlloser Menge, von ungleicher Gröſse und in ungleicher Entfernung von einander befindlich, die durch kurzes Zellgewebe mit der Membrane, auf welcher sie aufsaſsen, verbunden waren; trennte man dies, so war die Stelle, auf welcher sie gesessen hatten, vollkommen unverändert. Die gröſsten dieser schwarzen Körper von unregelmäſsiger Figur waren etwa 4 bis 5 Linien, die kleinsten eine Linie lang. Sie waren erhaben, weich und talgig anzufühlen, gerade so wie geronnenes Fett. Mit bösartigen Blattern hatten sie die meiste Aehnlichkeit, doch unterschieden sie sich sehr dadurch, daſs sie nicht aus dem Innern der Membrane kamen, sondern bloſs auf dieselbe aufgeklebt waren, auch keinen entzündeten Rand hatten. Sie enthielten keine Flüssigkeit. — Ich erinnere mich nicht, je von einem ähnlichen inneren Ausschlage gelesen, noch weniger, selbst dergleichen gesehen zu haben.

Endlich fand sich noch in der Beckenhöhle, in der sehr erweiterten Tuba der linken Seite, eine ziemliche Menge dicken, körnigen Eiters.

Dieser Absceſs, der beschriebene merkwürdige Ausschlag und die Erweiterung der Mesenterialdrüsen, waren ohne Zweifel Skrofelsymptome; aber war nicht die ganze Skrofelkrankheit selbst symptomatisch, vom innern Wasserkopfe und dessen die Entwickelung hindernden Einflusse erregt? Lag die unmittelbare Ursache des Todes im Wasserkopfe, oder in jenem Ausschlage? Da lezterer nicht Entzündung in der Membrane zur Begleitung hatte, auf welcher er saſs, so kann man gar nicht bestimmen, wie lange oder kurze Zeit er schon gedauert haben konnte, und nach den lezten Symptomen zu urtheilen, so ist der vermehrte Druck des Wassers auf das Gehirn die unmittelbare Todesursache gewesen. Dem sey übrigens, wie ihm wolle, so hätte das Kind mit angebohrnem Wasserkopfe und einem Abscesse in der Bauchhöhle dennoch unmöglich lange leben können. Daſs aber der Wasserkopf angebohren war, bewies die von der Geburt an bemerkte Ausdehnung der Schädelhöhle, selbst der gänzliche Mangel der Nähte, der gewiſs in einem so jungen Subjecte äuſserst selten vorkommt *).

Merkwürdig ist diese Leichenöffnung besonders wegen des innern Exanthems, das, so viel ich weiſs, noch nicht von einem andern Arzte beobachtet worden, ob es gleich, wenn auch nicht gerade in dieser Form, nicht ganz selten vorkommen mag. In therapeutischer Hinsicht ist freilich diese Entdeckung von geringem Werthe; denn da wir in solchen Fällen auf eine sichere Diagnosis Verzicht leisten müssen, so können wir sie auch nicht heilen.

Uebrigens hätte jeder Arzt, der dies offenbar höchst skrofulöse Subject gesehn, des-

*) Die Nähte sind zwar bei Kindern nie so, wie bei Erwachsenen ausgebildet, doch auch die Schädelknochen nicht alle *per synostosin* vereinigt, wie hier der Fall war.

sen Unterleib so lange widernatürlich dick gewesen war, gewiſs erwartet, die Mesenterialdrüsen höchst angeschwollen zu finden. Gleichwohl waren sie es nur in sehr geringem Grade, und die Ausdehnung des Leibes hatte lediglich in der Erschlaffung der dünnen Därme ihren Grund. Auch in diesen, wie in den dicken Därmen, befanden sich keine Schleimanhäufungen, keine Wurmnester, keine verdickten, verstopften Schleimdrüsen der Därme — in welchem Lichte erscheinen daher die von manchen Aerzten so mächtig angepriesenen schleimauflösenden und Darmausleerenden Methoden?

Dies giebt mir Gelegenheit, mich über den Gebrauch der stärkenden Mittel, besonders der Eisenmittel in den Skrofeln zu erklären, zumal da ein anderer Arzt mich wegen der Anwendung derselben in diesem Falle getadelt hat. — Den Anfang mit denselben zu machen, halte ich allerdings für gefährlich, weil in dem schlaffen Darmkanale gewiſs kranke Secreta vorhanden und die Speisen unvollkommen verdauet sind. Aber sobald man diese wahrhaften Cruditäten entfernt hat, und kein entzündlicher Zustand vorhanden ist, welcher vorzüglich an örtlichem Schmerze bei Berührung irgend einer Stelle erkannt wird, sehe ich nicht ein, was dem

Gebrauche derselben entgegen stehe. Denn dafs die Skrofelkrankheit ihren Ursprung in Erschlaffung, Ausdehnung und Erweiterung der Lymphgefäfse des Darmkanals ihren Grund habe, beweisen alle Beobachtungen; sollen also die Mittel, welche die Erschlaffung der Milchgefäfse, wie der Därme, unter allen am kräftigsten heben, nicht hier ihre eigentliche Stelle haben? Da, wo die äusseren Drüsen oder die Haut besonders leiden, scheinen allerdings solche reizende Mittel, die zugleich nach der Haut leiten, passender, und ich kenne keines, was in dieser Absicht dem Goldschwefel an die Seite gesezt zu werden verdiente. Finden solche äussere Würkungen der skrofulösen Beschaffenheit nicht statt, so scheinen mir Eisenmittel, mit aromatischen verbunden, nebst Bädern, einer passenden Diät und Bewegung im Freien, alles leisten zu können. Es ist wohl noch nicht ausgemacht, ob es eine eigenthümliche Skrofelschärfe giebt; findet aber auch eine statt, so kennen wir kein specifisches Mittel dagegen, und wir haben uns darauf zu beschränken, dafs wir ihre Würkung auf die festen Theile hemmen. Bei Drüsenverdickungen scheint die Lauge des gebrannten Schwamms, die so würksam zu Zertheilung der Kröpfe ist, mehr Anwendung zu verdienen, als gewöhnlich davon gemacht wird. Entstehn Fieberbewegungen, so scheint mir die Digitalis passender, als alle andere Mittel, weil von ihr hinreichend bekannt ist, daſs sie die Thätigkeit der Blutgefäſse hemmt und vermindert, während sie die des Lymphsystems erhöht und befördert. Mercurialmittel, auſser zum Abführen, halte ich in dieser Krankheit für gefährlich: erstens, weil sie so leicht Fieberbewegungen erregen, deren groſser Nachtheil jedem praktischen Arzte bekannt ist; zweitens, weil sie bei der groſsen Reizbarkeit der skrofulösen Kinder äuſserst leicht Speichelfluſs hervorbringen können, der sowohl durch Ausleerung, als durch den Schmerz, die Unruhe und die gehinderte Verdauung im höchsten Grade dem Zwecke der Cur entgegen stehen muſs.

Was sollten die sogenannten Resolventia auflösen? Käsigen Schleim in den Drüsen des Unterleibes? Wenn diese nicht in Entzündung und Eiterung übergegangen sind, so enthalten sie dergleichen nicht; und sind sie vereitert, so kömmt das Auflösen zu spät. Und in welchen Drüsen soll dieser käsige Schleim sitzen? In den Schleimdrüsen der Därme? Diese leiden nur accessorisch, und wenn sie wirklich angeschwollen sind, so kann ein einziges Abführmittel ihren Schleimvorrath ausleeren. Eigenthümlich leiden wohl nur die Mesenterialdrüsen, und aus diesen giebt es keinen Weg in die Därme; wäre daher auch in ihnen Schleim vorhanden, so kann er nicht durch den Darmkanal entfernt werden. Aber die glücklichen Einspritzungen solcher Drüsen beweisen überzeugend, dafs sie nichts weniger, als verstopft, sondern dafs sie erweitert sind.

III.

Beobachtung
eines
in Entzündung und Brand übergegangenen
Netzbruches.

Von
D. Johann Georg Klees,
praktischem Arzte zu Frankfurt am Mayn.

Unter allen chirurgischen Krankheiten giebt es vielleicht wenige, bei welchen der praktische Arzt als solcher so oft um Rath gefragt wird, und die sich so oft mit andern Formen des Uebelbefindens compliciren, als die Brüche. Man wird es mir demnach nicht verargen, wenn ich hier die Geschichte einer Bruchkrankheit vor das größere medicinische

Publikum bringe, welche sich durch ein seltenes Zusammentreffen der Umstände, und einen erwünschten Erfolg der angewandten Hülfsmittel auszeichnet.

Herr *S.*, ein Mann von 65 bis 66 Jahren, war seit langer Zeit mit einer *Hernia* auf der rechten Seite behaftet. Ein gewöhnliches Bruchband mit einer Stahlfeder, welches er unausgesezt trug, machte ihm sein Uebel weniger fühlbar. Ungestört in seinen Geschäften, führte er eine für sein Alter und seine Verdauungskräfte sehr schickliche Diät, nahm einfache Fleischspeisen und trank ein Glas alten Rheinwein. Immer genoſs er dabei, einige schnell vorübergehende podagrische Anfälle in der Aequinoctialzeit abgerechnet, einer blühenden Gesundheit. Am linken Fuſse, unter der Wade, trug er ein kleines Geschwür, welches mehr oder weniger näſste, und das er mit einem einfachen Pflaster bedeckt hielt. Jährlich pflegte er einmal in unsere benachbarten Bäder Wiesbaden und Schwalbach zu reisen, aber weniger um sie kurmäſsig zu brauchen, als vielmehr um sich neben der Entfernung von Geschäften ein Vergnügen zu machen. Ueberhaupt vereinigten sich Wohlstand, Lebensweise, ruhiges Temperament und starke Constitution, ihm sein Leben sorgenfrei und angenehm zu machen.

Im Monate Januar 1802 schien ihm das lange vorher getragene Bruchband weniger bequem, es drückte und schmerzte ihn zuweilen, und jezt bemerkte er erst, dafs der Bruch nicht gut zurückgebracht werden konnte. Sein damaliger Arzt beruhigte ihn mit dem Versprechen, die alte Ordnung wieder herzustellen, und ihm ein neues Band machen zu lassen. Während dem liefs er oft das alte weg, und einmal bei einem munteren Feste in seinem Hause erlaubte er sich grofse Anstrengung, und lief die Treppen schnell auf und nieder. Gleich darauf war er gezwungen das Bette zu hüten, weil ihm die Geschwulst in der Weiche bedeutend schmerzte und das Gehen verhinderte. Den 28sten Januar sahe ich den Kranken zum erstenmale, in Gesellschaft von mehreren der verdientesten Wundärzte unserer Stadt. Damals offenbarten alle Symptome ein minder heftiges Entzündungsfieber; man bemerkte vollen, starken Puls, trockne Hitze, Durst, wenigen rothen Urin, verlohrnen Appetit, Mangel an Schlaf. Zufälle eines incarcerirten Bruches, Neigung zum Erbrechen, Mangel an Oeffnung u. s. w. fehlten hingegen ganz. Der Bruch selbst in der rechten Weiche, senkte sich in den Hodensack, hatte die Gröfse eines Hühnereyes, war roth, schmerzhaft, und liefs sich schlechterdings nicht zurückbringen, so sehr wir auch unsere Versuche dazu vervielfältigten. Aus allem diesen schlossen wir auf einen angewachsenen Netzbruch (*Epiplocele adnata*). Ich liefs den Kranken bei der strengsten Ruhe auf dem Rücken horizontal liegen, reichte gelind abführende Mittel, vieles Getränke mit Säuren, und entfernte ihn von der Wein- und Fleischdiät. Auf den Bruch wurden kalte Umschläge mit Goulardischem Wasser gelegt. So vergingen einige Tage, bis in dem ganzen Hodensacke eine wässerigte Geschwulst entstand, die bald zu einer ungeheuern Gröfse anwuchs, und wenigstens acht Zoll im Durchmesser hielt. Wie gewöhnlich, war dabei das männliche Glied verkürzt, zurückgezogen, und der sparsame Urinabgang mit Schneiden verbunden. Die *Tunica dartos* war glänzendroth ausgespannt, der Druck des Fingers darauf liefs Gruben zurück, und von den Testikeln, selbst von der *Raphe Scroti*, war nichts zu unterscheiden. Auch waren die Füfse auf dem Rücken ödematös angeschwollen. Unter diesen Umständen bekam der Kranke Fomentationen von aromatischen Kräutern und China in Wein gekocht, warm aufgelegt, und innerlich *Crem. Tart.*, *Ox. Squill.* u. dergl.; er befand sich ziemlich wohl, afs zwar wenig, doch mit Appetit, und hatte täglich ungehindert Oeffnung, nur der Urinabgang wurde immer sparsamer. Am 2ten Februar Abends bekam er heftigen Frost, darauf folgende Hitze und Schweiſs. Den 3ten Februar war der Hodensack weicher, und an seiner hintern und untern Fläche, nach dem Mittelfleische hin, zeigten sich einige *schwarze*, gangränöse Stellen. Auf diesen spaltete sich die Haut, es ergoſs sich eine groſse Menge einer zähen, klebrigen, lymphartigen Feuchtigkeit, so daſs mit jedem Augenblicke die untergelegten warmen Tücher durchnäſst waren, und mit neuen trocknen vertauscht werden muſsten. Schnell, wie es zu erwarten war, änderte sich dabei die Scene, der vorige Entzündungszustand ging in den entgegengesezten des Fiebers von Schwäche über. Der Puls wurde klein und frequent, es entstand Schluchzen (*Singultus*), Schmerz in der Magengegend, zuweilen Vergessenheit, verzogenes Gesicht. Der Koth ging aber frei durch den After ab. Ich lieſs den *Hoffmann*schen *Liquor anodynus* nehmen, Volatiles Liniment mit Campher in die Herzgrube einreiben. Die warmen aromatischen Fomentationen wurden mit doppelter Sorgfalt fortgesezt. Den 4ten Februar. Alle Symptome waren schlimmer, groſse Schwäche, das Schluchzen besonders in furchtbarem Grade, un-

wis-

wissender Stuhlabgang, Krampfzufälle im Gesichte, den Händen, sardonisches Lachen, Sehnenhüpfen, kaum fühlbarer, aussetzender Puls. Auch die brandigen Stellen hatten an Gröfse zugenommen. Ich gab China in concentrirtem Decoct mit *Naphtha Vitrioli*, Wein und Fleischbrühe mit Eygelb. Man machte in den Hodensack mehrere tiefe und lange Einschnitte, es ergofs sich dabei eine ungeheure Menge einer stinkender Jauche, ohne dafs die Gröfse der Geschwulst abnahm; drückte man auf dieselbe, so platzte die, durch Fäulnifs entwickelte Luft mit Geräusch hervor. Man verband die Wunden mit *Unguent. basilic.* und *aegyptiaco*, legte über das Ganze das *ung. de Styrace.* Den 6ten Februar hatte das Schluchzen sammt den übrigen Krämpfen aufgehört, der Kranke war weniger soporös, und etwas weniger schwach. Er genofs Schleimsuppe und seinen Wein mit Appetit. Allein der Brand am Hodensacke hatte noch weiter um sich gegriffen. *Zwei Drittheile* desselben waren davon aufgezehrt, und, auch am Bauchringe, auf dem Bruchschaden selbst, waren einige kleine Löcher hineingefallen, aus denen verdorbene Stücke vom *omento* in langen Fasern hingen. Man zog diese hervor und schnitt sie ab, so wie man zugleich bei dem täglich zweimal wegzunehmenden Verbande die abgestorbene *tunica dartos* mit der Scheere wegnahm, und das Geschwür so viel möglich reinigte. Ohne wesentliche Veränderung des leztern gingen so noch drei volle Tage hin. Der Brand machte zwar Fortschritte, aber nicht so eilig und nicht so beträchtlich als zuvor. Auch der Jauchenerguſs war beschränkt. Die Hoden lagen in Gestalt zweier kleiner Halbkugeln bloſs. Zu gleicher Zeit wurde der Kranke wieder schwächer, verlor wieder den wenigen Appetit, jeden Abend bekam er Fieberexacerbationen, die sich mit Morgenschweiſsen und trübem Urine endigten. Dazu gesellte sich noch eine *Diarrhoë*, wobei der Stuhlgang oft unwissend erfolgte. Ich sezte deshalb zu dem Chinadecoct das *Laudan. liq. Sydenh.* Endlich stand am 10. Febr. der Brand stille, die Ränder der groſsen untern Wunden waren hellroth und mit schönem Eiter bedeckt, des Gestanks war weniger, der Umfang und die Spannung der Geschwulst hatten sich ebenfalls sehr vermindert. Auch die Oeffnungen auf dem eigentlichen Bruche wurden roth, aus ihnen fielen noch immer groſse Portionen von dem in Jauche aufgelösten Netze heraus. Ohngeachtet sich Pat. sehr matt fühlte, so hatte er doch eine ruhige Heiterkeit des Geistes, er schlief viel und sanft, der Puls gewann an Langsamkeit und Stärke, und die Diarrhoe, ein Symptom, welches ich, so wie vorher das Schluchzen, besonders zu fürchten hatte, minderte sich. Die Haut war warm und feucht, die Zunge rein. Die Abendexacerbationen kamen nicht mehr in demselben Grade. Demnach wurde mit dem reinigenden Verbande, mit dem Chinadecoct und Laudano, mit der stärkenden Diät und dem Genusse des Weins fortgefahren, auch für die Erneuerung der Luft im Zimmer und die Reinlichkeit in der Wäsche fleifsig gesorgt. Den 12. Febr. Unruhiger Schlaf, vorübergehende Delirien, wenige und wissentlich abgegangene Stühle, ein beinahe kräftiger Puls. Beim Verbande richtete er sich selbst auf. Seine Physiognomie war wieder natürlich. Das Räuspern und ein copiöser Schleimauswurf ohne eigentlichen Husten, dem er bisher nur unterworfen war, geschah mit sichtbaren Kräften. Es sonderte sich heute von der Wunde immer mehr Brandiges ab, besonders aus der obern eine grofse Portion Netz. Die Hoden waren in gröfserem Umfange sichtbar, und jezt angeschwollen. Den 13. Febr. Ruhigere Nacht, Empfindlichkeit gegen alles, keine Oeffnung, mehr Appetit zu Wein und Suppe. Den 14. Febr. Bedeutender Schleimauswurf nach vielem und kräftigem Räuspern, noch immer viel Schlaf, gute Respiration und Puls, warme feuchte Haut und reine Zunge. Er nahm seine Fleischbrühe, seinen Wein und sein Chinadecoct, wovon ich heute das Laudanum wegliefs, in der Ordnung fort. Die Wunde war durch Verminderung der Geschwulst kleiner und von allem Brandigen ganz gereinigt, wurde mit Chinadecoct ausgesprizt, mit *Bals. arcaei* verbunden und mit *Ung. de Styrace* bedeckt. Sonderbar war es doch, dafs nach jedem Verbande, wahrscheinlich von der Manipulation oder der Anstrengung, sich ein Schluchzen einfand, das aber nur drei Minuten dauerte und nach einem Schlucke Wein sogleich wieder verging. Den 15. Febr. *fühlte* sich der Kranke sehr matt, hatte grofse Neigung zum Schlafe, und überliefs sich demselben jedesmal mit Erquickung bei'm Erwachen. Der Schleim im Rachen machte ihm viel Beschwerde und zwang ihn oft, sich zu räuspern und zu würgen. Schon seit einigen Tagen waren die den Wunden untergelegten Tücher und Binden vom Eiter ganz durchnäfst, jene wurden dabei immer reiner, ihr Umfang kleiner, ihre Ränder zwar noch klaffend, doch schön roth. Heute konnte man zwischen beiden Testikeln unter der Raphe eine grofse Portion abgelöstes Zellgewebe hervorziehen.

Den 17. Febr. Ruhiger Schlaf, nach einem Klystiere harte Oeffnung, weniger Beschwerde bei der Expectoration, trüber, mit einer Fetthaut bedeckter Urin. Die Wunde war sehr schön mit gehörigem balsamischen Eiter besezt. Alles faule Fleisch und aller Gestank waren verschwunden. Der Hodensack hatte beinahe seine natürliche Gröfse, nur die Hoden waren noch etwas dicker, auch am Bauchringe noch etwas Härte und Spannung. Den 20. Febr. Die Nächte wurden ruhig hingebracht. Heiterkeit des Geistes, helles Auge, *Gefühl* von Wohlseyn, sanfte Wärme des ganzen Körpers fanden sich ein. Der Kranke brachte den gröfsten Theil des Tages auf dem Canapée zu. Der Auswurf wurde geringer und zwangloser. Die Oeffnung wurde durch Klystiere unterhalten.

Diese Art von Wohlbefinden wurde am 22. Febr. unterbrochen, vielleicht durch zu viel genossene Speisen, oder durch zu wenig genommene Arzenei, im Verhältnisse zu seinen damaligen Bedürfnissen und Kräften. Nach einem gestern Abend entstandenen neuen Froste, darauf gefolgter Hitze und Schweifs, war der Kranke heute viel matter, sein Puls gesunken, ungleich, seine Haut kalt, krampfhaft zusammengezogen. An dieser allgemeinen Schwäche nahm der Magen vorzüglichen Antheil. Es entstand Ekel, Abneigung gegen Speisen, Trocknung des Mundes, krampfhaftes Zusammenziehen des Magens. Auch die Wunden verloren ihre vorige gute Beschaffenheit. Die Ränder bluteten leicht und viel, sie waren meist trocken, oder ergossen eine dünne Jauche. Ich liefs unter diesen Umständen *liq. anod.* nehmen, einen andern, und zwar ältern und stärkern Wein, gewürzhafte Fleischbrühen trinken, und Alcohol mit Kampher in den Unterleib einreiben. Den 26. Febr. trat hierauf wieder einige Besserung ein, der Puls war gehoben, der Magenkrampf hörte auf, und die Kräfte schienen zunehmen zu wollen. Auch die Wunden eiterten wieder gut, die Ränder derselben legten sich an, näherten sich einander an einigen Stellen schon, besonders nach hinten vom Mittelfleische her. Sie wurden jetzt mit *Cerat. Saturni* verbunden und mit *Empl. de Galb. crocat.* bedeckt. Den 28. Febr. Die Besserung bestätigte sich. Ruhiger Schlaf, freie Bewegbarkeit der Glieder. Pat. liefs sich einigemale im Zimmer auf und ab führen, trank den Wein mit grofsem Appetite. Die Wunde war wieder etwas kleiner, der rechte Testikel, mit der fest auf ihm liegenden *tundartos*, hatte sich verkürzt, der linke hing frei und tiefer herunter, war auch ohne Schmerzen, doch etwas dicker. Die kleine Wunde an der Bruchstelle war auch noch offen. In beiden wenig und gute Eiterung. Der Verband wurde beinahe trocken eingerichtet, die Plumaceaux nur mit wenigem *Cerat. Saturn.* bestrichen.

So sehr ich auch jetzt aus dem Ganzen auf die völlige Herstellung des Pat. zu schliessen berechtigt war, so verzögerte sich doch dieselbe unerwartet lange. Er blieb den ganzen Monat März und April hindurch in einem lentescirenden Zustande. Der Ursachen vielerley standen der Besserung im Wege. Ich fasse hier, um in der Erzählung nicht zu weitläuftig zu werden, die Hauptmomente zusammen. Regelmäfsig kamen jeden Abend mehr oder weniger starke Fieberexacerbationen, deren nächste Folge in Morgenschweifsen, neuem Kräfteverluste und Abmagerung des Körpers bestanden, obgleich der Schlaf selten oder nie dadurch gestört war. Weniger durch Husten, als durch Räuspern, ohne grofse Anstrengung, warf der Kranke eine ungeheure Menge zähen Speichel, Schleim, eiterähnliche, öfters mit Blut gemischte Feuchtigkeiten aus, welches eben so sehr, als das Fieber, die Zunahme der Kräfte verhinderte. Dem Magen, so wie dem ganzen Darmkanale, fehlte die natürliche Thätigkeit, es zeigte sich gar kein Appetit zu festen Bissen, und der Leib war immer verstopft, auch nicht ein einzigesmal stellte sich die Oeffnung von selbst ein. Die Zunge war rein und feucht, kein Ekel, kein Widerwillen gegen Speisen, aber auch gar keine Neigung dazu. Der Urin war immer wolkicht, trübe, und mit einer Fetthaut überzogen. Das Fuſsgeschwür, dessen ich oben schon erwähnte, war die ganze Zeit über trocken und mit einem Grinde bedeckt. So wie die Körperkräfte abnahmen, so litten auch die Geisteskräfte. Gedächtniſs, Erinnerungsvermögen, verschwanden; Gleichgültigkeit, gänzliche Apathie, die schon auf dem Gesichte zu lesen war, stellten sich ein. Puls und Respiration waren noch am wenigsten gestört. Jener zwar klein, hatte doch selten mehr als 95 Schläge in der Minute, und diese blieb frei und ungehindert, der Kranke mochte auf den Seiten oder auf dem Rücken liegen. Unter diesen Umständen waren nun die Fortschritte in der Heilung der Wunde zwar gering, doch nicht unterbrochen. Ohngeachtet eine sehr lange Zeit dazu erfordert wurde, so bemerkte man hier immer doch *einige* Energie der Lebenskraft. Die Eiterung war sehr unbedeutend, und der Eiter selbst immer von guter Beschaffenheit.

Die Hoden, welche vorhin ganz bloſs lagen, wurden mit neuen Fleischwärzchen bedeckt; die Ränder der Wunde bogen sich nach innen um, und vereinigten sich aus der ganzen Peripherie zum Mittelpunkte der Heilung. Der rechte Testikel war weit heraufgezogen, und seinen Saamenstrang fühlte man deutlich unter der ehemaligen Bruchstelle zusammengewunden, ganz weit und nachgebend. Der Bauchring selbst war frei. Der Verband war meistens trocken, und so einfach als möglich. Von den Arzeneien, welche der Kranke während der ganzen Zeit nahm, bemerke ich hauptsächlich die *naphtha Vitrioli martialis*, die *Serpent. virgin.*, *flor. arnicae*, dann die Extracte von *taraxac.*, *cent. min.*, *trifol. fibr.*, in *Aq. meliss.* oder *cinamomi* aufgelöst, und endlich wieder das *infus. vinos. cort. peruviani*, und *Quass.* Das Hauptmittel bestand aber in dem *Weine*, wovon ich nach Bedürfniſs, und wie es die Umstände jedesmal zu erfordern schienen, mehr oder weniger, von stärkerer oder geringerer Qualität trinken lieſs. Der Kranke forderte dabei äusserst wenig Nahrungsmittel, und die nur in flüssiger Gestalt, starke Suppen, nahrhafte Brühen u. s. w. Das lästigste unter allen zu bekämpfenden Symptomen war die Beförderung des

Stuhlgangs. Einigemale hatte ich *Flor. Sulphuris, aloë* u. dergl. Mittel nehmen lassen, ihre Würkung war aber immer im Ganzen nachtheilig. Selbst die erweichenden Klystiere machten den Kranken, wenn die Kothausleerung darauf erfolgt war, schwächer. Ich mufste mich also damit begnügen, diese durch Beimischung von Brechweinstein reizend zu machen, und nur alle drei bis vier Tage eingeben zu lassen.

Nachdem nun bisher, mit einem grofsen Aufwande von unermüdeter Geduld, beinahe nur die Verschlimmerung verhütet, und fast nichts als *Zeit gewonnen* war, so fing denn endlich, mit dem Monate Mai, auch die Besserung an bemerkbarer und dauernder zu werden. Die Wunden waren den 9ten Mai geschlossen. Zuerst fanden sich die Geisteskräfte wieder ein; Frohsinn, Thätigkeit, Theilnahme an der Umgebung zeichneten sich aus. Der Stuhlgang erfolgte von selbst, ohne Ermüdung, und täglich in den Frühstunden. Dann kam auch die längst gewünschte Efslust wieder; Pat. genofs allerlei Fleischarten ohne die geringste Beschwerde. Der vorhin so copiöse Auswurf minderte sich zusehends. Das Fieber hatte ganz und gar aufgehört; die

Wiederkehr der Kräfte und Zunahme des Körpers begründeten die Genesung. Auf einmal war jezt die Natur in diesem Geschäfte so thätig und eilend, daſs unser Kranke schon in der Hälfte des Maies einen Spaziergang unternehmen konnte. Sie nahm alle vorigen Gewohnheiten wieder an, sogar das Fuſsgeschwür sezte sie wieder in Eiterung. Ich lieſs, nach Maaſsgabe des zurückgekommenen Appetits, die Arzeneien mindern, bald aber ganz entfernen, und nur eine kräftige Wein- und Fleischdiät führen. Demohngeachtet hatte sich noch nach der Heilung eine beträchtliche ödematöse Geschwulst an beiden Beinen bis an die Wade herauf eingefunden, welche aber bei der *Theden*schen Einwickelung in vierzehn Tagen sich wieder verlor. Den ganzen vernarbten Hodensack lieſs ich mit einem Kissen von Charpie bedecken, und in einem einfachen leinenen Suspensorium tragen. Oberhalb der geheilten Stellen fand ich am ersten Juni ganz unvermuthet, bei der Untersuchung, in dem sehr erschlafften und weit geöffneten Bauchringe wieder eine kleine Geschwulst, einen neuen Bruch, der sich aber leicht zurückbringen lieſs, und dessen weiterem Vordringen ich durch das Anlegen eines leichten, bequemen Bruchbandes begegnete. Es hindert den Kranken in keinem seiner Geschäfte, die er alle mit Leichtigkeit verrichtet, und sich überhaupt auch jezt noch (drei Monate nacher) keiner Beschwerde mehr bewußt ist.

IV.

Ein Beitrag zur Anatripsologie.

Von

D. Immanuel Gottlieb Knebel,

practischem Arzte zu Görlitz.

Unser Zeitalter ist so reich an neuen Theorien und practischen Erfindungen, dass man sich in der That gar nicht verwundern darf, wenn unter der Menge eine und die andere übersehen oder aus Misstrauen, das durch öftere Täuschung genährt, endlich zu dem Entschlusse leitete, sich überall als Zweifler und Ungläubigen zu zeigen, nicht länger als man davon liest oder sprechen hört, beachtet wird. Nach meiner kleinen Bekanntschaft unter practischen Aerzten, nach dem was mich das

ges, für die Leser ganz nutzloses Geschäfte.

Ich begnüge mich, die Resultate meiner mehrjährigen Versuche in einer ganz allgemeinen Uebersicht mitzutheilen.

Anfänglich bediente ich mich des, nach der *Spallanzani*schen Methode gewonnenen Magensaftes von Krähen. Ein etwas entfernter Freund versorgte mich damit. In diesem Safte liefs ich die Mittel, die nach der *Chiarenti*schen Methode angewendet werden sollten, nach Befinden oder nach Bedürfnifs digeriren, vermengte sie alsdann mit reinem Schweinefette, oder, wiewohl seltener, mit einer beliebigen, behufigen officinellen Salbe. In der Folge, da mir der Magensaft ausging, ich selbst aber durch mancherlei Hindernisse abgehalten wurde, davon zu sammeln, und seither, das heifst, seit mehr als vier Jahren, immerfort, lasse ich die einzureibenden Arzeneien, sowohl die Pulver, als die flüssigen Zubereitungen, entweder mit Schweinefett mengen, den Patienten sich selbst einreiben, und während des Einreibens sich fleifsig in die reibende Hand spucken, oder ich lasse die Mittel unmittelbar vor dem Einreiben mit einer beträchtlichen Menge von Speichel verdünnen, und so einreiben. Dies geht freilich nur bei Flüssigkeiten gut an. Auch von die-

diesem abgeänderten Verfahren, das aber mit wenigern Schwierigkeiten verbunden ist, da man des Speichels viel leichter, mit weit geringern Umständen, in grofser Menge habhaft werden kann, als des Magensaftes, habe ich den besten Nutzen gesehen; trage deshalb kein Bedenken, alle Leser, die, wenigstens in Fallen, wo Innunctionskuren unentbehrlich sind, bisher immer noch dem alten huldigten und gemeine, officinelle Salben einreiben liefsen, auf die angegebene, als auf die beste, zweckmäfsigste hinzuweisen.

Ich erinnere mich nicht mehr, woher und wenn ich diese Methode zuerst kennen lernte; aber sehr lebhaft und mit dem innigsten Vergnügen denke ich an die Freude, die mir der über alle Erwartung glückliche, meine Hoffnungen ganz erfüllende, übertreffende Erfolg gleich im ersten Falle gewährte. Kaum hat mich je eine andere, vielleicht mit weit mehr Kunst ausgeführte, Kur so ergözt. Es war eine aufs Aeusserste erschöpfte Wöchnerin, die durch Ungemach während der Schwangerschaft, durch schwierige, mit grofsem Blutverluste begleitete Entbindung, durch Dürftigkeit nach derselben, durch einige übel angebrachte Ausleerungen dazu, bis auf den höchsten Grad der Erschöpfung herabgebracht, mit *anasarca* und *ascites* behaftet, abgezehrt und ausgehungert, schlaflos, und nicht nur ganz ohne Esslust, sondern auch, ohne den geringsten Genuſs flüssiger oder fester Nahrungsmittel mit sehr häufigem Würgen und Erbrechen wäſsriger Stoffe behaftet war, welches lezte ihr heftige Schmerzen und den Wunsch veranlaſste, wenn nun einmal keine Rettung mehr zu finden sey, wenigstens leichter zu sterben. Wirklich schien es, als ob der Tod in wenigen Stunden erfolgen müsse. *Pomeranzenschalentinktur* mit *Opium* in sehr kleinen Gaben entfernten die Empfindlichkeit der Dauungsorgane erst am folgenden Tage auf eine merkliche Art. Die ganze Kurmethode beschränkte sich auf den zweckmäſsigen Genuſs eines guten Weins, kräftige Kost und den Gebrauch der Magensaftsalbe. Täglich wurde eine Unze Salbe in den ganzen Unterleib eingerieben, die allemal zwei Scrupel *Squilla*, vier Gran *Opium* und einen Scrupel *gemeine*, mit Terpentin bereitete *Quecksilbersalbe*, nebst dem nöthigen Zusatze reines Schweinefett enthielt. Die Gabe des Opiums wurde bald, und zulezt bis auf zwölf Gran, gesteigert. Anfänglich wurde viermal jedesmal der vierte Theil, dann dreimal das Drittheil, endlich nur zweimal, jedesmal die Hälfte, tagtäglich eingerieben. Gleich nach dem ersten Einreiben, am dritten Tage, nachdem ich die Patientin aus den Händen eines andern Arztes überkommen hatte, zeigte sich ungemein bedeutender Einfluſs des Reibens auf die Harnausleerung. Sie wurde beträchtlicher, vermehrte sich in den nachfolgenden Tagen sehr schnell, und hielt sich in dem Maaſse bis zu der Genesung der Patientin, die nach etwa drei Wochen erfolgte.

Ich habe die *Digitalis purpurea* auf diese Art niemals angewendet, auch nicht anwenden mögen. Ein treffliches Mittel in manchen Fällen, besonders in asthenischen Lungenbeschwerden, will ich sie gern nennen, als solches hat sie sich mir öfters bewährt, aber in der Wassersucht habe ich sie, auf welche Art ich sie auch immer geben mochte, nie etwas leisten sehen. Es möchte aber doch vielleicht die Mühe lohnen, sie in Salben von thierischen Stoffen zu benutzen.

Auch die *Squilla*, so viel sie in solchen Verbindungen zuweilen leistete, verlieſs mich in einigen Fällen, bewürkte nicht nur nicht Besserung, nicht Erleichterung von einzelnen Beschwerden, sondern gar nichts in die Sinne fallendes. Man sehe dies nicht als einen Vorwurf an, den ich dem Arzneimittel zu machen gedächte, vielmehr will ich mein subjectives Unvermögen, eine völlig richtige Diagnose und darauf gebaute, erschöpfende Indicationen zu Stande zu bringen, als eins der hauptsächlichsten Hindernisse der Kur in mehrern solchen Fällen gar nicht verhehlen. Wie oft sehen nicht viel besser, mehr erfahrne, sehr geübte Aerzte sich gedrungen, einer heillosen Empirie zu huldigen, die uns am Ende auch keinen, und vielleicht in sehr wenigen Krankheiten einen so geringen Trost gewährt, als gerade beim Hydrops aller Art. Wenn der vorhandene pathologische Erregungszustand genau in Zahlen bestimmt, die Würksamkeit der Mittel auch so dargestellt werden könnte; dann wäre die Behandlung und Heilung einer Krankheit ein leichtes Rechnungsexempel, das unmündige Schulknaben zu behandeln, auszuführen im Stande wären. Aber das Studium und die Kenntniſs der Individualität — es ist eine Aufgabe, die oft der Meister nicht zu lösen vermag, und doch darf sie nie übersehen werden. Auch die Inunctionskur, von der hier die Rede ist, darf nicht aufs Gerathewohl angewendet, sondern muſs nach den nehmlichen Grundsätzen gehandhabt werden, nach denen Brownianer und Nichtbrownianer ihre Kurplane entwerfen, und ausführen. Ich will diese allgemeine Anmerkung nicht bis ins Einzelne verfolgen, ich bitte aber alle meine Leser, sie nicht für gering zu achten, sondern den pathologischen Erregungsgrund im Betreff dieser Kurmethode eben so zu würdigen, als bei der Anwendung anderer würksamen Arzeneien. Man bedient sich ja auch hier gleicher Mittel, nur sucht man sie auf einem andern Wege, als durch die Dauungsorgane, würksam werden zu lassen.

Mercurialmittel liebe ich bei wassersüchtigen Patienten sehr. Man mag sie in neuern Zeiten und nach verkehrt verstandenen Brownischen Sätzen auch noch so sehr als schwächende Reize verschreien, ich habe ihren Gebrauch nicht aufgegeben. Eigne Erfahrungen haben mich gelehrt, sie werth zu schätzen und in Ehren zu halten. Vor allen andern leidet bei der hydropischen Asthenie *) doch ohnstreitig das lymphatische Gefäßsystem, und wir wissen durch Erfahrung, daſs für die mannichfaltigen pathologischen (asthenischen, oder mit allgemeiner Asthenie verknüpften örtlichen) Erregungszustände und

*) Fortgesezte Arbeiten am Krankenbette haben mich nicht gezwungen, meine in einer kleinen Schrift (*Grundsätze der Kenntniſs der Wassersucht im Allgemeinen*, Breslau 1801, 8.) geäuſserte, dahin gehende Meinung, daſs alle hydropischen Krankheiten wahre Asthenien seyen, und daſs es keinen-sthenischen Hydrops gebe, fahren zu lassen; vielmehr mich darin bestärkt, und mich diese Ansicht, als die für den practischen Arzt beste, zuträglichste, immer erblicken lassen.

Grade, diese Mittel sehr passende Reize sind, die desto bessere Dienste leisten, je einfacher die Krankheiten sind, d. h. je mehr sie ausschliefsend dem lymphatischen Systeme angehören, je mehr sie auf dieses allein hauptsächlich Bezug haben. — Einigemale mufste ich die Mercurialsalbe gleich bei Seite setzen, weil unausbleiblich unangenehme Zufälle im Munde entstanden. Eine nähere Untersuchung lehrte, dafs allemal hierbei scorbutische Cachexie, vielleicht sehr entfernt, sehr versteckt, u. s. f. im Spiele waren. etc. etc.

Theils um diese Zufälle im Munde, so lange als möglich zu verhüten, theils, und noch mehr, um überhaupt die allgemeinen Anzeigen bei der Krankheit so viel es geschehen könne, zu befriedigen, wurde den Salben für hydropische Patienten allemal *Opium* zugesezt.

Mit Nutzen habe ich das von *Michaelis* empfohlne *Petroleum*, ingleichen das *oleum terebinthinae*, beide mit sehr viel Speichel verdünnt, einreiben lassen.

Am würksamsten ist diese Inunctionskur bei dem *anasarca*; beim *hydrops ascites saccatus*, auch bei der *hydrocele* hat sie mir nichts geleistet. Im *hydrothorax* habe ich auch keinen Nutzen davon gesehen; im *hydrocephalus etc.* habe ich sie nicht angewendet, und beim *Oedema* kann man mehrentheils leichtern Kaufs wegkommen.

Venerische Patienten zähle ich binnen Jahresfrist im Durchschnitte nur 10 bis 12. Schon seit geraumer Zeit habe ich mich an die Innunctionskur gehalten und die gemeine *Quecksilbersalbe* mit viel Speichel des Patienten vermengt, durch den Patienten selbst einreiben lassen. Man kann sich dann einen viel schnellern Erfolg davon versprechen. Aber der Mund heischt auch sehr große Aufmerksamkeit. Einigemale sah ich nach zwei und drei Tagen eine Mercurialmundfäule mit beträchtlichen Anschwellungen aller dem Munde benachbarten Drüsen entstehen. Man kennt die Fälle, durch die auch bei venerischen Patienten der Gebrauch des Quecksilbers beschränkt wird, und findet durch meine Anzeige bloſs eine Bestätigung davon, daſs sich die Chiarentische Schmiermethode von der üblichen Gebrauchsart der Arzneimittel im Wesentlichen nicht unterscheidet.

Bei der *leucorrhoea venerea*, besonders wenn übrigens ganz gesunde, keusche Subjecte durch den theuern, getreuen Gatten, zur Anfüllung des Maaſses ehelicher Glückseligkeit, mit jenem häſslichen Uebel beschenkt worden waren, hat mir diese Innunctionskur nie ihre Dienste versagt. Der venerische Charakter wurde allemal leicht und bald gehoben, wenn sich die Patienten sonst gut und folgsam benahmen. Uebrigens kann man sich, besonders bei eingewurzelten Leucorrhöen aller Art, nicht an Mercurialsalben, nicht an Salben allein genügen lassen. Ich habe bei ganz einfachen, nicht venerischen Leucorrhöen, — Krankheiten, die den hiesigen Arzt gar oft martern —, *Eisenmittel*, *Sabina*, *Opium China etc. etc.* mit thierischen Säften etc. behandelt, die Salben in die Leisten, in das Kreuz, die innere Seite des Oberschenkels etc. einreiben lassen, zwar öfters gute Dienste davon, aber nie eine Leucorrhöe auf diese Art völlig geheilt werden, gesehen.

In *Lähmungen*, nach und ohne vorhergegangene Apoplexien, that diese Inunctionsmethode zwar nie Wunder, aber sie leistete doch unter allen innern und äussern Hülfsmitteln am mehrsten. Vorzüglich bediene ich mich hier des Opiums. Auch das *Cuprum ammoniacum*, die Canthariden, Campher, Castoreum, ingleichen Quecksilbermittel habe ich angewendet. Ich habe einigemal mehrern und anhaltendern Nutzen davon gesehen, als von der Electricität etc., anderemale sind auch alle meine Erwartungen getäuscht worden. Immer lasse ich die gelähmten Theile selbst reiben.

Vielleicht giebt es kein kräftigeres Mittel wider die mannichfaltigen Grade von *Schwäche der männlichen Geschlechtstheile*, die als *Folge von Onanie*, frühzeitigen Beischlaf und aller Arten von Ausschweifungen, dem Arzte das Leben oft sauer machen. Bei mangelnder Erectionsfähigkeit des Geschlechtsgliedes, bei übertriebener Empfindlichkeit desselben und dem damit verbundenen zu frühzeitigen Abgange des Saamens im Beischlafe etc. etc. habe ich von der Inunctionskur mehr guten, großen Nutzen gesehen, als von Bädern, Stahlbrunnen, China, Moschus, Chocolate etc. etc. Ich lasse den ganzen Hodensack, das Perinäum und das ganze Kreuz einreiben, immer mit *Thebaischer Tinctur*, der nach Befinden *Hofmannischer Liquor*, *Bibergeiltinctur*, *Seifengeist etc.* zugesezt werden. Im Betreff dieses Punktes kann ich mich auf zahlreiche Erfahrungen berufen und erinnere mich gleichwohl keines einzigen Falles, wo mir nicht der Patient, mehr oder minder, seine Zufriedenheit bezeugt hätte. Freilich wo gar nichts mehr zu haben ist, da hat auch der Kaiser sein Recht verloren.

Ich will noch eine Geschichte erzählen, die für die Würksamkeit unsrer Methode in Lähmungen vortheilhaft spricht.

Ein Mann von einigen und funfzig Jahren bemerkte, daſs, ohne besondere in die Augen fallende Veranlassung, die untern Extremitäten anfingen den Dienst zu versagen. Dies ging so weit, daſs er ununterbrochen sitzen muſste; endlich konnte er auch im Sitzen und Liegen seine Beine gar nicht mehr bewegen, sie waren ganz unabhängig von seinem Willen. Seit vier Jahren schon hatte sich die Kunst sehr vieler, einheimischer und auswärtiger, zum Theil recht geschickter Aerzte, fast ganz erschöpft; man hatte frottirt, electrisirt, geschröpft, spanische Fliegen und andere Reizmittel angewendet, — Blutigel an den After (um der Hämorrhoiden willen etc.) angelegt, hatte gebadet, und alles durch einander medicinirt, wie es so zu gehn pflegt, wo einer nach dem andern curirt, ohne mit dem Vorgänger Rücksprache zu nehmen. Alles war umsonst; seit zwei Jahren war der Kranke ganz lahm. Jezt befiel ihn eine *tertiana intermittens*, — *maligna* möchte ich sie nennen. Jeder Paroxysm begann mit einem fast apoplectischen Anfalle. heftigem Froste mit starkem Schutteln des ganzen Körpers, plözlichem Verluste des Bewuſstseyns, stieren, gefühllosen Augen, schnaufendem, röchelndem, geschwindem Athmen. der die dem schaumenden, verschlossenen Munde vorgehaltene Hand kalt anhauchte etc. Beim zweiten Paroxysm wurde ich gerufen, der dritte war noch gleich heftig. die folgenden minderten sich bei Opium, China und passender Kost merklich; in der vierten Woche war das Fieber gehoben. Ich habe das Wechselfieber nie als Heilmittel betrachten können, wenn ich die Sache ernstlich nahm und nicht bloſs mit Worten spielte. Auch in diesem Falle versprach ich mir gar keinen, oder eher einen schlimmen als guten Einfluſs von der Krankheit, und hoffte auch von der sehr stärkenden, consequent durchgeführten, Kurmethode nichts. Desto mehr versprach sich mein Patient und die Seinigen. Fast alle meine Vorgänger hatten auf Selbsthülfe der kranken Natur, durch flieſsende Hämorrhoiden oder Wechselfieber provocirt, und nun erwartete man das Wunderwerk täglich. Man wartete eine, zwei, drei Wochen, man wartete einen ganzen Monat, und fast noch einen dazu, und erwartete nichts. Der Patient war *in statu quo antea*, munter und frölich, aſs, trank, schlief gut, scherzte, arbeitete ein wenig, war ganz lahm, wie zuvor. Ich besuchte ihn von Zeit zu Zeit, weil er mich interessirte, und ich schon gleich nach vergangenem Fieber seine lahmen Beine für eine Inunctionskur in Beschlag genommen hatte. Sie waren fast fühllos, und, wie gesagt, der Patient mochte liegen oder sitzen, oder sich in irgend einer ihm möglichen, beliebigen Stellung befinden, sie waren ganz unbrauchbar, hingen wie die Klötze, und machten es nöthig, daſs der Patient wie das unmündigste Kind getragen und verpflegt werden muſste. Die Inunctionskur wurde unternommen. Gleich in der ersten Woche wurde das Gefühl in den leidenden Theilen erhöht, die Krämpfe, wodurch die lahmen Glieder unaufhörlich gerüttelt wurden, verminderten sich sehr; in den folgenden drei Wochen erhielt der Patient so viele Gewalt über seine Beine, daſs er, sitzend auf einem Stuhle, sie hin und her ziehen, von dem Fuſsboden bis auf die untere Tischleiste, d. h. etwa 4 Zoll hoch, freiwillig emporheben, und im Bette liegend, die Fersen dem Hintern vielleicht um 8 — 9 Zoll, ganz eigenmächtig, ohne Unterstützung mit den Händen, nähern konnte. Dabei blieb es. Bisher war nichts als Opium, von drei bis allmählig zu zehn Granen jedesmal, täglich zweimal angewendet, in das ganze Kreuz und die Kniekehle gerieben worden. Die Krankheit als indirecte Schwäche zu nehmen und zu behandeln, war keine Ursache vorhanden, auch lief ein Versuch für den Kopf des Patienten nicht ganz vortheilhaft aus, und bei dem, der directen

Asthenie angemessenen Verfahren, besserte sich der Patient merklich. Nun wurde zwar mit dem *Opium* fortgefahren, auch nachdem es sich vier Wochen unwürksam gezeigt hatte, *Belladonna*, *Kupfersalmiak* u. m. andre Reizmittel, allein und in Verbindung unter einander, jedes gehörig lange Zeit und mit verschiedenen Abwechselungen gewählt, innere Reizmittel, *Opiate*, *Naphthen*, selbst *Phosphor etc.* zu Hülfe genommen, der Patient harrte geduldig länger als ein Jahr aus, aber es war weiter keine Hülfe. Die Erleichterung, die ich oben beschrieben habe, blieb ihm bis an sein Ende, das etwa achtzehn Monate nach dem überstandenen Fieber hectisch erfolgte.

Bei *hypochondrischen* und *hysterischen*, bei *epileptischen*, *convulsivischen* Patienten, überhaupt bei *allen an Krämpfen leidenden*, sind *Opium*, *Kupfersalmiak*, die *Digitalis*, das *Petroleum*, das *Bibergeil*, der *schwarze Perubalsam*, *kaustischer* und mit *Anies bereiteter Salmiakgeist*, *destillirtes Sadebaumöl*, der *Taxus*, *stinkender Asant*, *Galbanum*, *Pflanzenlaugensalz etc.* niemals ganz ohne, öfters mit großem Nutzen, in Gestalt von Salben oder als Flüssigkeiten angewendet worden. Ich wähle fast überall bei Krämpfen die Gegend am *scrobiculo cordis*, um durch den *plexus coeliacus* zu würken, oder das Rückgrat, der ganzen Länge nach, zum Einreiben.

In *Cardialgien*, wo der Magen oft gegen alle Arzneimittel sich rebellisch zeigt, bleibt oft nichts weiter übrig, als auf diesem Wege zu würken.

Bei den *Convulsionen der Kinder* leistet diese Methode zuweilen sehr viel, — wenigstens immer mehr als die hochgepriesene *Stützische*, die mich auch noch nicht ein einzigesmal nur einigermaſsen befriedigt, immer im Stiche gelassen hat, — und wo die kleinen Leidenden auch Opfer des Todes wurden, so erfolgte doch auf das jedesmalige Einreiben einige Erleichterung.

Im *Typhus*, besonders wenn das gänzlich geraubte Bewuſstseyn das Einnehmen von Arzneimitteln zu einer höchst schwierigen Sache macht, kann man dreist zu Einreibungen der Mittel schreiten. Ich zähle einige Fälle, wo die Lebensrettung bloſs von dem mit Speichel eingeriebenen *Opium* abhing; in andern lieſs mich alles im Stiche, nur der Tod blieb der treue Gefährte und ward Nachfolger des mit angestrengtem Fleiſse an der Genesung seines Kranken arbeitenden Arztes. Etwas anders als Opium habe ich im Typhus nie angewendet, und dieses fast nur in den ganzen Unterleib einreiben lassen.

Den *Fothergillschen Gesichtsschmerz* habe ich nie mit einigem Erfolge auf diese Art behandelt. Die Krankheit gehört zu den widerspenstigsten die ich kenne; leider, möchte ich um der Patienten willen ausrufen, kürzen so heftige unnennbare Leiden nicht einmal das Leben ab.

Ueberall, wo *gichtische Patienten* nicht febricitiren, doch wenigstens nicht sehr bemerklich, die Gicht mag sich auf einen bestimmten Ort beschränken oder herumschweifen, — in diesem Falle jedoch sehr bedingt, und nur nach vorausgeschickter höchst sorgfältiger Untersuchung von der Beschaffenheit der Organe im Kopfe, Brust und Unterleibe — besonders bei gichtischen Schmerzen im Zwerchfelle oder den häutigen Organen im Unterleibe — (die Pleura scheint gichtischen Anfällen am wenigsten ausgesetzt zu seyn). — habe ich *Opium* einreiben lassen, und oft schnelle, grofse Hülfe geschafft. Drei *podagrische* Anfälle, die mir in den Jahren 1800 und 1801 mit ziemlicher Heftigkeit zusetzten, wurden in wenigen Tagen ganz gehoben, selbst der heftigste, der mit bedeutender Entzündung des Ballens und Fieber verknüpft mir, hinderte das Herumgehen nur etwa 8—9 Stunden. Nichts als Opium ward eingerieben, und ich fühlte seitdem nur etwa zweimal Spuren dieses Uebels, bei besonders heftigen Erkältungen der Füſse, : sonst keinen nachtheiligen Einfluſs auf meine, gar nicht starke, höchst empfindliche, phthisische Körperbeschaffenheit; keinen auf meine, in Rücksicht des Gefühls, wirklich blühende Gesundheit.

Bei der *Brustbräune* und bei *wahren Lungenschwindsuchten*, dort nur mit der ganzen Krankheit, vorzüglich das Athmen, hier als Zufall, den heftigen, vergeblichen Husten zu vermindern; dort nur in sehr wenigen Fällen, hier öfters, wurde durch Anwendung des *Opium etc.* in thierischen Säften, doch nur ein sehr einseitiger, symptomatischer Effect, nehmlich Linderung der genannten heftigsten Zufälle, erreicht. Einen wesentlichen Beitrag zur wirklichen, völligen Heilung verdanke ich ihr eben so wenig, als den übrigen innerlichen Mitteln, und bei der heilbarsten unter den Lungenschwindsuchten, nehmlich bei der auf Entzündungen in den Lungen folgenden Eiterschwindsucht, kam ich immer noch ohne den Gebrauch von Salben zurechte.

Im

Im *Keichhusten* verliefs mich die von mir an einem andern Orte *) beschriebene und empfohlne Kurmethode mit den flüchtigsten Reizmitteln, innerlich gegeben, bisher noch nicht. In sehr schlimmen, hartnäckigen, widerspenstigen Fällen würde ich ohne Scheu die Inunctionskur mit ihr verbinden, und dann *Opiate* in die Herzgrube einreiben lassen.

Einigemal habe ich beim *Diabetes*, bei *Steinschmerzen*, bei *Harnstrengen*, in die Nieren-, Kreuz- und Mittelfleisch-Gegenden, Einreibungen von *Opium etc.* machen lassen, nicht ohne allen Erfolg; doch entsprach er den Hoffnungen der Patienten, den Erwartungen und Wünschen des Arztes nicht.

In *Kolikschmerzen*, besonders in *rheumatischen*, *gichtischen*, bei *eingeklemmten Brüchen*, würkten Einreibungen von *Opium*, *Aloe*, *Coloquinten etc.* einigemal ganz vorzüglich schnell, und fast ohne alle Beihülfe durch innerliche Arzneimittel; anderwarts waren diese nebenbei unentbehrlich; in einer dritten Klasse von Fallen, alles unnütz. Indessen

*) In *meinen* Materialien zur theoretischen und practischen Heilkunde. Ersten Bandes zweiter Abtheilung. Breslau 1800. S. 387—396.

hat man sich unter den benannten Umständen schon sonst der Salben bedient, unsre Methode hat aber auf Benutzung überall den mehrsten Anspruch.

Ueber den *Kropf* habe ich meine Erfahrungen schon an einem anderen Orte mitgetheilt *). So sehr man den gebrannten Schwamm auch in den neuern Zeiten und in den jüngsten Handbüchern über die Arzneimittellehre zu verkleinern und herabzuwürdigen bemüht gewesen ist, kann ich ihm doch das Lob, was ich ihm einmal ertheilt habe, nicht entziehen. Den Kropf, den ich als scrofulöse Krankheit der Halsdrüsen betrachte, hat mir der Schwamm häufig völlig gehoben, immer vermindert; den wahren Kropf — *bronchocele* — dürfte wohl nur eine chirurgische Operation heilen. In jenem ersten Falle habe ich neben dem Schwamme öfters Einreibungen des *flüchtigen Liniments*, des *Kupfersalmiaks*, des *schwefelleberlufthaltigen Wassers etc.* in den Hals, mit Vortheil, machen lassen.

Bei jeder *scrofulösen Anlage* empfehle ich als ein Hauptmittel, das man zur Heilung entweder gar nicht entbehren kann, oder

*) *Materialien*, a. a. O. S. 347 folg.

doch nur zum grofsen Nachtheil des Patienten, zur Verzögerung der Kur, entbehrt, Reibungen des ganzen Rückgrats, und Einreibungen vom *Opium*, vom *Kupfersalmiak*, von *Geistern*, *Balsamen*, *gewürzhaften Salben*, dem *Hofmannischen Liquor*, dem *Steinöle* u. s. f. Kenne ich irgend ein Mittel, was bei vorhandener, noch mehr aber bei entstehender *Rachitis*, ganz ungemein treffliche Dienste leistet, ich möchte sagen, zuweilen Wunder thut, so ist es diese Inunctionskur. Mit nicht grofs genug zu beschreibenden Vortheilen habe ich sie mehr als einmal in Fällen benuzt, wo Armuth und andere Hindernisse den Gebrauch von anderweitigen Heilmitteln nicht gestatteten. Ich bitte alle Leser, ein so einfaches Mittel, das gleichwohl ein fürchterliches Leiden der Menschheit so würksam zu mildern im Stande ist, doch ja nicht geringe zu achten, nicht zu übersehen. Leichte Kost, mäfsig gereicht, viel Aufenthalt im Freien, und der Gebrauch einer Salbe von Schweinefett, in der Raute, Maioran oder ähnlichen gewürzhaften einheimischen Kräutern aufgesotten, mit viel Speichel in das ganze Rückgrat eingerieben, ist mehrentheils die ganze Kur, die ich der rhachitischen Anlage entgegensezte.

Beim *Zahnschmerz*, von fremden, in hohle Zähne eingedrungenen Körpern, von Erkältungen, bei hohlen Zähnen, bei rheumatischen und andern Arten mit allgemeinem Uebelbefinden zusammenhängenden Zahnschmerzen, doch mehr in den ersten, mehr örtlichen Fällen, hat mir mit Speichel eingeriebenes *Opium* selten seine Dienste verweigert. Hier kann ich dies Mittel fast ohne Ausnahme empfehlen: es wird in den leidenden Backen, unter und hinter das Ohr der leidenden Seite eingerieben. Noch sicherer erreicht man seinen Zweck, wenn man damit den Gebrauch der *Phosphorsäure* verbindet, und diese in den Zahn bringt.

Bei der *Hydrophobie* habe ich nie Gelegenheit gehabt, Gebrauch von dieser Methode zu machen. Sie taugt aber, dem Anscheine nach, mehr als jede andre, zu fortgesezten Versuchen, und verspricht Nutzen zu leisten.

Bei allen Krankheiten, die den *Hals*, *Schlund*, *Magen* und dessen *Mündungen etc.* angehen, bei Krämpfen dieser Theile, bei Dysphagie aus scrofulösen u. a. Drüsenanschwellungen, aus Verdickungen der Membranen etc. etc. spricht die Sache selbst so sehr für sich, daſs ich zu ihrer Empfehlung nichts zufügen kann. Hartnäckige *Leibesverstopfungen* bei eingeklemmten Brüchen und in andern Fällen, alle Arten von *Cardialgien*, Verstimmungen, widernatürlicher Empfindlichkeit des Magens etc. gehören hieher.

Außer den, im bisherigen Vortrage schon angeführten, örtlichen Krankheiten gehören mancherlei *Geschwülste* zu den Uebeln, bei denen unsere Kurmethode mit voller Sicherheit angewendet werden kann. Ich rechne hierher die sogenannten *Balggeschwülste* aller Art, vorzüglich aber die weichen, breiartige, honigdicke Massen enthaltenden. Binnen drei Wochen zertheilte ich einmal eine solche Geschwulst von wenigstens sechs Zoll Durchmesser an der breiten Basis, in der *regione epigastrica*, mittelst einer Seifensalbe. Bei *Gelenkschwäche*, die nach Verrenkungen zurückbleibt, beim *Gliederschwinden*, bei der nach Knochenbrüchen, heftigen Schlägen etc. zurückbleibenden, wehe thuenden Gliederschwäche, mit einem Worte, überall, wo man mit Salben beikommen kann und zu heilen pflegt, verdient die *Chiarenti*sche Gebrauchsart derselben, vor jeder andern den Vorzug. Sie ist die würksamste, und unterscheidet sich vorzüglich dadurch zu ihrem Vortheile, daß sie die Stelle des innerlichen Gebrauchs von Arzneimitteln allenfalls ganz vertritt, immer aufs thätigste unterstützt. Gewinnes genug! so daſs man dabei die allenfalsigen Unannehmlichkeiten übersehen kann, die man ihr zum Einwurfe vorgehalten hat. Es ist zu seicht, um dabei länger zu verweilen; überhaupt wüſste ich nichts, was man mit Grunde entgegensetzen könnte. Hoffentlich habe ich genug gesagt, um wenigstens zu verhüten, daſs eine Kurmethode, die man doch einmal in vielen Fällen nicht entbehren kann, nicht ganz vergessen und vernachlässigt werde.

Untersuchungen darüber, ob sie auch in sthenischen Fällen möglich oder räthlich, ob sie nur in asthenischen brauchbar und hülfreich sey, würden mich zu weit führen. Ich halte sie in der erstgenannten Klasse für entbehrlich, unnütz, ja wohl zuweilen für nachtheilig. Wenn ich nochmals bitte, das Einreiben nur immer nach sehr überlegten, bestimmten Indicationen, methodisch anzuwenden, und diese wiederholte Bitte manchem Leser überflüssig scheinen möchte; so entschuldige man sie mit der ganz unentbehrlichen Nothwendigkeit dieses Gesichtspunkts für jeden Arzt, der mit Sicherheit und so zu heilen sich bestrebt, daſs er im Stande ist, von seinem Verfahren Rechenschaft zu geben. *)

*) Ich bin in Absicht der Vortrefflichkeit der Einreibungsmethode ganz der Meinung des würdigen

Herrn Verfassers, und war es schon lange vorher, ehe die Italienischen und Französischen Aerzte dieselbe bekannt machten, nur mit dem Unterschiede, dass ich keine thierischen Säfte dazu nahm, wodurch freilich die Würksamkeit der Mittel sehr erhöht wird. Ich bitte, darüber nachzusehen, was ich schon im Jahre 1792 in meinem Buche: *Ueber die natürlichen und künstlichen Pocken und verschiedene Kinderkrankheiten*, in dem Kapitel *von äusserlichen Mitteln und dem äussern Gebrauche innerer Mittel*, darüber sage. Gleich Anfangs heisst es da: »Es wäre sehr zu wünschen, dass man diesen Weg (der äussern Anwendung) anfinge mehr zu verfolgen, und durch Versuche zu erforschen, ob man nicht durch äusserliches Einreiben, Auflegen, genug, durch den Weg des Hautgefühls und der Hauteinsaugung, noch weit mehr ausrichten, in manchen Fällen den innern Gebrauch ganz entbehren, und vielleicht ganz neue Würkungen und Heilkräfte durch diese Anwendung entdecken könnte.« — M. s. auch in meinem *System der praktischen Heilkunde* 1. B. §. 58 *seq.*

d. H.

V.

Zwei Fälle von glücklich geheilter Knochenerweichung bei Erwachsenen, mit Bemerkungen.

Von

Renard,

Arzt im Canton Werrstadt.

Beobachtungen von Krankheiten verdienen nur dann die besondere Aufmerksamkeit denkender Aerzte und von ihnen gekannt zu seyn, wenn die beobachteten Falle selten sind, oder mit merkwürdigen Zufallen verbunden waren. Erscheinungen, welche täglich vorkommen, so wie auch diejenigen, die, obschon sie seltener sind, doch jedem praktischen Arzte in seiner praktischen Laufbahn früher oder später ein oder mehrmalen aufzustoſsen pflegen, sind darum selten der Bekanntmachung werth. Von den seltenen Fällen verdienen aber vorzüglich jene eine Stelle, bei welchen die angewandten Heilmittel einen glücklichen Erfolg hatten, und Uebel, welche öfters allen andern Mitteln und den schönsten Kurplänen der gröſsten Aerzte widerstehen, zu beseitigen vermochten. Ja es kann dann sogar gewissermaſsen Pflicht des Beobachters werden, sie dem ärztlichen Publikum mitzutheilen, um auch dieses in Stand zu setzen, in ähnlichen Fällen aus dem Beobachteten Nutzen zu ziehen.

Dies sind die Gründe, welche mich bestimmten, folgende zwei Krankheitsgeschichten diesem beliebten Journale, welches in den Händen der meisten praktischen Aerzte ist, zu widmen.

Sind die Fälle von Knochenerweichung bei Erwachsenen selten, so sind es diejenigen noch weit mehr, wobei der Kranke hergestellt wurde. Denn gewöhnlich gilt diese Krankheit bei den Aerzten für unheilbar. Das Glück, welches ich hatte, meine praktische Laufbahn unter Anleitung des Herrn

Professor *Wedekind* im französischen Militärspitale zum heiligen Johann in Mainz zu eröffnen, gab mir Gelegenheit, folgende zwei Beobachtungen aufzuzeichnen, welche ich hier, mit einigen Bemerkungen versehen, aus meinem Tagebuche treulich mittheile.

In den Monaten Januar und Februar 1800 befand sich eine beträchtliche Menge von Gichtkranken in diesem Krankenhause. Sie waren alle von den Holländischen Truppen, welche bei der Gallo-Batavischen Armee unter General *Augereau* standen. Die beträchtlichste Anzahl der mit dieser Krankheit behafteten Holländer, in dem Holländischen Armeespitale sowohl als hier, zu einer Zeit wo beinahe gar keine Franken an dieser Krankheit litten, deren Zahl doch die gröſste bei der obgedachten Armee war, beweist schon hinlänglich, daſs die holländischen Truppen eine vorzügliche Anlage zu dergleichen Uebeln haben müssen. Die groſse Schlaffheit ihrer Fasern, verbunden mit einer schwammigen, empfindlichen Haut und dicken, wenig compacten Knochen, mögen die Anlage zur Gicht bei ihnen erzeugen, Veränderung der gewohnten Lebensart, Mangel an gehöriger Bekleidung, *kalte Nässe*, *Traurigkeit* und *Miſsvergnügen mit dem Kriege in fremdem Lande* und oft unmäſsig an sich genommene Nahrung bei deutschen Bauern nach mehrtägigem Fasten, konnten vielleicht als Gelegenheitsursachen angesehen werden.

Der Franke, seit der Revolution aus seiner Weichlichkeit herausgerissen, seit neun Jahren beständig im Kriege, an alle Strapazen desselben gewöhnt, mit festem, straffem Körperbau und stets fröhlichem Geiste, der diese Nation selbst in den gröſsten Mühseligkeiten und Gefahren niemals verläſst, befand sich unter denselben äussern Verhältnissen im entgegengesezten Falle von den Holländern, welche mit stetem Sehnen nach der Heimath im Felde standen. Fehlt es Jenem an Nahrung und andern Bedürfnissen des Lebens, so schafft sich seine lebhafte Einbildungskraft neue Reize, er ruft sich die Heldenthaten seiner Waffenbrüder ins Gedächtniſs zurück, denkt an Mädchen und Wein, und vergiſst singend und pfeifend die körperlichen Qualen, welche jeden andern ohne dies niederdrückten. Er zieht Wein und Branntwein mit wenig und trockner Nahrung, wenn nur Fleisch dabei ist, den vielen warmen Suppen und blähenden Gemüsen vor, welche den Magen überfüllen und ausdehnen, die Verdauung schwächen und die Kräfte des Gehirns lähmen. Kurz, selten geräth seine Organisation in Unthätigkeit. Immer heitern Sinnes vergiſst er Mangel und Heimath, wenn ihm glänzende Thaten zu vollbringen bevorsteht. — Der unthätigere Holländer aber vermeidet alle Beschäftigung, zu welcher er nicht gezwungen wird, schläft, trinkt und raucht viel, beschaftigt weder Geist noch Körper, und härtet sich nie gegen kommende schädliche Einflüsse ab, wie es der Franke so gern thut.

Nur Miſsbrauch der Reize und unverschuldete Entziehung derselben machen diesen krank; die stete Thätigkeit seines Körpers hindert aber vorzüglich die Entstehung von Krankheiten der Gelenke. Er übt seinen Körper auf alle mögliche Art, und verhüte sich so eine Menge schmerzhafter Uebel. Daſs aber auch wirklich überhaupt die Gicht beim französischen Militär nicht unter diejenigen Krankheiten gehöre, welche häufig vorkommen, davon enthalten die Verzeichnisse der Kranken, welche in den Jahren 1798, 1799, 1800 und 1801 im französischen Spitale in Mainz behandelt wurden, den auffallendsten Beweis. Ich brauche hier meine Leser nur auf die erste der beiden Tabellen zu verweisen, welche Herrn Professor *Wedekinds Heilverfahren im Kriegslazarethe zu Mainz* beigefügt sind. Denn unter 584 in zwei Monaten behandelten Kranken befanden sich nur *vier* Gichtkranke. — Ich gehe nach dieser kleinen Umschweifung zu meinem eigentlichen Gegenstande über.

Erste Krankheitsgeschichte.

Der Canonier *Hendel*, vier und dreifsig Jahre alt, von Jugend auf gesund, von ansehnlicher Gröfse, starkem Muskelbau, schwarzen Haaren und dunkler Hautfarbe, kam am *zehnten Januar* 1800 im Krankenhause an. Vor zwei Jahren hatte er seine erste Krankheit überstanden, wobei ihm, nachdem er auf feuchtem Boden geschlafen hatte, mehrere Gelenke seines Körpers unter heftigen Schmerzen sehr geschwollen. Nur erst nach acht Monaten wurde er von diesem Uebel befreit. Die angewandte Heilmethode war, des feuchten holländischen Klima's und des Winters ungeachtet, ausleerend und kühlend. Nur die zunehmende Frühlingswärme vermochte den Kranken in einen einigermafsen erträglichen Zustand zu versetzen. Nach einer äusserst langwierigen Convalescenz zog der noch schwache Genesende mit seinen Waffenbrüdern ins Feld und wurde ein Jahr nachher, und beinahe sechs Monate vor seinem Eintritte ins hiesige Krankenhaus, aufs neue mit äusserst heftigen Schmerzen im Fufs und Kniegelenke der rechten Seite befallen. Viele

verschwunden waren. Der Urin nahm jezt einen ganz eignen, scharfen Geruch an. Uebrigens blieb, in Betreff der Schmerzen und der Knochengeschwulst, alles in derselben Lage.

Am *dreissigsten* und den folgenden Tagen wurde Sublimat in der Form der *grössern Hoffmannischen Pillen, pilulae majores Hoffmanni* (siehe *Hoffmann von den Arzneikräften des wahren Quecksilbers, des Sublimats* u. s. w. Mainz 1796. Seite 97.), zu anderthalb Gran täglich gegeben.

Am *dritten* Februar bemerkten wir, daſs die beiden Vorderarmbeine der linken Seite nach innen und vorne zu dergestalt gekrümmt waren, daſs der Vorderarm eine *schwertförmige* Krümmung annahm und, gegen den rechten gehalten, kürzer geworden war. Dabei hatten sich heftige Schmerzen im Innern dieser Knochen eingestellt, die allen Schlaf benahmen. Zur Linderung der Schmerzen wurde etlichemal im Tage Mohnsaft in Substanz in Granpillen gereicht, und viermal täglich Terpentinöhl auf dem ganzen Vorderarme eingerieben. Die Schmerzen verminderten sich etwas. — Den *sechsten* und *siebenten* wurden Stahlpillen gegeben, welche aus einem bittern Extracte und Eisenfeile bestanden; die Vorschrift war so, daſs der Kranke täglich

lich zweimal fünf Gran Eisen bekam. Es entstand am *neunten* Durchfall, Grimmen und Druck im Unterleibe. Das Eisen wurde ausgesezt, wieder Mohnsaft innerlich gereicht und Terpentinöhl eingerieben. Trug der Kranke seinen Arm hängend, so schwoll die Hand an und schmerzte sehr; es schien sich aber doch etwas mit dem Arme zu bessern und derselbe weniger gekrümmt zu seyn. Vom *zehnten* bis zum *funfzehnten* reichte man den Terpentin auch innerlich, anfangs zu zwanzig Tropfen alle zwei Stunden, in der Folge stieg man allmählich mit dieser Dose. Die Schmerzen vermehrten sich dabei zuweilen. Der Kranke hatte oft, wenn er sein Terpentinöhl genommen hatte, ein Gefühl von besonderer Hitze im Schlande und Magen, welche sich bald darauf über den ganzen Körper verbreitete. Sein Harn roch jezt eigenthümlich und angenehm, und der Vorderarm erreichte während dieser Zeit nach und nach seine vorige gerade Richtung wieder. Als sich am dreizehnten und vierzehnten, bei eingetretenem stürmischem und regnerischem Wetter etwas Schmerzen im Knie- und Hüftgelenke der rechten Seite eingestellt hatten, wurde außer dem fortgesezten äussern und innern Gebrauche des Terpentins wieder einigemal im Tage Mohnsaft gereicht. Die Schmerzen verschwanden bald gänzlich.

Der Knochenauswuchs am Knöchel der Oberarmröhre verlor sich ebenfalls allmählich; der Kranke fing an, seinen Arm in allen Gelenken leicht zu bewegen, der Appetit wurde stärker und die Menge der Nahrungsmittel in demselben Verhältnisse vermehrt. Man liefs den Kranken von der Dose des Terpentinöhls, zu welcher er emporgestiegen war, nehmlich von vierzig Tropfen nach und nach wieder herabsteigen; nebenbei wurde ihm Chinawein und Stahlwein gereicht *). Vom *drei und zwanzigsten* bis zum *vier und zwanzigsten* nahm der Kranke leztere täglich zweimal in derselben Dose. Der Arm war nun so gerade, wie der andere, auch keine Spur von Knochenauswuchs mehr wahrzunehmen,

*) Vier Unzen Chinawein mit einer halben Unze Stahlwein. Die Formel zum *Chinaweine* ist: *Rec. Cort. Kinkinae grosso modo pulver.* ℥ ij, *Cort. aurant.* ℥ ß. *Immitt. matrat. et affunde Vini boni albi* ℔ ij. *Digere per* XXIV *horas saepe leniter agitando, colat. adde Spirit. vini* ℥ ij ß. — Die Formel zum *Stahlweine* ist: *Rec.: Limat. martis non rubig.* ℥ iij. *Rad calam. arom. Cort. aur.* āā ℥ j. *Caryoph,* ʒ j. *C. C. infunde per* IV *dies loco frigido in vini albi boni* ℔ IV. *colat. conserv. pro usu.*

und der Genesene verliefs darauf am *ein und zwanzigsten März* vollkommen hergestellt das Krankenhaus.

Zweite Krankengeschichte.

Catenard, ein blühender, wohlgebauter Mann von sechs und dreifsig Jahren, welcher ebenfalls Canonier war, litt seit vier Monaten an der herumziehenden Gicht. Von Jugend auf gesund, wurde er in seinem achtzehnten Jahre, wo er in einer seeländischen Stadt in Garnison lag, von einem dreitägigen Fieber befallen, welches sieben Monate anhielt. Es verging allen angewandten Mitteln ungeachtet erst, nachdem er eine andere Garnison in gesündern Gegenden bezogen hatte. Darauf war er bis vor vier Monaten vollkommen gesund. Angestrengte Märsche bei Tage, kalte Luft mit Regen am Abend und in der Nacht, welche er oft unter freiem Himmel neben der Kanone zubrachte, legten den Grund zu seiner Krankheit, welche bei Mangel an gehöriger Nahrung und rauher veränderlicher Witterung ihren Ausbruch nahm. Die Schmerzen waren anfangs gelinde und beschränkten sich blofs auf die untern Gliedmafsen; aber da der Kranke nicht gleich Hülfe suchte und sich fortdauernd denselben Schädlichkeiten aussezte, wurden auch bald andere Gelenke der Reihe nach befallen. Er liefs sich endlich ins holländische Spital bringen, wo er vierzig Tage lang mit nicht ganz unglücklichem Erfolge behandelt wurde. Durch Evacuation *) kam er am *neunzehnten Januar* ins hiesige Krankenhaus.

Der linke Arm allein war noch in allen seinen Gelenken geschwollen und schmerzhaft; an dem Ellenbogenbeine desselben befand sich eine harte umschriebene, aber unschmerzhafte Geschwulst, welche mit dem Knochen ein unzertrennliches Ganze bildete und sich vom Ellenbogenknorren zwei Finger breit unter das Ellenbogengelenke mit einem scharfen Rücken ungefähr einen halben Zoll über den Knochen selbst erhaben fortsezte. Die Basis der Geschwulst mochte den dritten Theil der Peripherie des Ellenbogenbeins bedecken. Wenn gleich die Geschwulst in den Gelenken nicht sehr beträchtlich war, so

*) Um die allzu starke Anfüllung der den Armeen zunächst gelegenen Spitäler zu verhindern, werden, wenn die Zahl der Kranken und Verwundeten zu grofs wird, diejenigen, welche das Fahren vertragen können, weiter zurück in die Spitäler der zweiten und dritten Linie gebracht, und dieses mit dem Ausdrucke *Evacuation des malades* belegt.

fühlte der Kranke darin doch sehr heftige Schmerzen, welche sich vorzüglich stark längs der Vorderarmbeine hinzogen. Seit vier Wochen erschienen diese, gegen den andern Arm gehalten, merklich nach innen gekrümmt; sie gaben, wenn man den Vorderarm zugleich an seinem obern und untern Gelenke faſste, einige Elasticität zu erkennen, so daſs sie sich etwas beugen lieſsen und darauf wieder in ihre vorige Richtung zurücktraten. Während dies geschah, fühlte der Kranke jedesmal einen eignen, und wie er sich ausdrückte, gleichsam im Innern des Knochens wühlenden Schmerz, welcher, obschon er nicht so heftig wie der war, den er gewöhnlich zur Nachtzeit in diesen Knochen spürte, doch viel unangenehmere Gefühle erregte. Uebrigens befand sich der Kranke ziemlich wohl, hatte kein Fieber, guten Appetit, und gehörig beschaffene Ausleerungen. Er bekam täglich zweimal Schwefel und rohes Spieſsglas zu einer halben Drachme jedes in Bissenform, über den andern Tag ein laues Bad mit Schwefelleber, und dabei Wein und drei Viertheile der Brod- und Fleischportion. Am *fünf und zwanzigsten* wurde Terpentinöhl zum Einreiben verordnet, innerlich aber Schwefel und Spieſsglas, wie oben, fortgesezt. Am *dreissigsten* und *ein und dreissigsten*, wo man schon deutlich einige Verminderung sowohl der Krümmung der Knochen, als des Knochenauswuchses bemerkte, wurden Stahlpillen gereicht, wobei sich der Kranke übel befand und den Appetit verlor. Am *ersten Februar* waren die Schmerzen im Arme sehr gelinde, aber der Kranke klagte über *heftiges* Lendenweh; bei genauerer Untersuchung waren es die Stachelfortsätze der Lendenwirbel, welche diesen Schmerz verursachten. Sie waren etwas geschwollen und fühlten sich wie ein etwas harter Teig an. Der Kranke bekam Sabinapulver, alle zwei Stunden einen halben Theelöffel voll zu nehmen; dabei wurden jezt täglich Bäder mit Schwefelleber angeordnet, und sowohl in den leidenden Arm als in die Lenden Terpentin eingerieben. Die Gabe der Sabina wurde täglich vermehrt. Am *fünften* und *sechsten* gab man Calmuspulver in kleinen oft wiederholten Dosen zu einer halben Unze den Tag, am *siebenten* und *achten* wieder Sabina und Abends etwas Camphor, die folgenden Tage, bis zum *funfzehnten*, aber wieder Calmus in derselben Dose, wie vorhin; auch wurden die äusserlichen Mittel auf dieselbe Art fortgesezt.

Die Krümmung der Knochen verminderte sich in den lezten acht Tagen dieser Behandlung allmählich, so wie der Knochenauswuchs

Die Stachelfortsätze der Lendenwirbel hatten wieder ihre vorige Gröfse erreicht, und schmerzten nicht mehr. Die Schmerzen im Arme waren jezt zwar zuweilen am Tage sehr heftig, nahmen aber bei fortgesetztem Gebrauche obiger Heilmittel täglich ab, und der Genesene verliefs im Anfange des Märzes, vollkommen hergestellt, das Krankenhaus.

Bemerkungen über vorstehende Krankheitsgeschichten.

Die krankhaften Erscheinungen bei beiden Kranken schrieben ihren Ursprung von Schädlichkeiten her, welche die Summe der Reize verminderten; beider Krankheiten gehörten also anfänglich in die Klasse der *directen Asthenien.*

Hendel hatte dieselbe Krankheit schon in vorigen Zeiten gehabt und war dabei noch schwächend behandelt worden, es konnte folglich um so weniger fehlen, dafs die Gelenke, als die vorzüglich geschwächten Theile, da dieselben schädlichen Einflüsse, welche ehemals Krankheit in ihnen hervorgebracht hatten, aufs neue auf sie würkten, wieder in den Zustand verminderter Erregung und fehlerhafter Mischung, der die Zufälle der Gicht hervorzubringen pflegt, verfielen.

Der Kranke bekam, weil er auf schmuzigen Wegen im Regen viel *marschirte*, zuerst wieder Schmerzen im Fuſs- und Kniegelenke der rechten Seite. Als er sich aber fortdauernd denselben Einflüssen aussezte, vorzüglich aber seinen Unterleib und seine Arme dem rauhen und regnichtem Wetter Preiſs gab, befiel derselbe Schmerz seinen linken Arm. Ruhe, anhaltende Wärme, trockene Wäsche und gute Nahrung, welche er im holländischen Spitale genoſs, hätten vielleicht schon allein hingereicht, ihn der Genesung näher zu bringen; aber er bekam auch reizende Arzeneimittel in Pillen, welche seiner Erzählung zufolge Schweiſs trieben. Die Füſse sind bei Kranken, welche durch die Art ihrer Leiden im Bette zu bleiben gezwungen sind, meistens die am wärmsten gehaltenen Theile. Die Schmerzen verschwanden darum eher aus der untern Extremität; bloſs der Arm war daher noch in krankhaftem Zustande, als Patient ins hiesige Krankenhaus gebracht wurde.

Auf den Gebrauch von Schwefel und Spieſsglas, in steigender Gabe angewandt, nahm der Appetit zu, allein das örtliche Uebel vermehrte sich. Denn die Beinhaut des

Oberarmbeins, welche nahe an dem Ellenbogengelenke schon in krankhafter Thätigkeit war, wie uns der dort in der Tiefe verspürte Schmerz verräth, gerieth durch die Anwendung reizender Mittel in so grofse Thätigkeit, dafs sich neuer Knochenzellstoff zwischen Knochen und Beinhaut bildete. Denn leztere ist das Organ, durch welches das zur Ernährung der Knochen bestimmte Blut diejenigen Veränderungen erleidet, welche es zur Vegetation des Knochenzellstoffes tauglich machen, wie ich in meinem *Versuche, die Entstehung und Ernährung, das Wachsthum und alle übrigen Veränderungen der Knochen im gesunden und kranken Zustande zu erklären* (Leipzig 1803 in 8.) gezeigt habe. Schwillt daher diese Membrane durch Krankheit auf, so wird das Blut in dem äussern Theile derselben schon solche Veränderungen erleiden, dafs ihr nach innen gekehrter Theil durch seine Gefäfschen auf dieselbe Art ernährt wird, als wenn es Knochensubstanz wäre; dieser nimmt daher eine knochichte Härte an, wodurch dann die Masse des Knochenzellstoffs vermehrt, und eine Erhöhung gebildet werden mufs, welche anfangs zwar unmerklich ist, nach und nach aber bald zu beträchtlicher Gröfse gelangen kann. Dafs aber der Zusammenhang der Beinhaut mit dem alten Knochen der zwischen geschobenen Knochenplatte ungeachtet nicht aufgehoben wird, wird dadurch erklärbar, daſs der neue Knochenzellstoff sich rings um die gröſsern zur Ernährung des Knochens bestimmten Gefäſse herum legt, wodurch diese nicht gehindert werden, den Knochen zu ernähren. Sie sind mit jenen in gleichem Falle, welche im gesunden Zustande zur Vegetation des innersten Theils des Knochens bestimmt und von dem äussern umgeben sind. So läſst sich also *Ludwigs* Ausspruch: »*Exostoses fiunt ex succo osseo super periosteum effuso*« *) hierdurch ebenfalls erklären und meiner am oben angezeigten Orte vorgetragenen Meinung unbeschadet, noch mit dieser vereinigen.

Bei fortgeseztem Gebrauche derselben Mittel wurde aber die Erregung nicht mehr so stufenweise erhöhet, als die Beinhaut selbst ihre abnorme Beschaffenheit allmählich verlohr. Denn auſserdem, daſs dieselbe durch die Ausdehnung mittelst der entstandenen Knochenplatte immer dünner und auch durch die verursachte Spannung derselben das Zunehmen des Knochenzellstoffs verhindert wurde, muſste die erhöhte Thätigkeit des ganzen Organismus auch auf dieses Organ Einfluſs

*) Siehe dessen *Institutiones chirurgicae* Seite 192.

haben, seinen Ton vermehren, seine Mischungsbeschaffenheit umändern und dadurch dem Knochenauswuchse Schranken setzen. — Daſs aber Knochen zuweilen ganz aufschwellen, ohne daſs die Beinhaut dieses verhindert, kann nicht als Einwurf gegen diese Erklärung dienen. Denn eine solche Anschwellung eines Knochens wird nur bei groſser Mischungsveränderung aller festen und flüssigen Theile des Körpers statt haben, durch welche alle Organe in einen Zustand von Entmischung gerathen, dem die Beinhaut so gut wie andere Gebilde ausgesezt ist.

Die bekannte und mehrmals geprüfte besondere Würkung der Sabina auf den Knochenzellstoff, gab Anlaſs zu ihrer Anwendung im bevorstehenden Falle.

Aber ein Mittel, welches ein so heftig reizendes ätherisches Oehl enthält wie die Blätter der Sabina, darf anfangs nicht in zu groſsen Gaben gereicht werden, wenn nicht durch zu heftige Reizung, durch indirecte Schwäche, der Theil des Körpers, in welchem sie selbst demselben verähnlicht werden muſs, geschwächt werden sollte. Nur dadurch können wir uns den besondern Einfluſs eines Mittels auf gewisse Gebilde, die sogenannte specifische Reizkraft möglich denken, daſs wir annehmen, daſs gewisse nähere oder entferntere Bestandtheile desselben dem Blute durch die lymphatischen Gefäſse aus dem Darmkanale zugeführt werden, und mit der allgemeinen Säftemasse vereinigt in den kranken Theil gelangen, und dort, durch die ihnen eignen Anziehungen, die nöthigen heilbringenden Veränderungen bewürken. Ein zu starker Reiz schwächt und lähmt aber nicht nur den Darmkanal, sondern wenn dieser auch noch seine Verrichtungen zu vollbringen im Stande wäre, so würden doch die lymphatischen Gefäſse durch diese Ueberreizung in einen Zustand von Atonie versezt, nicht nur die Sabina, sondern auch die Substanzen nicht einsaugen, welche zur Ernährung des Körpers erforderlich sind. Dadurch wird also der natürliche Reiz des Blutes wegen mangelnden Ersatzes vermindert, und daher die Sabina durch sich selbst unwürksam und sogar schädlich werden.

Gewisse Arzeneien theilen dem Harne, dem Schweiſse und andern Ausleerungen gewisse sinnlich erkennbare Eigenschaften mit, welche sich durch Farbe und Geruch kennbar machen. Dies ist eine eben so in der Erfahrung gegründete Wahrheit, als das, daſs vorzuglich jene Substanzen diese Eigenschaft haben, welche in Krankheiten der Knochen und Harnwege eine wichtige Rolle spielen.

So giebt Rhabarber dem Harne eine höhere gelbe Farbe, und theilt ihm und der Hautausdünstung ihren eigenthümlichen Geruch mit. So machen Sabina und Spargel den Harn übelriechend, der Terpentin aber wohlriechend. Ich kenne einen jungen Mann, bei dem der Genuſs von Spargel einen Reiz in dem vordern Theile der Harnröhre und einen Tripperartigen Ausfluſs erregt. Es beweist uns dies gewiſs den Uebergang riechender und färbender Theilchen in die Blutmasse. Färberröthe und Labkraut färben sicher die Knochen nicht dadurch roth, daſs sie die Erregung auf einen gewissen Grad erhöhen oder herabstimmen, sondern durch Zumischung ihrer färbenden Theilchen zum Blute. Daſs Herr Doctor *Meyer* in Berlin im Chylus eines Hundes, welchem er Eisen gegeben hatte, kein Eisen fand (siehe *Reils* Archiv für Physiologie, 4. Band, Seite 508), beweist nicht, daſs im Menschen aus dem Darmkanale keins aufgenommen werde, und daſs dies bei dem Hunde, von welchem die Rede ist, nicht erst später hätte geschehen können, als die Untersuchungen angestellt wurden.

Die Sabina brachte bei unserm Kranken durch zu starke Reizung asthenische Zufälle der ersten Wege, und dadurch selbst Vermehrung der allgemeinen Schwäche hervor. Aber kluge Anwendung in stufenweise verminderter Gabe, und Applicirung des Reizes warmer Schwefelkali-Bäder auf die Haut, machten die obigen Zufälle allmählich verschwinden. Der Harn des Kranken fing an ganz eigen und unangenehm zu riechen, weil aber doch alles unverändert blieb, wurde Sublimat angewandt.

Jezt erst schien die Sabina einige Würkung auf die Knochen zu äussern, es mufste eine eigne Veränderung in der Beinhaut statt gefunden haben; denn die Knochensubstanz der Vorderarmbeine wurde so weich, dafs sie der stärkern Ziehkraft der Beugemuskeln des Vorderarms nachgab und sich nach innen bog. Es mufsten folglich Theilchen der Sabina dem Blute beigemischt und in die Beinhaut des Knochens gelangt seyn, welches bei stärkern Gaben desselben Mittels der Fall nicht war. Dasselbe lehren uns auch die oben erwähnten Veränderungen am Harne des Kranken. Auch die Vermehrung der Schmerzen im Innern der Knochen deuten auf andere Verhaltnisse von Form und Mischung in der Beinhaut und der Knochensubstanz hin. Wegen Heftigkeit der Schmerzen wurde Mohnsaft in starken Dosen gegeben und dabei Terpentin eingerieben. Die

Art aber, wie wir uns die entstandene Knochenerweichung erklären können, habe ich in meiner oben angezeigten Schrift (Seite 71 u. f.) weitläuftig erörtert, und gezeigt, daſs es zwei verschiedene Zustände der Knochensubstanz gebe, wobei dieselbe erweicht erscheine, der erste, wobei das Kalkphosphat im Knochenzellstoffe wegen Ueberschusses an Phosphorsäure nicht die nöthige Starrheit erlangen kann, der andere, wobei der Knochenzellstoff gar kein Kalkphosphat enthält.

Die gereichten Stahlpillen erregten Unordnungen in den Verrichtungen der ersten Wege, eine Erscheinung, welche wir sehr oft bei ihrer Anwendung im hiesigen Krankenhause bemerkten. Entweder ist das Eisen oder der bittere Extract, welchen man zu ihrer Bereitung verwendet, nicht rein und enthält Substanzen, welche diese nachtheiligen Würkungen auf die ersten Wege hervorbringen. Vielleicht enthält der Extract Kupfer *), oder er ist zu alt, und folglich zu sehr gesäuert. Da aber die Einreibungen mit dem Terpentinöhle fortgesezt wurden, und schon

*) In dem Süſsholzsafte findet man bekanntlich oft Kupfertheilchen; warum sollte dieses Metall nicht auch bei Bereitung anderer Dicksäfte, besonders wenn die Sache im Groſsen betrieben wird, in dieselbe übergehen können?

vorher Veränderungen im Innern der Knochen statt gehabt hatten, konnte dem nachtheiligen Einflusse der Stahlpillen ungeachtet, doch leicht einige Besserung bemerkt werden, besonders da zugleich gute stärkende Diät angewandt wurde. Als aber der Terpentin auch innerlich in steigender Dose gegeben wurde, vermehrten sich die Schmerzen im Innern der Knochen durch die aus denselben dem Blute zugemischten Theilchen.

Die überall gleichförmig erhöhte Erregung, so wie die günstigen Mischungsveränderungen in der Beinhaut und in den Knochen machten, daſs die Ernährung derselben normal von statten ging, und dieselben wieder ihre gerade Richtung annahmen. Da die Veränderung der zeitherigen Richtung eine Spannung der Häute, welche auf der ausgehöhlten Seite der gekrümmten Knochen liegen, hervorbrachte, so können auch daher die Schmerzen geleitet werden. Da jezt alle Gefäſse ungestört würken konnten, gingen auch in den angegriffenen Gelenken Veränderungen vor, die kleinsten Gefäſschen lymphatischer Art sogen ergossene und in ihrer Bewegung gehemmte (stockende) Säfte auf, welches durch Reiz und Spannung Schmerzen in den ehemals leidenden Gelenken des Knies und der Hüfte hervorbrachten. Oert-

liche

liche Anwendung des Terpentins auf die schmerzenden Theile verminderten sie jedoch bald, und damit ja der Schmerz nicht etwa nachtheilige Würkungen auf die Lebensthätigkeit haben möchte, ward nebenbei Mohnsaft gegeben.

Fortgesezte Anwendung derselben Mittel bewürkte auch Einsaugung des erweichten Knochenzellstoffes in der Knochengeschwulst. Da die Dose des Terpentins allmählich vermindert wurde, hörte auch in demselben Verhältnisse der Einfluſs dieses Mittels auf die festen und flüssigen Theile auf. Andere Reize, China- und Stahlwein und kräftigere Nahrung, traten an die Stelle der bisherigen, die Organisation aber stufenweise, sowohl ihrer Form als Mischung nach, in den Zustand der gröſsten individuellen Vollkommenheit zurück.

Der zweite Kranke hatte zwar noch nie vorher die Gicht gehabt, aber sieben lange Monate hindurch das dreitägige Fieber, welches so leicht zu organischen Fehlern im lymphatischen Systeme des Unterleibes, namentlich in den Gekrösdrüsen Gelegenheit giebt, wodurch dann wieder eine groſse Menge anderer nachtheiligen Folgen entspringen können. Denn obschon diese Drüsen fleischig, verknorpelt und mit erdiger oder gar steinartiger Masse angefüllt seyn können, ohne verstopft zu seyn, wie *Brügmanns* Versuche deutlich beweisen, wobei derselbe fand, daſs das Quecksilber ungehindert durch sie durchgehe; und folglich der gewöhnliche Begriff von Verstopfung derselben der Erfahrung widerspricht, bleibt es doch gewiſs, daſs solche Veränderungen dieser Organe den *gröſsten* Einfluſs auf den Lebensproceſs des menschlichen Körpers haben müssen. Indem nämlich durch dieselben aller zur Erneuerung des Blutes bestimmter Chylus nicht nur durchgehen, sondern weder zu kurz noch zu lange in ihnen verweilend selbst gewisse Veränderungen erleiden muſs, die in der normalen Form und Mischung derselben gegründet sind, so ist Normalität dieser Organe Bedingung zur gehörigen Ernährung des Ganzen und zum normalen Vonstattengehen aller Verrichtungen. Holland, und besonders Seeland, ist die Pflanzschule hartnäckiger Wechselfieber, vorzüglich der Quartanfieber, welche die Kranken oft ihr ganzes Leben hindurch nicht mehr verlieren. Wir sahen französische Soldaten, welche in Seeland in Garnison gelegen hatten, bei drei Jahre schon an dieser Krankheit litten und, aller angewandten Mittel ungeachtet, zuweilen auch das Mainzer Spital ungeheilt verlieſsen. (Vergleiche *Wedekinds Heilverfahren* u. s. w. die erste Tabelle, dreitägiges Fieber.) Beim besten Aussehen, beim Mangel jedes andern Krankheitszufalles, wurden solche Menschen alle drei Tage, gleich Fallsüchtigen, von ihrem Fieberanfalle ergriffen, und befanden sich nachher, einige Schwäche ausgenommen, wieder so wohl wie vorher.

Feuchter Boden, feuchte Luft, schlechtes Wasser und grosse Veränderlichkeit der Temperatur der Atmosphäre, sind die Quellen dieser Krankheit in Hollands, und vorzüglich Seelands sumpfigen Ebenen. Alle diese Einflüsse würken unaufhörlich auf die Bewohner dieser Länder. Sowohl trockne und feuchte, als warme und kalte Luft wechseln oft aufs schnellste mit einander ab. *Berkhey* (s. dessen *Naturgeschichte von Holland*, ins Deutsche übersezt, Leipzig 1779. 1. B. S. 250) erzählt, dass im Jahre 1751, am achten September, der Thermometer Mittags um zwölf Uhr 63° Fahrenheit hatte, den neunzehnten aber nur 46° u. s. w. Nicht nur ein Tag ist, nach ihm, von dem vorhergehenden in Rücksicht der Wärme der Luft, sondern häufig eine Stunde von der andern so verschieden, dass man oft plözlich in eine andere Jahreszeit versezt zu seyn glaubt, und der Frühling in Winter, der Sommer in Herbst verwandelt zu seyn scheint.

Sogar *Wind*, ein Seeländer von Geburt und Professor der Naturgeschichte zu Mitteln-burg, welcher doch sein Vaterland in seiner Dissertation: *de aëre zelandico* *) gegen die Vorwürfe von ungesundem Klima zu vertheidigen sucht, sieht sich gezwungen, daselbst folgendes in Betreff der Witterung und Beschaffenheit desselben einzugestehen: »Die »Luft besizt,« sagt er, »im Allgemeinen eine »beträchtliche Schwere, welche aber doch ei-»nem weit häufigern und ansehnlichern Wech-»sel ausgesezt ist, als in andern Ländern. »Denn so wie unter den Wendezirkeln die »gröſste Tiefe und Höhe des Barometers kaum »sechs Linien von einander entfernt ist, be-»trägt dieser Unterschied bei uns beinahe drei »Zoll oder sechs und dreiſsig Linien. — Der »Wärmegrad der Atmosphäre ist besonders »im Herbste und Frühlinge sehr veränderlich. »Eine Menge stehenden Wassers, in welchem »zahllose Thiere und Pflanzen verfaulen, er-»füllen die Atmosphäre mit feuchten und stin-»kenden Ausdünstungen. Nah *Boerhave's* »und *Muschenbroecks* Beobachtungen verdün-»sten jährlich neun und zwanzig rheinländi-»sche Zolle von diesen Wässern. Im Winter

*) Abgedruckt in den *Verhändelingen vit gegeeven door het Zeeuwsch Genoot-Schap der Wetenschappen te Vlissingen.* 13. Theil, Seite 451 u. folg.

»und Frühlinge weht der Nordwestwind, im »Sommer und Herbste der Südwestwind am »häufigsten.« — Auch ein alter Schriftsteller, welcher unter dem Namen *Janus secundus* bekannt ist, lehrt uns, daſs dieses Land auch in den damaligen Zeiten so beschaffen gewesen sey. Er sagt im ersten Briefe des ersten Buchs seiner Gedichte:

Me retinet salsis infausta Wallachria terris
Oceanus tumidis quam vagus ambit aquis;
Nulla ubi vox avium, pelagi strepit undi murmur.
Coelum etiam larga desuper urget aqua
Flat Boreas, dubiusque Notus, flat frigidus Eurus,
Felices Zephyri nil ibi juris habent.

Nur Veränderung des Aufenthaltes ist hier im Stande, solche dreitägige Fieber zu heben, und dies nicht einmal immer. Meistens ist es dem Kranken gefährlich, wenn er zu schnell in gesündere Gegenden des Landes übergeht. Den Uebergang muſs allmählich aus den gesunden in gesündere, und von diesen in die gesunden geschehen.

Feuchte Kälte mit Erschöpfung der Kräfte auf ermüdenden Märschen hatten bei unserm Kranken eine allgemeine Krankheit, die herumziehende Gicht hervorgebracht, welche nach vierzigtägiger Behandlung in eine örtliche der Knochen des Vorderarms überging. Auswuchs und Erweichung der Knochen, welche Krümmung derselben zur Folge hatten, waren die wesentlichsten Erscheinungen, deren Ursachen in den Bemerkungen zur vorigen Krankheitsgeschichte schon entwickelt sind. Nur dies verdient hier noch bemerkt zu werden, daſs der Kranke sich vorher in einem Zustande befunden haben muſs, wo bei gehöriger Mischung aller festen und flüssigen Theile die Erregung erhöht und die Ernährung der leidenden Knochen abnorm vermehrt seyn muſste. Etwas zeichnete jedoch die Knochenerweichung von jener, welche bei *Hendel* statt gehabt hatte, vorzüglich aus; nehmlich, daſs die Knochen elastisch waren, sich etwas beugen lieſsen, und dann wieder in ihre vorige Richtung zurücktraten. Die Schmerzen vermehrten sich dabei, weil durch die Beugung Häute gespannt und Nervenfasern gedrückt wurden. Daſs die Schmerzen in der Nacht zunahmen, möchte aus derselben Ursache abzuleiten seyn. Beim Schlafe, und schon wenn wir uns zum Schlafen niederlegen, überlassen wir uns einer gänzlichen Ruhe. Alle Muskeln sind in Unthätigkeit, der Wille, er mag als Reiz vermehrender oder vermindernder Einfluſs, welches leztere bekanntlich *Niemeyer* in seinen Materialien zur

Erregungstheorie behauptet, äussert nicht die geringste Würkung auf die beweglichen Fasern. Die Beuger der Hand und Finger ziehen daher, als die stärksten, die Hand, und mit ihr den untersten Theil der Vorderarmknochen, gegen den Ellenbogen hin, vermehren die Krümmung der Knochen, die Spannung der Häute, und dadurch die Schmerzen. Am Tage, wo der Wille auf die Strecker würkt, werden durch sie die Spannung und Schmerzen vermindert.

Auf den Gebrauch von rohem Spiessglase, Schwefel und Schwefelkalibädern, traten keine Veränderungen ein; es war keine allgemeine, sondern eine örtliche Krankheit. — Oertliche Anwendung des Terpentins hatte daher weit günstigern Einfluss, und die Knochen erschienen weniger gekrümmt. Die Stahlpillen brachten dieselben Würkungen auf diesen Kranken, wie auf den ersten hervor. Durch vermehrte Stuhlausleerungen wurde die Erregung vermindert, diese Verminderung würkte auf die Ernährung der Knochen, welche durch die Terpentineinreibungen einige Mischungsveränderungen erlitten hatten. Die Stachelfortsätze der Lendenwirbel schwollen auf, und erregten durch Spannung der sie bedeckenden Theile Schmerzen. —

Schlieſslich noch einige Bemerkungen über beide vorliegenden Fälle.

Die bei beiden Kranken angewandte Heilmethode war die gegen directe Asthenie, mit Hinsicht auf örtliche Form und Mischungsveränderung. Nachdem erstere gehoben war, würkte man durch andere Reizmittel, welche bekanntlich in die Säftemasse übergehen, auf die Beinhaut und Knochensubstanz. Man brachte Veränderungen in denselben hervor, welche Beseitigung des örtlichen Fehlers möglich machten. Nur durch Umänderung der Form und Mischung in denselben konnte Erweichung und nachher Einsaugung des erweichten Knochenzellstoffes statt haben.

Bei beiden Kranken litt der linke Arm, so wie gewöhnlich in der Gicht die linke Seite des Körpers und die Gliedmaſsen derselben viel häufiger als die der rechten Seite befallen werden. So fanden *Sömmering* und *Wenzel* viel mehr Gichtknochen der linken, als der rechten Seite; von 198 Knochen, welche die Spuren der Gicht an sich trugen, waren 118 linke und 80 rechte.

Sabina, Terpentin und Calmus haben in diesen beiden vorstehenden Krankheiten zu auffallend günstige Würkungen hervorgebracht, als daſs man nicht vorzüglich ihnen ihre Beseitigung zuschreiben sollte. Auch der gelehrte *Sömmering* scheint günstige Erfahrungen für den Nutzen des Calmus und der Sabina in Knochenkrankheiten gemacht zu haben, mit deren Behandlung dieser große Anatom sich immer häufig beschäftigte. Denn derselbe fragt in der neuen Auflage seiner Knochenlehre, ob außer der *Rubia tinctorum* und dem *Galeum apparine* etwa Calmus, Sabina und stinkender Asant in die Knochen gelangten? Ich glaube, daſs die Aerzte glücklich wären, wenn sie viele Mittel besäſsen, welche auf ähnliche Art wie Calmus, Sabina und Terpentin auf die Knochen würken, auf andere kranke Organe würkten, und ihnen bei zweckmäſsiger Anwendung die verlohrene Gesundheit wiedergäben. Ueber die Art, wie dies bei ihnen geschieht, etwas Bestimmtes sagen zu wollen, wäre freilich Verwegenheit; allein so viel wird doch immer wahr bleiben, *daſs die lezte Würkung der Heilmittel in Krankheiten jederzeit die ist, daſs sie die vorhandene krankhafte Mischung der thierischen Materie in eine gesunde verwandeln.*

VI.

Würkung des Brechweinsteins im Wahnsinne.

Von

J. Fr. Müller,

Doctor der Arzeneikunde zu Lüneburg.

Eine Dame zwischen 40 und 50 Jahren, sanguinisch-cholerischen Temperaments, fein gebaut, blond, von so äußerst empfindlicher Organisation, und so empfänglich gegen Reize, daſs in ihren gesunden Tagen, bloſses Fett auf die Haut gelegt, dieselbe in kurzer Zeit wund machte, als habe ein *rubefaciens* darauf gelegen (man kann denken, wie empfindlich sie bei den kleinsten unangenehmen

Vorfällen des Lebens seyn mußte, und wie leicht ihre Leidenschaften in Aufruhr geriethen); diese Dame, Mutter mehrerer Kinder, die ein eben so reizbares Nervensystem geerbt hatten (denn die erwachsenen Mädchen brachen nach 1½ Gran Brechweinstein bis zur Ohnmacht), leistete seit vielen Jahren, was selten oder nie eine Ehegattin ausführen wird. Da ihr Mann sehr hypochondrisch war, im Hause sein Daseyn nur durch Verdrießlichseyn und Widersprüche, wozu er außerordentlich aufgelegt war, zu erkennen gab; und nicht froher war, als wenn er aus einer Gesellschaft in die andere gehen konnte, sich wenig oder gar nicht um Erziehung und dereinstige Versorgung seiner Kinder, noch um den Haushalt bekümmerte: so führte diese treffliche Gattin und Mutter ihren schweren Haushalt allein, erzog ihre Kinder mit der größten, ja ich möchte sagen mit einer zu weit getriebenen Sorgfalt, und beförderte absichtlich den Müßiggang ihres schlechten Gatten, indem sie ihm Gelegenheit zum Ausgehen gab, um nur nicht leidende Zeugin seines Unmuths und seiner üblen Launen zu seyn; denn gegen sie war er am unbilligsten, wenn einmal eine Unpäßlichkeit ihn zwang, zu Hause zu bleiben. So viel bei solchen körperlichen und geistigen Anstrengungen ihre nicht feste Körperconstitution litt: so blieb sie doch lange gesund, ohne die geringste Arzenei, gegen die sie einen heftigen Widerwillen hegte, zu gebrauchen. Mit dem Heranwachsen der Kinder mehrten und vergrößerten sich ihre Sorgen, und ohngeachtet sie ihre Thätigkeit in weiser Führung ihres Haushaltes verdoppelte: so wollte und konnte es doch nicht nach ihren Wünschen gehen, die Zeiten waren schwer, und der Mann zehrte täglich außer dem Hause, die Kinder kosteten mehr, es erfolgten größere und kleinere Unfalle in ihrer Familie, die nach und nach ihre Gesundheit erschütterten und untergruben; so verlor sie plözlich einen geliebten Sohn, an welchem sie bisher eine große Stütze im Haushalte hatte; denn er hatte sich ganz nach seiner geliebten Mutter gebildet, war ganz Thätigkeit, wie sie. Während diese gute Mutter nun so, mit Gram und Kummer im Herzen, gegen Unfälle und sich häufende Geschäfte mit rastloser Thätigkeit kämpfte, war es kein Wunder, wenn ihre Gesundheit wankte, ihr Körper zusehends abmagerte und bald unterlag. Man sah und merkte bald, wie sie ihre Sorgsamkeit zu weit trieb, im höchsten Grade furchtsam ward, jede Sache sich von der schlimmsten Seite vorstellte, immer das Aergste befürchtete, über alles besorgt und ängstlich sich äusserte, und durch Zureden und Vorstellungen sich stets schwerer beruhigen liefs. Bald änderte sich ihr sonst sanftes Wesen in ein mürrisches, unzufriedenes und zänkisches um. Ihre ordentliche Thätigkeit artete in eine unordentliche, zwecklose Geschäftigkeit aus, sie kramte z. B. einen Winkel leer, den andern voll, Sachen aus einem Schranke in den andern; wollte man ihr die Schlüssel des Haushaltes, die sie beständig an der Seite trug, nehmen, um sie von dem nuzlosen, wilden Kramen abzuhalten: dann schlug diese sonst so sanfte Frau mit feindseligen Mienen um sich, riſs die Schlüssel wieder an sich, fuhr fort ängstlich zu kramen und Unordnungen zu häufen, in der Folge fing sie dabei an wimmernd und Händeringend zu klagen, indem sie in Einem fort rief: ach meine armen Kinder, ach meine armen Kinder! Sie lief im Hause herum, als würde sie gejagt; unbekümmert, ob sie halb oder ganz bekleidet war.

Es war ein unaussprechlich rührender Anblick, wenn sie, die man noch vor wenig Wochen als die trefflichste Mutter und Hausfrau sah, die Hände rang, über ihre Kinder schrie, und diese, zum Theil erwachsenen, blühenden Mädchen um ihre geliebte Mutter herum standen, sie durch Vorstellungen beruhigen wollten, und für Wehmuth nicht konnten.

Ein alter würdiger Stahlianer hatte, als Hausarzt, seine Sächelchen längst ausgekramt, und seine Beredsamkeit zum Einnehmen erschöpft; sie stiefs alles von sich und *trieb* ihr Mifstrauen so weit, da sie fürchtete *mit* Medicamenten hintergangen zu werden, dafs sie nichts, als Thee, und diesen sogar ohne Milch genofs. Es war natürlich, dafs sie bei dem rastlosen Herumlaufen und Klagen zusehends abmagerte; ihre ganze Physiognomie schien sich in Zeit von 8 Tagen verändert zu haben, sie sah verstört, wild und elend aus. Man hatte es einigemale versucht, ihr ein starkes Brechmittel beizubringen: aber umsonst; sie brach nicht, und war nun gar nicht wieder zum Einnehmen zu bewegen. Gelegte Blasenpflaster hatte sie gleich wieder mit Ungestüm abgerissen und herabgearbeitet.

In dieser verzweifelt betrübten Lage wagte ich, als Freund vom Hause, eine Auflösung des Brechweinsteins zu versuchen; dies gelang. Man gofs heimlich in jede Tasse Thee einen Efslöffel von folgender Auflösung, und bemühete sich, so oft wie möglich, mit guter Manier eine Tasse hinein zu complimentiren.

℞. *Tart. emet.* gr. xxiv.
solvantur in Aq. font. calid. ℥ iv.
ded.

Jedesmal war es nicht möglich, den Thee mit dem Brechweinsteine zu verfalschen: denn oft litt sie es durchaus nicht, daſs ein Anderer, wie sie selbst, einschenkte, und es war immer, als trauete sie nicht, wenn eines ihrer Kinder ihre Tasse gefüllt hatte; es war daher alle ersinnliche List und Behutsamkeit nöthig, sie täglich einigemale zu betrügen; in dieser Absicht warf man dann auch ein bischen viel Zucker hinein. Unter solchen Umständen war denn doch am 3ten Tage die Mischung verbraucht, und man verbrauchte eine 2te, ohne daſs sich eine Aenderung der Krankheit oder Würkung des Mittels spüren lieſs. Beim Gebrauche der 3ten Brechweinsteinauflösung fing sie an ein Uebelseyn zu äuſsern, trank nun freiwilliger den ihr angebotenen Thee und brach, nach Verlaufe einiger Stunden, eine Menge schwärzlichgrüner, zäher Flüssigkeiten aus, wornach sie ruhiger ward. Da sie, beinahe ganz an Kräften erschöpft, des Schlafes bedurfte, so brachte man es dahin, daſs sie einige Stunden des Schlafs, den sie so lange entbehrte, genoſs.

Beim Erwachen stellten sich erleichternde Ausleerungen durch den Stuhlgang ein, die aus schwarzen, mit zähem Schleime untermischten Klumpen zu bestehen schienen, und einen üblen Geruch verbreiteten. Seit jenem genossenen Schlafe war sie ruhig und vernünftig, wiewohl noch nicht zum Einnehmen irgend einer Arzenei zu bewegen; doch trank sie noch einige Tage ihren Thee mit der Brechweinsteinauflösung vermischt. Es wurden in einem fort eine Menge obiger Unreinigkeiten durch den Stuhlgang ausgeführt, wobei sie, zur grofsen Freude der um sie trauernden Familie, genas. Nun fand sich auch Efslust wieder ein; sie nahm zu, wollte aber keinen Thee mehr trinken; doch liefs sie sich zureden, eine Abführung zu nehmen, wobei die Bemerkung gemacht wurde, dafs der Stuhlgang natürlicher ward.

Nach ihrem eignen Geständnisse befand sie sich nun gesunder und munterer als je, war so vernünftig und gut wie vorher; ohne zu wissen, was eigentlich mit ihr vorgegangen sey. Ich sah sie nach einem halben Jahre dick und stark, von Gesundheit strozzen, und noch jezt lebt sie gesund und zufrieden.

Die Anwendung eines jeden andern Mittels, so wie auch Clystiere, waren hier nicht anzubringen; und ein *infusum herbae Gratiolae* würde hier schwerlich Eingang gefunden haben, so treffliche Dienste es auch vielleicht gethan hätte.

VII.

Das gelbe Fieber.

Das gelbe Fieber fängt leider an eine solche Ausbreitung zu bekommen, dafs es für ganz Europa furchtbar wird. Schon ist nicht blofs der südliche Theil von Spanien, sondern auch Italien von dieser Seuche heimgesucht, und wenn man die genauen Handelsverhältnisse bedenkt, in welchen ganz Europa mit diesen Ländern, insonderheit Livorno, steht, wenn man besonders die Gefahren des Schleichhandels kennt; so wird man eingestehen müssen, dafs die Gefahr einer möglichen Verbreitung des Ansteckungsstoffes in andere und selbst entferntere Gegenden Europa's, nichts weniger als eingebildet, sondern sehr gegründet und der gröfsten Aufmerksamkeit werth ist. Man hat sich und das Publicum der nördlichen Gegenden durch die Meinung beruhigen wollen, dafs diese Krankheit nur in südlichen Ländern existiren und sich verbreiten könne. Aber einmal kennen wir die Natur dieses Stoffes viel zu wenig, um darüber etwas zu entscheiden; und zweitens hat auch die Erfahrung schon hinlänglich gezeigt, dafs es in denen Gegenden von Nordamerika, welche mit Deutschland in gleicher Breite liegen, sehr heftig gewüthet hat. Auch ist gar kein Grund aufzufinden, warum ein specifisches und den Organismus so heftig und so feindselig ergreifendes Contagium den nördlichen Gegenden nicht eben so gut sich mittheilen und einwürken könnte, als den südlichen, wenn ich auch zugebe, dafs die Würkung selbst in Norden nicht so zerstörend und bösartig ausfallen möchte, als in Süden. Man weifs ja, wie verheerend die Würkungen des Pestgifts, auch ein Product des Südens, für die nördlichen Gegenden Europens werden konnten.

Es ist daher heilige Pflicht der Obrigkeiten und Gesundheitspolizeien, besonders an den Seeküsten und den Orten, die mit jenen Ländern in Verbindung stehen, die gröfste Aufmerksamkeit auf alles zu haben, was von daher kömmt, und es den strengsten Quarantainen zu unterwerfen; auch Cordons an den

Küsten und gegen die angesteckten Länder zu ziehen, damit nicht insgeheim und durch Schleichhandel etwas hindurch schlüpfe; und es sind hierüber, Dank sey es den Regierungen der nördlichen Staaten, auch schon die ernsthaftesten und beruhigendsten Anstalten getroffen worden. Aber eben so sehr ist es Pflicht jedes einzelnen Arztes, sich mit diesem neuen, furchtbaren Feinde genau bekannt zu machen, um die ersten Spuren seines Daseyns zu erkennen und sogleich die nöthigen Vorkehrungen zur Hülfe und Sicherung des Publikums anzuwenden.

Ich halte es daher auch für meine Pflicht, durch dieses Journal das Meinige zur Aufklärung über diesen wichtigen Gegenstand und zur Verbreitung richtiger Kenntnisse von dem Wesen und Eigenschaften, den Aeusserungen, der Entstehung, den Fortschritten, der Behandlung und der Verhütung dieses furchtbaren Feindes beizutragen. Ich werde demselben einen stehenden Artikel widmen, und ich ersuche alle diejenigen, welche entweder selbst Gelegenheit hatten darüber Beobachtungen anzustellen, oder durch Nachdenken auf neue Wege und Vorschläge gekommen sind, ihre Beiträge mitzutheilen. Ich mache jezt den Anfang mit der Mittheilung eines aller Aufmerksamkeit würdigen

Vorschlages des verdienten Herrn Doctor *Holst* in Hamburg, und nächstens hoffe ich meinen Lesern Nachrichten von meinen Correspondenten in Frankreich und Italien geben zu können *).

Zuerst aber erlaube man mir einige Ideen und Notizen aufzustellen, die, wenn sie keinen andern Werth haben, wenigstens als Winke und Gesichtspuncte zum weiteren Nachdenken dienen mögen.

I. Die Krankheit erzeugt sich bloſs und allein durch Ansteckung, und das Gift pflanzt sich bloſs durch Berührung, aber nicht durch die Luft fort. Die einzige Sicherung vor der furchtbaren Seuche besteht also in Verhütung der Mittheilung des Gifts. Diese wird auf doppelte Art bewürkt:

Einmal, durch *Abhaltung der Einführung* desselben, und also nicht bloſs der Kranken, sondern aller Dinge ohne Ausnahme, die mit dem Gifte in Berührung gekommen sind. Hier kann man nicht strenge genug seyn, und jeder denkbare Vortheil, ja selbst

*) Sehr zu empfehlen sind folgende Schriften über diesen Gegenstand: *Rusch über das gelbe Fieber* 1798. — *Harles über die Gefahr der Ausbreitung des gelben Fiebers*. Nürnberg 1804. — *Augustin, was hat Deutschland, und insbesondere der Preuſsische Staat, vom gelben Fieber zu befürchten?* Berlin 1805.

Menschenpflicht gegen Einzelne, muſs hier schwinden, da das Wohl des Ganzen auf dem Spiele steht. Wie lange sich das Contagium würksam erhalten könne, und in wie weit die gewöhnlichen Anordnungen es zu zerstören vermögen; dies sind Punkte, die mir noch nicht genug ins Licht gesezt zu seyn scheinen, und die, ihrer groſsen Wichtigkeit wegen, genauen Prüfungen unterworfen werden sollten. Denn es ist bekannt, daſs das Gift der Blattern, der Pest etc, wenn es eingeschlossen und der Berührung der Luft entzogen wird, Jahre lang seine ansteckende Kraft behalten kann.

Zweitens, durch die *baldigste Erkenntniſs der geschehenen Mittheilung*, das heiſst, der Krankheit und *augenblickliche Absönderung der Kranken*. Dies ist das sichere Mittel, der Verbreitung der Krankheit, auch wenn sie schon da ist, sogleich Einhalt zu thun, und es ist sehr leicht, denn immer ist es nur Einer oder einige Wenige, mit denen die Epidemie anfängt, und wenn man nur den wahren Character der Krankheit sogleich erkennt, so ist die weitere Ausbreitung ganz zuverlässig zu verhüten. Aber darin lag eben die Ursache jener schrecklichen Verheerung der blühendsten Städte Spaniens, daſs die Aerzte den Feind erst erkannten, als sie sich schon so weit ausgebreitet hatte, daſs eine Absonderung nicht mehr möglich war. Es ist daher schlechterdings nöthig, daſs jeder Arzt sich die charakteristischen Symptome der Krankheit bekannt macht; denn bei der jetzigen Lage der Sachen kann mitten im festen Lande durch einen Zufall, durch einen unbemerkt hindurchgeschlichenen Brief u. dgl. die Seuche erzeugt werden, wovon wir kürzlich in Halle fast einen Beweis erlebt hätten. Es war daher eine sehr dankenswerthe Idee des verehrungswürdigen und durch seine weisen Einrichtungen schon längst ausgezeichneten Magistrats von Hamburg, eine kurze Darstellung derselben durch die öffentlichen Blätter bekannt zu machen, und ich lasse sie hier, um ihr noch mehr Ausbreitung zu geben, wörtlich abdrucken:

»Die Krankheit fängt mit einer groſsen Entkräftung und meistens plözlich an, so daſs die Kranken zuweilen bewuſstlos zu Boden fallen; hierauf stellen sich häufige Gliederschmerzen, äuſserst heftiges Kopfweh, besonders über und in den Augenhöhlen, eine Empfindlichkeit des Magens bei äuſserster Berührung und Neigung zum Erbrechen ein. Nach 24 bis 48 Stunden tritt ein heftiges Erbrechen ein, das im Anfange nur die genossenen Getränke, bald aber schleimichten und gallichten Stoff ausleert und meistens bis zum Tode fortdauert; das Gesicht schwillt dabei an, die Augen werden roth und der Kranke klagt bei einer mäſsigen äuſserlichen Wärme über groſse innerliche Hitze, heftigen Durst und groſse Angst, und redet irre. Bald stellt sich ein schlafsüchtiger Zustand ein, der schnelle Puls wird schwach und zitternd, das Gesicht bekömmt eine gelbliche Farbe, auch die Augäpfel werden gelb, und Brust und Nacken werden von einem dunkeln Gelb überzogen; das Erbrechen wird häufiger und die ausgeworfene Materie wird zähe und schwärzlich und so scharf, daſs sie die Mundhöhle wund macht; zuletzt sieht sie wie Kaffeesatz aus und bekömmt einen faulichten Geruch. Hierbei ist der Magen in einem hohen Grade schmerzhaft; der Kranke hat häufiges Schluchsen, die Zunge wird schwarz, die gelbe Farbe breitet sich über den ganzen Körper aus, es entstehen Blutaugen, das Bewuſstseyn hört auf, und der Kranke stirbt unter Zuckungen. Kurz vor dem Tode tritt manchmal eine scheinbare Besserung ein, die aber ein fast gewisses Zeichen eines nahen Todes ist. Der Tod erfolgt meistens vor dem siebenten Tage, die Genesung dauert dagegen sehr lange.«

Gewiſs würde es in solchen Zeiten sehr

nüzlich seyn, wenn die Aerzte eines Ortes sich öfters versammleten und ihre Bemerkungen über die etwa vorgekommenen verdächtigen Krankheiten mittheilten; eine Gewohnheit, welche für allgemeines Gesundheitswohl den gröſsten Nutzen haben würde. — Nothwendig müſste der Arzt bei der ersten Erscheinung solcher Zufälle der Obrigkeit die nöthige Anzeige davon thun, um durch ihren Beitritt die strengsten Maaſsregeln gegen die weitere Verbreitung bewürken zu können.

II. Zur Verhütung der Ansteckung, wenn man dem Gifte nicht entfliehen kann, sind zwei Mittel vorzüglich würksam befunden worden: die *Räucherungen mit Salzsäure*, die man durch Aufgieſsen der Schwefelsäure auf Kochsalz entwickelt, und die *Einreibungen des Körpers mit Oehl*, die, wie wir schon ehedem in diesem Journale gemeldet haben, auch zur Verhütung der Pestansteckung nüzlich befunden worden sind.

Ich würde noch ein drittes Mittel hinzufügen, die *Verhütung der Berührung* des Kranken oder der von ihm berührten Sachen. Bei der Pest ist es entschieden, daſs nur die Berührung das Gift mittheilet, und es ist erwiesen, daſs man im Pesthospitale mitten unter die Kranken ohne Schaden gehen kann, wenn man sich nur hütet etwas anzufassen und nachher die Kleider wechselt. Sollte das Gift des gelben Fiebers eben so wie die Pest zu den fixen und nicht in der Luft auflöslichen Contagien gehören, so würde diese Vorsicht ebenfalls zur Verhütung seiner Ansteckung hinreichend seyn. Aber auch dieser Punkt ist noch nicht hinreichend untersucht.

Das Contagium des gelben Fiebers scheint nach den bisherigen Erfahrungen zu denen zu gehören, die nur einmal im Körper Reaction erregen, das heifst, die Krankheit hervorbringen können. Dadurch würde es sich von der Pest auszeichnen, die bekanntlich zwar in der nehmlichen Epidemie nicht wieder kömmt, aber in der Folge wieder entstehen kann. Hierauf liefse sich einige Hoffnung gründen, dafs vielleicht durch Inoculation ihres eigenen Stoffes die Krankheit geschwächt oder durch Inoculation eines andern ganz verhütet werden könnte. Denn nur bei solchen contagiösen Krankheiten, welche nur einmal befallen, halte ich eine solche Präservation für möglich.

III. Was den *Charakter der Krankheit* betrifft, so ist er offenbar asthenisch, und sie gehört also zu der Gattung des *asthenischen Fiebers* oder des *Typhus*. Aber sie unterscheidet sich von dem gewöhnlichen Typhus, so wie jeder contagiöse Typhus, durch einige Eigenschaften, welche in der eigenthümlichen

Einwürkung des Contagiums auf den Organismus, ihren Grund haben. Sie sind folgende:

1) *Die Entstehung der Krankheit durch eine von aussen gewaltsam einwürkende Potenz.* Jede contagiöse Krankheit muss als eine dem Organismus aufgedrungene, aber nicht von ihm selbst ursprünglich erzeugte Krankheit betrachtet werden. Es ist eine Vergiftung, wo die Würkung sehr verschieden, nach der verschiedenen Disposition des Organismus ausfallen kann. Nun giebt es zwar Contagien, deren innere Natur so direct schwächend auf die Lebenskräfte würkt, dass die dadurch erregte Reaction allemal zum asthenischen Charakter hinneigt (so wie z. B. das Pest- und Scharlachgift), und zu dieser Klasse gehört unstreitig auch dieses Contagium. Aber gewiss ist es ein grosser Unterschied unter einem Typhus der von innern Ursachen und allmählicher Abstimmung der Kraft entstand, und unter einem Typhus, der plözlich durch Eindringung eines lähmenden Giftes in einen gesunden und vielleicht noch sehr kräftigen Organismus hervorgebracht wird. Hier kann trotz der aufgedrungenen Unterdrückung der Kräfte doch noch im Innern ein beträchtlicher Grad von Energie, wenigstens in den ersten Tagen, vorhanden und

der Organismus gleichsam in einem gemischten dynamischen Zustande befindlich seyn, bis entweder die Kraft der Natur das verderbliche Gift überwindet oder dieses den Ueberrest der Kraft aufzehrt. Ganz anders wird die Würkung ausfallen, wenn das Contagium einen schon geschwächten und Lebensarmen Körper befällt; hier wird die Krankheit leicht den höchsten Grad der Asthenie annehmen und schnelle Zerstörung die Folge seyn. Auf diese Art wird es begreiflich wie das gelbe Fieber, trotz des herrschenden Hauptcharakters, dennoch sehr verschieden modificirt seyn kann, und, so gut wie die Pest, zuweilen einen ans Entzündliche gränzenden, wenn gleich nicht lange dauernden, zuweilen einen rein nervösen, zuweilen einen höchst bösartig faulichten Charakter haben könne, wie dies die Erfahrung und besonders die verschiedenen Kurmethoden beweisen. Die Ursache dieser Verschiedenheit liegt entweder in der verschiedenen Disposition des Subjects, oder der verschiedenen epidemischen und endemischen Constitution und der dadurch erregten allgemeinen Stimmung des Organismus.

2) *Die chemische Aenderung der organischen Mischung.* Sie ist etwas Auszeichnendes aller contagiösen Krankheiten; bei al-

len ist ein bestimmter chemischer Fehler der Materie vorhanden, der das Wesen der Krankheit enthält und eben der einzige Grund ihrer ansteckenden Kraft, so wie ihres specifischen Charakters ist. Es ist nicht allein pathologisch, sondern auch therapeutisch von Wichtigkeit, indem dadurch diese Krankheiten nicht bloſs den dynamischen, sondern auch den chemischen Weg der Heilung möglich machen, ja oft nur allein den lezten, wie wir bei der venerischen Krankheit deutlich sehen.

3) Die *Localität.* So wie jedes Contagium seine bestimmte Affinität zu gewissen Organen hat, eben so das Contagium des gelben Fiebers. Es ist vorzüglich der Magen und das Lebersystem, worauf es am concentrirtesten einwürkt. In beiden Organen bringt es einen Zustand von erhöhter Reizbarkeit und Reitzung hervor, der sehr bald in Entzündung übergeht und wodurch die heftigen Schmerzen, die Angst, das convulsivische Erbrechen, erst von Galle und dann von Blut, die übermäſsige Gallenerzeugung und ihr Zurücktritt ins Blut und ihre Folge, die Gelbsucht, hervorgebracht werden. — Doch ist es sehr wahrscheinlich, daſs auſser jener Affection der festen Theile auch das Blut und die Galle durch dieses Contagium eine che-

mische Aenderung erleiden, welche ihnen einen faulichten und zur Auflösung geneigten Charakter giebt.

IV. Die Cur dieser Krankheit muſs nach obigen Grundsätzen folgende Gesichtspunkte annehmen:

1) Den *allgemeinen dynamischen Charakter*, der zwar im Ganzen asthenisch, aber sehr verschieden graduirt und modificirt ist; daher zuweilen die kräftigste Anwendung der excitirend-stärkenden Methode, zuweilen nur sehr milde, flüchtig, aber schwach reizende Mittel; zuweilen, bei noch groſser Thätigkeit des Blutsytems, nur Säuren, mineralische oder auch nur vegetabilische, passend seyn werden. Ja zuweilen kann anfangs eine so sthenische Reaction vorhanden seyn, daſs selbst antiphlogistische Behandlung, selbst Aderlässe nöthig sind. — Dies hat die Erfahrung völlig bestätigt, da es schon Epidemien des gelben Fiebers gegeben, wo die stärkende Methode die besten Dienste that, und andere, wo dieselbe Methode, der Gebrauch der China und des Opiums, nachtheilig, und Blut- und andere Ausleerungen heilsam waren.

2) Den *specifisch chemischen* oder *qualitativen Zustand der Materie*.

Er fordert uns auf, Mittel aufzusuchen

und anzuwenden, die im Stande sind, als chemische Reagentia und Neutralisantia auf das Contagium im Körper selbst zu würken, und so die zerstörende Gewalt des Gifts zu schwächen. Vielleicht ist das Quecksilber ein solches Mittel, wenigstens hat es nach *Rush* und Anderer Erfahrungen die kräftigsten Dienste geleistet. Auch würden in dieser Hinsicht die Säuren, besonders die Räucherungen mit Salzsäure, die man selbst in Clystieren anwenden könnte, viel erwarten lassen.

3) Die *örtlich afficirten Organe*, Darmkanal und Leber.

Diese Rücksicht giebt der Cur eine doppelte Bestimmung: Einmal, solche Mittel zu wählen, welche auf diese Organe, besonders die Leber, würksam sind (in welcher Hinsicht, und als allgemeines kräftiges Reizmittel, gewiſs das von Herrn Doctor *Holst* vorgeschlagene *Oleum terebinthinae* die gröſste Empfehlung verdient); Zweitens aber, den höchst gereizten und entzündlichen Zustand dieser Organe zu berücksichtigen, der die unmittelbare Anwendung reizender Mittel nicht verträgt, ja bei robusten Körpern im Anfange einen sthenischen Charakter annehmen kann, wo sogar örtlich reizmindernde und reizentziehende Mittel passend sind. Dies beweist die oft so nüzliche Anwendung Darmausleerender Mittel in dieser Krankheit, welche auch noch den Vortheil haben, dafs sie die in Menge ergossene und putrescible Galle, also eine sehr schädliche Potenz, aus dem Körper wegschaffen. Doch sieht man leicht ein, dafs die Anwendung dieser Mittel der ersten Indication, d. h., der Rücksicht auf die Kräfte und den dynamischen Charakter untergeordnet seyn müsse. Sehr viel würde in dieser Hinsicht auch von äusserlichen Mitteln zu erwarten seyn; im Anfange beim sthenischen Zustande die Anlegung von Blutigeln, in der Folge Vesicatorien, Einreibungen von Opium und Quecksilber und Terpentinöhl, bei grofsen Schmerzen erweichende warme narcotische Umschläge, trockne Schröpfköpfe, bei geringerer Empfindlichkeit und Neigung zur Fäulnifs und Lähmung, kalte Umschläge, Auflegen von Eis.

d. H.

Ein die Cur des gelben Fiebers betreffender Vorschlag.

Die Verheerung, welche durch das gelbe Fieber über Spanien verbreitet wurde, erregte Besorgnisse in den entferntesten Ländern; man

man wird es daher einem Arzte, der aus den treuesten Nachrichten diese Seuche kennt, verzeihen, wenn er eine auf diesen wichtigen Gegenstand bezogene Meinung anderen Aerzten zum Prüfen vorlegt.

Die durch Thatsachen gegebene Gewifsheit, daſs das gelbe Fieber stets von gleichem Ansteckungsstoffe erzeugt wird, stets in bestimmten gleichen Organen vorzüglich wüthet, und durch immer gleiche Hauptmerkmale sich äussert, gewährt uns Hoffnung zu einer fast allgemein anwendbaren würksamen Behandlungsweise, deren umfassende Erforschung jedoch nur von Männern, welche die Leidenden selbst beobachten, unternommen werden kann; entfernten Aerzten, welche mit den Schriften der Beobachter vertraut sind, darf es indessen frei stehen, unter dem Schutze genügender Gründe, *einzelne*, dem gesammten Heilplane unterzuordnende, genau zu begränzende Hülfsmittel vorzuschlagen. Auch ich wage es, einen in diesen Zeilen folgenden Vorschlag zu rechtfertigen.

Es giebt im gelben Fieber einen Zeitraum, da bei gänzlicher Erschöpfung der Lebensthätigkeit, Zerstörung im Bau bestimmter wichtiger Eingeweide des Unterleibes und Entmischung der von diesen Eingeweiden abgesonderten Säfte beginnt; es giebt eine

Gröfse der Krankheit; da diese Zerrüttung schnell eintritt.

Völlig entwickelte Gelbsucht, höchste Empfindlichkeit des Magens, Schluchzen, schwärzlichtes, stinkendes Erbrechen, begleitet von kleinen, zitternden Pulsschlägen, sind Zeichen dieses Gefahr drohenden Zustandes, der zuverlässig eine Behandlung fordert, durch welche mit schnell durchdringendem Reize die gesunkenen Kräfte erhoben werden und vorzüglich der Leber und dem Magen eine gröfsere, gegen die brandichte Zerstörung schützende Energie gegeben wird.

Die bis auf eben bezeichneten Grad fortgerückte Krankheit wurde, so viel aus ärztlichen Schriften bekannt ist, höchst selten durch die gebräuchlichen Arzeneien bezwungen, und gerade nur für diesen Zeitraum und für diese Gröfse der Krankheit eignet sich vielleicht die Arzenei, deren Anwendung bei dem gelben Fieber durch mich zuerst in Vorschlag kömmt. *Terpentinöhl* (*Spiritus Terebinthinae*) *ist dies Heilmittel.*

Aus den Beobachtungen anderer Aerzte war der ätherische, durchdringende Reiz womit das Terpentinöhl auf den menschlichen Organismus würkt, bekannt; ich selbst habe es bei den schlimmsten Arten und höheren Graden des Typhus (*Typh. muscular.*) innerlich und äuſserlich angewendet, und, was ich auf Gewissen hier versichere, oft durch dies Mittel mehr wie durch andere bewährte, die Lebensthätigkeit aufgeregt.

Durch Terpentinöhl wird die Verrichtung der kleinsten absondernden Gefäſse beschleunigt; Ausdünstung und Urinabsonderung verstärken sich augenscheinlich in sehr kleinen Folgezeiten nach der ersten Anwendung dieses Mittels. Diese Würksamkeit auf die Functionen der kleinsten Gefäſse macht das Terpentinöhl zu dem wichtigsten Heilmittel bei chronischem Hüftweh, tief eingewurzelter Gelenksteifigkeit und atonischer Wassersucht.

Aber in ganz vorzüglichem Maaſse wird die zögernde Verrichtung der Leber durch den Gebrauch des Terpentinöhls verstarkt; Kranke, welche von Gallensteinen die heftigsten Leiden erfahren hatten, wurden nur durch diese Arzenei völlig befreiet; ich selbst habe bei Gelbsuchten aus schwächenden Veranlassungen, welche mit gehöriger Rücksicht auf alle Verhältnisse der Kranken behandelt wurden und hartnäckig widerstanden, durch Terpentinöhl die Thätigkeit der Leber gehörig erregt und zur Gesundheit zurückgeführt; bei lange dauernden Verdauungsbeschwerden, die, wie ich aus der Summe aller Erscheinungen schlieſsen muſste, auf Unthätigkeit der Organe, welche Verdauungssäfte absondern, begründet waren, leistete mir dies Heilmittel oft die ersprieſslichsten Dienste.

In Hinsicht auf das Erregungsverhältniſs würde das Terpentinöhl wahrscheinlich bei oben erwähntem Zustande im gelben Fieber angezeigt seyn; aber auch in chemischer Beziehung scheint es hier eine vorzügliche Stelle zu verdienen.

Die Elemente, woraus das Terpentinöhl besteht (vorzüglich Wasserstoff und Kohlenstoff), sind in höchst einfacher Verbindung und höchst leicht trennbar. Eben darum geht dies Oehl mit so vielen Körpern, welche äusserst schwer aufzulösen sind (bei sehr verschiedenen Wärmegraden), durchdringende Verbindungen ein; Gallensteine werden leicht dadurch aufgelöst. Eben darum verdünstet es leicht und vertheilt sich höchst fein in weit ausgedehnte Räume; kurz, es hat mit den Naphthen viel Verwandtes; es giebt die Basis zu den von allen Nadelhölzern ausgehauchten riechbaren Stoffen; ein einziger Tropfen Terpentinöhl innerlich genommen, eine kleine Menge desselben in die Haut eingerieben, theilt einer Menge des ausgesonderten Harnes einen starken Veilchengeruch mit.

..ır erfahrne Wundärzte schätzten das

Terpentinöhl im äufserlichen Gebrauche als das gröſste antiseptische Mittel, und wandten es vorzüglich zur Tilgung der Fäulniſs beim feuchten Brande an; hier belebt es nicht nur durch Reiz die den zerstörten Theilen naheliegenden gelähmten Gefäſse, sondern es verbindet sich auch chemisch mit den entmischten Säften, neutralisirt die faulichten Stoffe und macht die eingesogene Jauche dem Leben weniger gefährlich; selbst der Geruchssinn unterscheidet gar bald die vollendete Umwandlung der jauchichten Flüssigkeit. Das Terpentinöhl würkte hier in chemischer Beziehung auf ähnliche, nur kräftigere Weise, wie das Kohlenpulver bei stinkenden Geschwüren, oder bei Reinigung des mit faulichten Stoffen verunreinigten Wassers würkt*).

*) Durch die Eigenschaft des Kohlenpulvers, alle, den Sinnwerkzeugen des Geschmacks und Geruches höchst ekelhaften Stoffe von dem dadurch ganz verdorbenen Wasser völlig abzuscheiden und die Milde der Flüssigkeit wiederherzustellen, wird es deutlich erwiesen, daſs chemische Affinität dabei obwaltet, obgleich die Wärme nicht über die vorige Temperatur des Wassers erhöht wird. Hieraus erhellt denn auch deutlich, daſs man die Neutralisation septischer, contagiöser Miasmen nicht bloſs von Sauerstoff mittheilenden tropfbaren oder dampfförmigen Mitteln erwarten darf, sondern daſs allerdings auch durch Affinität desoxydirender Stoffe,

Wenn sich nun gleich daraus, daſs die Fäulniſs der Säfte, welche vom Körper *abgetrennt* sind, durch das Terpentinöhl getilgt wird, kein genügender Schluſs auf die Würksamkeit dieses Oehles bei Krankheiten des Organismus machen läſst, so ist doch *dies* höchst wahrscheinlich, daſs ein Heilmittel, welches so deutlich Affinität zu den flüchtigen aus den Säften *entbundenen* Stoffen äussert, dessen erregende Würkung auf die Lebensthätigkeit des Organismus durch treue Beobachtung erkannt ist, das unleugbar ins Innere der organischen Gefäſse aufgenommen wird und einige Zeit nach seiner Aufnahme, den ausgeschiedenen Flüssigkeiten (vorzüglich dem Urine) ein eigenthümliches, zunächst dem Geruchssinne merkbares chemisches Verhältniſs giebt, vorzüglich geeignet sey, bei einer Krankheit angewendet zu werden, deren wesentlicher Charakter Schwäche der Lebensthätigkeit und daraus erfolgende Entmischung der Säfte ist. Bei dem gelben Fieber verdient dies Mittel, aus angeführten Gründen, vielleicht eine ausgezeichnete Stelle.

In Hinsicht auf die Weise der Anwendung glaube ich bemerken zu dürfen, daſs das

welche z. B. aus dem Terpentinöhl leicht entwikkelt werden, chemische Umwandlung der Contagien erhalten werden kann. —

Terpentinöhl wegen seiner Fähigkeit von den lymphatischen Gefäſsen leicht aufgenommen zu werden und dann, wenigstens in seine Grundstoffe zerlegt, bis zu den feinsten absondernden Gefäſsen hinzudringen, vorzüglich zum Gebrauche in Einreibungen geeignet sey. Sehr zweckmäſsig kann es mit einem passenden Vehikel in den After eingesprizt werden.

Zu groſsen Gaben des Terpentinöhls durch den Mund genommen, wird man nicht leicht sich entschlieſsen dürfen, weil im gelben Fieber die Empfindlichkeit des Magens so sehr erhöht ist; indessen da diese Erhöhung der Reizbarkeit mit der Schwächung der Thätigkeit im geraden Verhältnisse steht, so wird auch das Mittel, welches die Thätigkeit stärkt, dann, wenn man es Anfangs in sehr kleinen Gaben mit einem passenden Vehikel darreicht, gewiſs auf diesem Wege zweckmäſsig benuzt werden.

In einzelnen Fällen möchte es vielleicht besser seyn, durch den Mund irgend eine Naphtha einzuflöſsen, während man gröſsere Gaben des Terpentinöhls in die Haut reiben und in den Mastdarm spritzen läſst.

D. *Holst*,
Arzt in Hamburg.

Königlich Preussisches Publicandum in Betreff des gelben Fiebers.

Seine Königliche Majestät von Preussen etc. Unser allergnädigster Herr, finden sich durch den aus den öffentlichen Blättern *bereits bekannten*, in Halle sich ereigneten, Vorfall bewogen, folgendes hierdurch zu verordnen und festzusetzen: Einem jeden wird untersagt, Waaren oder Sachen, durch die Nordsee oder zu Lande, aus Spanien und aus Livorno in diesseitige Staaten kommen zu lassen, ohne zuvor seiner Gerichtsobrigkeit deren bevorstehenden Eingang angezeigt und durch diese die Erlaubniss dazu von der Krieges- und Domainenkammer der Provinz sich bewürkt zu haben. Derjenige, der solches unterlässt, hat *sechsmonatliche* respective *Festungsstrafe* oder Arbeit, auch *Vernichtung der eingegangenen Sachen* zu gewärtigen. Hierbei soll es *keinen Unterschied* machen, von *welcher Gattung diese Sachen sind*, ob solche schon seit Jahr und Tag aus Spanien abgesandt worden und irgendwo auswärts Quarantaine gehalten haben. Den Gerichtsobrigkeiten wird daher zur Pflicht gemacht, bei der Krieges- und Domainenkammer der Provinz die Gegenstände und das Sachverhältnifs anzuzeigen, dieser aber, die Erlaubnifs zum Eingange beim Generaldirectorio nachzusuchen. Zugleich wird jedermann hierdurch angewiesen, es der Obrigkeit des Orts sofort anzuzeigen, wenn demungeachtet der Eingang von dergleichen Sachen erfolgt, diese aber zur augenblicklichen Vernichtung derselben durch Feuer bemächtigt, wenn die Anzeige durch die anzustellende Untersuchung richtig befunden werden sollte.

Signatum Potsdam den 27. Nov. 1804.

Friedrich Wilhelm.

v. Schulenburg. v. Vofs. v. Hardenberg.
v. Schrötter. v. Reeden. v. Angern.

VIII.

Vollständiger Bericht über den im Unterleibe eines vierzehnjährigen Knaben gefundenen Foetus und dessen Section,

nebst

Beschreibung einiger ähnlichen Fälle.

Ich eile, diesen im *Journal de Medecine Vendémiaire An. XIII.* bekannt gemachten Bericht einer respectablen Commission über diesen merkwürdigen Gegenstand meinen Lesern mitzutheilen, und freue mich, dafs sie in der Erklärung derselben Meinung ist, die ich im XIX. B. 3. St. dieses Journals aufgestellt habe.

d. H.

Dupuytren, Director der anatomischen Arbeiten bei der *École de medecine*, hat der *Société de medecine* im Nahmen einer Commission, die aus *Cuvier*, *Richard*, *Alphonse Leroy*, *Baudelocque* und *Jadelot* bestand, einen Bericht über den Fötus abgestattet, der sich im Unterleibe des jungen *Bissieu* zu Verneuil im Eure-Departement gefunden.

Das Phänomen, welches der Gegenstand dieses Berichts ist, hat fast in demselben Grade durch seine Merkwürdigkeit die Aufmerksamkeit der Physiologen auf sich gezogen, als es durch die Publicität, die es erhielt, und durch die Erklärungen, die man davon gab, als der Minister *Chaptal* die *Ecole de medecine* aufforderte, es zu prüfen, öffentliche Sensation erregte. In allen Fallen, die sich so weit wie der vorliegende von dem Normale der Natur entfernen, räth die Klugheit, eines Theils zwar nur streng erwiesene Thatsachen anzuerkennen, auf der anderen Seite aber auch den mächtigen Kräften der Natur keine zu enge Gränzen zu stecken. Nach diesen Grundsätzen wurde auch der Bericht entworfen, der hier in gedrängter Kürze mitgetheilt werden soll. Er giebt ein grofses Licht über die Geschichte des jungen Menschen, der jenen Fötus bei sich trug, über den Leichenbefund desselben und über die Section des Fötus selbst.

Amedée Bissieu, in dessen Körper sich jener Fötus fand, hatte sich von der frühesten

Jugend auf über einen Schmerz in der linken Seite beklagt. Diese war seit seinen ersten Lebensjahren ausgedehnt und geschwollen gewesen. Der Fortdauer dieser Symptome ohngeachtet, hatten sich jedoch die physischen und geistigen Kräfte dieses Kindes *vollkommen* entwickelt; und erst im *dreizehnten* Jahre wurde er plözlich von einem Fieber befallen. Zugleich fing die Geschwulst an, an Umfange zuzunehmen und sehr schmerzhaft zu werden; und nach Verlauf einiger Tage gab der Patient durch den Stuhlgang eine eiterartige, übelriechende Materie von sich. Am Ende des dritten Monathes, vom Ausbruche dieser ersten Krankheit an gerechnet, zeigten sich deutliche Spuren der Lungensucht. Nicht lange darauf verlohr der Patient durch den Stuhlgang einen Knaul Haare und starb sechs Wochen darnach am höchsten Grade der Auszehrung.

Bei der Leichenöffnung dieses Kindes, die von den Herrn *Guerin* und *Bertin des Mardelles* unternommen wurde, fand man in einem Sacke, der durch Knochenmaterie mit dem *Colo transverso* verbunden war und Communication mit demselben hatte, einige Knäule von Haaren und eine organisirte Masse, die mehrere Züge der Bildung eines menschlichen Fötus an sich trug. Man kann nicht umhin anzuerkennen, daſs die beständige Kränklichkeit des jungen *Bissieu* auf seine ganze Krankheit, und daſs diese wiederum auf die Entdeckung Bezug gehabt habe, die man bei Oeffnung seiner Leiche machte. Nachdem man diesen ersten Umstand durch authentische Zeugenverhöre berichtigt hatte, war es von der gröſsten Wichtigkeit, die Lage jener organisirten Masse und den Ort, wo sie sich gebildet hatte, zu bestimmen. Zwar sezte es die Untersuchung derjenigen Theile, welche der Societät durch Herrn *Blanche*, Wundarzt zu Rouen, zugestellt waren, auſser Zweifel, daſs jene Masse von einem Sacke umgeben im *Mesocolo transverso*, nahe am *Colo* und auſserhalb des Darmkanals befindlich gewesen war; auch stand in der That jener Sack mit dem Darmkanale in Communication. Allein diese Communication war offenbar erst neuerdings entstanden, und gewissermaſsen zufällig. Denn man sah noch deutlich die Ueberreste der Scheidewand, welche beide Cavitäten von einander getrennt hatte.

Nachdem nun die wahre Lage dieser organisirten Masse bestimmt war, muſste man auch die Beschaffenheit derselben näher untersuchen. Sie zeigte in ihrer Bildung groſse Aehnlichkeit mit einem menschlichen Fötus, zugleich aber auch mancherlei Sonderbarkeiten, die zum Theil Fehler der ersten Bildung zu seyn, zum Theil aber auch von einer allmählichen Degeneration und von dem Aufenthalte dieser Masse im Mesocolon herzuführen schienen. Es gab noch ein sichereres Mittel, über die wahre Natur dieser Masse Aufschluſs zu erhalten. Denn wenn sich in ihrem Innern deutliche und von den Theilen, an denen diese Masse befestigt war, unabhängige Organe fänden, so muſste man sie für ein besonderes Individuum erkennen. Zeigte sich aber nichts an ihr als organische Fortsetzungen, so gehörte sie, wie auch immer ihre äussere Bildung beschaffen seyn mochte, zu der Classe von Vegetationen, die an allen organisirten Theilen des Körpers vorkommen, nicht aber zu den selteneren Phänomenen.

Bei der Section dieser Masse, die mit groſser Sorgfalt vorgenommen wurde, entdeckte man Spuren der Sinnorgane, ein Gehirn, Rückenmark und sehr beträchtliche Nerven; ferner Muskeln, die in ein faserichtes Wesen degenerirt waren, ein Skelett, das aus einer *Columna vertebralis*, einem Schädel, dem Becken und aus Spuren von beinahe allen Gliedern bestand; ferner eine sehr kurze, am *Mesocolo*, aber auſserhalb des

Darms befestigte Nabelschnur, und in derselben eine Arterie und eine Vene, die an ihren Enden, sowohl am Fötus als auch an dem Individuo, welches ihn trug, durch Nebenäste mit einander in Verbindung standen.

Die Gegenwart der genannten Organe reicht ohnstreitig wohl hin, jene organisirte Masse als ein Individuum zu charakterisiren, obgleich ihr die Organe der Digestion, der Respiration, der Harnabsonderung und der Generation gänzlich fehlten. Allein der Mangel einer großen Anzahl wichtiger Lebensorgane berechtigt uns, sie zu den monstruösen Früchten zu rechnen, die bestimmt sind im Augenblicke der Geburt zu sterben.

Da die Bildung einer organisirten Masse im *Mesocolo* hinlänglich erwiesen, da die Aehnlichkeit derselben mit einem menschlichen Fötus zur Genüge dargethan, so blieb nur noch zu untersuchen übrig, seit wann sie im *Mesocolo* vorhanden gewesen, wie sie in den Körper eines anderen Individuum gerathen sey, und wie sie daselbst habe leben können? —

Da dieser Fötus sich außerhalb des Darmkanals gefunden, so konnte man nicht annehmen, daſs er erst nach der Geburt des jungen *Bissieu* in den Körper desselben gerathen sey; wodurch denn eine Menge übereilter Hypothesen widerlegt werden, durch welche man dieses Phänomen zu erklären versucht hat. Das Geschlecht des jungen *Bissieu*, welches auf Veranlassung des Präfecten im Eure-Departement durch die Herren *Delzeuse* und *Brouard* außer allen Zweifel gesezt worden, verstattete nicht anzunehmen, daſs derselbe befruchtet worden sey oder sich selbst befruchtet habe, indem er männliche Geschlechtstheile besaſs und nicht eine Andeutung von weiblichen vorhanden war.

Die Thatsachen, welche diesem Berichte zum Grunde liegen, veranlaſsten natürlich mancherlei Ideen über dieselben. Die Kränklichkeit des jungen *Bissieu* von Jugend auf, die besonderen Symptome derselben und der darauf folgenden Krankheit, die Entdeckungen, welche man bei seiner Leichenöffnung machte, sind so genau mit einander verbunden, daſs man genöthigt ist, anzunehmen, daſs sie im nothwendigen Zusammenhange mit einander gestanden, und daſs dieser unglückliche Knabe schon bei seiner Geburt den Keim der traurigen Krankheit in sich getragen habe, der er im vierzehnten Jahre unterlag. Viele andere Umstände vereinigten sich noch, die frühere Gegenwart dieses Fötus im Körper des jungen *Bissieu* zu beweisen. Dahin die Gröſse der Zähne an demselben, die faserichte Degeneration der Muskeln, die Zusammentrocknung des Gehirns, die Abnutzung der Haut an manchen Stellen, die Caries verschiedener Knochen, die Verwachsung mancher unter ihnen, die knochichte Degeneration des Sackes, in welchem der Fötus befindlich u. s. w., lauter Umstände, die zu ihrer Entwickelung eine sehr beträchtliche Zeit erfordern. Allein auch zugegeben, daſs jener Fötus gleichzeitig mit dem Individuo entstanden, in welchem er sich fand, so würde doch für diejenigen, welche Alles erklären wollen, immer noch ein schwieriger Umstand zu erklären übrig bleiben, nemlich die Lage jenes Fötus im *Mesocolo transverso*. Die sonderbaren Thatsachen, welche dieser Bericht enthält, sind ohnstreitig der wichtigste Theil desselben und in einem gewissen Grade unabhängig von allen den Erklärungen, die man davon geben könnte. Doch gehört es nothwendig in den Plan einer Arbeit, wie der vorliegenden, die erwiesenen Thatsachen zur Erklärung dieses Phänomens zu benützen. — Nicht selten beobachtet man Zwillinge, die entweder am Rücken, oder am Unterleibe, am Kopfe oder an mehreren Theilen zugleich mit einander verwachsen sind. Ein gelinderer oder stärkerer Druck, den die äuſserst weichen Embryonen während oder kurz nach der Empfängniſs in den Organen der Mutter erleiden, kann solche Monstruositäten veranlassen. In anderen, nicht weniger seltenen Fällen, sind dergleichen Zwillinge so innig mit einander verwachsen, daſs beiden mehrere Organe fehlen und durch gemeinschaftliche Organe ersezt sind, die zugleich dem Leben beider vorstehen. Im ersteren Falle schreibt sich die Monstruosität von einer rein mechanischen Ursache her, im zweiten aber von einem primitiven Fehler in der Organisation der Keime. Eine oder die andere dieser Ursachen muſs man nothwendig annehmen, um das Phänomen zu erklären, welches den Gegenstand dieses Berichts ausmacht. Folglich hat in dem Falle des jungen *Bissieu* einer von zwei isolirten Keimen den andern zu Folge einer mechanischen Einwürkung durchdrungen, oder aber befanden sich beide durch eine primitive und eben so schwer wie die Generation zu erklärende Disposition in der Vereinigung und Beziehung mit einander, die man hinterher an ihnen beobachtet hat.

Eine dieser beiden Erklärungsarten zugegeben, so liegt in der Existenz eines Fötus im Abdomen eines anderen Individui nicht weiter etwas Wunderbares; nur das Geschlecht desjenigen Individui, welches dabei die Stelle der Mutter vertrat, ist beinahe gleichgültig. Vergleicht man diesen Fötus mit den Empfängnissen außerhalb der Gebärmutter, so geschieht die Nutrition, an welchen Theilen des Unterleibes sich nun auch die befruchteten Keime anhängen mögen, auf gleiche Weise. Beiden werden durch ihre eigenthümlichen Gefäfse Nahrungssäfte zugeführt; sie bilden und entwickeln sich bis zu dem Zeitpunkte, den die Natur bestimmt hat, sie an's Licht zu fördern, können dann nicht herausgeschafft werden, gehen in Fäulnifs oder in eine fettige Substanz über, trocknen ein, verknöchern sich, oder vegetiren fort, bis ihre Gegenwart durch die Reizung der benachbarten Theile einen Abscefs veranlafst und dadurch ihre Fortschaffung befördert wird. Dies geschah in unserm Falle. Die Wände des Sackes, der den obigen Fötus einschloß, wie alle die Früchte umgeben sind, die außerhalb der natürlichen Geschlechtsorgane vorkommen, entzündeten sich, theilten ihre Entzündung dem Darme mit; die Scheidewand zwischen beiden Cavitäten ward zerstört: der Sack bekam Communication mit dem Colon, und dadurch erfolgte die Ausleerung von Jauche und Haaren durch den Stuhlgang, und eine wahre *Phthisis abdominalis*, die sich in ihrem Verlaufe mit einer *Phthisis pulmonalis* complicirte und dem Patienten das Leben kostete. Wäre jener Sack näher an der Oberfläche des Körpers gelegen gewesen; so würde er sich nicht in den Darm geöffnet haben, und das ganze Phänomen wäre, zwar seiner Natur nach dasselbe, aber doch weniger auffallend gewesen seyn.

Dieser Fötus wurde, so lange er lebte, von demjenigen Individuo ernährt, welches man als den Bruder desselben ansehen muſs. Der Mangel allen Fäulniſs in seinem Körper, der vollkommen offene Zustand der Circulationsorgane, setzen dieses auſser allen Zweifel. Der Mangel der Organe der Digestion, der Respiration, der Harnabsonderung und der Generation, beweist nichts gegen das Leben dieses Fötus, da diese Organe ja bei gewöhnlichen Früchten nur ernährt werden und erst nach der Geburt ihren Functionen vorstehen. Allein das Leben dieses Fötus muſste sich bei dem wunderbaren Baue desselben auf sehr wenige Functionen beschränken. Nur die Organe der Circulation äusserten diejenige Thätigkeit bei demselben, die zum Leben der übrigen Organe nothwendig erforderlich war. Sie führten Blut vom Mesocolon zum Fötus, und von diesem wieder zum Mesocolon.

Die *Societé de l'Ecole de medecine* hat nach Vorlesung dieses so wichtigen und gründlichen Berichts beschlossen, denselben nebst den *Zeichnungen*, die durch *Cuvier* und *Jadelot* von jenem Fötus gemacht sind, vollständig in dem ersten Theile ihrer Acten aufzunehmen. Sie wird zugleich eilen, einen Bericht über die den Schriftstellern etwa vorkommenden analogen Fälle zu erstatten.

Merkwürdiger Beitrag zu dem in Frankreich kürzlich beobachteten Falle, der Schwangerschaft eines vierzehnjährigen Knaben; mitgetheilt von Doctor Schwabe, pract. Arzte zu Weimar.

Dieser wunderbare Fall von einer außerhalb dem Körper befindlichen Geschwulst, welche die gröfste Aehnlichkeit mit einem Kinde hatte, befindet sich in einem alten, aber mitunter sehr interessante Beobachtungen enthaltenden Buche, dessen Titel ist: *Thesaurus Medico-chirurgicarum observationum curiosarum*, von *Cunrado Ludovico Walthero*, (Chirurgus zu Halle im Herzogthume Magdeburg). *Leipzig, bei P. C. Monath*, 1715. — Ohne den Lesern dieses Journals in den sich dabei aufdringenden Bemerkungen vorgreifen zu wollen, will ich jezt die Geschichte selbst, welche übrigens ganz das Gepräge der unverfälschten Wahrheit hat, treu mittheilen. Sie steht pag. 58. des angeführten Werkes unter der XIXten Observation, und lautet wörtlich also:

„Anno 1699 den 12ten Februar habe ich, nebst vielen hundert Personen, einen Knaben von 14 Jahren, von Geburt ein Genueser, gesehen, so von seinem Vater *Dominico* den Leuten für Geld gezeigt ward, welchem ein Gewächs, einem Kinde ähnlich, zum Leibe heraus wuchs, so den sichtbaren Zeichen gemäſs weiblichen Geschlechts seyn sollte. Als dieser Knabe gebohren worden, hat selbiger, seines Vaters Erzählung nach, eine Geschwulst auf der linken Seite unter den kurzen Rippen, nach dem Nabel vorwärts eines Hennen-Eyes groſs, mit zur Welt gebracht, welche Geschwulst die Wehemütter anfänglich für einen Bruch angesehen und dagegen verschiedene Mittel gebraucht; allein es hat diese Geschwulst im geringsten nicht abgenommen, sondern im Gegentheile mit des Knaben Wachsthume sich täglich vermehrt, bis nach und nach eine menschliche Gestalt hervorgebrochen, wie denn diese Geschwulst von dem Orte ihres Ursprunges fast bis an den Nabel sich erstreckt hat, daſs der Knabe der Gröſse und Beschwerlichkeit halber genöthiget worden, solche stets in einer Binde zu tragen. Das Haupt so in der Gröſse eines Vierteljährigen Kindes ziemlich vollkommen, war mit vielen schönen glänzenden und geflammten Haaren, eine und eine halbe Viertel-Elle lang, geziert, welche sauber und nett mit einem rothen Bande, nach weiblicher Manier, von ihnen eingeflochten worden. Die Stirne war vollkommen, mit zwei Augenbraunen von eben solchen schwarzen Haaren, gleich andern neugebohrnen Kindern bewachsen, desgleichen auch die Augenwimpern, welche aber sehr klein und nicht von einerlei Gröſse waren: denn am linken Auge kamen sie ohngefähr von dieser Länge — — ——, hingegen am rechten ganz geringe — —— zu Gesichte. Die Augen an sich selbst betreffend, hatte nur das linke eine kleine Oeffnung, durch welche man aber dessen innerstes Wesen nicht zu sehen vermochte, bisweilen flossen etliche Thränen heraus; hingegen das rechte Auge, so einen Queerdaumen davon sich befand, war fest verschlossen. Die Nase, so nun folgen sollte, hatte wohl ihr Spatium, allein es war nur ein flacher, breiter Cartilago, an den Augen ein wenig eingebogen, und erstreckte sich bis an den Mund, wo die

Oberlefze ihren Anfang nehmen sollte, und dieses war abscheulich anzusehen, indem es eher die Gestalt eines Rüssels vom Vieh, als menschlichen Mund präsentirte, doch war er in die obere und untere Lefze getheilt; um die obere Lefze standen 4 Zähne, Incisores genannt, wie ein halber Mond, zur *rechten* Seite aber unter diesen noch 2 *kleine spitzige* unvollkommne Zähnchen unter einander nach dieser Form:

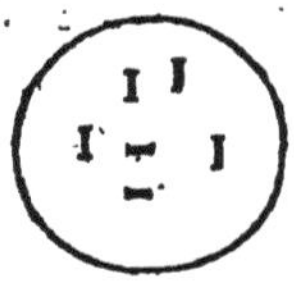

Im übrigen sahe es einem Stücke rohen Fleische gleich, und geifferte durch die Oeffnung stets einige Feuchtigkeit aus; diese Oeffnung aber war ganz unbeweglich, daher man nicht erfahren können, ob eine Zunge zugegen gewesen. Wo die Ohren seyn sollten, waren Signa; nehmlich rechter Seite eine Oeffnung in der Gröfse einer *Zuckererbse*, linker Seite aber verschlossen, einer gemeinen Erbse grofs, und mangelten beiderseits des äufserlichen Zierraths. Diesem folgte der Hals in seiner ordentlichen Länge, und an der aus dem Leibe hervorragenden Seite, wo das Schulterblatt seyn sollte, eine Breite, allwo man auch einige Härte eines Beins fühlen konnte, gleichwie am Cranio; linker Seits vorwärts war ein grofses fleischichtes Wesen, einer erwachsenen Weiberbrust gleich, mit einer Warze, einer Erbse grofs, gezieret, welches auch das Signum nebst den langen Haupthaaren vorstellte, daraus geschlossen worden, dafs dieses also genannte und ausgewachsene Kind weiblichen Geschlechts sey. Leztlich, besser unten, erschien der Nabel, und nicht weit davon die Vereinigung mit des Knaben eigner Haut. Ein mehreres war ferner nicht zu notiren, als dafs der Knabe selbst empfunden, wenn das Gewächs scharf angegriffen worden. Hieraus nun zu präsumiren, dafs, nachdem der Knabe geboren, dieses nur ein kleines Gewächse, wie vorhin gemeldet, gewesen, hernach aber bei erwachsenem Alter, gleich wie andere Gewächse, so an dem menschlichen Körper je zuweilen gefunden werden, nach und nach von dem zufliefsenden Nutriment aus des Knaben Säften accresciret und diese Gestalt erlanget, es also ohne Zweifel mit des Knaben Alter vollkommener werden wird. Wovon es aber seinen Ursprung genommen, durch was für Semen es generirt und welcher Gestalt der Wachsthum fortgeführet worden, solches erfordert eine vollkommene medicinische und physicalische Untersuchung, welche wir denjenigen überlassen, die bei Gelegenheit solche auf dem Catheder weitläuftig zu untersuchen Belieben tragen; gleichwohl aber haben *Vincelius*, *Lycosthenes* und *Parcus* in ihren Schriften ebenfalls dergleichen Historien aufgezeichnet, wohin den geneigten Leser verweise, bis sich fernere Gelegenheit erzeiget, etwas mehreres von solchen Geburten vorzutragen.«

Beobachtung eines Geschwürs des Unterleibes, aus welchem verschiedene Fragmente von Knochen, Zähnen, Haaren und fleischichten Theilen zum Vorscheine kamen.

Diese von unserm ehrwürdigen *Lentin* schon vor 40 Jahren in seinen *Observationibus medicis Fasc. I.* mitgetheilte Beobachtung verdient allerdings hier auch einen Platz, ohnerachtet sie von einem weiblichen Körper ist, da der Fötus auch hier von der Geburt an in ihr existirte und also ebenfalls höchst wahrscheinlich eine Zwillingsbefruchtung war, was auch der Verf. im 2ten Theile dieser Beobachtungen als Vermuthung aufstellt.

d. H.

Ich kann nicht umhin, hier die merkwürdige Krankengeschichte eines Mädchens mitzutheilen, welches von Kindheit auf ein Monstrum im Unterleibe ernährte, das durch die unermüdete Sorgfalt des Wundarztes *Schurigt* zu Lüchow allmählich herausgeschafft wurde. Ich lege darum ein grosses Gewicht auf diese Geschichte, weil sie dazu beitragen kann, einiges Licht über die dunkle Lehre von der Generation des Menschen zu geben. Es ist hier nicht meine Absicht, mich weiter über diesen Gegenstand auszulassen; ich werde hierzu zu einer andern Zeit und an einem anderen Orte Gelegenheit finden. Dagegen aber will ich hier den Bericht jenes Wundarztes mittheilen.

»Zu Dangenhorst, so schreibt er, einem Dorfe im Amte Wustrow, wurde im Jahre 1744 einem Bauern, Nahmens *Peter Schorling*, eine Tochter, *Elisabeth Dorothea*, gebohren, die von Jugend auf einen aufgetriebenen und bei der Berührung harten Unterleib besafs, und dabei unaufhörlich kränkelte. Mit zunehmendem Alter vergröfserte sich auch die Geschwulst des Unterleibes, und zwar so sehr, dafs manche der Meinung waren, sie sey schwanger. Um die Zeit ihres funfzehnten Jahres fing sie an, häufiger über Schmerzen des Unterleibes zu klagen, wovon die Ursache auch bald sichtbar wurde, indem sich in der *Regio hypogastrica*, etwa einen Zoll breit unterhalb des Nabels, eine Entzündung zeigte, die mit bedeutendem Schmerze verbunden war. Diese Gegend fing an erhaben zu werden, und wie eine Blase hervorzuragen. Da diese Blase sich darauf von selbst öffnete, so verbanden die Eltern einige Zeit lang die Wunde mit allerlei Hausmitteln, vernachlässigten sie aber nachher wegen des argen Gestanks der ausfließenden Jauche, mit welcher im Verlaufe einer Woche drei Zähne, von der Größe wie sie ein 6 — 8jähriges Kind zu haben pflegt, ausgeleert wurden. Darnach kam auch noch ein membranöses, schmales, länglichtes, fleischichtes Wesen, 6 Zoll lang, zum Vorschein, wobei die Patientin Wehenartige Schmerzen fühlte. Da dieses fleischichte Stück sich nicht weiter herausziehen ließ, so schnitten die Eltern es mit einer Schäfer-Scheere ab.

Nach vierzehn Tagen floß beinahe eine Hand voll Haare, mit einer stinkenden Jauche vermischt, Knaulweise aus dem Geschwüre. Einige Tage darnach wurden auch zwei cariöse, ungleiche, länglichte Knochen-Fragmente, von denen das eine anderthalben, das andere einen halben Zoll lang war, herausgezogen.

Die Geschichte dieses Mädchens fing natürlich bald an ruchtbar zu werden, und wurde, wie gewöhnlich, mit mancherlei fabelhaften Zusätzen geschmückt. Da das Gerücht davon auch zu uns kam, so begab ich mich, neugierig gemacht, zum Prediger jenes Orts, der alles mir Gemeldete bestätigte. Ich fragte dann bei dem Vater jenes wunderbaren Mädchens an, ob er nicht erlauben wolle, den Dr. *Löhr*, den Physicus jener Gegend, mit zu bringen, damit derselbe mit mir das Geschwür näher untersuchen könne; welches er auch zufrieden war.

Demzufolge begaben wir uns am 10ten März 1760 nach jenem Orte. Wir untersuchten auf's sorgfältigste das Geschwür, fanden aber nichts als callöse Höhlungen und einen durchdringenden, unerträglichen Gestank. Wir suchten nun aber den Vater zu überreden, uns die Tochter nach Lüchow zu schicken, um die Wunde heilen zu können, indem jene sonst ganz in Fäulniſs übergehen könne. Dieses sezte ihn so in Schrecken, daſs er augenblicklich einwilligte; und bei unsrer Abreise überlieferte er uns noch die ausgeflossenen Haare, Knochen und Zähne.

Am 25sten März brachte nun auch wirklich der Vater seine Tochter nach Lüchow, damit daselbst alles zur Heilung derselben versucht werden könne.

Es verstrichen einige Tage, ohne daſs ich etwas Neues entdeckte, und ohne daſs etwas weiteres geschah, als dafs eine Erweiterung der Wunde durch Prefsschwamm versucht wurde.

Am 6ten April aber stiefs ich bei der Untersuchung auf einen harten, widerstehenden Körper und zog darauf mit grofser Mühe einen Zahn heraus, einen zweiten am 9ten, und einen dritten am 10ten April. Ich untersuchte nun die möglichst erweiterte Wunde mit einer Sonde, und stiefs abermals auf einen harten und dem Gefühle nach ziemlich grofsen Körper, der von mir herausgezogen wurde und aus einem Fragmente des *Ossis maxillaris*, mit drei Zähnen versehen, bestand, und von mir noch aufbewahrt wird.

In den nächstfolgenden Tagen brachte ich auch verschiedene Stücken Haut, mit Haaren versehen, heraus. Da aber die Absonderung auf diese Weise sehr beschwerlich und ohne Erfolg von statten ging, so befolgte ich den Rath des Dr. *Löhr* und erweiterte die Wunde des Geschwürs auf der rechten Seite und nach unten durch einen 6 Zoll langen Schnitt. Wegen des grofsen Blutverlustes, den ich mit Charpie stopfte, sah ich mich aber verhindert, die Operation weiter fortzusetzen.

Da die Patientin hernach ein Wundfieber bekam und der Erholung bedurfte, so verband ich jedoch die Wunde nicht vor dem dritten Tage nach der Operation. —

Am ersten Mai nahm ich den Verband ab, und fand in dem Geschwüre eine Menge stinkender Jauche. Aus der gemachten Erweiterung ragte aber ein cartilaginöser, härtlicher, runder und mit einer Art von Stiel *), der anderthalben Zoll lang war, versehener Körper hervor. Dieser verhinderte aber den Verband, indem er sich beständig von der linken zur rechten und aus dem Geschwüre so sehr herausdrängte, daſs er zum Theil auf dem Schenkel auflag und beim Gehen und Sitzen die Haut desselben anfraſs, da er überall von einer scharfen Jauche bedeckt war.

Hierdurch aber wurde die Heilung von Tage zu Tage in die Länge gezogen. Deshalb beschloſs ich, mich an den hervorragenden Körper selbst zu machen, und denselben zu exstirpiren. Ich versuchte, ihn Stückweise fortzuschaffen, welches mir oft, aber nur bei groſser Vorsicht, gelungen ist; und wenngleich fast bei jedem Schnitte mir ein Strom von Blut entgegenstürzte, so verhinderte dies mich doch nicht, meinen Vorsatz auszuführen.

*) War jenes Fragment der Kinnlade, oder dieser runde, härtliche und cartilaginöse Körper für das Cranium zu halten?

So nahm ich denn nun nach und nach nicht allein verschiedene und noch eingehüllte Knochen, sondern auch Knorpel und Fragmente der Kinnladen, die noch mit Zähnen versehen waren, heraus. So besitze ich sechszehn Zähne, die aus diesem Geschwüre herausgenommen sind.

Als ich nun den gröſsten Theil der auf der rechten Seite gelegenen härteren Theile exstirpirt hatte und von ohngefähr das Messer etwas tiefer einführte, schlüpfte plötzlich ein Theil der Gedärme aus dem Geschwüre hervor. Ich reponirte diese aber augenblicklich auf demselben Wege und legte einen schicklichen Verband an. Am dritten Tage nachher nahm ich denselben wieder ab, und fand Alles im besten Stande. Ich dachte nun auch darauf, die linke Seite des Geschwüres von allen fremdartigen Theilen zu befreien. Auch hier hatte ich bei einem zu tiefen Schnitte das Unglück, daſs ein beträchtlicher Theil der Gedärme vorfiel, den ich aber gleichfalls auf die vorhin erwähnte Art reponirte.

Nach vollendeter Exstirpation muſste man nun noch darauf denken, das in seinem ganzen Umfange callöse und ungleiche Geschwür, welches eine halbkuglichte Form hatte, vollkommen zur Heilung zu bringen und zu schlie-

schliefsen, welches mir denn auch nach Verlauf von 6 Monathen vollkommen gelang. Die Patientin nahm darauf auch zu an Fleisch und Kräften, und unterzog sich ihren ländlichen Arbeiten ohne alle Beschwerde.«

Die Wahrheit dieser Geschichte aber bezeugen folgende Aerzte, welche von Zeit zu Zeit bei dem Verbande zugegen waren.

Dr. *Löhr*, Physicus des Amts Lüchow.
Dr. *Leonhardt*, Physicus zu Lüneburg.
Dr. *Hoppe*, } von Salzwedel.
Dr. *Gerke*, }
S. C. *Schurigt*, Wundarzt.

Endlich kann auch ich selbst, durch Autopsie überzeugt, die Wahrheit dieses seltenen Vorfalls bezeugen, indem ich selbst jenes Stück der Maxilla, welches mit einem Backenzahne versehen aus dem Geschwüre hervorragte, in Händen gehabt und Alles, was durch jenes Geschwür ausgeleert wurde, selbst in Augenschein genommen habe.

Noch bemerke ich Folgendes: Dafs vom Gehirne keine Spuren entdeckt worden; dafs die Patientin von jedem Schnitte in die Monstruosität Schmerzen empfand; dafs diese daher schwerlich ein eigenes Gehirn gehabt habe; daſs diese Miſsgeburt seit dem 6ten Lebensjahre des Mädchens nicht mehr gewachsen, sondern sich wie ein *Lithopaedion* verhalten habe, und daſs endlich dieses Mädchen bis jezt noch nicht menstruirt sey.

Verzeichniſs der Vorlesungen bei dem Königlichen Collegio-Medico-Chirurgico *im Winter-Halben Jahre vom November* 1804 *bis Ende April* 1805.

I.

Doct. *Christian Wilhelm Hufeland*, Königl. Geheimer Rath und Director Collegii Medico-Chirurgici, wird wöchentlich dreimal in dem Krankenhause der Charité mit der Direction des clinischen Prüfungscursus, clinischen Unterricht und Uebungen verbinden.

II.

Doct. *Johann Theodor Sprögel*, Königl. Geheimer auch Ober-Medicinal- und Sanitäts-Rath, Physiologiae Professor, Collegii Archivarius und Senior, wird die Physiologie nach Anleitung des Herrn *v. Hallers* Grundriſs, künftigen Sommer, Donnerstags und Freitags von 10 bis 11 Uhr vortragen, und damit wieder den Anfang machen; für den Winter wird diese Vorlesung, mit höchster Genehmigung, der Professor extraordinarius Doct. *Bischoff* übernehmen.

III.

Doct. *Johann Gottlieb Walter*, Königl. Geheimer Rath und Professor Anatomiae primarius und Physices, wird in den sechs Wintermonaten, Montags, Dienstags und Freitags von 4 bis 5 Uhr die Sinnen-Organe und die Nerven-Lehre öffentlich vortragen. Privatim wird er täglich denen, die sich selbst in der Anatomie üben wollen, allen möglichen Unterricht ertheilen, und in besondern Stunden in dem Königl. anatomischen Museum über die Physiologie und die theoretischen und practischen Accoucheur-Wissenschaften Privatvorlesungen halten.

IV.

Doct. *Johann Friedrich Fritze*, Königl. Geheimer Rath, Professor der Clinic und bestallter Arzt in dem Charité-Lazarethe, wird daselbst in den Monaten December, Januar und Februar, Mittwochs und Sonnabends von 9 bis 11 Uhr clinische Uebungen anstellen, auch mehr Geübtern zur technischen Praxis Anleitung und Anweisung geben.

V.

Doct. *Christoph Knape*, Königl. Ober-Medicinal- und Sanitätsrath, auch Professor Anatomiae secund., trägt des Donnerstags und Freitags von 10 bis 11 Uhr die Syndesmologie öffentlich vor. Auch wird er, wenn es verlangt werden sollte, die Staats-Arzeneiwissenschaft in ihrem ganzen Umfange zusammenhängend vortragen, sonst aber nur die gerichtliche Arzeneiwissenschaft allein lehren, und sowohl zu gerichtlichen Obductionen als auch zu allen übrigen medicinisch-gerichtlichen Untersuchungen practische Anleitung geben. Aufserdem wird er auch alle andern Theile der Anatomie und Medicin, welche wifsbegierige Zuhörer verlangen werden, zu lehren bereit seyn.

VI.

Doct. *Christian Ludewig Mursinna*, Professor Chirurgiae primarius, zweiter Königl. General-Chirurgus, wird Montags und Dienstags von 10 bis 12 Uhr öffentlich den Cursum Operationum Chirurgicarum, und privatim die Chirurgie, Luxationen, Fracturen, Bandagen, Cursum Operationum chirurgicarum, auch den practischen Theil der Geburtshülfe in der Charité vortragen.

VII.

Doct. *Friedrich Gebhard Theodor Gönner*, Professor Pathologiae et Semioticae, wird Donnerstags und Freitags von 11 bis 12 Uhr die Pathologie fortsetzen. Privatim wird er in der Physiologie, Semiotic, Materia medica und Therapie Unterricht geben.

VIII.

Doct. *Johann Gottlieb Zencker*, Professor Chirurgiae secund., wird Montags und [illegible] öffentlich Chirurgia- [illegible] die Chirurgiam medicam und die [illegible] gen, und gemeinschaftlich [illegible] Chirurgiae, den [illegible] theoretisch und practisch lehren.

IX.

Doct. *Friedrich August Walter*, Professor der Anatomie und Physic, jetzt Decan, wird Montags, Dienstags, Donnerstags und Freitags von [illegible] Uhr [illegible] Blutgefäss- und Eingeweide-[illegible] öffentlich [illegible]. Privatim wird er [illegible] der practischen Zergliederungs[illegible] Uebungen [illegible]. Ueberdem wird er jeden [illegible] schen Theil der Anatomie, [illegible] Königl. anatomischen Museum [illegible] Präparate und die [illegible] dergestalt vortragen, dass [illegible] gemacht werden [illegible]. Endlich wird er [illegible] nes sehr grossen [illegible] meine, höhere und angewandte [illegible] verständlich und angenehm zu machen suchen.

X.

Doct. *Siegismund Friedrich Hermbstädt*, Königl. Geheimer, wie auch Ober-Medicinal- [illegible] Professor der Chemie und Pharmacie, wird [illegible] und Freitags von 2 bis [illegible] Uhr die allgemeinen [illegible] medicinisch-practischen Chemie [illegible] wendung derselben auf die [illegible]. [illegible] Prüfung der Arzneimittel [illegible] Cursus zu [illegible].

XI.

Christian Heinrich Ribke, Professor der Entbindungskunst und Hebammenlehre, hat [illegible] naten, November bis Ende Februar, alle Tage von [illegible] 4 Uhr den Unterricht für die [illegible] se. Auch ist er bereit, über die [illegible] dahin gehörigen Wissenschaften [illegible] zu halten.

XII.

Doct. *Ludewig Formey*, Königl. Geheimer, wie auch Ober Medicinal- und Sanitätsrath, wird die Erkenntniss und Cur der chronischen Krankheiten Donnerstags und Freitags von 9 bis 10 Uhr vortragen.

XIII.

Doct. *Carl Ludewig Willdenow*, Professor der Botanik und Naturgeschichte, wird Mittwochs und Sonnabends von 9 bis 10 Uhr Zoologie vortragen. *Privatim* wird er Vorlesungen über die Zoologie, Materia medica und die cryptogamischen Gewächse halten.

XIV.

Doct. *Johann Gottfried Kiesewetter*, Professor der Philosophie, wird Mittwochs und Sonnabends von 11 bis 12 Uhr öffentlich die Logik nach seinem Lehrbuche vortragen. Privatim wird er Vorlesungen über Encyclopädie der Wissenschaften und Moral, wie auch über die reine Mathematik halten.

XV.

Doct. *Ludewig Ernst von Könen*, Ober-Medicinal- und Sanitätsrath, Professor Materiae medicae, wird diese Wissenschaft Montags und Dienstags von 2 bis 3 Uhr vortragen. *Privatim* wird er Montags, Dienstags, Donnerstags und Freitags von 5 bis 6 Uhr die Materia medica nach *Horns* Handbuch der practischen Arzneimittellehre, an eben diesen Tagen von 6 bis 7 Uhr die Physiologie nach *Hildebrands* Lehrbuch abhandeln. Auch wird er in zwei Stunden wöchentlich allgemeine Pathologie lehren, ausserdem die specielle Therapie der vorzüglichsten acuten Krankheiten in noch zu bestimmenden Stunden vortragen.

XVI.

Doct. *Friedrich Ludewig Augustin*, Professor der Kriegesarzneikunde, wird Montags und Dienstags von 3 bis 4 Uhr öffentlich den zweiten Theil der Kriegesarzneiwissenschaft oder die Kriegesheilkunde vortragen. Privatim wird er die Physiologie, gesammte Pathologie und Geschichte der Medicin abhandeln, auch zu medicinisch-chirurgischen Disputatorien in lateinischer Sprache bereit seyn.

XVII.

Doct. *Carl Johann Christian Grapengiesser*, Professor ordinarius, wird Mittwochs und Sonnabends von 10 bis 11 Uhr öffentlich die venerischen Krankheiten vortragen. Privatim wird er über Augenkrankheiten vortragen, und wenn es verlangt wird, auch über specielle Therapie Vorlesungen halten, und in seinem medicinisch-chirurgischen Clinicum Morgens von 8 bis 9 Uhr fortfahren.

XVIII.

Doct. *Bourguet*, Professor extraordinarius, lehrt privatim die Experimentalchemie, nach eigenen Heften, die Experimentalpharmacie nach *Hermbstädts* Grundriſs, und die Experimentalphysik nach seinem Grundrisse.

XIX.

Doct. *C. H. E. Bischoff*, Professor extraordinarius, wird lehren: Oeffentlich für den Königl. Geheimen, auch Ober-Medicinal- und Sanitatsrath Doct. *Sprögel*, die Physiologie des menschlichen Körpers Donnerstags und Freitags von 3 bis 4 Uhr. Privatim die Physiologie, Montags, Dienstags und Sonnabends, in einer den Zuhörern beliebigen Stunde. Unentgeldlich die Therapie der Gemüths- und Nervenkrankheiten, als den zweiten Theil seiner Vorlesungen über diesen Gegenstand, in wöchentlich zwei demnächst zu bestimmenden Stunden.

Berlin, den 22. September 1804.

Königl. Preuſs. Collegium Medico-Chirurgicum.

Vorstehendes Verzeichniſs wird hiermit approbirt.

Signatum Berlin, den 25. September 1804.

Auf Seiner Königl. Majestät Allergnädigsten Special-Befehl.

Graf v. d. Schulenburg.

Inhalt.

König-

Mit diesem Stücke des Journals wird ausgegeben:

Bibliothek der praktischen Heilkunde. Dreizehnter Band. Zweites Stück.

Inhalt.

Jos. Frank, Erläuterungen der Erregungstheorie. Zweite, durchaus neu bearbeitete Auflage.

Heinrich Christian August Osthoff, Ueber das Selbst-Stillen.

Journal
der
practischen
Arzneykunde
und
Wundarzneykunst

herausgegeben
von

C. W. Hufeland,
Königl. Preuss. Geheimen Rath, wirkl. Leibarzt, Director
des Colleg. med. chirurg., erstem Arzt der Charité
u. s. w.

Zwanzigster Band. Drittes Stück.
Mit einem Kupfer.

Berlin 1805.
In Commission bei L. W. Wittich.

Neues Journal
der
practischen
Arzneykunde
und
Wundarzneykunst

herausgegeben

von

C. W. Hufeland,

Königl. Preuss. Geheimen Rath, wirkl. Leibarzt, Director des Colleg. med. chirurg., erstem Arzt der Charité u. s. w.

Dreizehnter Band. Drittes Stück.

Mit einem Kupfer.

Berlin 1805.

In Commission bei L. W. Wittich.

I.

Vermisch[illegible]

[illegible]

[illegible]

[illegible]

S[illegible]
Halse. die [illegible]
[illegible]
ich bei [illegible]
Nachricht [illegible]
züglich [illegible]
Schwäch[illegible]
obachtet werden [illegible]
chronisch[illegible]
senartig [illegible]
gen, weil die [illegible]

mit weniger Geschwulst der innern Theile des Rachens verbunden ist, dabei aber eine dunkle Röthe zeigt und oft weit bis über einen grofsen Theil der die Mund- und Nasenhöhle überziehenden Membrane, ja selbst, wie es scheint, tiefer bis zum obern Theile des Schlundes und der Luftröhre sich verbreitet. Es giebt jedoch auch Fälle, wo sich diese chronische Entzündung blofs auf die Gegend des Rachens einschränkt.

Vor einiger Zeit wurde mir von einem auswärtigen Arzte folgende, unter diese Rubrik gehörende, Krankheitsgeschichte zugesandt, und meine Meinung über dieselbe und die zu wählenden Heilmittel verlangt.

»Ein Mann von 38 Jahren, von blasser Gesichtsfarbe, hagerem Körperbau, straffer Faser, noch unverheirathet, war in früher Jugend, bis ins siebente Jahr, seiner Aussage nach, kränklich, sehr schwach (wahrscheinlich rhachitisch); wurde aber in der Folge ziemlich gesund, und überstand Blattern und Masern gut und ohne Nachkrankheiten. Im 12ten Jahre fing er an Onanie zu treiben, und fuhr damit bis zum 20sten Jahre fleissig fort. Dann unterliefs er dieses verderbliche Spiel einige Jahre, kehrte aber nachher zur alten Gewohnheit in dem Maalse zurück, dafs er fast täglich eine Ejaculation bewürkte.

Gute Tafel und vieles Weintrinken, dem er damals sich ergab, trugen unstreitig bei, diese übele Gewohnheit zu unterhalten. Um diese Zeit ohngefähr stellte sich ein Halsweh ein, das catarrhalischer Art zu seyn schien, etwa 14 Tage dauerte, dann verschwand und nach einigen Monaten wiederkehrte, wieder verschwand und nachher öfter wiederkam, länger anhielt, und am Ende chronisch ward und keine Intermission mehr machte; doch hiervon hernach das Nähere. Venerisch war der Kranke nie, auch waren nie gichtische oder rheumatische Beschwerden, Hautausschläge etc. an ihm zu bemerken.«

»Obgleich der Kranke nun seit einigen Jahren keine Onanie mehr getrieben hat, so stellen sich doch seit 5 bis 6 Jahren jeden dritten, vierten Tag nächtliche Pollutionen ein, die den Kranken sehr erschöpfen. Der abgehende Saamen ist dünn und ohne Consistenz. Zuweilen fliefst auch am Tage, bei einer unwillkührlichen Erection, ein schleimichter Saft in geringer Quantität aus. Dabei hat der Kranke eine äufserst hypochondrische Gemüthsstimmung, Schmerzen im Rükken, Ameisenlaufen über den Rücken, Spannung in der Leistengegend, Magendrücken nach dem Essen bei noch ziemlich starkem Appetite, unordentliche, harte Stuhlausleerung von Schafskoth ähnlichen Excrementen, nach geringer Bewegung Ermüdung und Knarren in den Gelenken (vom Mangel an Gelenkschmiere), im Schlafe, den der Kranke oft vergebens sucht, Zuckungen und beengten Athem, ohne den geringsten Husten. Der Körper magert, vorzüglich um die Lenden und an den Schenkeln, ab; vom schleichenden Fieber aber ist noch nichts zu bemerken, der Puls ist natürlich, ziemlich voll, macht 60 — 70 Schläge in der Minute, und bleibt sich gleich in verschiedenen Tageszeiten. Obgleich der Kranke noch herum wandelt und es ihm an Eſslust nicht fehlet, so ist doch die Verdauung im Ganzen schlecht. Der Urin ist oft trübe, zu andern Zeiten saffrangelb, mit einem ziegelfarbenen Bodensatze.«

»Die wichtigste, schon oben erwähnte Beschwerde dieses Kranken ist aber das Halsweh, das ihn nun seit 8 Jahren unausgesezt foltert, und sich auf folgende Art verhält. Im Innern des Halses empfindet der Kranke einen brennenden Schmerz, der zu Zeiten nach oben bis in die Augen schieſst und sich vorzüglich vermehrt bei vielem Sprechen oder wenn ein Luftzug durch den Mund fährt, ferner vom Genusse fetter Speisen, die gleich das fürchterlichste Brennen erregen, weswegen auch der Kranke alles Fett oder Butter in Speisen sorgfältig zu vermeiden sucht; so auch beim Genusse aller sauren oder scharfen Sachen. Das Niederschlucken geht übrigens leicht, und wie im natürlichen Zustande von statten. Bei der Untersuchung findet man hinten im Rachen außer einer erysipelatösen Röthe, etwas aufgetriebenen Blutadern und merklich hervorstehenden und verdickten Wärzchen am Grunde der Zunge, nichts Widernatürliches.«

»*Schon* viele angesehene Aerzte (fährt der Arzt, der mir diese Geschichte meldet, fort) haben diesen Kranken vergeblich lange behandelt, und fast die ganze Materia medica an ihm erschöpft. Fast alle kamen darin überein, die Zufälle, und besonders die Angina, den häufigen Saamenergieſsungen und der dadurch bewürkten Schwäche zuzuschreiben. Die Erscheinungen am Kranken zeigen nun zwar unläugbar, daſs eine wahre *Tabes nervosa dorsalis* zugegen sey, so wie auch der Consensus der Geschlechtstheile mit dem Halse unverkennbar und z. B. bei der venerischen Krankheit auffallend ist. Doch möchte ich nicht gern die Angina einzig und allein den Saamenergieſsungen zuschreiben, und bin nicht abgeneigt zu glauben, daſs eine fehlerhafte Lebersecretion mit zum Grunde liegen dürfte, zumal da fette Speisen das Uebel so sichtbar zu jeder Zeit vermehren, da der Kranke ein atrabilarisches Ansehen hat und auch Hämorrhoidalstockungen im Unterleibe zu vermuthen sind. Ich glaube daher hier eine *Angina chronica biliosa* zu sehen, die nur durch den Saamenverlust mehr unterhalten und verschlimmert wird. Freilich mag auch durch die lange Dauer des Uebels ein innerer unheilbarer Organisationsfehler vielleicht entstanden seyn. — Was die anzuwendenden Mittel betrifft, so würde ich den Anfang machen mit einer Mischung aus *Extr. gramin. taraxac. tartar. tartaris.*, mit Clystieren resolvirender Art, nur nicht zu warm und nicht zu freigebig, dabei Reiben des Unterleibes, mäßsige körperliche Bewegung, Schlafen auf Matratzen u. s. w. Nachdem der Unterleib etwas freier geworden, würde ich die Mineralsäuren, besonders *Elix. acid. Hall.* vorschlagen, weil diese bei solcher kränklichen Reizbarkeit der Zeugungstheile vieles zu leisten scheinen, und auch auf die Idee von Polycholie passen, späterhin die China und zwar zuerst im kalten Aufgusse. Die Diät müſste mit den Mitteln gleichen Schritt halten und von leichtern Speisen allmählich zu stärkern und nahrhaftern übergegangen werden. Bei Schlafengehen würde ich eine Gabe

Extr. hyoscyam. mit Campher nehmen lassen. Eisenmittel, die von andern Aerzten diesem Kranken oft vorgeschrieben wurden, scheinen noch zu reizend zu seyn, und auf die straffe Constitution nicht zu passen. — Von allen Localmitteln, die zur Linderung der Beschwerden im Halse versucht wurden, schafft einzig ein dicker Althäaschleim einige Erleichterung und wird vertragen.«

So weit der Arzt, der mir diese Krankengeschichte zur Beurtheilung zusandte. Ich sahe den Kranken nach einiger Zeit selbst, nachdem sein Arzt wirklich mit gelinden Visceralmitteln etc. einen Versuch, aber ohne Erleichterung, gemacht hatte. Auch schien es mir nicht, daſs beträchtliche Anhäufungen im Unterleibe zugegen, und daher solche Mittel passend seyen. Vielmehr urtheilte ich, daſs bloſs irritable Schwäche des ganzen Organismus, und insbesondere der Geschlechtstheile, das Uebel unterhalte, und auf Hebung derselben das Hauptaugenmerk bei der Cur gerichtet seyn müsse. Heiser war der Kranke nicht, ob ihm gleich langes Sprechen beschwerlich fiel. (*Tissot* erwähnt der Heiserkeit als einer gewöhnlichen Folge der Onanie, aber nicht der Angina.) Der Kranke war entschlossen, die Castration an sich machen zu lassen (nach dem in diesem Journale vorgekommenen glücklichen Beispiele), was ich aber gänzlich widerrieth, da es mit den Saamenergieſsungen, die oft acht Tage lang ganz wegblieben, noch nicht auf's Höchste gekommen war. Ich schlug seinem Arzte folgende Mittel vor: Ein Decoct der *Quassia* mit *Salab* verbunden (eine bei irritabler Schwäche oft sehr wohlthätig würkende Mischung), das fleiſsige Trinken eines Aufgusses adstringirender Kräuter, stärkende, beinahe kalt anzubringende Clystiere, das beständige Tragen von Wachstaffent um den Hals, öfteres kaltes Bähen der Genitalien und Anwendung der bekannten Vorsichtsregeln zur Verhütung der Saamenergieſsungen, wozu auch eine Dosis Campher des Abends bei Schlafengehen genommen, desgleichen Waschen der Genitalien mit camphorirtem Bleiwasser gehört. Da der Kranke wegen des Halswehes das *Hallersche* Sauer auf keine Art vertrug, so empfahl ich statt dieses in der Folge *Tissots* adstringirende Lattwerge (Nro. I. unter den Recepten zu der Schrift von der Onanie) oder Pillen aus *Oliban. catechu. myrrh. Extr. lign. campech. etc.* zu versuchen und zugleich ein *Decoct. Lichen. Island.* zu trinken, am Ende den Gebrauch eines eisenhaltigen Mineralwassers, der China, des kalten Bades. Minderung des Saamenverlustes, Verhütung der

Pollutionen, hielt ich für das Hauptbedingniſs der Möglichkeit der Heilung, und suchte nach dieser Idee mehr adstringirende, am wenigsten erhitzende Stärkungsmittel auszuwählen. Nach einigen Monaten erhielt ich Nachricht, daſs sich der Kranke nach den vorgeschlagenen Mitteln ziemlich wohl befunden habe, und noch davon gebrauche.'

Bei Lungensüchtigen, besonders solchen, die an der sogenannten *Phthisis trachealis* leiden, kommt die chronische rosenartige Bräune nicht selten vor, und ist ein sehr beschwerlicher Zufall. In dem fürchterlichsten Grade sahe ich sie bei einem jungen Manne, der lange Zeit mit blinden und zuweilen fliessenden Hämorrhoiden und einem juckenden Ausschlage in der Gegend des Afters geplagt war, und dann nach einem starken und wiederholten Blutspeien lungensüchtig wurde. Der Ausschlag war kurz vor erfolgtem Blutspeien verschwunden und nachher auf keine Art wieder hervorzulocken. Im Fortgange der Lungensucht fand sich aber eine sehr schmerzhafte, bis an den Tod unausgesezt quälende rosenartige Entzündung des ganzen innern Rachens und eines groſsen Theiles der Mundhöhle ein, die sich, wie aus den Zufällen und der Art des Schmerzes zu schlieſsen war, bis zur Luftröhre hinunter, und andererseits bis in die Nasenhöhlen, desgleichen durch die Eustachischen Trompeten bis zu den innern Ohren erstreckte, und nur durch schleimichte mit *Extr. liquir.* verbundene Säfte, und im Verfolge der Krankheit durch Opium, einigermaſsen zu lindern war. Merkwürdig war es mir, daſs Blasenpflaster in den Nacken oder vorne um den *Hals* gelegt bei dieser so wenig, als bei allen andern Fällen von chronischer rosenartiger Bräune nicht das Geringste leisteten.

Aber nicht allein bei solchen, durch Onanie, Schwindsucht etc. in hohem Grade geschwächten Personen, sondern auch bei Leuten, die im übrigen sich wohl befinden, kommt in der Gegend meines Würkungskreises eine ähnliche langwierige rosenartige Bräune häufig vor, die zwar bald durch diese, bald durch jene Mittel gebessert wird, aber fast jedesmal viel zu schaffen macht. Mir sind mehrere Fälle vorgekommen, wo sie für venerisch gehalten und Quecksilber ohne Nutzen angewandt worden war. Bei einer jungen Frau, die Jahre lang von Zeit zu Zeit mit einer solchen Bräune geplagt war, die mit einem nässenden Herpes der Nasenlöcher und mit Schmerzen auf der Brust abwechselte, half endlich, nachdem unter andern Mitteln, wegen Verdacht auf venerisches Gift, selbst Sublimat fruchtlos gebraucht war, das *Plummersche* Pulver mit Schierling und einem Holztranke, und zum Gurgeln eine Mischung aus Kalkwasser, Myrrhe und Catechusaft. In andern Fällen schien mir ein scorbutischer Zustand vorzüglich Antheil an dem Uebel zu haben, in noch andern schien es catarrhalischer oder rheumatischer Natur zu seyn, von öftern Erkältungen herzurühren und mit einem chronischen Lungencatarrh verglichen werden zu können.

2.

Der epidemische Catarrh von 1803.

Die vom Hrn. Dr. *Klees* (in diesem Journale B. XVI. St. 4.) gegebene Beschreibung der im Frühjahre 1803 zu Frankfurt epidemischen Influenza oder sogenannten *Grippe*, pafst genau auf dieselbe Krankheit, die um die nehmliche Zeit in der hiesigen Gegend und am ganzen Niederrhein herrschte. Eben so allgemein ausgebreitet und wenige Individuen ganz verschonend, war bei uns die Epidemie, eben so fast allgemein asthenischer

Natur, — man bemerkte dieselbe nachtheilige Würkung aller ausleerenden Mittel, dieselbe Langsamkeit der Reconvalescenz etc. — Epidemische, die Brust vorzüglich angreifende Krankheiten waren überhaupt in den leztern Jahren auffallend häufig. Gegen Ende des Jahres 1800 und Anfangs 1801 herrschte nehmlich in Aachen und in der ganzen Gegend ebenfalls eine Influenza, die aber im Ganzen viel gutartiger war und nur selten in Typhus überging. Darauf kam frühe im Jahre 1802 die allgemeine pneumonische Epidemie, die im Winter, vorzüglich in der Gebirgsgegend, meist sthenisch war, späterhin aber in sogenannte *Pneumonia nervosa* überging (wovon ich in diesem Journale B. XV. etwas gesagt habe). In den flachen Gegenden des Jülichschen dauerte diese Epidemie bis tief in den Sommer, und ähnelte dem von Herrn *Rademacher* in diesem Journale beschriebenen Nervenfieber mit Seitenstich. Darauf kam endlich im Winter 180$\frac{2}{3}$ die oben erwähnte, von Paris aus sogenannte *Grippe*. Zu Anfange dieser Epidemie, in den Monaten Januar und Februar, kamen mir einige ächt, sthenische, wiederholte Aderlässe fordernde Pneumonien vor. Im Ganzen war aber die Epidemie mehr oder weniger asthenisch, und in ihrer Höhe, im März und April,

mittunter recht bösartig. Es starben jedoch ter meiner Behandlung, die mit der des errn *Klees* vollkommen übereinstimmend, hmlich gelinder oder stärker reizend war, enige und nur solche Personen, die schon rher eine schlechte Brust hatten, oder über- upt sehr schwächlich waren. Kinder über Jahre wurden häufig krank, aber auf zarte uglinge und sehr alte Personen schien die pidemie wenig zu würken. Bei zwei Perso- n, nehmlich einer seit Jahren kränklichen au und einem 60jährigen Manne, der in n ersten Tagen der Krankheit sich noch it Arbeiten angestrengt und aus eigenem ntriebe ein ihm sehr übel bekommenes rechmittel genommen hatte, stellte sich bald ine vollkommene Lähmung des Schlundes in, — ein Zufall, der um so sicherer tödt- ich war, da jezt wegen Unvermögen zu schlucken, keine Arzenei und Nahrung mehr genommen werden konnte, und äußerlich Reizmittel aller Art, stärkende Clystiere etc. unzureichend waren, einen so hohen Grad von Schwäche zu überwinden. Bei der erwähnten Frau ereignete sich fast zugleich mit dem Unvermögen zu schlingen, eine große Ohrendrüsengeschwulst, die aber am folgenden Tage sehr einsank, und durch Senfteige, reizende Pflaster etc. nicht in die Höhe gehalten werden konnte. — Hr. *Klees* hat Vesicatore selten nöthig gefunden, und mir, der ich sie mehreren Kranken auf die Brust legen liefs, schienen sie bei dieser Art von Brustaffection ganz unwürksam zu seyn und nie Erleichterung der Stiche und übrigen Brustbeschwerden zu bewürken, gleichviel ob man sie nur bis zur Röthe oder bis zum Ausflusse liegen liefs. Vesicatore, und zwar grofse und reichlichen Ausflufs erregende, scheinen überhaupt nur bei ächt sthenischen Pneumonien, und zwar im zweiten Zeitraume derselben, wenn die gröfste Heftigkeit durch Blutausleerungen schon gedämpft ist, die so oft gerühmte schnelle Hülfe zu leisten und hier blofs als locale Schwächungsmittel zu würken. — Dafs in Paris so aufserordentlich viele Menschen an dieser Epidemie starben, war unstreitig der schwächenden Behandlung zuzuschreiben. Man vergleiche nur die in der Salzburg. med. Zeit. 1803. B. 2. S. 38 abgedruckte, von verschiedenen Aerzten ertheilte Anweisung für die Bürger von Paris, die Behandlung des epidemischen Catarrhalfiebers betreffend. — Ein Arzt hier im Lande will alle Kranken in kurzer Zeit fast blofs und allein durch die *Tinct. opii*, mit ganz kleinen kurz nach einander gegebenen Dosen angefangen und zu gröfsern, seltener zu reichenden gestiegen, geheilt haben; dadurch hätten sich die Stiche in der Brust und alle Zufälle bald verloren.

Die von Herrn *Klees* sehr empfohlene Einreibung aus peruv. Balsam in Alcohol aufgelöset, welches äusserliche Reizmittel auf Herrn *Marcus* Empfehlung jezt sehr im Gebrauche ist, hat die Unbequemlichkeit, daſs sie bei Frauenzimmern und überhaupt bei Personen von zarter, empfindlicher Haut, nicht selten rosenartige Entzündung mit Blasen etc. erregt, die sich, wie ich gesehen habe, über den ganzen Körper ausbreiten und viele Beschwerden, ja Fieber verursachen kann. Vielleicht ist der peruv. Balsam nicht immer ächt und gut. Auch scheint in unsern Gegenden, wo chronische Hautausschläge so gemein sind, die Haut scharfe Applicationen weniger, als in manchen andern Gegenden zu vertragen.

Aerzte der neuern Schule behaupten in unsern Tagen, daſs unter hundert Pneumonien im Durchschnitte kaum drei sthenischer Art seyen, und haben hierin ohne Zweifel unrecht. Freilich bei der zulezt herrschenden Grippe, und in der lezten Hälfte unserer pneumonischen Epidemie von 1802, mochte das Verhältniſs ohngefähr so seyn; man kann aber von der Beschaffenheit einzelner Epidemien durchaus keinen Schluſs auf das

Ganze machen. Ich selbst habe mehrere Epidemien von Brustentzündung erlebt, wo die Krankheit fast durchgehends sthenisch war und reichliche Blutausleerung forderte. Ein achtungswerther und erfahrner Arzt schrieb mir vor einiger Zeit: »Ich bin durch meine lange, und gewiſs fleiſsige und glückliche Praxis überzeugt, daſs unter 100 Pneumonien öfters 50 sthenisch oder hypersthenisch sind. Auch war die Grippe nicht ohne Ausnahme asthenisch; ich selbst hatte sie sthenisch, so wie auch ein gewisser General, dem sein Regimentswundarzt durchaus nicht Aderlassen wollte, und der doch von einem andern Arzte vorzüglich durch Aderlassen gerettet wurde.« — Uebrigens ist es keinesweges ausgemacht, ob jedes hervorstechende Leiden der Brustorgane bei asthenischen oder sogenannten Nervenfiebern den Namen Pneumonie (d. i. Brust*entzündung*) mit Recht verdient.

Noch eine Behauptung einiger Neuern muſs ich als irrig und der Erfahrung widersprechend rügen, nehmlich: daſs ein Arzt, der bei einer Pneumonie mit Aderlassen und schwächenden Mitteln anfängt, und in der Folge der Krankheit zu reizenden Mitteln überzugehen sich genöthigt sieht, sich entweder in der Diagnosis geirrt und eine asthenische Krankheit für sthenisch gehalten, oder aber das schwächende Heilverfahren übertrieben habe. Fast auf jede heftige sthenische Pneumonie, wo man Anfangs wiederholte Aderlässe machen muſs, folgt gegen das Ende der Krankheit (eben durch die Heftigkeit derselben, oder, um mit *Brown* zu reden, durch Ueberreizung) ein asthenisches Stadium, wobei man, um vollkommene Zertheilung zu bewürken, mehr oder weniger reizende Mittel anzuwenden genöthiget ist, und ich sollte wirklich zweifeln, ob eine *heftige* Pneumonie bloſs und allein durch schwächende Mittel je ist gehoben worden.

3.

Zusatz zu meinen Bemerkungen über das Wechselfieber in diesem Journale B. XV. St. 3.

In dem Sommer des Jahres 1803 gab es in meinem Würkungskreise abermals auſserordentlich viele Wechselfieber, besonders seitdem auf langwierigen Regen gegen Ende des Monats Junius anhaltend trockene und warme Witterung folgte. Den Winter hindurch kamen auch diesesmal gar keine Wechselfieberkranken vor. Meine Heilart war diesen Sommer folgende: Ich reinigte die ersten Wege und wartete 3 oder 4 Anfälle ab. Dann verordnete ich Reizmittel von der flüchtigern Art; als einen Aufguſs von *Valerian. Arnic.*, *Serpentar.* mit *Spir. Minder. Liq. anod. etc.* und fernerhin eine Mischung aus *Ess. Cort. Aurant. Unc.* j. *Naphth. vitriol. Drachm.* iij. *Laud. liq. Drachm.* j., oder auch *Aqu. menth. pip.* mit *Liq. anod.* und *Laudan. liq.* versezt, — beide leztere Mischungen in solchen alle Stunden oder anderthalb Stunden in der fieberfreien Zeit wiederholten Gaben, daſs zuweilen einige Schläfrigkeit erfolgte. Durch diese Mittel erlangte ich mehrentheils so viel, daſs die Fieberanfälle gelinder wurden, und demnächst nach zu Hülfe genommenen wenigen Gaben China ganz ausblieben. Nur in sehr wenigen Fallen reichten jene Opiatmittel allein hin, die Fieberanfälle zu unterdrücken. Diese Methode, wo nach Reinigung der ersten Wege flüchtige Reizmittel angewandt werden, ehe man zur China übergeht, schien mir vor der alten Methode, wo man nach veranstalteten Ausleerungen gleich China gab, allerdings Vorzüge zu haben. Die Cur schien mir zuverläſsiger und gründlicher zu werden, und die Rückfälle nicht so gar häufig zu erfolgen. Auch hat man nachher ungleich weniger China nöthig, deren wiederholte große Gaben den Kranken nur gar zu leicht lästig werden, ja gar den Magen verderben und so die Cur erschweren. — Uebrigens sind mir mehrere Versuche, die andere Aerzte in hiesiger Gegend diesen Sommer genau nach Herrn *Marcus* Vorschrift mit der Cur der Wechselfieber gemacht haben, bekannt geworden, deren Resultat folgendes war. Bei ganz neuen Wechselfiebern half die Methode schlechterdings nicht; das Fieber sezte während der Anwendung der Reizmittel immer mehr vor, oder verdoppelte sich. Erst nach der Anwendung antigastrischer Mittel half die Methode. Sie half ferner verschiedentlich, ohne vorhergegangene Ausleerungsmittel, bei Wechselfiebern, *die schon einige Wochen gedauert hatten.* — Sehr oft kam auch diesen Sommer der Fall vor, daß das Wechselfieber Anfangs eine Continua war, und in dieser Gestalt 4 bis 6 Tage dauerte, ehe es in ein deutliches Wechselfieber überging. Die während dieser anhaltenden Periode angewandte Cur war die antigastrische. Es fragt sich: War ein solches Fieber in der anhaltenden Periode sthenisch oder asthenisch? Das leztere konnte wohl nicht seyn, weil bei dem Gebrauche ausleerender (folglich schwächender) Mittel, das Fieber sich in dem Grade minderte, daſs es deutlich und vollständig aussezte. Allenfalls könnte man annehmen, daſs das Fieber in seiner anhaltenden Periode allerdings schon asthenisch war, und durch die ausleerenden Mittel eine gelindere, nehmlich die aussetzende Form deswegen *erhielt*, weil dadurch Localschädlichkeiten aus den ersten Wegen entfernt wurden. Nimmt man an, das Fieber sey in seiner anhaltenden Periode sthenisch gewesen, so lieſse sich freilich einwenden, daſs die dagegen angewandte schwächende Methode sey übertrieben worden, weil sonst das asthenische deutlich ausgebildete Wechselfieber nicht hätte nachfolgen können. Diese Einwendung würde aber um so ungegründeter seyn, je constanter und häufiger der Uebergang anhaltender in Wechselfieber, auch wenn keine Ausleerungsmittel angewandt wurden, bei uns in dieser Jahreszeit war. Alles aber klärt sich leicht auf, wenn man das Wechselfieber als eine Krankheit von eigner Qualität ansieht, die im Anfange nicht selten mit einem sthenischen Zustande, der in der Folge bald durch Erschöpfung in den asthenischen übergeht, verbunden ist. Daſs das Wesen des Wechselfiebers nicht bloſse Asthenie seyn kann, wie Herr

Marcus annimmt, zeigt sich auch noch aus folgender Betrachtung.

Herr *Marcus* nimmt 4 Grade des asthenischen Fiebers an: *Intermittens*, *Continua*, *Synochus* und *Typhus* (Magazin für specielle Therapie, St. 2.), betrachtet also das Wechselfieber als den gelindesten Grad des asthenischen Fiebers; und zwar, wie es scheint, mit Recht, weil es ganz freie Zwischenzeiten hat. Nun giebt es aber, wie die tägliche Erfahrung lehrt, *asthenische anhaltende* Fieber in Menge, bei denen der Grad der Asthenie so geringe ist, daſs zu ihrer Heilung nicht der zehnte Theil von den Reizmitteln nöthig ist, die zur Heilung eines Wechselfiebers nach *Marcus* Methode, die sogar vorschreibt auch die ganze Nacht hindurch den Kranken die Arzneien zu reichen, erforderlich sind. Entweder muſs also die Asthenie beim Wechselfieber viel gröſser als bei mancher Continua, oder aber die Ursache des Wechselfiebers kann unmöglich bloſse Asthenie seyn.

Noch scheinen mir folgende zwei Fälle, die mir während der Wechselfieberepidemie dieses Sommers vorkamen, eine kurze Erwähnung zu verdienen. Ein gesezter robuster Mann von mittleren Jahren badete, nachdem er sich durch Bewegung bei warmen Wetter erhizt hatte, in kaltem Wasser, und bekam dadurch einen Catarrh, der bald in heftige Pneumonie mit Fieber überging, so daſs wiederholte Aderlässe nöthig waren; das Blut war mit dicker Speckhaut bedeckt. Nach gehobener Pneumonie blieb ein Wechselfieber zurück, dessen erstere Anfälle noch mit Brustbeklemmung verbunden waren, die sich aber, als ein erleichternder Auswurf folgte, weiterhin ganz verloren, worauf denn das Wechselfieber durch die gewöhnlichen Mittel gehoben wurde. — Eine Bäuerin wurde kurz nach einem überstandenen hartnäckigen und langwierigen Wechselfieber schwanger. In dieser Schwangerschaft wurde ihr bald der Leib auſserordentlich dick und die Beine schwollen wassersüchtig an. Es war hydropischer Zustand, eine Folge des Wechselfiebers, mit der Schwangerschaft verbunden. Dieser wurde zwar im Verfolge der Schwangerschaft groſsentheils verbessert, und die Frau kam zur rechten Zeit nieder. Aber an dem Kinde, welches sehr schwach war, bemerkte man einen convulsivischen Zustand, öfteres Schaudern etc. Das Scrotum war ödematös, und bald entwickelte sich auch ein groſser Wasserkopf, der das Kind nach einigen Monaten tödtete. Kalte Umschläge auf den Kopf waren dem Kinde dabei äusserst angenehm, und beruhigten es, da es unaufhörlich schrie, augenblicklich.

Mit dem Winter erlosch die Wechselfieberepidemie wieder ganz, und ich hoffte sehnlich (da sonst oft mehrere Jahre ohne eine solche verflossen), sie möchte im nächsten Sommer nicht wiederkehren. Aber kaum brachte der Monat April 1804 die Frühlingswärme wieder, so waren auch unsere Wechselfieber häufiger als jemals wieder da. Da ungeachtet aller von mir angewandten Mühe und versuchter vielfacher Methoden das Wechselfieber dennoch mir im Ganzen eine beschwerliche, oft hartnäckige und wiederholt Rückfälle machende Krankheit geblieben war, und die gewöhnliche China, wenn sie gleich von der besten Qualität war, mich nur gar zu oft im Stiche gelassen hatte, so verfiel ich diesmal auf die von Herrn D. *Gebel* in diesem Journale B. VIII. St. 3. und B. XVII. St. 3. als bei Wechselfiebern vorzüglich würksam gepriesene *Königsrinde*, die jezt im Ueberflusse zu haben und nicht höher im Preise ist, als die gewöhnliche China. Ich muſs Hrn. D. *Gebel* öffentlich danken, daſs er dieses Mittel so dringend empfohlen und mich dadurch auf dasselbe aufmerksam gemacht hat. Indem ich dieses schreibe (den 24. Junius) habe ich bereits 37 Wechselfieberkranke, die mir in Zeit von drei Monaten vorkamen, blofs und allein durch die Königsrinde schnell und gründlich, so dafs nur bei Wenigen ein Rückfall erfolgte, der ebenfalls bald gehoben wurde, geheilt. Ein Brechmittel und Abführungsmittel schickte ich voraus, und wartete die ersten 2 — 3 Anfälle des Fiebers ab. Dann gab ich in der Apyrexie alle 2 Stunden ein halbes Quentchen fein gepülverte Königschina, so dafs bis zur Zeit des neuen Paroxysmus eine halbe Unze bis 5 Quentchen davon verbraucht wurden, und bei keinem Kranken stellte sich weiter ein Fieberanfall ein. Ich liefs dann doch noch einige Tage täglich 2 Dosen nehmen, und Efslust und vollkommenste Gesundheit kehrten schnell zurück. Ich habe die Königsrinde für sich allein und unvermischt gegeben; folglich sind die von Herrn *Gebel* empfohlenen Zusätze (Salmiak, Brechweinstein, Opium etc.) offenbar unnöthig. Da die Wechselfieber bei uns sonst so hartnäckig waren und so leicht recidivirten, so erhellet aus meinen Erfahrungen, welch ein vortreffliches Mittel die sogenannte gelbe China oder Königsrinde seyn mufs. Mit ihrer Hülfe lassen sich die Wechselfieber in wenigen Tagen, mit wenigen Kosten, ohne Beschwerde (denn die kleinen Quantitäten des Pulvers nehmen die Kranken gern) und sicher heilen, und wer dieses Mittel nur ein einzigesmal versucht hat, wird es sich gar nicht einfallen lassen, die unsichere und beschwerliche Heilart der Neubrownianer, die dem Kranken nicht einmal nächtliche Ruhe gönnen, sondern ihn die ganze Nacht hindurch mit ihren Reizmitteln quälen wollen, ferner nachzuahmen. Und wie steht es nun, nach solchen Erfahrungen, mit der modernen Theorie des Wechselfiebers, mit der directen Schwäche, die das Wesen desselben ausmachen, und zu deren Hebung flüchtige Reizmittel von mancherlei Art in ganz kurzen Zwischenzeiten gereicht, unumgänglich nothwendig seyn und erst zur Anwendung der China den Weg bahnen sollen. Ein einziges Loth von einer gepülverten Rinde, die doch gewiſs ein sehr fixes Reizmittel ist, heilt ja, wie der Augenschein lehrt, die Krankheit schnell und vollständig, und zwar nachdem gleich vorher ein Brech- und Purgirmittel gegeben, dadurch die directe Schwäche noch vermehrt und die Erregbarkeit (wenn man den Theoretikern glauben soll) nothwendig noch erhöht worden ist. C. L. *Hoffmann* nahm eine eigene Wechselfiebermaterie an, und sezte die Würkung der China darin, daſs durch sie dieser Krankheitsstoff specifisch verbessert und getilgt werde. Wir sind mit der

Erregungstheorie wahrlich bei weitem noch nicht so im Reinen, daſs auf solche alte Meinungen, woran leicht viel Wahres seyn könnte, gar keine Rücksicht weiter zu nehmen wäre. — Die neuen Erfahrungen von der Würksamkeit des thierischen Leims bei Wechselfiebern sprechen auch wahrlich nicht für Herrn *Marcus* Theorie.

Es ist bekannt, daſs die Aerzte des vorlezten Jahrhunderts, zu der Zeit, als die China zuerst in Europa bekannt wurde, mit wenigen Drachmen dieses Mittels die Wechselfieber zu bezwingen vermochten, da man hingegen in neuern Zeiten oft mehrere Unzen nöthig hatte. Man hat daher verschiedentlich die Vermuthung geäussert, daſs die späterhin in den Handel gekommene China, da sie der ursprünglich officinellen so sehr an Würksamkeit nachsteht, unmöglich die nehmliche Rinde seyn könne. Diese Vermuthung ist jezt zur Gewiſsheit geworden, da ich in *Schaubs* und *Piepenbrings* Archiv für Pharmacie und ärztliche Naturkunde B. II. St. I. die äusserst merkwürdige Nachricht finde, daſs nach den Untersuchungen des spanischen Arztes *Franz Anton Zea* die gelbe oder Königschina die ursprünglich officinelle China sey. Es ist an dieser Nachricht um so weniger zu zweifeln, da die jezt aufs neue bestätigte grosse Würksamkeit unserer Königschina genau den Nachrichten der ältern Aerzte von den Tugenden der zuerst nach Europa gekommenen China entspricht. (Man vergl. *Sprengels* Gesch. der Arzn. B. V. S. 288). — Die rothe China, die man jezt in Holland bei Wechselfiebern vorzüglich gebraucht, ist unstreitig auch würksamer als die gemeine China; doch sind, wie ich aus sichern Nachrichten weiss, ungleich grössere Gaben, als von der Königsrinde, zur Vertreibung des Fiebers erforderlich.

4.

Bemerkungen, die venerische Anstekkung Neugebohrner betreffend.

Eine gesunde Frau wurde während der Schwangerschaft von ihrem Manne, der unreinen Beischlaf gepflogen hatte, angesteckt und gebahr ein Kind, an dem sich ebenfalls bald nach der Geburt Spuren der venerischen Krankheit äusserten. Mann und Frau wurden durch einen Arzt behandelt, und in so weit geheilet, dass alle Localzufälle verschwunden und auch weiter keine Beschwerden, die auf venerisches Gift deuteten, mehr übrig waren. Das Kind aber starb nach einigen Monaten (wegen nachlässigen Gebrauchs der ihm verordneten Quecksilbermittel) an der Lustseuche. Die Frau wurde bald nachher wieder schwanger, gebahr auch zur rechten Zeit, aber ein todtes Kind, an dem man *hin* und wieder Spuren von pustulösem Ausschlage wollte bemerkt haben. Um diese Zeit zeigten sich bei dem Manne einige eiternde Pusteln um die Stirne (ohne daſs er sich neuer Ansteckung ausgesezt hatte), nebst einigen Brustbeschwerden etc. Man dachte auf einen Rest von venerischem Gifte und gab Sublimat, bei dessen Gebrauche die Pusteln sich schnell verloren und die ganze Gesundheit des Mannes sich besserte. Die Frau war zwar schwächlich, hatte zuweilen Reissen in den Armen, auch wohl mitunter etwas weissen Fluſs; doch aber so wenig Geschwüre an den Geschlechtstheilen, daſs der Mann, ohne irgend einen Nachtheil zu empfinden oder Localzufälle zu bekommen, ehelichen Umgang mit ihr pflegte, und auch um die nehmliche Zeit einer andern gesunden Person, ohne auf diese irgend eine Ansteckung fortzupflanzen, öfters beiwohnte. Die Frau wurde bald abermals schwanger, und gebar diesmal ein

ein munteres, gesund scheinendes Kind, an dem aber ebenfalls einige Wochen nach der Geburt die Lustseuche, nehmlich der bekannte pustulöse Ausschlag fast über den ganzen Körper des Kindes, nebst Chanker im Munde etc. ausbrach. Die Frau säugte das Kind, das am Ende an der Krankheit starb, selbst, ohne an den Brustwarzen und Brüsten Entzündung oder Geschwüre zu bekommen, während eine gesunde Person, die dem Kinde (dessen Krankheit man Anfangs verkannte) einigemale die Brust gereicht hatte, bald brandige Geschwüre an den Brustwarzen bekam, worauf eine in der Folge nur mit Mühe geheilte allgemeine venerische Krankheit (die sich vorzüglich durch einen kupferfarbenen pustulösen Ausschlag über den ganzen Körper charakterisirte) folgte. Die Frau war, einen nächtlichen Schmerz in den Armen abgerechnet, noch immer gesund, hatte nirgends eine Spur vom Ausschlage, auch keine Localzufälle an den Geschlechtstheilen; eben so wenig war am Manne irgend ein Zeichen von venerischer Krankheit zu entdecken.

Ich wurde unter diesen unglücklichen Umständen dringend aufgefordert, Rath zu schaffen, und eine abermalige traurige Vernichtung der etwa noch zu hoffenden Sprößlinge, wo möglich, zu verhüten. Beide, Mann und Frau, hielten es für unmöglich, daſs sie selbst noch venerisch seyen, da dies Uebel seit länger als zwei Jahren bei ihnen, ihrer Meinung nach, vollkommen gehoben war, und sich seitdem durch keinen deutlichen Zufall an den Geschlechtstheilen, im Halse etc. mehr geäussert hatte. Auch ein Arzt, der *Girtanners* Lehren in Betreff der *verlarvten* venerischen Krankheit zu viel trauete, war dieser Meinung, und glaubte, daſs die nicht mehr zu bezweifelnde venerische Ansteckung des lezten Kindes zufällig aus fremder Quelle entstanden seyn müsse. Ich hingegen bestand, nach Erwägung alles Vorhergegangenen, darauf, daſs beide, Mann und Frau, vorzüglich aber die leztere, ehe sie weiter an Kinderzeugen dächten, sich einer Quecksilbercur unterwerfen müſsten. Sie gebrauchten demnach (im Vorsommer) einen Monat lang wöchentlich einige Frictionen, und innerlich Calomel nebst einem Holztranke, wobei ich es nicht zum Speichelfluſs, sondern nur bis zu merkbarer Würkung des Quecksilbers auf den Mund kommen lieſs. Am Ende wurden stärkende Mittel gegeben. Diese Behandlung nahm die nächtlichen rheumatischen Schmerzen der Frau gänzlich weg, auch spürte sie nun gar nichts mehr vom weiſsen Flusse; der Mann fand sich von einigen kleinen Beschwerden auf der Brust etc., die er bisher oft empfunden, ganz befreiet und fühlte überhaupt seine Gesundheit gebessert. Die Frau wurde gegen das Ende jener Quecksilbercur aufs neue schwanger, befand sich die Schwangerschaft hindurch aufserordentlich wohl, gebahr zur rechten Zeit ein starkes Kind, das ich aus mehr als einem Grunde durch eine gesunde Amme säugen zu lassen empfahl, und dieses Kind, das bereits 4 Monate alt ist, ist nun vollkommen gesund und von jeder Spur der venerischen Krankheit verschont geblieben.

„Eine Frauensperson, die in ihrem ledigen Stande etwas frei gelebt hatte, verheirathete sich und schien vollkommen gesund zu seyn. Sie hatte wenigstens keinen deutlichen venerischen Zufall an sich, keinen Hautausschlag etc., noch weniger Geschwüre an den Zeugungstheilen, da ihr Mann während der Ehe mehrere Jahre hindurch nicht die geringste venerische Ansteckung an sich bemerkte. Sie gebahr ein Kind, das sehr schwächlich war, und in der Folge immerwährend mit scrofulösen Zufällen, Augenentzündung, geschwollenen Halsdrüsen etc. zu kämpfen hatte. Der Mann starb lungensüchtig, und sie heirathete zum zweitenmale. Auch der zweite Mann wurde nie von ihr angesteckt; denn sie selbst war und blieb von allen Localzufällen an den Geschlechtstheilen, etwas weissen Fluſs ausgenommen, frei. Aber das Kind, was sie von diesem zweiten Manne empfing und gebar, war einige Wochen nach der Geburt, als ich es sahe, vollständig venerisch, hatte den specifischen venerischen Blatternausschlag um die Stirne, in der Gegend des *Afters*, hatte groſse nässende Schrunden mit Entzündung an den Schenkeln etc.

Ich verordnete dem Kinde, wie der Mutter, Calomel innerlich, und dem Kinde äusserlich ein schwaches Sublimatwasser und abwechselnd Bleiwasser zum Waschen. Bei dieser Cur war das Kind nach 14 Tagen ganz rein geworden, die Schrunden waren geheilet und der Ausschlag abgetrocknet. Die Mutter hatte das Kind vom Anfange selbst gesäugt, ohne an den Warzen und Brüsten Chanker zu bekommen, oder irgend eine Unbequemlichkeit zu empfinden. Ungeachtet meiner dringenden Warnung an die Mutter, das Calomel noch einige Zeit zu nehmen und dem Kinde zu geben, und mich, sobald sich wieder etwas vom Ausschlage auf der Haut zeigte, davon zu benachrichtigen, unterlieſs sie beides. Davon war die Folge, daſs das Kind aufs neue über und über venerisch wurde, und als ich es wieder sahe, nun nicht mehr zu retten war. Auch die Frau starb einige Zeit nachher an der Lungensucht, einer Krankheit, die sie vielleicht durch Ansteckung von ihrem ersten Manne erhalten hatte, an deren Entstehung aber auch wohl verborgener venerischer Zunder mit Antheil haben konnte. Das Kind aus der ersten Ehe, welches jezt gegen 5 Jahre alt war und an chronischer Augenentzündung nebst geschwollenen Halsdrüsen ausserordentlich litte, heilte ich jezt, vorzüglich durch den Gebrauch des Calomel, bis zum anfangenden Speichelflusse gegeben, schnell und gründlich.

Diese beiden Geschichten, für deren Zuverlässigkeit ich mich verbürge, beweisen einleuchtend: daſs in dem Körper eines Frauenzimmers Reste von venerischem Gifte Jahre lang verborgen seyn, das heiſst, so geringe Würkung äussern können, daſs kein deutlicher Zufall sie verräth, kein Hautausschlag, keine Entzündung im Rachen, kein Chanker oder Tripper an den Zeugungstheilen etc. sich äussert, und die Männer, die mit ihr Jahre hindurch Umgang pflegen, nie venerisch angesteckt werden, — aber dennoch die Kinder, die von einem solchen Frauenzimmer geboren werden, im höchsten Grade venerisch angesteckt seyn können. Es scheinet, daſs eine durch das Quecksilber in solchem Grade gemilderte venerische Krankheit, dafs der erwachsene Körper durch dieselbe nicht mehr merklich leidet, noch würksam genug seyn kann, sich auf die zarte Leibesfrucht fortzupflanzen, in dieser den Ausbruch der völligen Lustseuche zu veranlassen und sie schnell und fürchterlich zu zerstören. O wie sehr irreten sich *Girtanner* u. a. die einst behaupteten, im Mutterleibe sey kein Kind venerisch, sondern es werde erst beim Durchgange durch die Geburtstheile von daselbst befindlichen venerischen Geschwüren angesteckt, weswegen auch mehrentheils erst einige Zeit nach der Geburt sich die venerischen Zufälle an den Kindern zeigen! Ich unterschreibe vielmehr mit völliger Ueberzeugung das auf die Erfahrung gegründete Urtheil des würdigen *Stark*, der einen dreifachen Ansteckungsweg für die Neugebohrnen annimmt: (Handbuch II. S. 668. 714) 1) durch den unreinen Saamen eines mit der Lustseuche behafteten Vaters, 2) durch die Säfte einer an der Lustseuche kranken Mutter, und 3) durch venerische Geschwüre in den Geburtstheilen der Mutter während der Geburt.« — Für die Existenz verlarvter, verborgener, oder wie sie *Carrero* nennt, chronischer Lustseuche, liefern ebenfalls die obigen Geschichten einleuchtende Belege. — Mein Freund *Swediaur* (*Ma-*

lad. syphil. II. p. 10.) gedenkt eines meiner erstern Geschichte ähnlichen Falles, nehmlich einer regierenden Familie in Europa, deren Kinder alle mit dem Keime der Lustseuche geboren wurden und starben, bis man dem zulezt Gebohrnen Quecksilber gab. Folgender Fall, der mir erst vor einigen Wochen vorgekommen ist, scheinet einen noch auffallendern Beweis zu geben, wie ausserordentlich wenig von übrig gebliebenem venerischen Stoffe auf Seiten der Eltern dazu gehören mag, um auf die Kinder sich fortzupflanzen. Ein junges Ehepaar, das ich genau kenne, und das sich beiderseits vollkommen wohl befand, erzielte ein, dem Scheine nach gesundes Kind, das aber, ehe es noch ein Jahr alt war, plözlich (wahrscheinlich an der Gehirnwassersucht) starb; in den ersten Monaten hatte es, wie man mir sagte, viel an Wundseyn oder sogenanntem Frattwerden (*Intertrigo*) gelitten. Es kam ein zweites Kind, das schon in den ersten Wochen über den ganzen Körper das rothe Ausfahren hatte, und um den After, die Geschlechtstheile und an den Schenkeln ausserordentlich wund wurde, auch Schwämmchen im Munde bekam. Ich versuchte dagegen die gewöhnlichen Mittel, ließs die Mutter Kalkwasser trinken, das Rosensteinsche Ammenpulver nehmen, dem Kinde *Magnes.*

alb. c. *Aqu. foenic.* et *Syr. Rhei* geben, die wunden Stellen mit Kalkwasser waschen, mit trocknenden Pulvern bestreuen etc., richtete aber wenig damit aus. Es fiel mir nun bei, daſs die Eheleute in ihrer frühen Jugend wohl nicht ganz enthaltsam mochten gelebt haben, und ob ich gleich versichert war, daſs sie während ihrer Ehe von venerischen Zufällen gänzlich frei waren, so verschrieb ich doch dem Kinde das versüſste Quecksilber, täglich zweimal zu einem Viertelgran mit Zucker abgerieben. Zu meinem Erstaunen besserte sich schon nach 3 Tagen alles, und in weniger als 14 Tagen waren alle wunden Stellen getrocknet. Da das Quecksilber gegen das gewöhnliche Wundwerden und gegen die Schwämmchen der Säuglinge schwerlich etwas leisten wird, die Würkung aber hier schnell und auffallend war, so ist fast kein Zweifel, daſs von den Eltern ererbter venerischer Zunder zum Grunde lag.

Noch hebe ich aus den von mir angeführten Fällen folgende Punkte als bemerkenswerth aus. *Doublet* (in seiner trefflichen Abhandlung über die vener. Krankh. der Neugebohrnen, die im VII. Bande der Samml. f. pr. Aerzte übersezt ist) sagt: »Ich habe nur zwei oder dreimal bei denen venerischen Weibspersonen, deren wir uns zu Säugammen bedienten, auf den Brüsten Pusteln entstehen sehen, da doch diese Pusteln gemeiniglich der erste Zufall bei solchen gesunden Säugammen sind, die ein venerisches Kind stillen.« Diese Bemerkung wird durch meine Erfahrungen genau bestätigt. — In dem zweiten von mir angeführten Falle war auf das erste Kind die Ansteckung in so gemildertem Grade übertragen, daſs nur chronische, den scrofulösen ähnliche, Zufälle erfolgten; das ein paar Jahre späterhin gebohrne Kind aber war mit der vollständigen Lustseuche behaftet, obgleich die Mutter sich keiner neuen Ansteckung ausgesezt hatte. Ich stelle mir vor, daſs das durch die kurz vorhergegangene unvollständige Cur gemilderte venerische Gift, späterhin in dem Körper der Mutter allmählich wieder würksamer wurde, so daſs die spätere Leibesfrucht dadurch einen stärkern Grad von Ansteckung empfing. — Daſs ich in dem erstern Falle, ob ich gleich in dem Körper der Mutter durch eine vor der neuen Schwängerung vier Wochen lang fortgesezte Quecksilbercur die venerischen Reste völlig getilgt zu haben hoffen konnte, dennoch das Kind durch eine gesunde Amme säugen lieſs, verdient meines Erachtens in ähnlichen Fällen um so mehr Nachahmung, da der Erfolg so glücklich war. Meine Gründe zu dieser

Maafsregel waren die an sich schwächliche und durch wiederholte Kindbetten, wie auch durch die venerischen Umstände und den Quecksilbergebrauch noch mehr angegriffene Constitution der Mutter, und dann auch die Furcht, durch meine Cur den Zunder der Lustseuche bei der Mutter nicht so ganz getilgt zu haben, dafs nicht die Muttermilch auf den Säugling dennoch mit der Zeit hätte übeln Einfluſs haben können. Hätten sich bei dem Kinde einige Zeit nach der Geburt Spuren von Lustseuche gezeigt, so würde ich diese gleich bemerkt, durch die gehörigen Mittel gehoben, und auch die Amme vor der übeln Einwürkung derselben wohl ohne Schwierigkeit sicher gestellt haben.

5.

Bemerkungen zu Herrn Hofrath Waiz Aufsatze (in diesem Journale B. XVIII. St. 1.), die Würkung des Nenndorfer und Aachner Bades betreffend.

Herr Hofrath *Waiz* bemerkte, dafs bei der Anwendung der gewöhnlichen, lauwarm gemachten Schwefelbäder zu Nenndorf die Frequenz des Pulses bei den verschiedensten Subjekten sich auffallend verminderte, daſs selbst reizbare Personen Stunden lange im Bade sitzen konnten, ohne die gewöhnlichen Folgen vermehrter Reizung zu erfahren, und daſs jene Bäder auch Personen, die an hectischen Fiebern litten, gut bekamen. Da nun das Nenndorfer Wasser nach den neuesten Untersuchungen, eben so wie das Aachner, nicht geschwefeltes Wasserstoffgas, sondern geschwefeltes Stickgas enthält, so findet Hr. *W.* seine Beobachtungen mit meiner Angabe, daſs das Aachner Bad, selbst nur lau angewandt, reizend würke, am Ende den Pulsschlag vermehre und bei fieberhaften Zuständen gar nicht anwendbar sey, im Widerspruche. Um diesen Widerspruch zu heben, muſs, wenn ich anders die Wahrheit geschrieben habe, nothwendig auf die Verschiedenheit beider Mineralwasser Rücksicht genommen werden. Meine Angabe aber bleibt, bis auf den heutigen Tag, richtig und der Erfahrung gemäſs. Es ist nehmlich allen Aerzten in Aachen, und selbst den Badewirthen, ja dem gemeinen Volke bekannt, daſs das Aachner Bad stark angreift, und daſs man mit der Anwendung desselben vorsichtig seyn muſs. Man läſst dort die Bäder allgemein nur lau und unter der Blutwärme nehmen, so daſs der Kranke, wenn er ins Bad tritt, ein leichtes Frösteln empfindet; und dennoch dürfen wenige Personen länger als höchstens eine Stunde im Bade bleiben, und müssen dazu noch jeden dritten oder vierten Tag mit Baden aussetzen, wenn sie nicht die Zufälle zu starker Reizung erfahren, Fieber bekommen, oder durch Ueberreizung aufserordentlich abgemattet werden wollen. Auch ist es durch Erfahrung von Jahrhunderten als unumstölsliche Wahrheit erprobt, dafs Personen, die an irgend einem Fieber, zumal auch an hectischen oder phthisischen Fiebern leiden, die Aachner Bäder nie ohne Verschlimmerung ihres Uebels gebrauchen. In den nahe liegenden Burdscheidischen Bädern, die gar keinen Schwefel, übrigens aber ohngefähr dieselben Bestandtheile, wie die Aachner, enthalten, ist die reizende Würkung, wie ebenfalls hier allgemein bekannt ist, ungleich geringer, und man kann Stunden lang ohne Nachtheil darin verweilen, woraus denn doch zu folgen scheint, dafs der Schwefel in den Aachner Wassern derjenige Bestandtheil ist, der ihre mehr reizende Würkung veranlafst.

Die Ursache aber, warum ein natürlich kaltes Schwefelwasser, wie das Nenndorfer, durch die Kunst gewärmt und als Bad gebraucht, reizmindernd, das natürlich warme

Aachner Bad aber reizvermehrend würkt, wenn auch der Wärmegrad in beiden gleich genommen wird, ist mir allerdings eben so wenig, wie dem trefflichen *Waiz*, liquide, und kaum wage ich hier eine Vermuthung. Zwischen warmen und kalten Schwefelwassern ist der groſse, von mir, so viel ich weiſs, zuerst in meiner Schrift über die Aachner Bäder herausgehobene und bemerklich gemachte Unterschied, daſs bei den erstern der im Gasgestalt aufgelöste Schwefel, so wie das Wasser zu Tage kommt, in immerwährender Ausströmung und schneller Verdunstung begriffen ist, so daſs z. B. ein Glas frisch aus der Tiefe der Quelle geschöpftes Aachner Wasser, wenn es nur wenige Minuten gestanden hat, beim Eintröpfeln der empfindlichsten Reagentien, wie der essigsauern Bleiauflösung, fast gar keinen Schwefelgehalt mehr anzeigt, — daſs hingegen die leztern, die kalten Schwefelwasser nehmlich, z. B. das Nenndorfer, das von *Fourcroy* untersuchte Wasser zu Enghien etc., den Schwefel in sich weit fester gebunden enthalten, so daſs man sie Stunden lang kochen kann, bis aller Schwefel verflogen ist. Sollte nicht vielleicht das geschwefelte Gas, indem es so lose den warmen Schwefelwassern beigemischt ist, daſs es sich schnell und unaufhaltsam davon absondert, eben deswegen im Bade mehr reizend auf den Organismus würken? Dazu kommt noch der wichtige Umstand, daſs der Wärmestoff den natürlich warmen Quellwassern fester anhängt, als natürlich kalten, durch die Kunst gewärmten Wassern. Ein Glas frisch geschöpftes Aachner Thermalwasser braucht viel längere Zeit als ein Glas auf denselben Grad erwärmtes gemeines Wasser, bis es erkaltet. Sollte darum nicht der Wärmestoff in einem natürlich warmen Bade stärker reizen, als in einem durch die Kunst erwärmten? Ein mit Aachner Wasser aus der Quelle frisch gefülltes Bad muſs, je nachdem es klein oder groſs ist, 12 bis 18 Stunden stehen, ehe das Wasser auf den Grad verkühlt ist, daſs man darin baden kann. Wenn darin gebadet wird, enthält es freilich, wie schon der Geruch, desgleichen der auf dem Grunde der Bäder, wenn sie nicht gereinigt werden, mit der Zeit sich sammlende schwarze Moder etc. zeigt, noch Schwefel, aber so wenig, daſs der weisse Niederschlag der hinein geträpfelten Bleiauflösung kaum etwas geschmuzt erscheint; da hingegen die Nenndorfer gewöhnlichen Bäder noch 6 bis 8 Stunden nach ihrer Erwärmung auf die auf Schwefelgas hineingebrachten Reagentien würken. Alle diese Umstände machen es wahrscheinlich, daſs das geringere Gebundenseyn des Schwefels im Wasser und das festere Ankleben des Wärmestoffs an demselben, die mehr reizende Würkung des Aachner Bades, wodurch es sich von dem Nenndorfer unterscheidet, begründe.

6.

Schwitzbäder von Birkenblättern.

Ein französischer Arzt, *Jeannet Deslongrois*, empfiehlt diese als ein von ihm selbst neu erfundenes Mittel in verschiedenen chronischen, serösen und ödematösen Krankheiten. (Siehe Salzb. med. chir. Zeit. 1798. B. 3. S. 287.) Diese Bäder, sagt er, erregen häufige Schweiße, leeren dadurch das im Zellgewebe oder im Unterleibe angehäufte Serum aus, helfen sogar manchmal in der Brustwassersucht und heilen die hartnäckigsten Flechten. Ob ich gleich in keiner *Materia medica*, auch nicht in Hallers *Hist. stirp. helvet.*, der doch vieles von den Kräften der Pflanzen gesammlet hat, und eben so wenig in alten Herbarien, dem *Tabernämont.* etc. etwas von dieser Eigenschaft der Birkenblätter angemerkt gefun-

... dasselbe Mittel doch in der ... und unter den Landleuten seit ...en Zeiten bekannt, und wird vor- ...gen hartnäckige *Gicht* gebraucht, ...e ich vielfältig gesehen habe, wirk- ...s leistet, und in manchen Fällen die ... Dampfbäder entbehrlich macht. Der ... legt sich nehmlich nackend, bis an ...ns, in frische, grüne, nur nicht von ...der Regen feuchte, Birkenblätter, und ...dann eine Stunde, und länger, mit ei- ...ecke oben zugedeckt. Diese Blätter ... bald über den ganzen Körper Wär- ... reichlichen Schweiſs. So wie der ... aus dem Bade tritt, trinkt er ein ... oder etwas Warmes, und legt ... gewärmtes Bette, um den Schweiſs ...erhalten. Solche trockene Schwitz- ... Birkenblättern schwächen wenig, ...en daher oft mehrere Wochen lang ...ne Bedenken gebraucht werden. ...che schon einmal gebraucht sind, tau- ... folgenden Tag nicht mehr, würken ..., wenn sie gleich mit einem Theile ...Blätter vermischt werden, weit schwä- ...mir ist gesagt worden, daſs die Blät- ...rlen (*Betula alnus*) fast die nehm- ...treibende Würkung leisten.

7. Kuh-

7.

Kuhpocken.

So zahlreich auch meine Impfungen in den verflossenen zwei Jahren waren, so weiſs ich doch wenig jezt noch Bemerkenswerthes aus meiner Erfahrung anzuführen, da die Summe der Beobachtungen über dieses wohlthätige Schutzmittel sich so sehr vermehrt hat, daſs die Kenntniſs desselben jezt wohl vollständig zu nennen, und schwerlich mehr etwas Erhebliches hinzuzufügen ist.

Während einer allgemeinen und bösartigen Blatternepidemie bewährte auch in unsern Gegenden die Vaccine durchgehends ihre Schutzkraft, so daſs mir kein einziges Beispiel bekannt geworden ist, wo ein Kind, das die ächte Vaccine durchgemacht, die natürlichen Pocken bekommen hätte. Auch habe ich selbst verschiedene, fruchtlos ausfallende, Gegenimpfungen mit Menschenblatternmaterie angestellt. Bei einem vor einem Jahre vaccinirten Kinde, das ich mit Menschenblatternmaterie aufs neue impfte, brachen einige Tage nach dieser lezten Impfung die Masern aus, wobei es mir auffiel, daſs an den Impfstellen der Maserausschlag sich so dicht sammlete, daſs er um die entstandenen unvollkommenen Localpocken einen scharf begränzten rothen Hof bildete. — Zwei Kindern, bei denen die Masern auf dem Wege waren, impfte ich die Vaccine. Am achten Tage nach der Impfung brachen die Masern aus. Nun impfte ich aus den Vaccinalpusteln 7 andere Kinder. Sie bekamen ächte Kuhpocken, aber nicht die Masern. Bei *jenem* Kinde stand nun der Verlauf der Kuhpocken stille, und erst als die Masern sich abschilferten, vollendeten sie ihren Verlauf, so daſs sie am 16ten Tage so aussahen, wie sonst am 10ten oder 11ten Tage. Auch impfte ich verschiedene Kinder, bei denen die Masern wirklich ausgebrochen waren. Die Vaccine schlug an, machte aber erst ihren Verlauf, nachdem die Masern schon vorbei waren. Ein Kind, das nach den Kuhpocken an der Stirne und an den Schultern vollständig ausgebildeten Herpes, nehmlich umgränzte, rothe, juckende, nässende und sich mit trockenen bräunlichen Schuppen überziehende Stellen bekommen hatte, die verschiedenen, einige Monate lang angewandten Mitteln nicht wichen, bekam die Masern heftig. Die herpetischen Stellen wurden vorzüglich davon angegriffen, und schienen dem Kinde sehr zu schmerzen. Aber mit der Abschuppung der Masern verlor sich auch der Herpes.

Ich vaccinirte ein Kind von wenigen Monaten zu einer Zeit, wo die natürlichen Blattern nicht herrschten. Die Vaccine wurde unächt; es zeigte sich nehmlich schon nach 2 Tagen die peripherische Röthe etc. Nachher impfte ich dasselbe Kind noch dreimal von Arm zu Arm, aber die Vaccine schlug nicht an. War dieses Kind gegen die Kuhpocken aus Idiosyncrasie unempfänglich, oder hatte es schon im Mutterleibe die Menschenpocken gehabt?

Die vielgestaltigen, oft lange dauernden Hautausschläge, die, wie die Erfahrung bestätigt hat, nach der Vaccine nicht selten erfolgen, sind mir in den lezten zwei Jahren ungleich seltener vorgekommen, als bei meinen ersten Impfungen, seitdem ich es mir nehmlich zur Regel gemacht habe, 1) immer mit ganz frischer Materie, wo möglich von Arm zu Arm zu impfen; 2) den Stoff nie später, als höchstens am neunten Tage aufzunehmen, und 3) nach der Abtrocknung der Vaccinalpusteln ein Abführungsmittel zu geben. Die von mir in diesem Journale (B. XVI. St. 3. S. 60.) bekannt gemachten Fälle von sehr häſslichen Ausschlägen, die nach *unächter* Vaccine erfolgten, von welchen Kindern eins nachher die natürlichen Blattern bekommen hat, scheinen ebenfalls zu beweisen, daſs der

Kuhpockenstoff desto leichter chronische Hautausschläge veranlaſst, je weniger er frisch, und je mehr seine Mischung schon corrumpirt ist.

Der Herr Herausgeber bemerkt (in dem eben angeführten Stücke dieses Journals S. 62), daſs sich von der Vaccine zur Heilung chronischer Hautkrankheiten vieles erwarten *lasse*, und daſs er solche Hautausschläge nach überstandener Vaccine von selbst habe verschwinden sehen. Einen merkwürdigen Fall dieser Art meldete mir unlängst Hr. D. *Horst* in Cölln, wo sogar mit übelm Erfolge ein langwieriger Hautausschlag nach der Vaccine sich verlor. Ich halte diese Geschichte für wichtig genug, um sie mit des Herrn *Horst* eigenen Worten hier mitzutheilen.

»*Maria G*—, sechs Jahre alt, von zarter, weiſser Haut, blaſsröthlicher Gesichtsfarbe, übrigens starkem, vollsafttigen Körperbau, die Tochter einer hysterischen Mutter (die, während sie mit diesem Kinde schwanger ging, viel mit Ausschlag geplagt war), bekam schon im ersten Jahre ihres Alters einen Ausschlag über den ganzen Leib, der besonders an den Füſsen in Geschwüre überging, und Kopfgrind. Dabei befand sich das Kind übrigens wohl, und man überlieſs, ohne Arzenei zu geben, Alles der Natur. Als man ihm im dritten Jahre seines Alters die Kuhpocken einimpfte, verschwand bald nach überstandener Vaccine der Hautausschlag, und nun fing das Kind eines Tages an plözlich blau im Gesichte zu werden, den Kopf nach vorne hängen zu lassen, und Arme und Beine convulsivisch zu bewegen. Dieser Zufall ging vorüber und kam dann binnen einem halben Jahre noch 7 bis 8mal wieder, in der Folge aber öfter und stärker. Das Kind fing nun an, wenn es gehen wollte, mit den Füſsen zu zittern, zu wanken und niederzufallen, verlor endlich den Gebrauch der Füſse ganz, die Sprache wurde undeutlich und verlor sich, die convulsivischen Zufälle vermehrten sich, und das Kind ist jezt vollkommen gelähmt und blödsinnig. Alle von mehreren geschickten Aerzten angewandten Mittel haben bisher nichts gefruchtet u. s. w.«

II.

Blasen-Mola.

Mit einer Abbildung.

Von

Löffler,

Russisch-Kaiserlichem Hofrathe zu Watepsk.

Eine Frau, die bereits eine Niederkunft glücklich überstanden hatte, glaubte sich im vierten Monate nach derselben wieder aufs neue schwanger; denn ihre Reinigung, welche sie zweimal nach der Regel gehabt hatte, war ausgeblieben, auch fühlte sie sich jezt, so wie sie sich bei ihren vorigen Schwangerschaften gefühlt hatte, und zudem bemerkte sie noch, dafs sich ihr Leib schon ein wenig erhob.

Noch mehr aber wurde sie in ihrer Meinung bestärkt, als sich zu der vierten Periodenzeit der Reinigung, statt dieser, eine röthliche Feuchtigkeit zeigte; denn auch so war es bei zwei ihrer vorigen Schwangerschaften gewesen. Da aber auch noch nach einigen Tagen von dem blutigen Wasser abfloſs, und sich zwischendurch reine Blutstreifen zeigten, so wurde eine Hebamme geholt und deswegen um Rath gefragt.

Nachdem die Hebamme untersucht hatte, so hielt auch sie die Person für schwanger; denn sie fand den Muttermund vollkommen rund, und die Gebärmutter ins Becken herabgesunken.

Jedoch da der Abfluſs der mit Blut vermischten Feuchtigkeit noch immer anhielt, und sich endlich reines Blut zeigte, sich auch noch Schmerzen in dem Kreuze und den Weichen einstellten, so wurde man doch etwas bange, die Sache allein abzumachen; man bat sich daher meine Hülfe aus.

Da ich eine Untersuchung für nöthig hielt, so verstattete man mir dieselbe; sehr leicht konnte ich mit meinem in die Scheide gebrachten Finger den Muttermund erreichen, denn er war kaum zwei Zoll von dem Eingange der Scheide entfernt.

Ich fand den Muttermund vollkommen rund, nicht so hart oder knorpelartig, wie er sonst wohl im ungeschwängerten Zustande

dabei mit ihrer zusammenziehenden und heraustreibenden Kraft.

Das, was ich hervorzog, war ein häutiges Gewächs, das, nachdem ich es von dem vielen geronnenen Blute mit Wasser gereiniget hatte, ich bald für ein Blasenmola erkannte.

Um von diesem Gewächse einen *deutlichern* und anschaulicheren Begriff zu geben, so habe ich davon eine Zeichnung hier beigefügt, und will es durch folgende Beschreibung noch mehr zu versinnlichen suchen.

Fig. 1. Ist bis zu dem Stiele *a* hin ein hohler, aus häutigem Wesen bestehender Körper, der auf seiner innern und äussern Fläche ganz glatt ist.

Im Innern war weder Wasser noch Blut enthalten, sondern es war eine ganz reine Höhle.

Der ganze Körper bestehet aus zwei ziemlich dicken, aber leicht zu zerreissenden Häuten, nehmlich einer innern und einer äussern Haut; beide sind durch ein faserichtes, blutiges Wesen, woraus sie selbst bestehen, zusammen verbunden.

An manchen Stellen nähern sich diese Häute so sehr, daſs sie sich fast berühren, und an andern Orten, z. E. bei *b*, sind sie fast einen halben Zoll von einander entfernt, und ihr Zwischenraum ist mit dem blutigen Zellengewebe angefüllt.

Der Stiel *a* ist nur eine kleine Strecke hohl, das übrige bestehet alles aus den erwähnten Fasern; er hatte Verbindung mit dem Stiele *a Fig.* 2., riſs aber bei einer unvorsichtigen Behandlung von ihm ab.

Fig. 2. Ist eine aus dem faserichten Wesen bestehende Fläche, die einer *Placenta* nicht unähnlich ist.

Ihre Oberfläche oder Seite, die hier gezeichnet ist, ist ganz mit einer glatten Haut bedeckt; ihre innere Fläche ist voll mit kurzen Fasern, die im Umfange auch in der Zeichnung sichtbar sind, besezt. Der Stiel *a* ist eine Fortsetzung von dem Stiele *a.* der ersten Figur; er vereinigt sich bei *b* mit der Haut.

c, *d*, *e*, *f*, sind Verlängerungen von den auf der innern Fläche befindlichen Frangen. Beide Theile sind in ihrer natürlichen Gröſse vorgestellt; und nirgends habe ich in denselben dem Auge sichtbare Blutgefäſse oder andere Canäle entdecken können.

Es kömmt mir wahrscheinlich vor, daſs die *Fig.* 2. mit ihrer rauhen und zottichten Seite an der Gebärmutter festgesessen und der *Figur No.* 1. als *Placenta* oder Zuführerin der zum Wachsthume nöthigen Theile gedient hat.

Nach dem Abgange dieses merkwürdigen Naturspiels befand sich die Kranke recht wohl, das Bluten hörte bald auf, auch reinigte sich die Gebärmutter noch einige Tage durch den Abfluſs einer jauchichten Feuchtigkeit; sie bekam nach der Zeit die Reinigung nach der Regel wieder, und hat seitdem wieder glücklich gebohren.

III.

Beobachtung
glücklich ausgerotteter
Nasen- und Schlund-Polypen.

Von

D. Lützelberger,

Fürstl. Sächs. Hofrath und Leibarzt zu Hildburghausen.

Eine junge Bauerfrau von 27 Jahren, aus dem hiesigen Lande, 9 Jahre verheirathet, wurde vor 2 Jahren leicht und glücklich zum erstenmale Mutter.

Sie genoſs während des Stillens und nach der Entwöhnung des Kindes eine gute Gesundheit, und hatte gutes, frisches Aussehen.

Alle Functionen des Körpers gingen richtig und gut von statten; ihre Menstruation war in Ordnung und regelmäſsig.

Bald aber nach einem erlittenen starken Sturze auf den Kopf von einer merklichen Höhe, und der damit verbundenen heftigen Erschütterung, bemerkte sie das Gefühl eines Hindernisses im Schlunde und in der Nase.

Allmählich nahmen diese Beschwerden immer je länger je mehr zu, der Geruch verminderte sich und verlor sich beinahe ganz, sie fühlte eine zunehmende Völle im Halse und Schlunde, als ob ein Pfropf darin stecke, das Schlingen wurde ihr beschwerlich, die Respiration beengt, das Liegen erschwert, die Sprache behindert.

Das linke Nasenloch, als der Sitz des Uebels, schwoll an, wurde erweitert und ausgedehnt, es floſs von Zeit zu Zeit eine stark riechende, grünlich aussehende Flüssigkeit aus solchem ab.

Aus dem Halse und Schlunde erfolgte ein starker Abfluſs von Schleim.

Feste Speisen konnte sie weniger gut schlingen als flüssige.

Die Beschaffenheit der Luft und Witterung hatte auf das Uebel der Nase einen entscheidenden Einfluſs, so daſs die Beschwerden desselben bei nasser, feuchter, erschlaffender Luft und Witterung ungleich merklicher, bei heiterer, reiner, trockner hingegen merklich geringer wurden.

So war beinahe ein ganzes Jahr verflossen, als sie im Mai des Jahres 1800 meine Hülfe suchte.

Bei näherer Untersuchung fand ich nun in gedachtem linken Nasenloche einen grofsen Schleimpolypen, der bis vorne zum Nasenloche beinahe hervorragte, und von aufsen gesehen werden konnte; er schien hoch oben hinter der *Concha Morgagni* anzusitzen.

Die Nasenhöhle wurde dadurch ausgedehnt, und die Nasenknochen etwas von einander getrieben.

Bei Untersuchung des Mundes fand ich sogleich einen grofsen, roth aussehenden Fleischpolypen, der hinter dem *Vel. palat. pendul.* nach oben zu an einem kurzen Stiele ansafs; dieser konnte, wenn man das *Velum* nur etwas ab und aufwärts drückte, ganz gesehen werden; mit seiner Spitze und unterm Theile reichte er tief in den Schlund herein.

Ich machte Pat. mit ihrem Zustande bekannt, und schlug ihr die Exstirpation als das hier einzig nöthige und nüzliche Mittel vor, zu der sie sich auch um so eher verstand, da sie schon aus eigner Erfahrung wufste, was es mit solcher für eine Bewandnifs habe, und ihren Nutzen kannte.

Es war nehmlich Pat. dieselbe, die vor 8 Jahren von denselben Uebeln mittelst der

Exstirpation, durch meinen Freund Hrn. Hofrath *Hieronymi* in Strelitz und mich, glücklich befreiet wurde.

Sie hatte damals zwei Fleischpolypen im Halse, und einen Schleimpolypen, wie jetzo, in dem linken Nasenloche.

Bei ersteren wählten wir die *Lorret*sche Methode zur Unterbindung, mit dem doppelten Röhrchen und Silberdrathe; und lezterer schrumpfte zusammen, verkleinerte sich merklich und wurde los, wahrscheinlich durch den Druck des, während der einige Tage dauernden Unterbindung der erstern, beständig in der Nase liegenden Röhrchens, so daſs wir ihn durch einen gelinden und leichten Zug, vermittelst eines Zängelchens, ganz heraus bekamen.

Von da an war sie nun durch die ganze Zwischenzeit, bis dahin wo sie den Sturz auf den Kopf that, gesund und wohl, und hatte nie die geringste Hinderniſs im Schlunde oder der Nase bemerkt.

Um Pat. selbst genauer beobachten zu können, nahm ich sie hierher zu mir in meine Wohnung, und bestimmte nun den Tag der Exstirpation.

Zur Beihülfe bei der Operation selbst erbat ich mir meinen Freund, Herrn Leibchirurgus *Dotzauer*.

Wir

Wir machten nun die Unterbindung des Schlundpolypen nach der *Lorret*schen Methode auf folgende Art.

Durch Hülfe eines dünnen, elastischen Catheters führten wir recht gut gearbeiteten Silberdrath, den wir doppelt durch den Catheter durch und durch dessen vordere Oeffnung in formirte kleine Schlingen gebracht hatten, durch das leidende linke Nasenloch bis hinten in den Schlund.

Hierauf brachte ich, gröſstentheils durch Hülfe meiner Finger allein, indem ich mich hinter die auf dem Stuhle sitzende Pat. stellte, zwar nicht ohne viele und langweilige Mühe, da wir auch von Zeit zu Zeit der Pat. einige Zeit zur Erholung verstatten muſsten, die im Schlunde erweiterte Schlinge, bis ganz tief an die Wurzel über den Körper des Polypen weg. Hier dicht an der Wurzel suchte ich solche durch meine Finger zu erhalten, und während dem mein Gehülfe die aus den Nasenlöchern heraushängenden Enden des Silberdraths allmählich anzog, zu befestigen.

Hierauf nahmen wir den elastischen Catheter wieder aus der Nase heraus, und brachten statt dessen und des Röhrchens, ein von Stahl ganz fein gearbeitetes dünnes Stöckchen ein, das vorne ein umgebogenes Ende, in dem ein rundes Loch war, unten aber zu beiden Seiten ein Knöpfchen hatte.

Durch dieses Loch wurden erst die ausserhalb dem Nasenloche hervorhängenden Silberdrathfaden überschlungen durchgesteckt, das Stöckchen so hoch in die Nase hinauf und hinter, als möglich war, und bis Widerstand erfolgte, geführt, das eine Ende des Silberdraths an dem Knöpfchen befestiget, das andere aber so fest angezogen, und folglich die Wurzel des Polypen zusammengeschnürt, bis Pat. starke, schmerzhafte Empfindung äusserte, und dann auch an dem angebrachten Knöpfchen des Stöckchens befestiget und umwickelt.

Dieses Anziehen des Silberdrathes bald von der einen, bald von der andern Seite, wiederholte ich des Tages mehreremale, und zwar jedesmal bis zu dem Grade starker, schmerzhafter Empfindung.

Der Polyp schwoll dabei nicht sonderlich an, und verursachte noch weniger Beschwerden, vielmehr sahe man ihn dunkelschwarzbläulich werden, und so fiel er den zweiten Tag nach der Unterbindung Abends, als ich ihn eben wieder mit dem Silberdrathe fester zusammenschnürte, unversehens ab, ohne nur einen Tropfen Blut zu verursachen.

Nicht so leicht und geschwind, wie das

vorhergehende mal, vor 8 Jahren, folgte aber der Nasenpolyp.

Unterbindung fand hier nicht statt, und die Ausreissung desselben so geradezu schien mir in mehrerer Rücksicht gefährlich. Ich suchte daher solchen erst theils durch Druck, theils durch Eiterung etwas von seiner Verbindung los zu machen, zu welchem Ende wir mehrere Tage hindurch Preſsschwamm beständig in dies Nasenloch einlegten, und dann täglich mit einer Polypenzange so viel von solchem Stückweise wegnahmen, als leicht und ohne sonderlichen Schmerz der Pat. möglich war. Dies gelang auf diese Art auch, so daſs auch dieser Schleimpolyp, der eine breite Basis hatte, binnen etwa 8 — 10 Tagen gänzlich exstirpirt war, und Pat. vollkommen frei entlassen werden konnte.

Der Schlundpolyp., den ich noch in meiner Sammlung aufbewahre, war eine feste organische Substanz, ein Fleischgewächs, der Figur und Form des Herzens ähnlich, und wog 2¼ Loth.

Reinigende und adstringirende Einsprizzungen, und *Gargarismata* machten den Beschluſs.

Dies wäre denn die in möglichster Kürze und ohne alle Kunst erzählte Krankengeschichte, und das dabei angestellte Heilverfahren.

Nun nur noch einige Worte über die mögliche Entstehung.

So sehr ich mir auch Mühe gab, die wahre Ursache aufzufinden, die bei dieser Person Nasen- und Schlundpolypen erzeuget, so konnte ich doch mit aller Untersuchung nichts Zuverlässiges herausbringen.

Ein allgemeiner Fehler, eine allgemeine innere Ursache, war bei der guten Beschaffenheit, dem Ansehen und Befinden des Körpers gar nicht zu vermuthen.

Oeftere catarrhalische Zufälle wollte Pat. auch nicht an sich bemerkt haben.

Vor der Entstehung der Polypen *das* erstemal, vor 8 Jahren, hatte sie schon 1 Jahr vor ihrer Verheirathung ihre *menses*, ohne eine Ursache zu wissen oder angeben zu können, verloren, und ich war damals sehr geneigt, die Unterdrückung der Menstruation als die Ursache der Entstehung der Polypen anzusehen; allein auch damals erlitte Pat., so wie jezt, einen starken Sturz von einer Höhe auf den Kopf, nach welchem sie, wie diesmal, bald das Daseyn derselben bemerkte.

Sollte denn daher wohl nicht eine örtliche Erschlaffung der Schleimhaut der Nase und des Schlundes, eine örtliche, habituelle Schwäche derselben, besonders diesmal, da diese Theile wiederholt mit diesem Uebel befallen worden, und die auf solche würkende starke und heftige Erschütterung, durch den erlittenen Sturz auf den Kopf, als Ursache angenommen werden können, da unter solchen Umständen nothwendig Anhäufung, Stokkung, Verdickung und Verhärtung erfolgen mußsten?

IV.

Beobachtung einer Hernia cruralis incarcerata, die sphacelös wurde, und doch glücklich ohne anus artificialis heilte.

Von
D. Lützelberger,
Fürstl. Sächs. Hofrath und Leibarzt zu Hildburghausen.

Im Nov. 1796 kam eine arme Weibsperson, etliche 30 Jahre alt, zu mir, und verlangte meinen Rath.

Ihr Körper war mißgestaltet, verwachsen, und der linke Schenkel hinkend, ihr Aussehen cachectisch, und ihre festen Theile widernatürlich erschlafft.

Sie klagte, daß sie nach einer reichlichen Quantität Mittags und Abends genossener Kartoffeln und Erbsen, schon seit 5 Tagen mit einem fixen Schmerze und Geschwulst der linken Weiche, nebst hartnäckiger Verstopfung und anhaltendem starken Brechen befallen worden sey.

Bei unternommener genauer Untersuchung fand ich denn auch, was ich sogleich vermuthete, eine *hern. incarc.* unterhalb des Fallopischen Bandes, von der Gröſse eines starken Hühnereyes.

Die *integument.* waren leicht entzündet, schmerzhaft, mit einer circumscripten Röthe, die *gland. inguin.* der Seite merklich angelaufen und hart, der Leib aufgetrieben, gespannt, und besonders *in region. umbilic.* schmerzhaft; im ganzen Unterleibe überhaupt klagte Pat. eine zunehmende, unangenehme, spannende und schmerzhafte Empfindung; Ekel, Würgen und häufiges Erbrechen dauerten noch fort, durch welches erstlich eine gallichte und hernach eine sehr übelriechende Materie mit 18 — 20 groſsen lebendigen Spulwürmern ausgeleeret wurde.

Der Puls war klein, hart, gespannt; Pat. klagte viel Durst und einen übeln, wie Koth-schmeckenden Geschmack im Munde.

Auf der rechten Seite hatte sie eine beträchtliche *hern. inguin.* schon seit 8 Jahren, die wie ein Beutel auf die Genitalien und die innere Seite des Oberschenkels herabhing, ihr aber, auſser beim Gehen, wenig Beschwerden verursachte.

Da hier nun eine *hern. crural. incarcer.*, und zwar mehr noch *spastic.*, außer allem Zweifel war, so wendete ich auch die nöthigen innerlichen und äusserlichen Mittel, die die Erfahrung in solchen Fällen als nüzlich befindet, so wie auch die Taxis, obschon fruchtlos und vergebens, mit aller Sorgfalt an; allein die Umstände änderten sich nicht nur nicht, sondern nahmen vielmehr immer mehr zu, die Zufälle wurden immer mehr entzündungsartiger, die Reizbarkeit des Magens vermehrte sich so, daſs alles was Pat. auch von Arzeneien, selbst mit Opiaten verbunden, nahm, sogleich wieder weggebrochen wurde; endlich gesellte sich ein sehr beschwerliches convulsivisches Schlucken dazu.

Nach *Richters* Rath bekam nun Pat. alle halbe Stunden ½ Gran *Ipecac.*, worauf endlich das heftige Brechen nachlieſs, und auch die schmerzhafte spannende Empfindung der Nabelgegend sich verminderte.

Indessen bis den dritten Tag hatten die Entzündungszufälle, ohngeachtet aller diesen Umständen angemessenen und auch angewandten Mittel, doch so zugenommen, daſs sich bald deutlich genug Spuren des Sphacelus äuſserlich an den Hautbedeckungen durch kleine, mit einer graulichen Lymphe gefüllte Bläschen zeigten.

Die Lebenskräfte sanken, es erfolgten zwei heftige, schwarzgrau aussehende, mit einem äufserst heftigen Gestanke verbundene schäumende Stühle, mit aufgetriebenem Unterleibe, trockner, gespaltener, mit einer schwarzbraunen Kruste belegter Zunge, trüben gläsernen Augen, ängstlicher Respiration, kalten Extremitäten, kleinem gesunkenen Pulse und öfterm *dèlir.* verbunden.

Mein Freund, Herr Leibchirurgus *Dotzauer*, den ich gebeten hatte, die Pat. mit mir zu besuchen, war mit mir einverstanden, daſs unter diesen Umständen die Eröffnung des Bruchsackes dringend nothwendig sey, die wir daher auch sogleich unternahmen, und an der innern Seite des Bruches durch die Hautbedeckungen einen kleinen Einschnitt machten, unter dem wir eine Hohlsonde einschoben, und so auf dieser den Schnitt gegen die *Spin. anter. super. crist. oss. ilei* in der Länge von $3\frac{1}{2}$ Zoll erweiterten.

Bei dieser Verlängerung des Schnittes durch die Hautbedeckungen quoll eine Menge Brandjauche mit einem äusserst heftigen Gestanke hervor, und nun zeigte sich eine Menge verdorbenes Zellgewebe, so wie der ganz sphacelirte Bruchsack.

Als nun auch dieser durchschnitten war, fand sich eine ziemliche Quantität verdorbenes Netz, und ein todter, schon halb verwester Spulwurm.

Bei Wegnahme dieser verdorbenen Theile flofs eine Menge fäculenter Masse unterhalb des Fallopischen Bandes in die Wunde, welche bei genauer Untersuchung aus einer kleinen Portion Darm herauskam, welcher zur Hälfte in seinem Durchmesser unter dem Fallopischen Bande eingeschnürt, und so, wie das Netz auch, destruirt war.

Jetzo nun erfolgten auch noch einige freiwillige, äufserst heftig stinkende und schäumende Ausleerungen *per anum*.

Die Wunde wurde hierauf mit Charpie trocken ausgefüllt und verbunden, und darüber antiseptische Ueberschläge gemacht, so wie auch innerlich *antisept.* gegeben, und damit strenge mehrere Tage fortgefahren.

Anfangs mufste der Verband oft erneuert werden, weil immer eine Menge *faeces* in die Wunde ausflossen; auch einige Spulwürmer gingen noch durch solche ab.

Bis daher, es war der 10te Tag, von der Zeit an gerechnet, da ich zur Pat. verlangt worden war, ging es mit ihren Umständen wieder ganz erträglich; aus der Wunde flossen zwar noch immer die *faeces*, die bei jedem Verbande einen äusserst heftigen Gestank verbreiteten, der Unterleib war aber wenig mehr gespannt und aufgetrieben, der Durst mäſsig, die Lebenskräfte besser, die Zunge reiner und feucht, der Puls etwas voller und weich, die Respiration freier, die Augen heller, die Extremitäten wieder natürlich warm, die Ränder der Wunde entzündet, die Wunde selbst seste in der Tiefe, nachdem noch alles da liegende und verdorbene Zellgewebe, so weit es ohne Gefahr einer Verletzung der Schenkelgefäſse möglich war, weggenommen worden war, neue Granulationen an, der Brand stand stille, und das sphacelöse Stück des herausgefallenen Darms sonderte sich ab: als sich auf einmal wieder aufs neue heftiges und stärkeres Fieber mit Phantasien einstellte, die Zunge wieder pelzig, trocken, die Augen gläsern, der Puls klein, intermittirend wurde, und der Schenkel und Fuſs der leidenden Seite von der absorbirten Jauche stark anschwollen, schmerzten und sich entzündeten.

Wir suchten nun zwar auch hier sogleich so viel wie möglich der Entzündung Einhalt zu thun, allein es bildete sich doch in der Gegend des *Vast. intern.* wirklich Eiterung, und ein beträchtlich Fallgeschwür fand sich bei Eröffnung derselben, das durch eine Gegenöffnung, reinigende Injectionen und Compressen behandelt wurde.

Bis jetzo waren alle *faeces* immer noch durch die Wunde ausgeflossen, und nichts weiter durch den After abgegangen; allein nun fing der Boden der Wunde an immer reiner zu werden, alles Verdorbene sich immer mehr zu separiren, und die *faeces* gingen allmählich immer mehr und besser wieder ihren natürlichen Weg, die Kräfte der Pat. kehrten wieder, alle bedenklichen Zufälle verloren sich, Schlaf und Appetit wurden wieder natürlich, und so schloſs sich nach und nach die Wunde, bei allem Mangel an nöthiger und kräftiger Unterstützung, Wartung und Pflege der äusserst bedürftigen Patientin, nach Verlaufe von 6 — 7 Wochen ganz, ohne einen *anus artific.* zu machen und zu hinterlassen.

Wahrscheinlich war in diesem Falle nur die halbe und äussere Seite des Darms, oder vielmehr der herausgetretene Darm zur Hälfte in seinem Durchmesser unter dem Fallopischen Bande eingeklemmt und sphacelös geworden, und hatte sich abgestoſsen, die innere und untere Hälfte desselben blieb aber gut und gesund, und die mit dem *periton.* verwachsenen Ränder der Darmwunde verwuchsen nun mit den neuen Granulationen der äussern und Hautwunde so, daſs solche gleichsam die verloren gegangene Hälfte des Darms nach aussen ersezten, und so den *tubulus* wieder herstellten, daſs die *faeces* ihren natürlichen Weg wieder verfolgen konnten.

In der 9ten Woche war auch die äussere Schnittwunde mit einer ganz schmalen Narbe geheilt.

Auch der Verlust des Netzes und die Verwachsung desselben, machte der Pat. selbst bei vollem Magen doch insofern keine Beschwerden, weil bei ihrem verkürzten linken Schenkel ohnehin ihr Körper nach vorne gesenkt war.

Nach dieser glücklichen Heilung genoſs Pat. eine vollkommene Gesundheit, und konnte ihre Geschäfte nach wie vor versehen, bis ins Frühjahr des Jahres 1806, wo sie plözlich an einem Nervenschlage starb.

V.

Glückliche Ausrottung eines krebshaften Hodens.

Von

Joh. Aug. Schmidt,

Doctor der Medicin zu Neuwied.

Ein Wagenmacher, alt 38 Jahre, ein Mann, der, die gewöhnlichen Krankheiten des Kindesalters abgerechnet, immer eine gute Gesundheit genossen, auch zwei noch lebende gesunde Kinder, von 13 und 15 Jahren, gezeugt hatte, bemerkte, seit zwei Jahren, eine Abnahme seiner Kräfte, die sich besonders des Abends durch eine Müdigkeit äusserte, von der er vorher nichts wußte. Er war jedoch im Stande, noch die gewöhnlichen Arbeiten seiner Profession zu verrichten. Vor einem Jahre nahm er zuerst wahr, dafs der *linke Hode* etwas gröfser war, als der rechte, und diese Vergröfserung nahm sehr langsam, und ohne dafs er je den geringsten Schmerz in dem linken Hoden empfand, dergestalt zu, dafs dieser Hode vor einem halben Jahre um die Hälfte gröfser seyn mochte, als der rechte. (Bis dahin war er noch im Stande, den Beischlaf auszuüben.) Als er um diese Zeit, bei der Winterkälte, im Walde arbeitete, um sich Holz für seine Profession zu verschaffen, erhizte er sich sehr, worauf eine verhältnifsmäfsige Erkältung folgte.

Von dieser Erkältung an, wodurch das schlafende Uebel auf eine catarrhalische Art scheint geweckt worden zu seyn, nahm die Geschwulst des Hodens weit merklicher und schneller zu, blieb aber, so wie auch in der Folge, immer schmerzlos. Diese Zunahme der Geschwulst bewog endlich den Kranken, Hülfe zu suchen. In der Meinung, das Uebel sey, den vorhandenen Kennzeichen zufolge, ein sogenannter Wasserbruch (*Hydrocele*), suchte der Wundarzt das vermuthete Wasser durch den Stich auszuleeren; worauf es sich offenbarte, dafs kein Wasserbruch, sondern ein sogenannter Fleischbruch (*Sarcocele*) vorhanden sey. Während der Behandlung der, durch den Stich gemachten Wunde, wurde der Kranke von dem, durch erschlaffende und schwächende Witterung erzeugten Nervenfieber, welches damals in seinem Wohnorte herrschte, befallen. Anstatt zu eitern, ging sie in Brand über. Die ganze linke Seite des Hodensackes, bis nahe an die Naht (*Raphe*), wurde vom Brande ergriffen, und von demselben zerstört. Der gesunde Ueberrest des Hodensackes zog sich nach dem rechten, vollkommen gesunden Hoden zurück, und bildete an einigen Stellen wulstige Ränder, woran gar nichts Verdächtiges zu bemerken ist, und die sicher bloſs daher entstanden sind, daſs die Natur, bei diesem Zurückziehen, und bei der damit verbundenen Absonderung des Gesunden und Lebendigen von dem Kranken und Abgestorbenen, einen Ueberfluſs von Masse hatte, der ihrer Neigung, zu runden und zu glätten, widerstand, und daſs sie diese Ränder nicht an etwas Gesundes anheften konnte *).

Dieses war ihr um deswillen unmöglich, weil inzwischen der linke Hode *krebshaft* geworden war. Seine krebshafte Verderbniſs machte in kurzer Zeit schnelle und bedeutende

*) Der Verlauf der Cur hat diese Vermuthung bestätigt.

tende Fortschritte. So groſs die Geschwulst war, die, nach der Operation durch den Stich, um den Hoden herum entstand, und worin sich der gedachte Brand erzeugte; so würksam war indessen das Krebsgift in der Substanz des Hodens, und es wuchs, nach der linken Seite zu, (doch nicht aus der Stelle, wo der Stich gemacht worden war), ein, dem Kopfe des groſsen Blumenkohls ähnliches Gewächs aus demselben hervor, an dem sich alle Zeichen des offenen Krebses offenbarten; indeſs ein Theil des linken Hodens, nach der rechten Seite zu, so ziemlich seine natürliche Gestalt behalten hatte, nur gröſser, als natürlich, und mit krebshaften Warzen besezt war. Dieser Theil hatte, als ich ihn am 11ten Mai 1803 zum erstenmale sah, eine rothe, das Gewächs aber eine grünliche, zum Theil dem verdorbenen Blute ähnelnde Farbe. Das Gewächs mochte oben, am Rande, 8 — 9 Zoll im Umfange halten, indeſs der Stiel einen kleinern Durchmesser hatte.

Bevor ich in der Erzählung dessen, was ich seit dem 11ten Mai selbst beobachtete (denn die bisherigen Data erhielt ich theils von dem Kranken, theils von seinem Wundarzte), fortfahre, verweile ich einen Augenblick bei der wahrscheinlichen *Ursache* der Hodengeschwulst, die den Gegenstand dieses

Aufsatzes ausmacht. Der Verdacht auf venerisches Gift fällt, nach der Versicherung des Kranken, ganz und gar weg. Wenn, nach seiner Vermuthung, eine äusserliche gewaltthätige Ursache Gelegenheit zur Entstehung des Uebels gegeben habe: so könne er sich allenfalls nichts anderes denken, als den Druck des Sattels beim Reiten, welcher Art zu reisen er sich von Zeit zu Zeit bediene. Aber auch nur *allenfalls;* denn er erinnere sich keiner Reise zu Pferde, wobei ein solcher Druck in einem höheren Grade vorgefallen sey. Scheint es also nicht, das Uebel ist durch *innere* Ursachen erzeugt worden, und die oben erwähnte, im vorigen Winter erlittene Erkältung, hat die schon vorhandene Geschwulst des Hodens nur verschlimmert?

Wir fahren in der Erzählung fort. Am 11ten Mai fand ich, außer dem, was bereits beschrieben ist, den Kranken in folgenden Zustande. Bei einiger Abmagerung (wogegen die, von dem Arzte schon seit einiger Zeit verordnete peruvische Rinde, nebst einer nährenden Diät, und dem Genusse des Weins, fortgesetzt wurde) hatte der Kranke so viel Kräfte, daſs er mitunter das Bette verlieſs, und unter andern im Stande war, der, in dem Tragbeutel enthaltenen Bürde ungeachtet, stehend und sich rückwärts beugend, ohne alle Beschwerde sich auszudehnen; der Puls etwas schwach, nicht viel geschwinder, als natürlich; Hang zu Verstopfung des Leibes, wozu wohl Hämorrhoidalgeschwülste das ihrige beitrugen; Harnlassen ungehindert; Eſslust und Schlaf ungestört; durchaus kein Schmerz.

Es war nun die Rede von der besten Art, den Kranken von dem verdorbenen Hoden zu befreien. Daſs dieses, nach den Grundsätzen der Kunst, durch die Ausrottung geschehen müsse, fiel in die Augen. Aber es war die Frage, nach welcher Methode er ausgerottet werden sollte, ob durch den Schnitt, oder durch die *Unterbindung*? Ein anderer Wundarzt, der jezt zu Rathe gezogen wurde, war mit dem bisherigen darin einerlei Meinung, (wie man es denn unstreitig seyn muſste), die *Unterbindung* sey hier dem Schnitte aus folgenden Gründen vorzuziehen:

1. Man erspare dadurch dem Kranken die, bei dem Schnitte unvermeidliche, Blutung.

2. Der verdorbene Hode werde sich da, wo er noch mit den oben beschriebenen Rändern des Hodensackes Theilweise zusammenhänge, nach erfolgter Unterbindung des Saamenstranges vielleicht durch eine, an der Gränze dieser Ränder bewürkte Eiterung, vielleicht durch partielle Unterbindungen auf

eine, dem Kranken zuträglichere Art nach und nach trennen lassen.

3. In der Beschaffenheit des Saamenstranges selbst liege kein Gegengrund, indem oben, ungefähr einen Finger breit vom Bauchringe, wo man die Unterbindung anbringen wolle, keine Verhärtung an ihm zu fühlen, und blofs ein etwas gröfserer Durchmesser, als an dem rechten, daran zu bemerken sey.

Diesen Gründen zufolge, wurde von Aerzten und Wundärzten einmüthig beschlossen, den krebshaften Hoden durch die *Unterbindung* wegzunehmen. Diese Operation wurde den 13ten Mai vorgenommen. Der Wundarzt verrichtete sie mittelst einer, aus achtfachen leinenen Fäden bestehenden, und mit Terpentinöhl getränkten Schnur, die durch eine dreischneidige, nicht sehr gekrümmte stählerne Nadel gezogen war. Linker Hand, hinter den allgemeinen Bedeckungen, und so, dafs man sicher war, die an ihrem Schlage sehr kennbare Pulsader des Saamenstranges sey in dem zu Unterbindenden mit begriffen, wurde die eingefädelte Nadel durchgestochen, und rechter Hand, nach dem gesunden Hoden zu, herausgezogen. Die Ligatur wurde durch einen chirurgischen Knoten geschlossen. Mit dem Vorsatze, die Schlinge jeden Abend und Morgen fester zuzuziehen, wurde, um das Nervensystem zu schonen, der Knoten zum erstenmale nur mäſsig fest geschürzt, der indessen auch bei dieser Mäſsigung dem Kranken sehr empfindliche Schmerzen, wie sie bei den folgenden Zusammenschnürungen nie wiedergekommen sind, verursachte. Diese Schmerzen waren, da man ihn bald Mohnsaft mit Zimmetwasser nehmen lieſs, von keinen weiteren Folgen.

Es währte nicht lange, so sonderten sich von dem unterbundenen Theile, der izt seiner Nahrung beraubt war, Stücke ab, oder sie wurden abgeschnitten, bis den 26sten Mai diese ganze groſse Ligatur abfiel. Es wurden nun, um den Rest des verdorbenen Hodens wegzubringen, noch zwei kleinere, partielle Ligaturen angelegt. Den 30sten Mai wurde oberwärts der lezte Rest des verdorbenen Hodens, woran seit einigen Tagen die zweite von den beiden kleineren Ligaturen gelegen hatte, weggeschnitten.

Am 26sten Mai war unterwärts eine neue krebshafte Knospe hervorgesproſst, und diese hatte am 30sten Mai schon die Gröſse einer Muskatnuſs. Zu dieser Knospe, die sich nach und nach immer mehr vergröſserte, gesellten sich in der Folge rundherum noch andere kleinere. Man hielt für rathsam, sie zusammen zu unterbinden, und dabei eine gute

Portion von dem oben erwähnten Ueberschusse des Hodensackes mit in das zu Unterbindende zu fassen. Diese Ligatur erregte mehr Schmerzen, als alle bisherigen. Gegen den 20sten Junius wurde das Unterbundene an seinem Stiele mit dem Messer vollends weggenommen.

Ueber diesem Auswuchse zeigte sich, einige Zeit nach dessen Erscheinung, eine abgesonderte verdächtige, noch nicht mißfarbige Knospe. Diese wurde abgeschnitten, kam aber aufs neue zum Vorscheine, und wich alsdann der Unterbindung.

Am 29sten Juni war fast alles *zugeheilt*; die Wunde hatte an Umfange dergestalt abgenommen, daß sie nur noch ungefähr 1 Zoll lang, und ½ Zoll breit war.

Zu Anfange des Julius erschienen in derselben abermals einige verdächtige Auswüchse. Es wurde je länger je wahrscheinlicher, daß weder Messer noch Unterbindung hinreichen würde, den Boden der Wunde gehörig zu reinigen, und der völligen Verheilung fähig zu machen. Arzt und Wundarzt kamen daher mit einander überein, das *Cosmische Mittel*, so bereitet, daß der Arsenik mit Wasser und arabischem Gummi zu einem Teige gemacht war, anzuwenden; und das geschah mit dem besten Erfolge. Das Verdächtige lösete sich in einem Schorfe so erwünscht ab, daſs eine reine und glatte Fläche zurückblieb.

Seitdem hat sich kein Auswuchs wieder gezeigt. Mit der völligen Verheilung der Wunde geht es zwar langsam, sie ist aber an dem Tage, wo ich dieses schreibe (dem 28. Aug.), ihrer Verschlieſsung sehr nahe.

Daſs bei der Behandlung durch Unterbinden, durch den Schnitt, und durch das Cosmische Mittel, auch zweckmäſsige, die Eiterung befördernde Mittel gebraucht wurden, brauche ich nicht zu erinnern.

Uebrigens hat der Kranke sich längst völlig erholt, und er ist wieder im Stande, alle seine Arbeiten so gut zu verrichten, als jemals.

Der rechte Hode ist vollkommen gesund, nur, wie es scheint, etwas gröſser, als gewöhnlich; wofern nicht dieser Mann von je her groſse Hoden hatte.

VI.

Geschichte einer merkwürdigen Nervenkrankheit, als Folge einer vor 3 Jahren erlittenen nervösen Apoplexie.

Von

Wilhelm Remer,

Professor in Helmstädt.

Am 18ten Mai 1800 wurde ich zu einem hiesigen, 22 Jahre alten, Studirenden gerufen, welcher plötzlich erkranket war. Am Abende vorher hatte er an heftigen, halbseitigen Kopfschmerzen gelitten, welches Uebel eine fast tägliche Plage bei ihm geworden war, seitdem er vor drei Jahren zu M. von einer gefährlichen *Apoplexia nervosa* befallen wurde. Aus eben dieser Krankheit hatte er eine beträchtliche Schwäche der ganzen *linken* Seite, mit völliger Taubheit des linken Ohres zurückbehalten.

Ich kannte ihn damals etwa seit 1½ Jahren; er war, bis auf die genannten Uebel, welche allen Arzneimitteln die er dagegen gebraucht hatte, Widerstand leisteten, vollkommen wohl gewesen, lebte sehr regelmäſsig, auſser daſs er zuweilen zu angreifende Fuſsreisen machte, oft einen beträchtlichen Theil der Nacht, bei dem Studiren abstracter Wissenschaften, aufsaſs, überhaupt zu sehr eine sitzende Lebensart führte, und sich bei sehr subtilen mechanischen Arbeiten zu viel anstrengte. Er ist lebhaft, schläft und isset wenig, trinkt wenig geistige Getränke, obgleich er nicht leicht berauscht wird, und seine körperlichen Verrichtungen gehen gehörig vor sich. Neigung zu hypochondrischen oder hämorrhoidalischen Zufällen hat er nie gehabt.

In der Nacht vom 17ten auf den 18ten Mai befiel ihn plötzlich eine heftige Todesangst, in welcher er aus dem Bette sprang, Thüren und Fenster verrammelte, sich mit Gewehr versah, bald aber, als er sich erholt und diese Anstalten wieder abgeändert hatte, abwechselnd ruhig schlief. Am folgenden

Morgen liefs er mich rufen, weil er sich krank fühlte. Er erzählte mir lachend die Vorfäll der vorigen Nacht, klagte über Mattigkeit Schläfrigkeit, Mangel an Appetit und dauernden Kopfschmerz. Ich achtete diese Zufälle nicht, rieth ihm zu schlafen, zu Mittage wenig zu essen, und etwa ein Glas Wein zu trinken. Sein Puls war regelmäfsig.

Etwa eine Stunde nachher, um Mittag rief mich ein hiesiger Wundarzt, Herr *Marx*, der ihn zufällig besucht hatte, eilig zu ihm, weil ihn der Schlag gerührt habe. Ich fand ihn auf der *linken* Seite liegend, röchelnd, ohne Bewufstseyn, mit vollem, langsamen Pulse, ohne vermehrte Röthe im Gesichte. Zuweilen zuckte er mit dem *linken* Arme und Fufse. Auf wiederholtes Zureden und Zurufen, wachte er, so schien es, von einem tiefen Schlafe auf, öffnete aber die Augen nicht, änderte auch nichts in seiner Stellung. Jezt antwortete er, mit etwas lahmer Zunge, ohne alle Verwirrung und ganz zusammenhängend auf alle meine Fragen, klagte mir, er habe einen Herzpolypen und müsse folglich sterben, wolle aber gerne Arzenei nehmen, wenn ich es für gut hielte, weil es Pflicht sey, dem Arzte zu folgen, nur könne er es jezt nicht thun. Als ich mich bemühete, ihm den Gedanken an den Herzpolypen zu benehmen, so wurde er dadurch aufs heftigste, bis zum Weinen erbittert, und ich besänftigte ihn nicht eher, als bis ich seiner Meinung beipflichtete. Nun machte er mir aber Vorwürfe darüber, daſs ich ihn, den ich schon länger gekannt hätte, habe täuschen wollen u. s. w. Als ich ihn um die Ursache der Unbeweglichkeit seiner linken Hand fragte, so antwortete er mir, sie sey gelähmt, wie auch das linke Bein; auch fand ich sie kälter und den Puls an ihr kleiner, als an der rechten Seite. Als ich ihm vorläufig Lavements und Blasenpflaster an die Waden zu legen verordnete, so war er zwar willig dazu, bat aber um Aufschub des ersten, und verweigerte das Vesicatorium sich an die *linke* Wade legen zu lassen, weil er an diesem Beine keine Reizung vertragen könne. Ein Mückenstich habe dort einmal eine heftige Rose hervorgebracht. Das Lavement wolle er fordern, sobald er es werde nehmen können; so wolle er auch meine Arzenei nehmen, sobald er könne, jezt sey er nicht vermögend zu schlukken. Ich verordnete ihm folgendes: ℞. *Pulvis rad. Val. min.* ℥j. *Inf. Aqu. font. bull.* ℥ viij. *Col. adde l. a. veg.* ʒ ij. *Syr chamom.* ℥j. *S.* Alle 2 Stunden 2 Eſslöffel voll zu nehmen, und verlieſs ihn, nachdem ich wohl eine halbe Stunde mit ihm geredet hatte, wobei ich ihn für ganz vernünftig hielt, weil mich andere Geschäfte riefen.

Etwa um 4 Uhr Nachmittags fand ich ihn noch in derselben Verfassung. Er weigerte sich mit Heftigkeit *für jezt* einzunehmen, weil er nicht schlucken könne, wurde bis zum Weinen erbittert, als ich Zweifel dagegen äusserte, und überzeugte mich durch vergebliche Bemühungen, zu schlucken. Mit kalter Ruhe ordnete er sein Begräbnifs an, gab mir einige sehr genau detaillirte Aufträge, die ich nach seinem Tode ausrichten sollte, und kam in natürlichen und unmerklichen Uebergängen auf wissenschaftliche Gegenstände, über die er mit der gröfsten Präcision und mit seinem gewöhnlichen Scharfsinne urtheilte, wurde sehr unwillig, wenn er selbst, oder jemand der nachher hinzugekommenen Personen etwas falsches sagte oder falsch aussprach, kannte jeden an seinem Gange und seiner Stimme, unterschied auf das genaueste das Spiel zweier seiner Bekannten auf einem im Zimmer stehenden Fortepiano (er lag in der offnen Kammer), seufzte tief auf, warf sich auf die *rechte* Seite, richtete sich in die Höhe, sah mich mit freundlichem Erstaunen an, und rief: »Ei guten Tag, lieber Herr Professor, »sind Sie noch hier?« Nun glaubte ich, er fange erst recht an zu deliriren, und hatte mich *sehr geirret.* Er war jezt völlig vernünftig, lachte über seinen Herzpolypen, wuſste von allem dem, was mit ihm seit Mittag vorgegangen war, kein Wort, konnte Hand und Fuſs bewegen, und seine Aussprache war natürlich. Willig nahm er ein, und konnte nun schlucken, sein Puls war an beiden Händen gleich und natürlich, so auch die Wärme. Alles was er während seiner Ekstase gesagt hatte, bestätigte er, und erzählte den Gang der Rosenkrankheit am linken Fuſse, mit eben den kleinen Umständen wie vorhin.

So war er etwa eine Stunde geblieben, als er wieder auf die *linke* Seite sank, und in seinen alten Zustand verfiel. In diesem blieb er etwa 2 Stunden, erholte sich wieder auf einige Zeit, delirirte auf's neue, und so wechselte sein Zustand, ohne bestimmte Ordnung und gleiche Dauer der Paroxysmen und der Zwischenräume, Tag und Nacht fort, wurde jedoch in den lezten Tagen sparsamer und kürzer, blieb am 29sten, wo er auſser dem Bette seyn konnte, ganz aus, und er reisete nach einigen Tagen von hier nach B. Während der Krankheit gebrauchte er das Valeriana-Infusum mit Wein und Lavements, nachher China mit Hyoscyamusextract und

Naphtha, und beschlofs seine Cur mit dem Gebrauche des Driburger Wassers.

Den 19ten Nov. 1800 bekam er einen neuen Anfall dieser Krankheit, welcher ganz denselben Gang ging, auf dieselbe Weise behandelt wurde, und sich in acht Tagen verlor. Von der Zeit an, bis August 1802, ist er gänzlich wohl gewesen, aufser dafs er zuweilen an seiner Migraine heftig leidet.

Wäre ein Zustand wie der, welchen ich am 18ten Mai, als ich ihn zum zweitenmale besuchte, beobachtete, nur einmal erfolgt, so hätte ich vielleicht den Fall nicht beachtet. Allein genauere Untersuchungen mehrerer Paroxysmen bei ihrem ersten Entstehen, im Verlaufe und am Ende derselben, erregten meine Aufmerksamkeit aufs lebhafteste. Aufser dem Interesse, welches ich als Arzt für den Kranken fühlte, war er mir durch nahe Bekanntschaft sehr lieb geworden, und ich verbrachte manche Stunde an seinem Krankenlager, um seinen Zustand zu ergründen. Offenherzig gestehe ich aber, dafs ich mich noch nicht ganz über denselben aufgeklärt habe. Die ausführliche Schilderung des Paroxysmus wird zeigen, dafs die Entscheidung darüber allerdings sehr schwer fallen möchte.

Wenn der Kranke eine Zeitlang seine Intermission (man erlaube mir diesen Ausdruck statt eines bessern, der mir fehlet), gehabt hatte, so klagte er einen Augenblick über Angst, schloſs die Augen und fiel auf die *linke* Seite, wenn er auch vorher auf der rechten gelegen hatte. Dies war so das Werk eines Momentes, daſs ich nicht im Stande war zu versuchen, ob durch Moschus, *L. c. c. succ.* und dergl. ein Paroxysmus aufgehalten werden könnte, wie meine Absicht war und wie ich selbst dies einigemale bei Epilepsien, besonders durch *L. c. c. succ.* erreicht habe. Dann lag er eine unbestimmte Zeit im *Schlafe*, in welchem er häufig weinte, was sonst seine Sache nicht ist, fing dann an zu reden, fragte, bestellte, kannte jeden, wuſste mit so auſserordentlicher Genauigkeit jeden Gegenstand in seinem, immer sehr ordentlichen, Zimmer anzugeben, daſs er einst ein Buch, von welchem er zwei verschiedene Ausgaben hatte, und die eine verlangte, dadurch bestimmte, daſs er angab, es liege auf dem, welches er nicht haben wolle, ein kleiner Schlüssel, mit dem Barte nach dem Fenster und mit dem Ringe nach der Thüre hingewendet. Ich sah selbst nach, und fand alles so, wie er gesagt hatte. Schon seit 5 Tagen war er damals nicht aus dem Bette gewichen. Er gab noch mehrere Proben eines auſserordentlichen Gedächtnisses, die ich hier übergehe. Mit grosser Genauigkeit wog er jeden Ausdruck ab, dessen er sich bediente, verlangte aber auch gleiche Genauigkeit von andern, und ärgerte sich heftig, als jemand Hütten*bau* statt Hütten*wesen* sagte. Mit Präcision, Scharfsinn und Sachkenntniss urtheilte er in wissenschaftlichen Dingen, die ihm bekannt waren, oder über allgemein interessante Gegenstände, sorgfältig nahm er sich in Acht in Gegenwart fremder Personen zu dreist über andere zu urtheilen, oder Geheimnisse zu verrathen, die er nähern Bekannten anvertrauete. Nur einmal, meines Wissens, irrte er sich in der Person. Er hielt *mich* für einen Officier von seiner Bekanntschaft, sprach französisch mit mir, tadelte mit Recht einiges an meiner Aussprache, und blieb in diesem Irrthume, bis er zu sich selbst kam. Hätte er durch alle diese Dinge sich den allergeringsten Vortheil erwerben können, hätte er meine Arzeneien nicht gebraucht und nicht so genau in jedem Anfalle seine Phantasien an die des vorigen gereihet, nicht immer dieselben Zufälle gehabt, hätte sich sein Puls und seine Wärme nicht immer im Anfalle geändert, bei aller Kenntniss seines Charakters die ich zu haben glaube, würde ich einen Betrug geahndet haben. Hier fiel aber aller Verdacht dieser Art weg. Wenn

er

er nun eine Zeitlang in diesem Zustande geblieben war, so erholte er sich plözlich, und zwar jedesmal indem er sich auf die *rechte* Seite herumwarf. Dies brachte mich auf den Gedanken, ob nicht der Anfall gehoben werden könnte, wenn der Kranke sich während desselben auf die rechte Seite legen könnte. Allein dies war durch kein Zureden zu bewürken. Er versuchte wohl sich umzudrehen, sagte auch er habe es gethan, that es aber wirklich nie. War nun aber nach einem freiwilligen Umdrehen ein Paroxysmus beendigt, so war jede Spur von Krankheit verwischt, bis auf einige Mattigkeit, welche aber in den lezten Tagen so nachliefs, dafs er bequem ausser dem Bette seyn konnte. Auch wufste er nun gar nichts mehr von dem was er gesprochen hatte, und wunderte sich nicht wenig, wenn man ihm Dinge erzählte, oder um weitere Aufklärungen von Thatsachen fragte, von deren Existenz er ganz allein unterrichtet zu seyn glaubte. Im Ganzen blieben sich die Anfälle ziemlich gleich, nur liefs sich das Zucken der gelähmten Theile unregelmäfsig spüren, welches ich gleich im ersten Paroxysmus beobachtete. Es fehlte gewöhnlich. War es aber vorhanden, so war gewifs der Anfall heftiger und von längerer Dauer, als wenn es ausblieb, auch pflegte er dann mehr Ermattung nachzulassen. Sein Appetit war während der ganzen Krankheit geringe, sein Durst wie gewöhnlich, der Stuhlgang erfolgte täglich, der Harn wurde regelmäfsig ausgeleert, und man fand nichts krankhaftes an demselben, die Haut war nur während des Anfalles trocken.

Diesem zufolge sahe ich mich genöthigt, bei dieser Krankheit einen zwiefachen Zustand zu unterscheiden:

1. Den *körperlichen*. Während des Anfalles litt der Kranke an allen Symptomen einer fast vollkommenen Lähmung (*Paralysis*) der linken Seite. Diese hörte aber auf, wenn der Paroxysmus aufhörte. Es war ein völlig intermittirendes Symptom, denn es liefs nur einige, aber gleichmäfsig über den ganzen Körper verbreitete *Mattigkeit*, durchaus kein Unvermögen zur Bewegung zurück. Diese Intermissionen waren aber, sowohl der Zeit des Eintrittes als der Dauer nach, ungleich, folglich war dieser Zustand nicht periodisch. Allein die Zwischenräume des Wohlbefindens und der Erneuerung dieser Zufälle waren, besonders im Anfange, sehr kurz, dauerten nur eine, oft nur eine halbe Stunde. Fieber spürte ich bei dem Kranken nie. Diese körperlichen Erscheinungen sind schon

überaus merkwürdig, und vielleicht sehr schwer zu begreifen; noch mehr sind es

2. die *moralischen*. Der Kranke hatte während des paralytischen Zustandes gewöhnlich eine fixe Idee, wie bei der *Amentia partiali*, deren Anregung ihn zum Deliriren brachte. Dann delirirte er, ich möchte sagen, vernünftig, so zusammenhängend und consequent war alles, was er aus einem oft nur individuell falschen Vordersatze ableitete. Berührte man diese Idee aber nicht, so war er ganz bei sich, sprach ohne alle Unordnung, wuſste alles, besann sich auf alles, hörte, fühlte mit der *rechten* Hand alles sehr genau, allein er wuſste nichts von dem, was er in dem zulezt verflossenen Zeitraume der Intermission gesagt oder gethan hatte. Dafür knüpfte er aber sein Delirium genau an das zulezt verflossene. Hörte nun der Anfall auf, so wuſste er zwar recht gut, was in der lezten Intermission mit ihm vorgegangen war, allein nicht eine Sylbe von dem, was sich während des Delirii zugetragen hatte. Ja er lieſs sich einst, als ich einen Paroxysmus hindurch allein bei ihm zubrachte, nach dem Aufhören desselben überreden, er habe während dieser Zeit geschlafen. Konnte man diesen Zustand mit Recht Delirium nennen? Es war keine Fieberphantasie, denn er hatte

kein Fieber; es war kein Wahnsinn, denn man konnte in seinen Verstandesverrichtungen keine Störung bemerken, sondern er urtheilte ganz richtig und consequent. Allein gewöhnlich in dem einzigen Falle, welcher gerade für diesen Paroxysmus die Unterredung mit dem Kranken begann, besonders wenn *er* zuerst sprach, delirirte er. Wuſste man ihn von dieser Idee abzuleiten, so war er ganz vernünftig.' Ich möchte fragen, wie man diesen Fall in gerichtlich-medicinischer Hinsicht beurtheilt haben würde? doch wohl unstreitig als vollkommenes Delirium? als *amentia partialis?*

Noch verdient der Anfang und das Ende eines jeden Anfalles einige Erwähnung. Das Uebel kam nicht nach und nach, sondern plözlich. Der Kranke war anscheinend ganz wohl, und schien sich zum Schlafen legen zu wollen. Er klagte über Angst, fiel auf die *linke* Seite, schnarchte, war gelähmt, und delirirte. Wollte der Zufall aufhören, so verging er noch schneller; denn mit dem Umdrehen auf die *rechte* Seite war alles beendigt, und dies war das Werk eines Augenblicks, man vermochte diesen Uebergang nicht eine Sekunde vorherzusagen. So wie er oft beim Anfange des Paroxysmus mitten in einer Periode abbrach, so beendigte er ihn auch oft mitten in einer Periode.

Durch diese merkwürdigen Erscheinungen, glaube ich, zeichnet sich die von mir beschriebene Krankheit gänzlich von allen andern Nervenkrankheiten aus, und läſst sich in einem nosologischen Systeme nicht unter eine schon bekannte Rubrik bringen. Am mehresten Aehnlichkeit hat sie meines Erachtens mit den unter den Namen *Ecstasis* und *Catalepsis* beschriebenen Zufällen, doch unterscheidet sie sich von beiden wesentlich. Denn:

1. der Kranke hörte jedes Geräusch und vermochte eine *zusammenhängende Unterredung* mit andern zu führen, welches bei der *Ecstasis* nie der Fall ist.

2. Bei der *Catalepsis* delirirt der Kranke für sich, ohne sich an die Umstehenden zu kehren; mein Kranker sprach mit uns, und nöthigte uns zum Antworten, wenn wir absichtlich stille schwiegen. Auch delirirte er nur, wenn man gewisse Ideen, z. B. die vom Sterben, bei ihm rege machte; da der Kataleptische beständig fortdelirirt.

3. Der Kranke hatte den freiesten Gebrauch seiner nicht gelähmten Theile; dies fällt bei beiden genannten Krankheiten weg.

Disponirende Ursache zu diesem Uebel

war, wie man an dem Hauptsitze der physischen Zufälle sehen konnte, der 1797 erlittene Schlagfluſs. Eine nähere Veranlassung konnte ich bei allen Erkundigungen nicht erfahren.

Ganz deutlich ist mir, wie ich schon gesagt habe, der Fall nicht. Auch die so gelinden Reizmittel, welche hinreichend waren, dem Uebel Einhalt zu thun, machen die Erklärung der Krankheit noch um etwas schwieriger. Eine gütige Mittheilung ähnlicher Beobachtungen, von der Hand älterer und erfahrener Aerzte, der einzige Weg, auf welchem hier Aufklärung zu hoffen scheint, würde ich daher mit gröſstem Danke aufnehmen.

VII.

Beschreibung einer, nicht im Anfalle, sondern durch ein schnell entwickeltes asthenisches Fieber tödtlich gewordenen Brust-Bräune.

Von
D. Schenk,
Landphysicus des Fürstenthums Siegen.

Unser hiesiger geschickte und beliebte Amtschirurgus *Achenbach*, ein Mann von 54 Jahren, von starkem, athletischen Körperbau, und der von jeher die beste Gesundheit genossen hatte, wurde vor 3 Jahren mit einem sehr argen rheumatischen Schmerze im rechten Schultergelenke befallen. Dieser Schmerz dauerte 8 Tage lang mit gleicher Heftigkeit fort, und machte alle Bewegungen des Arms unmöglich. Hierauf verlor er sich zwar allmählich, so daſs nach einigen Tagen kaum noch eine Spur davon übrig war; indessen bei der geringsten Witterungsveränderung kehrte er zurück, nahm seinen alten Platz wieder ein, und erstreckte sich von da bisweilen über den ganzen Vorderarm, bis in die Hand. Es wurden beständig die besten und zweckmäſsigsten Mittel, sowohl innerlich als äuſserlich angewendet, und doch konnte das Uebel erst nach 2 Jahren beseitiget werden. Jezt glaubte sich der Patient genesen, und wurde in dieser Meinung um so mehr bestärkt, je mehr er seit kurzem an Dicke und Fettigkeit zugenommen hatte. Allein ohngefähr ein halbes Jahr hernach empfand er auf einmal, unter dem Gehen auf ebenem Wege, eine Empfindung in der Brust, die ihm den Athem raubte, und ihn zu ersticken drohte. Er stand still, und nach einigen Minuten war seine Brust wieder frei, und er konnte vor wie nach seinen Weg fortsetzen. Da er sich übrigens gesund fühlte, so leitete er diesen Zufall von einer unbedeutenden Ursache, etwa von Blähungen her, und nahm darauf weiter keinen Bedacht. Leider wurde er aber bald aus diesem frohen Wahne gerissen: denn da er nach 2 Monathen einmal gleich nach dem Mittagsessen ausgehen mußste, so bekam er plözlich unterwegs einen so heftigen Anfall von Erstickung, daſs er straks zu Boden fiel. Zwar konnte er nach wenigen Minuten wieder aufstehen und seinen Gang vollenden; aber es blieb ihm doch wohl eine halbe Stunde lang eine unangenehme, schmerzhafte Empfindung in der Brust, gerade in der Mitte des Brustbeins, zurück. Erschrocken und bestürzt über diese Lebensgefährlichen Erscheinungen, dachte er über seinen Zustand nach, und glaubte bald, den Sitz des Uebels im Unterleibe, und besonders in den Hämorrhoidalgefäſsen gefunden zu haben. Er verordnete sich in dieser Rücksicht eine auflösende, aus bitteren Extracten mit *Tart. tart.* und kleinen Gaben *tart. emet.* versezte Mixtur. Auch suchte er, durch äussere reizende Mittel, seinen ihm jezt weit lieberen Rheumatismus ins Schultergelenke zurück zu locken.

Auf diese Art hatte der Patient wirklich ein Vierteljahr lang keine Spur von jenem Zufalle, und hielt sich schon für völlig hergestellt, als er sich eines Morgens, es war den 27sten April des Jahres 1804, nachdem er den Tag zuvor vom Regen äusserst durchnäſst geworden war, ganz unvermuthet im Bette von einem Anfalle ergriffen sah, der die beiden vorhergehenden an Stärke und Heftigkeit bei weitem übertraf, und sich zulezt mit einer vollkommenen Ohnmacht endigte. Ich wurde eiligst hinzugerufen, und kam, da eben Leben und Besonnenheit zurückkehrten. Der Athem war aber noch beklommen, und es wurde vieler, nicht mit Blutstreifen vermischter Schleim mit leichtem Husten ausgeworfen. Der Kranke klagte über einen drückenden, quälenden Schmerz unter dem Brustknochen, der sich über den *linken* Vorderarm erstreckte, und wodurch er an der Lage auf der linken Seite behindert wurde. Der Puls ging klein, aussetzend und sehr irregulär. Die Zunge war mit weiſsem Schleime, und das Gesicht, und besonders die Stirne, mit kaltem Schweiſse bedeckt.

Ich machte folgende Verordnungen: *Rp. Moschi orient. opt.* — *Sach. alb. aa* ℈ß. *camph.* gr. ij. — *opii pur.* gr. ¼. *m. f. pulv. detur in* viij. *plo. S.*; alle 2 Stunden ein Pulver zu nehmen, und *Rp. rad. Valerian.* ʒ vj. *diger. c. aq. fervent. q. s. colat.* ℥ vj., *adde liq. anod. m. Hofm.* ʒ ij. *Mds.*, abwechselnd mit den Pulvern alle 2 Stunden einen Eſslöffel voll. Dabei lieſs ich alle 2 Stunden von einer Salbe aus *Spirit. Sal. amm. caust.* — *tinct.*

cantharid. — *laud. liq. Sydh.* — und *camphor* zu gleichen Theilen in die Brust einreiben. Diese Mittel wurden den Tag, und weil kein Schlaf erfolgt war, auch die Nacht ununterbrochen fortgesezt, und ich fand bei meinem Besuche am Morgen,

den 28sten April, die Brust um so viel freier, daſs der Patient, ohngeachtet noch einiger Schmerz unter dem Brustbeine zurückgeblieben war, jezt wieder auf der linken Seite, so gut wie auf der rechten liegen konnte. Sein Puls ging geschwind, klein und aussetzend, aber nicht so unordentlich wie Tags zuvor. Die Zunge war dick mit gelbem Schleime belegt, und der Appetit hatte sich ganz und gar verloren. Ich lieſs mit den obigen Pulvern und der Salbe fortfahren, und verschrieb daneben: *Rep. Rad. Valerian.* ℥j. *diger. cum aq. ferv. q. S. ad rem.* ℥ vj. *colat. refr. adde essent. castorei* — *liq. anod. comp. ana* ʒiß. *M.D.S.* umgerüttelt alle 2 Stunden zu einem Eſslöffel voll. Zum Getränke verordnete ich starken Kaffee, Fleischbrühe, Wein und Wasser, auch mitunter bloſsen guten Rheinwein. Hierauf hatte ich nun das Vergnügen

am 29sten zu hören, daſs der Patient des Nachts einige Stunden geschlafen habe, und mit freier Brust und hellem und klarem

Kopfe erwacht sey. Der Puls war schwach, aber ganz regelmäſsig, und that 100 Schläge in einer Minute. Die Zunge war noch sehr belegt, und nicht der mindeste Appetit hatte sich eingefunden. Die Haut war feucht, und die Leibesöffnung einmal gehörig erfolgt. — Ich war schon voller Hoffnung zur Genesung und verschrieb: *Rp. rad. serpent.* ℥ j. *diger. cum aq. ferv. q. s. ad rem.* ℥ vj. *colat. refr. adde napht. vitr.* ʒ ij. *D. S.*, alle 2 Stunden einen Eſslöffel, und lieſs dazwischen mit den Pulvern und gutem alten Rheinweine fortfahren. Aber wie ich

den 30sten ins Zimmer des Kranken trat, klagte er mir, er habe die Nacht nicht gut geschlafen, und sey oft erschrocken aufgefahren; auch fühle er gegenwärtig eine sehr schmerzliche Empfindung in der Gegend des Magens. Sein Puls war dabei ebenfalls wieder unordentlich und aussetzend geworden. Ich sezte mich nieder, und während meiner Gegenwart erfolgte ein so heftiges Erbrechen, daſs es, wegen der auſserordentlichen Anstrengungen die bei der Dicke des Körpers des Kranken damit verbunden waren, einen apoplectischen Anfall besorgen lieſs. Alles was in den Magen kam, selbst Mohnsaft, vermehrte augenscheinlich das Erbrechen und Würgen.

Unter diesen Umständen ließ ich vorerst ein lauwarmes, mit Kali und Senf geschärftes Fußbad anwenden, und bedeckte die ganze Magengegend mit einem Senfpflaster, das ich bis zur Röthe liegen ließ; demnächst verschrieb ich:

Rp. Aq. cinn. s. v. ℥iiij. *aq. cinn. spirit.* ℥ij. *napht. aceti* ʒiß. — *laud. liq. S.* ʒß. *M. D. S.*, alle Stunden zu einem Eßlöffel voll, und war so glücklich am

1sten Mai Uebelkeit und Erbrechen gestillt, und den Puls zwar noch schwach und geschwind, aber doch wieder ganz regulär zu finden. Ich verschrieb *Rp. Rad. Serpent.* — *rad. Valerian. aa* ℥ß *diger. c. aq. ferv. q. s. ad rem.* ℥vj. *colat. refr. adde liq. anod. comp.* — *liq. c. c. succ. aa* ʒj. — *laud. liq. Sydh.* ℈ij. *M. D. S.* umgerüttelt alle Stunden einen Eßlöffel voll, und dazwischen eben so oft und eben so viel alten Rheinwein zu nehmen. Hierauf blieb den ganzen Tag das Befinden des Kranken gut, er schlief die folgende Nacht ziemlich ruhig und erquickend, und er wußte mir auch, wie ich ihn

den 2ten Mai des Morgens besuchte, nichts anders, als ein unangenehmes Gefühl, in der linken unteren Bauchgegend, das sich aber nur auf eine kleine Stelle beschränkte, zu klagen. Wir beide schrieben dies, da der

Puls dabei ganz gleichförmig ging und in einer Minute nur 94 Schläge that, bloſs Blähungen zu, und es wurde deshalb mit der gestrigen Arzenei und gutem Weine fortgefahren. Allein gegen Mittag wurde dies schmerzliche Gefühl ärger, stieg langsam die linke Seite hinauf bis zum Herzen, erregte erschreckliches und hörbares Klopfen desselben, und sichtbares Schlagen der linken Carotis. Es war damit kalter Schweiſs, Kälte der Hände und Füſse, und gänzlich unterdrückter Puls verbunden. Der Kopf war noch frei geblieben und der Patient, der mit jedem Augenblicke seinen Tod befürchtete, nahm *sogleich* 20 Tropfen *laudan.. liq. S.*, worauf bald Nachlaſs erfolgte. Bei meiner Ankunft war nur noch unordentlicher Puls, Kälte der Extremitäten und schmerzliches Gefühl in jener Gegend des *hypochondrii* zurückgeblieben. Doch noch in meiner Gegenwart erneuerte sich die nehmliche Scene wieder, nur in keinem so hohen Grade, und sie ging geschwinder vorüber wie das vorigemal. Ich lieſs augenblicklich auf die erwähnte schmerzhafte Stelle ein Senfpflaster bis zur Röthe legen, und verordnete neben der andern Medicin noch folgende Pulver: *Rp. Camphor. — sal. volat. c. c. aa* gr. ij. — *opii pur. gr.* ¼ *Sach. alb.* ℈ß *M. f. pulv. dentur tales doses Nro.* viij. *S.*

alle 2 Stunden ein Pulver zu geben. Auf diese Weise wurden jene beängstigenden Erscheinungen entfernet, und es erfolgte darauf eine gute Nacht. Auch fand ich

am 3ten die Zunge reiner, und der Patient hatte zum erstenmale wieder etwas Suppe mit einigem Appetite genießen können. Der Puls war regelmäßsig, und hatte sich bis auf 80 Schläge in einer Minute vermindert. Auch war einmal Oeffnung da gewesen, und der Urin machte einen dicken, ziegelrothen Bodensatz. Die gestrige Verordnung wurde ebenfalls für heute beibehalten. Es blieb auch alles gut, und der Kranke schlief des Nachts mehrere Stunden, und hatte

den 4ten Mai nur 72 Pulsschläge in einer Minute, die zwar schwach, aber doch ganz vollkommen gleichförmig waren. Mir mißfiel nur bloß allein die allzu große Neigung zum Schwitzen. Das Hemde und die Betttücher mußten öfters deshalb gewechselt werden, und jeder Schluck Wein und jeder Löffel voll Medicin vermehrte, nach der Meinung des Patienten, den Schweiß. Ich ließ alles, was im Bette von Federn war, mit Pferdehaaren vertauschen, und verwechselte die vorige Medicin mit einem, mit Zimmet und *Mynsichts* Vitriol-Elixir versetzten, Chinadecocte. Der Schweiß legte sich gegen Nachmittag und der Kranke befand sich wohl, war munter und unterhielt sich mehrere Stunden mit verschiedenen guten Freunden. Er schlief die Nacht ziemlich gut und klagte

den 5ten des Morgens nur über etwas Mattigkeit. Der Puls that, nach der Secundenuhr bestimmt, nicht mehr wie 68 Schläge in der Minute, war ganz regulär, nur konnte er dem Drucke des Fingers noch nicht den gehörigen Widerstand leisten. Die Haut war zwar feucht, aber doch nicht, wie gestern, mit Schweiße bedeckt. Ich wußte keinen Grund, meine gestrige Ordinirung zu ändern, empfahl nur daneben den Genuß ächten Hochheimers und wünschte ferner gute Besserung. Meinen Wunsch fand ich aber leider

den 6ten Mai nicht erfüllt. Der Patient hatte die Nacht nicht gut geschlafen, gegen Morgen zwei breiichte und einen wässerichten Stuhlgang gehabt, und klagte noch über Schmerzen im Unterleibe, die auf mehrere Abgänge deuteten. Der Puls schlug 84mal und die Zunge war belegter. Statt des M. Vitriol-Elixirs, sezte ich dem vorigen Decocte *Laud. liq. S.* zu, und nun erfolgte zwar weiter keine Oeffnung, aber gegen Nachmittag floß der Schweiß über den ganzen Körper. Der Kranke schrieb denselben dem Laudanum zu, und ich mußte, auf sein Begehren,

gehren, dasselbe mit *Voglers* saurem Elixir verwechseln. Noch den nehmlichen Abend erfolgten abermals drei starke Ausleerungen mit groſser Erschöpfung der Kräfte, und wir sahen uns genöthigt, wieder zu der mit Opium versezten Arzenei zu greifen. Das Laxiren stillte sich und die Nacht wurde leidlich, jedoch unter vielem Schwitzen zugebracht.

Den 7ten des Morgens war der Puls kleiner und dabei aussetzend geworden. Es hatte sich wieder Uebelkeit und auch einmal Erbrechen eingefunden. Alles erregte Ekel und der Schweiſs dauerte fort. Ich verordnete: *Rp. Aq. cinn. s. v.* ℥ vj. — *Tinct. cinnam.* ʒ vß. — *laud. liq. Sydh.* ʒ ß. *M. D. S.*, umgerüttelt alle Stunden zu einem Eſslöffel, und ebenfalls alle Stunden einen starken Eſslöffel voll guten rothen Aſsmannshäuser Wein.

Erbrechen und Uebelkeit vergingen, aber nicht der Schweiſs; er triefte sichtbar aus allen Poren, und weder durch Waschen des ganzen Körpers mit rothem Weine, noch mit Branntwein, konnte ihm Einhalt geschehen. So ging es den Tag und die Nacht hindurch fort, ja den Morgen

des 8ten Mai lag der Kranke noch im Schweiſse. Der Puls ging geschwind, aussezzend, unordentlich und sehr klein. Ich konnte schon den bevorstehenden Tod daraus vorhersehen, und doch war der Geist des Kranken sich jezt eben so, wie in der ganzen Krankheit hindurch, vollkommen gegenwärtig. Scharfsinn und Beurtheilungskraft waren eher vermehrt wie vermindert. Ich verschrieb:

Rp. Aq. Cinnam. s. v. ℥iiij. — *aq. cinn. spirit.* ℥ ij., *naphthae vitr.* ʒ ij. — *laud. liq. Sydh.* ℈ ij. *M. D. S.*, umgerüttelt alle Stunden einen Eſslöffel voll, und lieſs dazwischen alle halbe Stunden einen Löffel voll des besten und ältesten Rheinweins nehmen. Aber nichts desto weniger wurden gegen Mittag Hände und Füſse kalt. Kein Puls war schon mehr zu fühlen, und doch floſs der Schweiſs noch beständig fort. Ich machte noch einen Versuch mit Moschus, Camphor und Capwein, lieſs Arme und Beine mit Senfpflastern belegen. Allein keine Wärme, kein Pulsschlag war in dieselben zurück zu führen. Der Athem wurde beschwerlicher und in immer kürzeren Zwischenräumen geführt, und der Kranke starb des Abends um 9 Uhr, zwar bei hellem und klarem Verstande, aber doch ohne die sonstigen schrecklichen Begleiter des Todes.

Ich halte diese Krankheitsgeschichte, deshalb — weil hier die Brustbräune nicht, wie sie sonst gewöhnlich zu thun pflegt, während des Anfalls, sondern vermittelst eines, unmittelbar auf denselben folgenden, asthenischen Fiebers, tödtlich wurde — der öffentlichen Bekanntmachung werth. Auch glaube ich, daſs die Krankheit, ob mir gleich die Leichenöffnung nicht gestattet worden ist, auch wirklich die, hier gewiſs mit Gicht oder Rheumatismus complicirte Brustbräune, und nicht Herzpolyp, wohin der öftere unregelmäſsige Puls etwa deutete, war; welches mir die, jeden Anfall von Erstickung begleitenden, charakteristischen Zeichen derselben hinlänglich zu beweisen scheinen.

VIII.

Neuere Erfahrungen über die Heilkräfte der Thermalquellen in Wiesbaden.

Von

D. *Ritter*, Hofrath.

Je länger ich die Würkungen der Bäder von Wiesbaden beobachte, je häufigere, günstige Resultate, welche oft der gespanntesten Erwartung entsprechen, daraus hervorgehen, desto mehr werde ich von den unverkennbar großen Heilkräften überzeugt, womit die gütige Natur diese Thermalquellen ausstattete.

Dem noch neulich öffentlich geäusserten Wunsche des Herrn Herausgebers, daſs Brunnen- und Badeärzte doch öfters Erfahrungen, in diesem Zweige der practischen Heilkunde, gemacht, in diesem Journale niederlegen möchten, zu entsprechen, theile ich hier mehrere merkwürdige Fälle mit, wo die hiesigen Bäder, wenn gleich nicht stets allein, sondern auch in Verbindung mit andern Heilmitteln, sich von großem Nutzen bewiesen. Sind es gleich nur meist glückliche Fälle, welche ich hier aufführe, so soll damit nichts weniger als Ohnfehlbarkeit der Würkung angedeutet werden; ich werde im zweiten Bande meiner Schrift über Wiesbaden mit aller Aufrichtigkeit gestehen und durch unangenehme Erfahrungen belegen, daſs wir weit davon entfernt sind, wenn gleich mancher Sieche in diesem Wahne hieher reiset, und daher auch zuweilen seinen Irrthum mit Trauer kennen lernt.

Aus meinem Tagebuche wähle ich nun folgende interessante Krankengeschichten, seit 1797 beobachtet, aus:

Syncope anginosa.

Diese oft so räthselhafte und fälschlich mit dem Nahmen *Angina pectoris* bezeichnete Krankheit, beobachtete ich zweimal, ehe ich den folgenden Fall so glücklich zu behandeln im Stande war, ohne radicale Heilung bewürken zu können. Der erste Kranke war ein alter Mann, schon weit über sein sechstes Decennium hinüber, welcher dreiviertel seines Lebens im thätigsten Gewerbsfleiſse, im Handel und auf Reisen zugebracht, und seinem Körper, welcher ihm eisenfest schien, die äuſsersten Anstrengungen zugemuthet, ihn jedem Einflusse der Witterung, jedem schnellen Wechsel der Temperatur bloſsgestellt; seinem Magen oft ungeheure Mahlzeiten, seinem Nervensysteme unmäſsige Portionen geistiger Getränke aufgebürdet hatte. Erst nachdem das halbe Jahrhundert überschritten war, schien diese herculische Constitution erschüttert zu werden. Er konnte, bei seiner gewohnten Sorglosigkeit, nicht deutlich angeben, was ihm eigentlich fehle: eine gewisse Schwermüthigkeit war an die Stelle seiner gewohnten Heiterkeit getreten, er suchte die Einsamkeit, und seine Trinkgelage ekelten ihn an; dabei fühlte er, besonders beim Aufstehen, ein schmerzhaftes Ziehen tief unter der linken Brustwarze, welches bis zum Schultergelenke hinreichte, mit öfterer Neigung zu kurzen Seufzern vergesellschaftet. Mehrere Jahre waren so verstrichen, ehe er sich Hülfe zu suchen entschloſs. Mangel an Geduld trieb ihn aus der Hand eines Arztes in die eines Andern, von denen wohl mancher das Uebel nicht erkannt haben mochte; mitunter wurde er von dienstfertigen Rathgebern auch an Charlatane und Harnschauer gewiesen, bis er endlich, nach langen Jahren, Rath bei mir suchte.

Jezt war das Uebel aber schon zu furchtbarer Höhe gestiegen, und an die ohnehin so selten mögliche Radicalheilung nicht mehr zu gedenken. Schon hatte die ganze Oeconomie des Körpers merklich gelitten, Appetit, Schlaf, Ernährung, Heiterkeit der Seele waren gestört; die Haut welk und gelblich, die Gliedmaaſsen, besonders die untern, oft kalt und kaum zu erwärmen.

Die höchst beschwerlichen Symptome aber waren folgende: der Leidende konnte fast keine andere, als die gerade Stellung ertragen; jede andere verursachte Angst, die zum Unerträglichen steigen konnte. Die ehedem leidlichen Schmerzen in der linken Brust, waren nach und nach bis zu unausstehlichen Spannungen und folternden Schmerzen angewachsen, welche die untere Hälfte des Brustbeins einnahmen, sich über die Achsel, den Vorderarm, bis zum Handgelenke hin verbreiteten; bei den heftigsten Anfällen wurde auch die rechte Seite auf ähnliche Art ergriffen, doch verbreitete sich da der Schmerz wenig über den obern Theil des Oberarms. Mäſsiges Gehen, noch weniger Treppensteigen, oder bergan, hatte der Kranke schon lange vermeiden müssen, wenn er nicht den Anfall auf der Stelle erwecken wollte, welcher dann ohnfehlbar starke Ohnmachten im Gefolge hatte. — Der Puls stets klein, schwach, ungleich; während des Anfalles oft aussetzend.

Bäder, krampfstillende, besänftigende und zuweilen gelinde Reizmittel, leichte und sparsame Diät, passendes Regim, erleichterten den Kranken, verzögerten das unabwendliche Ende; aber nach drei Monaten starb er plözlich des Nachts, in einem zu dieser Stunde gewöhnlichen Anfalle.

Bei der Leichenöffnung erschienen die Lungen strotzend von Blute; der Herzbeutel, nach dem Mediastino zu, an einigen Stellen mit dem Herzen verwachsen; dieses aber beinahe von doppelter natürlicher Gröſse; der Grund des Herzbeutels enthielt ohngefähr zwei Eſslöffel voll eines gelblichen, klebrigen, aber geruchlosen Serums. Die Substanz des Herzens war sehr mürbe und miſsfarbig; die Klappen der Aorta ungewöhnlich steif, zusammengezogen; die Kranzschlagadern bei ihrem Anfange ohngefähr eines Zolles lang verknöchert. Die Aorta selbst war weit über ihren gewöhnlichen Durchmesser ausgedehnt, ihre Häute aber schlaff und dünne. Die von andern Schriftstellern bemerkte ausserordentliche Fettheit des Herzens fehlte aber.

Der zweite Kranke, welchen ich aber nur einige Zeit und nicht bis an sein Ende beobachtet habe, war ein Dreissiger, und Grenadierhauptmann. Im Winter 1793 consultirte er mich in den spät bezogenen Winterquartieren, wegen secundärer Chanker an verschiedenen Theilen, mit einem Worte, wegen der schleichenden, schon seit Jahren bestehenden Seuche. Da diese Ruhe nur kurze Zeit dauerte, und militärischer Ehrgeiz den Kranken zum früh eröffneten Feldzuge trieb, so ward die Cur unterbrochen. Ich sahe ihn 1795 im Frühjahre erst wieder. Die Symptome der Lustseuche waren bei öfteren Durchnässungen und Erkältungen verschwunden, und statt ihrer ein besonderes, nicht deutlich zu bestimmendes Gefühl von Beängstigung eingetreten, welches sich vorzüglich beim Gehen äusserte und dann sicher zum Stillstehen *zwang*, wenn dies gegen den Wind geschah. Bald fand sich Schmerz unter der linken Brustwarze ein, welcher sich rechts nach dem Sternum, links nach der Achselhöhle hinzog, deren Drüsen anschwollen und bei der Berührung schmerzhaft waren; späterhin erstreckte sich der Schmerz über den Oberarm, bis zum Ellenbogen, und endlich bis zum Handgelenke hin. Ueberfiel den Leidenden beim Gehen Dispnoe, und konnte er nicht weiter, so erleichterte das Lüften, Heben der Arme, etwas Zurückbiegen des Oberleibes und veranlafstes Rülpsen; war er genöthigt, das Gehen fortzusetzen, dann kam nach funfzig, hundert Schritten das Uebel wieder. Der Puls war hier immer sehr ungleich, zu Zeiten, wenn Herzklopfen eintrat, voll, heftig; sonst klein und schnell. Geringe Unmäfsigkeiten in der Diät, Gemüthsbewegungen, veranlafsten diese Zufälle immer, und endigten nicht selten mit Ohnmachten, bei denen die Gliedmafsen ganz kalt waren.

So wie in jenem Falle unmäfsige, regellose Lebensart, Strapazen aller Art unverkennbar den Grund zum Uebel gelegt, vielleicht nicht beachtete leichte Entzündung des Herzens, oder Herzbeutels, wohl durch Durchnässung, Erkältung, nach dem Mifsbrauche geistiger Getränke veranlafst, der Erzeugung des Uebels günstig gewesen seyn mochten; so war es in diesem, beim Mangel anderer bestimmten Ursachen, dem Verschwinden der äussern Zeichen des Seuchestoffs, ohne den fernern Gebrauch antisiphylitischer Mittel offenbar, dafs das venerische Gift diese seltene, wenigstens selten genau beobachtete Krankheit erzeugt hatte; denn giebt es wohl einen

Theil des Organismus, welcher nicht davon angegriffen werden könnte? — Allein die Würkung auf diese Ursache, und dies war doch die einzige ächtpractische Indication, war mit grofsen Schwierigkeiten verbunden, denn aufser Abmagerung, waren die Verdauungskräfte sehr vermindert; ein Umstand, welchen man so oft bei dieser Krankheit trifft, wenn sie den schleichenden Charakter angenommen hat. Durch Beharrlichkeit indessen, durch Abwechselung der Methoden, durch pünktliche Lebensweise, Vermeidung aller Ursachen, welche den Anfall veranlassen konnten, gelang es, wenn auch nicht das Uebel zu bekämpfen, aber doch auf einen erträglichen Grad herabzubringen, als das Schicksal den Kranken aufs neue von mir trennte. Fünf Jahre später starb er plözlich in der Nacht. Die Oeffnung des Leichnams ward nicht unternommen.

Beide Kranke erlitten den Anfall sicher jedesmal nach Mitternacht, wenn sie auch nur mäfsig zu Nacht gegessen hatten, vermöge der dadurch stärkeren Congestionen nach dem Herzen, weshalb sie sich der Abendmahlzeit ganz enthalten mufsten. Am meisten erleichterte dann freiwilliges, oder absichtlich erregtes Brechen, und dann pflegte auch gleich der reichliche kalte Schweifs nachzulassen, welcher über den ganzen Körper, vorzüglich im Gesichte ausbrach. Dies stimmt mit dem überein, was andere Beobachter darüber angemerkt haben. Keiner aber gedenkt der *Syncope anginosa* aus venerischer Ursache entsprungen.

Der dritte Kranke, dessen Geschichte ich nun vortragen will, und den ich mit der mächtigen Beihülfe der hiesigen Bäder radical zu heilen das Glück hatte, war ein Deutscher von Geburt, wenig über funfzig Jahre alt. Auf holländischen Schiffen hatte er öftern den Ocean befahren, Amerika, Indien und China mehrmals besucht. Rauh, und ausschweifend von Natur, war er bald in die Gewohnheit der Seefahrer gefallen, starke Getränke zu lieben, sich oft zu berauschen; sein gewöhnlicher Trunk, welcher auch in Indien und Amerika der fast allgemein gebräuchliche ist, war *Grog* (zwei Drittel Wasser mit einem Drittel Rum). Vor beinahe zwanzig Jahren bekam er die Gicht an Händen und Füfsen; doch nicht eigentliches Podagra, denn nie wurden die Ballen und grofsen Zehen ergriffen. Ein Schiffswundarzt (leider oft nur ein Barbiergeselle) hatte ihn mehrere Monate mit Arzeneien bedient, welche aber sein Uebel um nichts verminderten, weswegen er, ungeduldig, beschlofs, sich der

Leitung der Natur zu überlassen, und die Gute bot mütterlich die Hand. Nach einigen Monaten erhielt der Leidende nach gerade den freien Gebrauch seiner Gliedmaſsen wieder, obgleich Schmerzen, Spannungen so wenig, als eine gewisse Steifigkeit nie ganz wichen. Nur beschwichtiget, nicht ausgerottet war das Uebel, denn die Lebensart wurde nicht geändert, und so muſste er jeden Herbst einen, doch noch erträglichen Gichtanfall abhalten.

Nun geschah es aber, daſs er einst, schon stark auf der Besserung, von einer solchen Gichtperiode, mit dem ersten Genesungsräusohchen in die See plumpte, und ob er gleich nach kurzer Zeit wieder aufgefischt wurde, so dauerte es doch mehrere Stunden, ehe er unter Dach und hülfreiche Hände gebracht werden konnte. Totale Durchnässung und Erkältung bei kaltem, stürmischem Wetter, waren daher unvermeidlich. Mit groſser Beklemmung, Angst und Herzklopfen war der Kranke vom ersten Schlafe erwacht; der Rest der Gichtschmerzen, sammt der noch rückständigen Geschwulst, waren verschwunden, und hatten nur einen gelinden Grad von Betäubung in ihrem ehemaligen Sitze hinterlassen. Viele Tage dauerten diese Symptome des idiopathisch gereizten und überfüllten

Herzens, bis der anhaltende Gebrauch endlich kürzere und längere Zwischenräume erzwang. Nachdem der Halbgenesene nun wieder angefangen hatte, sich mehr Bewegung zu geben, bemerkte er, daſs er nicht eine Viertelstunde anhaltend gehen durfte, ohne dann zum absoluten Stillstehen gezwungen zu werden, daſs jede Kraftanstrengung weiter zu gehen umsonst wär; daſs dabei die heftigste Beklemmung, Schmerz im Brustbeine, der linken Brust und im Oberarme, Einladung zu tiefem Seufzen eintrat. Nur in die Höherecken, Beförderung des Rülpsens, schaffte nach einigen Minuten Erleichterung; *ging er* bergan, oder gegen den Wind, so empfand er dies alles weit schneller und heftiger. Nun fand sich der Paroxysmus auch des Nachts und gegen Morgen ein, vorzüglich wenn er beim Abendmahl, nach sonst gewohnter Sitte, die Grillen wegzuspülen versucht hatte: unbändiges Herzklopfen weckte ihn dann nach Mitternacht mit der heftigsten Beklemmung und Schmerzen, welche bis zum Ellenbogengelenke reichten; der Anfangs volle, starke, zuweilen aussetzende Puls, ward nach gerade klein, ungleich, schnell, so wie sich der Anfall mehr zur Ohnmacht neigte und endlich der eiskalte Schweiſs ausbrach. Oft halfen in demselben volle Gaben des Moschus und des Baldrians.

Seine Aerzte hatten ihn endlich nach Wiesbaden geschickt, wohin so mancher, als dem lezten Zufluchtsorte, gewiesen wird. Gewiſs war auch der Gebrauch unsrer Bäder so bestimmt als möglich angezeigt, denn metastatischer Gichtstoff war unwidersprechlich hier die Grundlage dieser *Syncope anginosa*; und gegen die eigentliche Gicht so gut, als deren zahllose Anomalien, haben sie sich von jeher einen unbezweifelten Ruhm erworben. Daſs diese *Syncope* zuweilen auch Gichtkranke, am Podagra Leidende befalle, mit diesen Anfällen wechsele, sie zuweilen verhüte, haben schon einige ältere Schriftsteller aufgezeichnet.

Die Bäder wurden ohne weitere Vorbereitung (welche überhaupt höchst selten nothwendig ist) begonnen: zu 95° Fahr. war die Temperatur bestimmt. Bei den ersten malen empfand der Kranke einige Beklemmung und Herzklopfen in den ersten Minuten, der Puls ward um einige Schläge in der Minute schneller; so wie aber die wohlthätige Würkung auf die Hautnerven sich dem ganzen Systeme mittheilte, so wie der Einfluſs auf die Gefäſsgeflechte der Oberfläche eintrat, ward er langsamer, gleichmäſsiger, nun gegen 86 bis 88, da er vor dem Eintritte um zehn Schläge schneller war. Die nach acht Tagen noch kaum merkliche Reaction der Haut, ihre nur wenig verminderte Trockenheit, ihr geringer Grad von Geschmeidigkeit, machte es nothwendig, die Dauer der Bäder von einer Stunde auf anderthalbe, und nun täglich zweimal zu vermehren; zugleich ward die Temperatur des Wassers in der lezten Minute bis auf 100° erhöht; eine Verordnung, von welcher ich seit langer Zeit oft die erwünschtesten Würkungen wahrnehme, von welcher ich sagen darf, daſs sie die Natur nicht selten aufs thätigste zum Zwecke leitet, zu dessen Erreichung sie vom Arzte aufgefordert wurde.

Durch die Erfahrung indessen belehrt, daſs es in diesen Fällen Mittel gebe, welche die Würkungen der hiesigen Bäder sehr unterstützen, ihre frühere Erscheinung bewerkstelligen, muſste der Leidende auſser allgemeinen Frictionen öfters Senfreig um Hand- und Fuſsgelenke zu halben und ganzen Stunden schlagen, Seidelbast auf die Herzgrube legen; des Nachts Wachstaffent (aber keinen von dem weltberühmten Nürnberger Gesundheitstaffent) über die einst von der Gicht befallenen Theile legen, und gleich nach dem Bade des Morgens eine volle Gabe eines gesättigsättigten Decocts des *Rhododendron Chrysanthum* im Bette nehmen. (Nicht immer, ich darf eher sagen, selten, habe ich bedeutende Würkungen von der, durch manche Aerzte so hoch gepriesenen sibirischen Schnee-, auch Gichtrose genannt, wahrgenommen: vermuthlich kommt es daher, daſs die in den deutschen Handel kommende zu alt seyn mag; äuſserst selten erfolgte das charakteristische, von *Pallas* beschriebene Kribbeln in den leidenden Theilen.) Hier aber schien sie in der That vielen Antheil an der baldeintretenden Besserung zu haben. Der Kranke hatte jedesmal einige Stunden nach ihrem Genusse die Empfindung von laufenden Ameisen in den Gliedern, welche einst von der Gicht gelitten hatten; die Gelenke wurden roth, schwollen auf und wurden schmerzhaft; ein reichlicher Schweiſs brach jeden Morgen nach dem Bade aus, und die Haut blieb auch den Tag über feuchte. So wie diese Erscheinungen eintraten, verminderte sich die Heftigkeit und Dauer der Anfälle, der Puls ward regelmäſsiger, die Schmerzen in der Herzgegend und im Arme nahmen ab, der Genesende durfte nun schon wieder, trotz der Gichtschmerzen in den Füſsen, wagen, längere Zeit zu gehen, späterhin sogar gegen den Wind und Bergan, ohne daſs die alten Zufälle sich meldeten. Nach dem sechs und funfzigsten Bade erschien nie wieder ein Zeichen der *Syncope anginosa*, und mit dem siebenzigsten ward die Cur beschlossen, nachdem die Gichtbeschwerden nach und nach sich vermindert hatten. Ein Jahr später hatte sich zwar die Gicht wieder gemeldet, aber nie hatte er wieder einen Zufall erlitten, welcher die *Syncope* angedeutet hätte.

Fluor albus.

Dieses in unsern Tagen so häufige, so lästige, und wenn auch seltener gefährliche, doch oft so hartnäckige Uebel, habe ich mehrere male dem Gebrauche der hiesigen Bäder weichen sehen, wenn auch alles vorher erschöpft war, was je dagegen gerathen worden ist. Es wäre höchst überflüssig, noch etwas im Allgemeinen über diese Krankheit zu erinnern, nachdem der Herr Hofrath *Thilenius* uns mit seiner so wohl gerathenen Abhandlung über dieselbe in diesem Journale beschenkt hat, welche Alles umfaſst, was dem practischen Arzte nur immer interessant seyn kann, und ich ergreife diese Gelegenheit mit Vergnügen, um meinen Dank mit dem zu vereinigen, welchen ihm gewiſs alle Leser in ihrem Herzen dargebracht haben.

Eine der merkwürdigsten Curen bewürkten unsere Heilquellen an einer mehr als sechzigjährigen, sehr geschwächten Frau, welche viele Jahre von diesem Uebelbefinden gequält worden war und in diesem langen Zeitraume das ganze Verzeichniſs der dieser Krankheit entgegengesezten Mittel schulgerecht von mehreren, recht erfahrenen Aerzten in der Pfalz, durchbraucht hatte. Sie war sehr blaſs, abgemagert, kraftlos; hatte sehr geschwächte Verdauung, kleinen, matten, schleichenden Puls, ein wenig Abendfieber, und konnte fast gar nicht gehen.

Der Verlust einer höchst übelriechenden, miſsfarbigen und in hohem Grade scharfen Schleimfeuchtigkeit war beträchtlich und verlezte, auch bei stricter Reinlichkeit, die Haut der davon berührten Theile. Hiermit war nun vollkommene *Incontinentia urinae* verbunden.

Auſser allgemeiner Schwäche war keine andere Ursache bekannt, und es kam daher nur darauf an, dieser zu begegnen. Zum innerlichen Gebrauche ward daher der Schwalbacher Weinbrunnen in Verbindung tonischer Mittel verordnet. Behutsam wurde dabei die Anwendung der Bäder nur mit 88° und halbstündiger Dauer, täglich einmal in der Frühe begonnen, und Injectionen des nehmlichen

Mineralwassers in die Scheide damit verbunden. Ein Verfahren, welches mir oft schon in diesem Falle treffliche Dienste geleistet hat.

Schon acht Tage später verriethen etwas besserer Appetit, Verdauung, verminderter unwillkührlicher Harnfluſs und die Möglichkeit des Umherschleichens, die eintretende Würkung der angewendeten Mittel; der Schleim ward consistenter, weniger, von besserer Farbe, geringerer Schärfe und Geruch. Die Bäder wurden verlängert und verdoppelt, doch ohne Erhöhung des Wärmegrads — in der Folge die Wasserinjectionen gegen andere mit Eichenrinde, und später mit Kinogummi vertauscht.

Vier Wochen waren hinreichend, die Frau der Herstellung ganz nahe zu bringen, und mit der fünften hatte sie einen Grad der Gesundheit erlangt, welcher unter diesen Umständen und dem hohen Alter, beim Anfange der Cur, kaum denkbar war. Der Urin floſs nie mehr unwillkührlich, und Schleim, von natürlicher Beschaffenheit, unbedeutend wenig mehr ab. Die Verdauung stand mit recht gesunder Eſslust im besten Verhältnisse, sie konnte halbe Stunden lang lustwandeln, und auf der erblichenen Wange blühte eine herbstliche Rose.

Bei einer jungen Dame von dreifsig, seit acht Jahren verheirathet, aber kinderlos, wollten Bäder in Verbindung mehrerer der würksamsten Mittel in langer Zeit nichts helfen: sie hatte dabei Flechten auf den Armen und Schenkeln, welche jedesmal heftiger wurden, zu fliefsen anfingen, wenn der *Fluor albus* sich minderte. Ihr Charakter, ihre vortreffliche moralische Denkart, erlaubten kaum den Verdacht ehemaliger Ausschweifungen. Indessen wird mancher meiner Herren Collegen fühlen, wie schwer es in solchen Fällen ist, zur Ueberzeugung zu gelangen, wie delicat der Punkt der Untersuchung ist; mancher wird sich erinnern, dafs man bisweilen auch auf eine reuige Magdalene trifft, wo die Bekehrung zwar die moralische Scharte ausgewezt hat, die physische aber noch lange besteht und oft lange genug den Bemühungen der Kunst Hohn spricht.

Genug, es wollte lange nicht gehen in diesem Falle, bis ich endlich das *Ammonium hydrothyodes* anfänglich zu vier und dann steigend bis zu zehn Tropfen mit den Bädern verband. Nach wenigen Tagen bemerkte die vortreffliche Dame Minderung des Ausflusses, ohne dafs die Flechten feucht wurden; diese nahmen im Gegentheile ab, trockneten und schilferten in großen weißen Schuppen. Nachdem so vier Wochen fortgefahren worden war, krönte vollkommene Heilung die Cur, und die Dame ist seitdem schwanger geworden. Ich bezweifle, ob hier die Bäder je allein im Stande gewesen seyn würden, die Heilung zu vollbringen; aber eben so zweifle ich auch, daß das innere Mittel hinreichend gewesen seyn würde; nur die Verbindung beider bewürkten hier, was, wie die Erfahrung uns zuweilen lehrt, jedes für sich unfähig war.

Von sieben und zwanzig an dem *Fluore albo* leidenden Frauenzimmern gelang es mir, sechszehn radical zu heilen; von diesen sechszehen verdanken eilfe ihre Genesung einzig den Kräften der hiesigen Quellen, denn nur zum Beschlusse der Cur und als Nachkur, zu Verhütung der Rückfälle sowohl, als Stärkung der Scheidedrüsen, wurden tonische innere Mittel und eben solche Injectionen angewendet; während des Badens wurden nur Injectionen von kühlem Thermalwasser, und sonst nichts gebraucht. Die fünf anderen bedurften aber *roborantia*, späterhin vorzüglich *martialia* und Injectionen des Alauns.

Sieben, meist verheirathete Frauen, wurden sehr durch den Gebrauch der Bäder erleichtert; die übrigen viere aber empfanden kaum eine Spur von Hülfe, und verließen uns mit Furcht der Unheilbarkeit ihres Uebels.

Hypochondria.

So gewiſs es wohl ist, daſs auch die kräftigste Einwürkung unserer Thermalquellen schwerlich im Stande sey, diesen Plagegeist der Gelehrten, Schuster und Schneider für sich allein zu verscheuchen; so gewiſs ist es indessen, daſs es eine ganz vorzügliche Beihülfe, eine der schäzbarsten Unterstützungen bei dem Gebrauche der eigentlichen, diesem Uebel entgegengesezten, Mittel ausmacht. Mehrere Erfahrungen haben mich davon vollkommen überzeugt, denn ich habe gesehen, daſs genau die nehmlichen Arzeneien, Diät und Regimen, vorher ohne allen Nutzen angewendet, nun beim Gebrauche der hiesigen Bäder oft viel, und zuweilen Alles leisteten, d. h. selbst Radicalcur, welches wahrhaftig selten ist, bewerkstelligten. Vorzüglich war dies bemerklich, wenn das Hautorgan entweder idiopathisch, oder auch nur bedeutend symptomatisch afficirt war, dessen Functionen in höherem Grade gestört waren.

Ein ehrbarer Schuhmacher aus H. hatte sich, nachdem das Glück ihm gelächelt, in Ruhe gesezt und seit sechs Jahren nun sich gütlich gethan, um sich für die kärglich durcharbeiteten Jahre zu entschädigen. Seine Eingeweide durch lange Pressung, theils geschwächt, theils wohl auch an Capacität vermindert, hatten den ungewohnten täglichen Festtagen nicht widerstehen können, und so beschlich ihn der Hypochonder im gepolsterten Lehnstuhle, welcher ihn auf dem schlichten Dreibeine verschont hatte. Lange hatte er sich der Lehren *Hygiäens* und *Aesculaps* erwehrt, ihm bangte ob der stricten Observanz; unwissend des *Principiis obsta*, zwang ihn endlich die eiserne Nothwendigkeit zu Jahre langer Kasteiung. Mehrere Afterärzte und am Ende ein sehr einsichtsvoller, würdiger Arzt, hatten ihre Kunst vergebens an ihm versucht.

Die Untersuchung des Unterleibes entdeckte mehrere Verhärtungen queer durch den obern Theil des Bauchs, welche ihren Sitz im Grimmdarme zu haben schienen; andere kleinere, in den *region. epigastr.*, dünkten varicose Venen mit Fett umgeben im Netz und kleinere, in dem *panniculo adiposo* ihren Siz zu haben; dabei beträchtliche Spannung und Ausdehnung.

Geringe Eſs' [illegible] 'daulichkeit, Aufstoſsen, Säure [illegible] Blähungen, besonders gegen [illegible] fung des Leibes, Schlaflosig[illegible] [illegible] ;volle Unruhe und das ganze geistige Heer quälender Grillen, womit, wie wir Aerzte zu gut wissen, Dämon Hypochonder vorzüglich dann diese armen Jammersöhne zu geisseln pflegt, wenn die dichteren Schatten der Nacht den Müden zur Ruhe einladen.

Trockene, gegen Abend heiſse Haut, sehr häufiger, wäſsriger Urin, mit stetem Gefühle von Ermüdung in der Nierengegend, bewiesen nur zu deutlich, daſs die Verrichtung der Haut, die Ausscheidung der dem Organismus untauglichen Stoffe sowohl, als auch die Abscheidung des Hautschmeers in hohem Grade hier gestört sey, und daſs die Nieren die vicariirenden Organe seyen; ob idiopathische Ursachen zum Grunde lagen, war nicht auszumitteln. Genug war mirs, einzusehen, daſs der Gebrauch der Wiesbader Quellen aus mehr denn einem Grunde angezeigt sey.

Genau dieselben Mittel, welche der Kranke schon vorher, ohne sehr merklichen Nuzzen, genommen hatte, wurden wieder angefangen, nachdem er vorläufig vier Tage lang jeden Morgen drei Pfund warmes Mineralwasser nüchtern genommen hatte, um dem gröbsten Theile der materiellen Ursache den Ausweg zu bahnen. Selten pflege ich dies länger als acht Tage, und meist nur zwei, drei nehmen zu lassen; dies danke ich einer frühen Erfahrung, welche mir die Miſsgriffe anderer darbot: meine Gründe werden an einem anderen Orte aufgeführt werden. Jene Mittel hatten in besondern Extracten, *Mellag. graminis* und *Millefolii*, medicinischen Seifen, bisweilen auch in sanftwürkenden Mittelsalzen, der *Soda phosphorata* (dem sanftest würkenden Mittelsalze), der *Terra Fol. T.*, dann und wann in Verbindung kleiner Gaben Rhabarber, bestanden. Die Anhäufungen im Grimdarm erforderten den Gebrauch unseres Mineralwassers in Clystieren, deren sich der Kranke mehrere in jedem Bade, immer mit merklicher Erleichterung gab.

Es war so noch nicht vierzehn Tage fortgefahren worden, als täglich mehrere Ballen verhärteten, pechschwarzen Koths abgingen, welche in eine zähe Schleimhaut gewickelt waren; ihnen folgten meist Klumpen rozartigen Schleims. Und nun erschienen alle Zeichen wahrer Besserung. Ein guter Theil der hypochondrischen Grillen fielen in der beschriebenen Gesellschaft in den Nachtstuhl; die Haut bekam eine gemäſsigte Temperatur, ward geschmeidig; die Harnabsonderung verminderte sich in dem Grade, als das Hautorgan sich seiner Normalfunction näherte und die Vicariatsgeschäfte der Nieren dadurch entbehrlich wurden; es zeigte sich vermehrte Eſslust u. s. w. — dabei verschwanden die Verhärtungen im Grimdarme.

So wie jener Abgang sich zu zeigen anfing, trank der Kranke täglich zwei bis drei Pfund Fachinger Wasser, welches ungemein gut bekam. Nach und nach wurde der Wärmegrad der Bäder von 92° auf 97 verstärkt, um eine merkliche gelinde Ausdünstung zu befördern, welche ganz vorzüglich gut bekam. Alles ging vortrefflich, so daſs nach 36 Bädern, nach 4 Wochen, zu eigentlichen tonischen Mitteln und dem Schwalbacher Wasser übergegangen werden konnte. Sehr guten Nutzen leistete die *Tinctura topica martialis* hier. Der Genesene verlieſs uns nach vierzig Tagen vollkommen geheilt. Nichts war zurückgeblieben, als die kleinen Verhärtungen im Netze, welche ganz zu zertheilen, so selten möglich ist, und die als eigentliches Hämorrhoidalsymptom im Grunde von geringerer Bedeutung sind und mit Wohlbefinden bestehen kann, ohne leicht die Ursache einer andern Krankheit zu werden; dies ist ja ziemlich allgemein bekannt. Doch geschahe es vor ganz kurzer Zeit, daſs ganz ähnliche Verhärtungen von einem sehr alten, und ehedem sehr beschäftigten Practiker für — sollte man's denken! scirrhöse Gekrösdrüsen, selbst nach der Untersuchung, ausgegeben wurden. Es war ein sehr corpulenter Herr, seit zwanzig Jahren von Hämorrhoiden beschwert, und eben jezt hatte er einen starken Anfall mit beträchtlicher, kritischer Blutausleerung erlitten. Alle Aerzte, und über diesen speciellen Fall, mehrere meiner gelehrten und erfahrenen Freunde, welchen ich denselben zur Consultation mittheilte, ferner alle pathologischen Anatomen, namentlich *Morgagni*, dieser so allgemein geschäzte und fleifsige Beobachter und Sammler, stimmen darin überein, dafs verstopfte Gekrösdrüsen nur im höchsten Grade der Atrophie durchs Gefühl wahrgenommen werden können. Der Charakter der Hämorrhoiden wird wohl am bestimmtesten durch die Bezeichnung: varicoser Zustand des Venensystems einiger oder mehrerer Eingeweide des Unterleibes, festgesezt; im Netze ist er deswegen sehr oft gegenwärtig, weil die Blutadern in ihm besonders schlangenförmig gewunden sind; wird durch diesen Zustand die Fortbewegung des Bluts in ihnen träger, so wird dadurch vermehrte Fettabsonderung begünstigt, welches sich nun zwischen diesen Venenkröpfen ablagert und so Knollen bildet, welche dem Gefühle Verhärtungen unter der Haut dünken. — Dies zur Erinnerung für die jüngeren Leser.

Einer unserer verdienstvollesten Brunnenärzte sendete mir folgende Geschichte mit einem Hypochondristen von einigen dreifsig Jahren:

»Der Herr C. R. v. . . . ist in einem, »dem gegenwärtigen sehr ähnlichen Krank»heitszustande gewesen, und hat beide male »seine völlige Gesundheit wieder erhalten und »mehrere Jahre genossen. Etwas Rheumati»sches äussert sich neben den deutlichen hy»pochondrischen Beschwerden allerdings auch. »Man bemerkt dabei eine Neigung zu Aus»schlägen, die, wenn sie wirklich zum Aus»bruche kommen, das Befinden in etwas ver»bessern. Hauptsächlich aber ist der Unter»leib und das Nervensystem dabei angegrif»fen. Jenes bemerkt man an mangelhafter »Verdauung, Leibesverstopfung und andern »Beschwerden, und dieses an einer nicht im»mer dauernden eigenen Empfindung in der »Gegend der Herzgrube; diese aber an Reiz»barkeit, Schwäche, Mangel an Schlaf u. dgl.

»Es ist jedesmal mit sanft auf den Un»terleib würkenden, sogenannten auflösenden »Mitteln, Clystieren nach *Kämpfs* Art, Bä»dern und stärkenden Mitteln verfahren, und »mit Brunnencuren an der Quelle (Pyrmont) »beschlossen.

»Der jetzige Zustand fing mit vorigem

»Herbste an, und er ist fast hartnäckiger, »wie der lezte wenigstens. Es ist Seife, Am»moniacgummi, mit bittern Extracten und »Rhabarber versezt, nachher auch Guajac, zur »Oeffnung die *Stahl*ischen *pilulae aperient.*, »das *Electuar. lenit. Lond.*, und zulezt *Lac* »*sulph.* noch mit dem meisten Nutzen ge»braucht worden. Dann noch stärkende Ar»zeneien aus Baldrian, China und Angustura. »Zwischendurch *Kämpfs* Clystiere, lauliche »Bäder mit Salz, leztere in ziemlicher Zahl. »Es hat aber dadurch bisher nicht viel ge»wonnen werden können; wahrscheinlich hat »der ausserordentlich ungünstige Frühling dar»an grossen Antheil etc.«

Der Schwächezustand des Kranken, die Erschöpfung der Kräfte, waren ungemein gross; er konnte kaum hundert Schritte mit grosser Anstrengung machen; der Puls war klein, matt, gegen Abend oft — die Esslust ungemein gering, die Verdauungskräfte unzureichend selbst die sparsame Mahlzeit zu verarbeiten, ohne dass eine Menge Blähungen erzeugt wurden. Dabei war der Geist sehr niedergedrückt, so dass man zuweilen Kleinmuth über den körperlichen Zustand bemerkte. Die Leibesöffnung ging träge von statten. Der Leidende war sehr empfindlich gegen kühlere Temperatur, und daher genöthigt, sich ungewöhnlich warm zu kleiden. — Auch war Schlaflosigkeit ein sehr lästiger Umstand, welche im Anfange jedesmal nach körperlicher Anstrengung vermehrt ward.

In den ersten zehn Tagen der Badecur ward wenig gewonnen; so wie aber nun die Reaction des Hautorgans rege wurde, der innere Gebrauch des Weilbacher Schwefelwassers diese peripherische Erregung kräftig unterstüzte, erschien jener erwähnte Ausschlag vorzüglich um den Nacken, auf der Brust, an den Vorderarmen, welcher kleinen Hirsenkörnern ähnelte und theils gelb, theils roth war, und mit ihm begann die Erleichterung der meisten angegebenen Beschwerden.

Bisher war nur eine halbe Quente englischer Senf nüchtern genommen worden; nun erhielt der Kranke einen mäſsig starken Aufguſs des Baldrians, und dann das *Ammonium hydrothyodes*, anfänglich zu vier, in der Folge bis zu acht Tropfen. Hiebei schritt die Besserung merklich fort: der Hautausschlag verhielt sich durchaus kritisch und es war unläugbar, daſs durch ihn materielle Stoffe ausgeleert wurden, welche sehr feindselig auf das Nervensystem des Unterleibes gewürkt, vielleicht die einzige Ursache aller Beschwerden waren: diese Meinung ist um so wahrscheinlicher, da der Herr im nördlichen

Deutschlande, in besonders feuchter, neblichen Gegend wohnte, wo Störung der Hautabsonderung oft unvermeidlich ist und diese dem Organismus nun fremde, unnütze, in der Folge schädliche Stoffe nach dem Unterleibe abgesezt werden, besonders dann, wenn, wie dies hier der Fall war, sitzende Lebensart, anhaltende Kopfarbeiten damit verbunden werden. — Ist diese Vorstellungsart gleich nicht im Geschmacke der neuen transcendentalen Naturphilosophie, so ist sie doch in der Natur gegründet und den Begriffen vieler deutschen ächtpractischen Aerzte analog, welche zu gut wissen, daſs wir am Krankenbette doch zuweilen genöthigt sind, Erklärungen zuzulassen, welche aus der so sehr verschrieenen Humoralpathologie entlehnt sind.

Auch die Kräfte fingen bald an zuzunehmen; nichts weniger als Vermehrung der Schwäche durch laue Bäder hervorgebracht, wie einige wähnen, war bemerklich; der Kranke vermochte längere Spaziergänge mit Wohlbehagen zu unternehmen, Heiterkeit des Geistes, durch den Einfluſs der paradiesischen Gegend, kehrte zurück, Eſslust vermehrt, die Verdauung besser, so daſs der Kranke, groſsentheils hergestellt, nun zu den Quellen des nachbarlichen Schwalbachs eilen, um diese schön begonnene und verlaufene Cur zu krö-

krönen durch den Gebrauch dieser berühmten eisenhaltigen Säuerlinge. Nach vierzehn Tagen, als der Genesende die Angusturarinde, Gummi Kino und Bestuchefs Eisentinctur mit dieser Brunnencur verbunden hatte und ich ihn nun zuerst wiedersah, war die Stärkung des Körpers und der Seele ungemein weit vorgerückt, und mit ihr die dankbaren Empfindungen für beide wohlthätige Quellen erhöht. Der Hergestellte reiste nun nach dem südlichen Frankreich ab, um dort, im milderen Clima, dem unfreundlichen, nachtheiligen Spätherbste und Winter der Heimath auszuweichen.

Diabetes mellitus.

Nur wenige Schriftsteller scheinen die eigentliche, nach meinem Gefühl, vielleicht die einzige Ursache dieser, so oft mit dem Tode endenden, Krankheit recht gewürdigt zu haben, und doch hängt davon einzig die glückliche Heilung ab. Die neuesten sind auf müssige Speculationen gefallen, haben chemische Theorien erbaut, welche wenig, wohl gar keinen practischen Werth haben.

Unterdrückte, allgemeine Ausdünstung, seltener partielle, gewohnte Schweifse, am seltensten unterdrückte Hautkrankheiten, dies sind die wahren Ursachen, welche die sonderbare Verstimmung in den Organen der Harnabscheidung und die Krankheit hervorbringen, die den Nahmen Harnruhr trägt. Ganz vorzüglich hat dieſs der Herr Leibarzt *Stöller* in einem der vorhergehenden Bände dieses Journals gewürdigt.

Da ich mir vorgenommen habe, diesen Gegenstand in einer eignen Schrift zu bearbeiten, so will ich nur einige Worte über die neuere Erklärung dieser pathologischen Erscheinung, das neue von *Rollo* so sehr empfohlne Mittel und *Fourcroy's* Meinung über dessen Würkungsart beibringen.

Rollo's Erklärung, daſs diese Krankheit bloſs in erhöhter Thätigkeit des Magens und übermäſsiger Abscheidung, selbst auch Erzeugung der Zuckersäure, zu häufiger oder auch fehlerhafter Bereitung des Magensafts etc. abhänge, ist durchaus unstatthaft; denn sie beruht auf willkührlich angenommenen und durch nichts erwiesenen Sätzen, hat dabei gar keinen practischen Werth. Eben so wenig kann die von *Fourcroy* richtig seyn, denn daſs das *Ammonium hydrothyodes* eine Menge Sauerstoff verschlinge und *dadurch* die Krankheit heilen müsse, wird keinem Practiker genügen; denn in diesem Falle wäre jede Gabe doch nur ein Mittel, den Ueberfluſs des Sauerstoffs für kurze Zeit zu verringern, wenn es wirklich auch erwiesen wäre, daſs dessen abnorme Menge den Charakter und die Grundursache der Krankheit constituire, und folglich diese Methode nur eine fortgesezte Anwendung von Palliativmitteln. Es ist aber schlechthin nicht zu erweisen, daſs dies der Fall sey, sondern das Gegentheil ist vielmehr klar und augenscheinlich; die Beschaffenheit des in dieser Krankheit ausgeschiedenen Harns zeigt deutlich, daſs bei weitem mehr Sauerstoff, *wenigstens anscheinend*, auf diesem Wege ausgeschieden werde, als sich gewöhnlich unsern Sinnen und Werkzeugen darstellt. Hieraus müſsten wir doch, wenn wir consequent seyn wollen, schlieſsen, daſs bei dem gröſsern Verluste dieses Stoffes, *ehender Mangel* daran im Körper, *als Ueberfluſs* entstehen müsse, da wir zu gut wissen, daſs Grundstoffe im thierischen Körper sich nach Beschaffenheit der Umstände, wohl mehr oder weniger *entwickeln*, von ihren Verbindungen mit andern *trennen*, aber nie *erzeugen* können.

Ich glaube aber ferner überzeugt zu seyn, daſs diese anscheinend zu groſse Menge ausgeschiedenen Sauerstoffs doch eigentlich nicht mehr, als sonst im gesunden Zustande beträgt. Sobald wir uns nehmlich erinnern, daſs dieser abnorme Harn wenig oder gar kein Kali und Ammonium enthält, welches sonst in Krankheiten so gut, als bei vollkommener Gesundheit, chemisch mit dem Sauerstoffe gebunden, in Gestalt von phosphorsaurem Kalke (*Phosphor calcis*), phosphors. Soda (*Ph. Sodae*), muriatischer Soda (*Murias Sodae*), muriat. Pottasche (*M. Potassae*) und kohlens. Ammoniac (*Carbonas Amm.*) ausgeschieden wird, wodurch sich also der Sauerstoff frei und ungebunden darstellt, welcher, wenn er auf die gehörige Art gebunden, sein Daseyn im gesunden Harne durch keine Spur (wie die Versuche in einer, den *Verhandelingen van het Bataafsch Genootschap etc.* 1801 einverleibten und von mir für das Magazin der ausländ. med. Literatur bearbeiteten Preisschrift überzeugend darthun) verräth, so werden wir uns, sage ich, sehr leicht erklären, daſs der Sauerstoff deswegen nur aufhöre latent zu seyn, ohne daſs die Vermehrung seines quantitativen Verhältnisses absolute Bedingung werde.

Die *nächste Ursache* dieser anscheinend zu häufigen Ausscheidung ist daher nicht im vermehrten Verhältnisse des Sauerstoffes, sondern bloſs in Verstimmung der Thätigkeit der Nierenorgane zu suchen, durch welche die Mitabsonderung der Kalien und die Zusammensetzung von Mittelsalzen verhindert wird; die *entfernte* aber die, welche von der

Reaction dessen, was auf das Hautorgan primitiv würkte, abhängt. Es ist in der That sehr zu bewundern, daſs dies bisher ganz übersehen ward.

Hieraus folgt daher ziemlich bestimmt, daſs wenigstens diese chemische Ansicht keinen Einfluſs auf den Heilplan haben dürfe. Die günstige Würkung des Ammoniums in dieser Krankheit hat wohl einzig zu dieser Theorie die Veranlassung gegeben und zu Fehlschlüssen verleitet, indem man dessen chemische Kräfte bloſs im Auge hatte, seine dynamischen aber ganz übersah; vergaſs, daſs es als Reizmittel würken, die peripherische Erregung begünstigen, die Normalthätigkeit des Hautorgans herstellen und so die primitive Ursache heben, vielleicht auch durch specifische Kräfte die Verstimmung der Nierenorgane entfernen könne. Daſs es Potenzen gebe, welche specifisch auf das *Systema uropoëticum* würken, ist uns ja zur Genüge bekannt.

Dies sollte doch die practischen Aerzte aufmerksam machen, um über chemischen Ansichten nicht zuweilen den wahren practischen Gesichtspunkt zu verlieren, und so zuweilen vor lauter Wald die Bäume nicht zu sehen; ob ich gleich damit gar nicht läugnen will, daſs sie oft einen unverkennbar wichtigen Einfluſs auf die Heilmethode haben, daſs wir ihrer oft nicht entbehren können, wenn wir auf den gestörten chemisch-animalischen Lebensprozeſs des menschlichen Körpers würken wollen.

So sehr würksam das *Ammonium hydr.* auch immer ist, so dünkt mich doch, seine Kräfte würden vom H: G. M. *Michaelis* im 3. St. des 14. B. dieses Journals in zu hohen Anschlag gebracht, und ich meine, dieser fleiſsige Beobachter dürfe sich immer beruhigen, denn es ist gewiſs nicht wahrscheinlich, daſs diese kleine Gabe den Tod seines Kranken beschleunigt haben könne, wenigstens durch Desoxydation des Blutes nicht: daſs dies fast durchaus schwarz in den Venen gefunden ward, ist die natürliche Folge vom Mangel des Sauerstoffs, durch die zu häufige Ausscheidung mit dem Harne erzeugt; und dieser dem Blute nicht in hinreichender Menge adhärirende Reiz ist eben die Ursache, daſs es sich träger durch die Gefäſse bewegt und zu schleichenden Entzündungen, besonders in den Gedärmen disponirt, welche man mit vollem Rechte asthenische nennen darf; und dies bestätigt die Leichenöffnung, welche ebendaselbst mitgetheilt ist. Wäre das *Ammon. h.* fähig, eine so sehr groſse Menge Sauerstoff an sich zu reiſsen, so hätte sich bei der Oeffnung des Magens und der Gedärme nicht ein so saurer Geruch und Brei darstellen können; denn hierauf mußte doch das Mittel seine säureverschlingenden Kräfte eher äußern, ehe es das Blut desoxydiren konnte.

Es wäre zu wünschen, daß man öftere Erfahrungen über diesen Gegenstand durch Aderöffnungen, selbst der entfernten Arterien, bei solchen Kranken anstellen könnte; dies wäre der sicherste Weg der Ueberzeugung.

Ich habe diese merkwürdige Krankheit mehrmals beobachtet; unter andern an Zween im großen Hospitale in ...., der Eine lag auf der rechten Seite des Saals, und deswegen wurde ihm Ader gelassen, woran er nach sechs Stunden starb; einige Zeit nachher befand sich ein Zweiter von dieser Krankheit Befallener auf der linken Seite, und da diese eben purgiren mußte, so bekam er eine ansehnliche Dosis Jalappenpulver, welches ihm am dritten Tage in die Ewigkeit beförderte. Auch Jenen im Hospitale in Göttingen, dessen, ich glaube Hr. Hofr. *Brandis*, in einer Schrift erwähnte, beobachtete ich. Da ich indessen die Geschichte des durch die hiesigen Bäder Geheilten noch vorzutragen habe, so verspare ich die übrigen Fälle für ihren bestimmten Ort.

G—f, nicht fern von dreißig Jahren,

hatte einen weiten Weg mit Postpferden zurückgelegt; des Reitens ungewohnt, mufste er am zweiten Abende ein offenes Fuhrwerk zur weitern Reise wählen. Den leicht bekleideten, sehr erhizten Körper traf ein schneidender Ostwind. Am nächsten Morgen mufste er zu Bette bleiben; es war heftiger Fieberfrost eingetreten, dem nach einer Stunde die brennendste, trockene Hitze folgte: der Durst unauslöschlich mit öfterem Reize zu harnen; aufser Zerschlagenheit des ganzen Körpers erlitt die Nierengegend besonders ein krampfhaftes Ziehen mit öfteren Stichen; am Nachmittage ward der Harn blutig, am andern Morgen ging helles Blut unvermischt ab. Die Heftigkeit des Fiebers nahm zu, der Kranke verfiel in Phantasie und nach etwa vierzehn Tagen, wo allmählich der Sturm nachgelassen hatte, befand er sich sehr entkräftet, fast ohne Appetit, mit jeden Abend zückkehrendem Fieber, ohne alle Ausdünstung, und öfterem Drange zu harnen. Fast drei Monate hatte er eine Menge Mittel verschluckt, ohne merkliche Besserung zu empfinden; er beschlofs nach Wiesbaden zu reisen, das er einst schon besucht hatte. So weit seine Erzählung.

Ich fand den Kranken merklich abgemagert, die Augen matt, den Puls klein, am Abende von 110 Schlägen, den Geruch am dem Munde unangenehm süſslich, die Haut trocken wie Pergament, die Handteller heiſs, die Zunge bräunlich belegt, die Eſslust geringe, den Durst ziemlich heftig, doch betrug das Gewicht der Getränke nicht über zehn Pfund. Der Leidende harnte fast jede Stunde am Tage, in der Nacht weniger, doch auch oft; der Urin war blaſs, ihm mangelte der eigene flüchtige Geruch und ähnelte schlechtem Essig, oder verdorbenem Biere; er verdarb bei heiſsem Wetter in mehreren Tagen nicht, nur ward er mit einer schimmlichen Haut bedeckt, das übrige war auch noch nach acht Tagen hell und behielt seinen ersten Geruch (ihn zu kosten, war ich nicht curios genug); seine Menge betrug gegen 25 Pfund in Tag und Nacht, er färbte blaue Pflanzensäfte roth, durch Beimischung von Pottasche entstand ein geringes Brausen; Mangel an Zeit verhinderte nähere Untersuchung.

Die Ausdünstungswege der Haut waren so verschlossen, daſs ein fein polirter Spiegel auf die Herzgrube gelegt, keine Spur von Hauch anzeigte, und eben so wenig zeigte dies eine gläserne Glocke, in welche die Hand während einer Viertelstunde eingeschlossen ward.

Der Kranke badete in den ersten acht Tagen einmal, und verweilte jedesmal eine

Stunde, beim Eintritte mit 96°, nach drei Viertelstunden mit 98, und die lezte Minute mit 100°. Nach jedem ward er mit Handschuhen von wollenem Zeuge stark frottirt und massirt (die Haut durchknätet). In den ersten Bädern urinirte er bis zehnmal, und die Menge des Urins ward bis zu vier Pfund täglich vermehrt. Nach diesen acht Tagen schien das Hautorgan seine Ausscheidungsfunction wieder zu beginnen, die Haut ward weicher, angehaltene Gläser liefen an. Der Harn minderte sich nach und nach bis auf 20 Pfund täglich; Kali würkte wenig mehr auf ihn; der Durst war geringer, der Appetit fand sich nach gerade wieder ein. Ein sonst lästiges Ziehen in den Lenden und Schenkeln nahm ab, so wie die drückende Empfindung in der Nierengegend.

Während den nächsten vierzehn Tagen wurden die Bäder verdoppelt, die Dauer nach gerade zu sieben Viertelstunden verlängert. Einen Abend um den andern nahm der Kranke eine kleine Gabe Doversches Pulver, welches er mit sich führte, sonst gar keine Arzeneien, statt deren nur etwa ein Pfund vom besten und stärksten Portwein mit bittern Pomeranzen; zum gewöhnlichen Getränke gemeines Wasser mit geröstetem schwarzen Brodte und wenig Conjac. Er nährte sich hauptsächlich von Fleischspeisen und mildem Pflanzenschleime, frühstückte bei rohem Schinken mit grobem Cayennepfeffer, oder englischem Senf. Es war ein folgsamer Mann — er entschloſs sich im Sommer zur Flanellkleidung, und wendete dabei zu Zeiten die Urtication auf Rücken, Brust und Arme an. Blaue Pflanzenfarben wurden kaum noch merklich durch den Urin ins Röthliche verändert.

Vollkommene Heilung lohnte ihm: in der vierten Woche überstieg der Harn das verschluckte Getränke nur noch um etwa zwei Pfunde; Geruch und Farbe gesundem Urine gleich; Ernährung des abgemagerten Körpers fand sich wieder ein, Kräfte, Schlaf und gesundes Ansehen nahmen täglich zu; mit acht und siebenzig Bädern ward die Cur beschlossen, und der Genesene brachte noch einige Wochen in Schwalbach zu. Die Vicariatsgeschäfte der Nieren hörten auf, die Haut war auf ihre normale Thätigkeit zurückgebracht, und der Urin verrieth keine Spur mehr von freier Säure. Zehn Monate später bestand die wiedererlangte Gesundheit noch unverändert.

Warum ich keine anderen Arzeneimittel anwendete? — darüber habe ich mich zu einer anderen Zeit bereits erkläret; ich traute den Bädern hinreichende Kräfte zu, und sie belohnten dieses Vertrauen, wie schon oft, ohne ein anderes Hülfsmittel. Die Einwürkung der wenigen und geringen Gaben des Doverschen Pulvers kann in keinen hohen Anschlag gebracht werden.

Daſs der Gebrauch der Bäder während vier Wochen dem Kranken des Herrn G. M. *Michaelis* nichts half, beweist noch nicht, daſs die Fortsetzung nicht noch hätte hülfreich seyn können. Oft machte ich schon die Erfahrung, daſs später erst Hülfe erschien, wenn bis dahin der Gebrauch auch ganz fruchtlos schien. — Ob übrigens nicht topische Reizmittel an und unter die Achseln, Seidelbast, Senf, selbst Nesseln, zur Herstellung des gewohnten partiellen Schweiſses, dessen Unterdrückung allerdings als primaire Ursache betrachtet werden muſs, indicirt waren? will ich nicht entscheiden; mir leisteten sie in verwandten Fällen viel.

Die ganze Uebersicht der Heilkräfte unserer Thermalquellen ist dem oben angegebenen Orte bestimmt; ich erwähne daher für diesmal nicht ihrer Cardinalwürksamkeit in Gicht und Rheumatismen, sie sind ohnedies allgemein bekannt. Nur berühren will ich noch ihre *zuverlässigen Kräfte* in der weiblichen Unfruchtbarkeit, wenn der Fall anders heilbar ist. Schon ältere auswärtige Aerzte, besonders *Kämpf*, glaubten fest und aus Erfahrung an dieselben, welche die Charlatanerie freilich auch oft fälschlich ausposaunt und durch specifische Nahmen von heiligen Löchern, Buben- und Mädchenquellen Celebrität zu verschaffen sucht. Ich habe bereits in mehreren Fällen, selbst bei ganz gesunden Weibern, theils absolute Sterilität durch ihren Gebrauch mit Ausschluſs aller Mittel, theils periodische seit einem vor zehn, zwölf Jahren gehaltenen Wochenbette bestehende, verschwinden, Schwangerschaft im nächsten Monate nach dem Gebrauche erfolgen sehen — in einigen Fällen durfte man Alles auf Rechnung der Bäder schreiben, denn Arzeneien wurden gar nicht gebraucht.

Nachtrag.

In dem Augenblicke, als dieses Manuscript abgehen soll, erhalte ich das 2te Stück des 15ten Bandes dieses Journals, welches den neuen Aufsatz über die *Diabetes* vom Herrn G. M. *Michaelis* enthält, über welchen noch einige Bemerkungen hinzuzufügen ich mich nicht enthalten kann. — Ich habe es immer bezweifelt, daſs die hier aus *Rollo* entlehnte Leichenöffnung, in Rücksicht des sauern Geruchs des Bluts, ohne alle Täuschung beschrieben sey; ich glaube nehmlich, daſs der bei der Eröffnung des Magens und der Gedärme sich verbreitende säuerliche Geruch die Obducenten bei der Untersuchung des Bluts irre geleitet habe, daſs es ihnen vorkam, als adhärire er auch ihm. Daſs sich bei den meisten dieser Kranken Magensäure findet, ist sehr begreiflich, denn fast Alle leiden an gestörter Verdauung, welche mit der Diabetes immer, einen und denselben Ursprung habend, coëxistiren mag, wohl schwerlich aber in directer Causalverbindung mit demselben steht, so daſs er von der gestörten Oeconomie der Verdauung erregt wird. Es ist erfahrungsmäſsige Thatsache, daſs Mangel an Sauerstoff, Ueberladung mit Kohlenstoff und Kalien, das Blut dunkel, braun, fast schwarz darstellt. In der Diabetes wird die Ausscheidung dieser lezten Stoffe durch Schweiſs und Urin offenbar ganz gehemmt, und der ganze Organismus von diesen ihm unnüz, unbrauchbar, nun nachtheilig gewordenen Bestandtheilen überladen; sie müssen sich daher auch in vorzüglich groſser Menge im Blute befinden; wäre es wahrscheinlich, lafs sie jezt nicht dem Naturgesetze der Wahlanziehung zufolge sich mit der freien Säure im Blute verbinden sollten? — Mit einem Worte, wenn es je *erwiesen* wird, dafs das Blut von Personen, die an der Harnruhr leiden, sauer ist, so rathe ich allen Heilkünstlern, die chemischen Theorien sammt und sonders ins Feuer zu werfen — dann dienen sie mehr uns die Köpfe zu verwirren, als uns Licht im Dunkeln anzuzünden.

Dafs die Magenbeschwerden bei dieser Krankheit früher in die Sinne fallen, als die Krankheit, spricht von selbst und bedarf bei Aerzten keiner Erklärung.

Uebrigens freuet es mich, dafs der Herr G. M. *Michaelis* sich von selbst überzeugt hat; das *Ammonium h.* habe nicht das Blut desoxydiren, also auch nicht den Tod seines Kranken bewürken können.

Mir wird es immer mehr wahrscheinlich, dafs chemisches Heilverfahren hier nicht anwendbar sey, dafs die Veränderungen, welche wir in den festen Theilen bei der Leichenöffnung bemerken, nur Folgen der nicht durch die Haut und Nieren ausgeschiedenen Kalien sind, welche durch ihre abnorme Gegenwart Störung des ganzen Organismus veranlassen müssen. Der erste Zweck des Arztes bleibt daher immer, die Harnabsonderung so wiederherzustellen, daſs jene Stoffe der Natur gemäſs aus dem Körper entfernt werden.

Wird dies Raisonnement je durch die Erfahrung widerlegt, so folgt daraus, daſs Kali, Ammonium und Kohlenstoff im gestörten animalischen Lebensprocesse in Sauerstoff umgewandelt werden könne, und daſs das, was uns die Scheidekunst bisher als Grundstoffe angegeben hat, keine Selbstständigkeit besizt; wir werden uns dann wohl mit der paradoxen Idee behelfen müssen, daſs es vielleicht nur einen allen Körpern gemeinen Urstoff gebe, dessen verschiedene uns unbekannte *Modificationen* das darstellen, was wir bisher für Grundstoffe und einfach hielten.

IX.

Geschichte einer Amputation des Arms aus dem Achselgelenke.

Von

D. Schifferli,

Professor zu Bern.

Die Heilkunst bietet uns Fälle dar, wo der Arzt durch die Gewiſsheit des Todes, oder das Leben verkürzende unerträgliche Schmerzen, nicht nur zu gefährlichen Mitteln berechtiget wird, sondern wo es sogar seine Pflicht ist, sie anzuwenden. Zu diesen gehören diejenigen Krankheiten der Extremitäten, welche nur durch die Amputation geheilt werden können.

Die Wichtigkeit dieser Operation ist bei übrigens gleichen Umständen, nach dem sie betreffenden Gliede und der Stelle, wo sie vorgenommen wird, beträchtlich verschieden. Man hält fast allgemein die Amputation des Oberarms aus dem Achselgelenke, mit Ausnahme der des Schenkelknochens aus dem Hüftgelenke, für die schwerste und gefährlichste. Desto beruhigender ist es dann für den Arzt, wenn ihm ein solches Unternehmen auch unter den ungünstigsten Umständen gelingt, und er, für seine bange Theilnahme, durch die Gewiſsheit, ein Menschenleben gerettet zu haben, belohnt wird. Dann ist es aber auch Pflicht seine Beobachtungen bekannt zu machen, und die sich ergebenden Resultate dem Urtheile der Kenner zu unterwerfen.

Ich bin überzeugt, daſs man aus einer Sammlung von Beobachtungen, die nur mit unglücklichem Erfolge begleitet waren, immer sehr vieles zu Bereicherung seiner Kenntnisse schlieſsen kann; allein ich bin eben so sicher, daſs eine einzige, die mit glücklichem Erfolge gekrönt wird, immer noch lehrreicher ist, wäre es auch nur aus dem einzigen Grunde, daſs man sich dann keinen einzigen begangenen Fehler verheelt. Die Wundarzneikunst hat dem ihr zu früh entrissenen *Desault* ausserst interessante Bereicherungen und Verbesserungen zu verdanken, und sehr oft wüsste er dieselben aus einer einzelnen, oder aus zwei ähnlichen Beobachtungen mit entgegengeseztem Erfolge zu deduciren.

Ueberall habe ich gesehen, dafs man sich vor der Operation, von der hier die Rede ist, weit mehr fürchtet, als vor jeder anderen Amputation des Arms, und mancher ist vielleicht schon von angehenden Aerzten (die ihren Ruf schonen müssen) seinem Schicksale überlassen worden, der durch diese hätte gerettet werden können. Sollte ich für die Zukunft auch nur einen durch dieses Beispiel retten, so wäre mein Zweck gänzlich erreicht.

Elisabeth Christen, aus Wynau, im Canton Bern, eine fünf und dreifsigjährige arme Bauersfrau, zerbrach sich im Jahre 1797 durch einen Fall den rechten Oberarmknochen, ungefähr in seiner Mitte. Der Medicaster, dem sie sich anvertraute, machte eine lange anhaltende, starke Ausdehnung und Gegenausdehnung, legte dann ein Pflaster auf den verlezten Theil, band eine Circularbinde um, und liefs den Arm in einer Schlinge tragen. (Dieses widersinnige Betragen habe ich häufig bei unseren Landärzten gesehen, und es ist unbegreiflich, dafs sie nicht einsehen, wie unnütze die Extension bei einer solchen Nachbehandlung seyn muſs. Ein Nichtarzt würde solche Ungereimtheiten gewiſs nicht begehen, aber auch denken, und dann erst handeln.)

Während dieser sogenannten Cur verrichtete die Patientin ihre häuslichen Arbeiten und bestellte das Feld wie zuvor, auſser wenn sie durch heftige Schmerzen unterbrochen wurde. Sie kam bei diesen Arbeiten oft in den Fall, sich auch des kranken Arms zu bedienen, was den Arzt nicht hinderte, ihr gänzliche Heilung zu versprechen. Nach sieben Wochen hatte sich ein groſser, unförmlicher Callus gebildet, der Arm war um vieles kürzer als der gesunde und noch immer schmerzhaft, wurde aber jezt für geheilt erklärt. In diesem Zustande blieb die Kranke ein ganzes Jahr durch, während welcher Zeit sich indessen derselbe eher verbesserte als verschlimmerte. Im Jahre 1798 zerbrach sich Frau *Christen* zum zweitenmale, indem sie eine schwere Last auf den Kopf heben wollte, den nehmlichen Arm gerade über dem Callus. Sie lieſs einen andern Landarzt rufen, der sie wirklich etwas besser als der erstere besorgte. Als aber die Fractur geheilt schien, entstand Entzündung und eine groſse harte Geschwulst im ganzen Umfange des Arms. In diesem Zeitpunkte der Krankheit wäre vielleicht bei einer schicklichen Behandlung noch Hülfe möglich gewesen, allein hier wufste dieser Arzt weniger zu helfen als bei der Fractur, denn er applicirte sogleich ein stark reizendes Pflaster, und hielt die Kranke mit der Hoffnung hin, es werde alles durch die Eiterung gut werden. Es bildeten sich bald nachher mehrere Oeffnungen fistulöser Gänge, es flofs eine Menge Jauche aus, die Sonde drang überall tief in den Knochen hinein, die Haut verlor ihre natürliche Farbe, der Arm ward schwach und unbrauchbar, die früheren Schmerzen wurden heftig, oft unerträglich, und die Kranke, nun aufser Stande, ihren schweren Arbeiten länger vorzustehen, begab sich in das hiesige Civilspital.

Ich hatte damals bei diesem Spitale die Geschäfte des alten würdigen Herrn Wundarztes *Brunner* übernommen, und wurde also auch mit der Besorgung dieser Kranken beauftragt, die ich den 12ten Mai 1800 zum erstenmale sah. Sie hatte ein elendes, blasses, scrophulöses Aussehen, war übelhörig, mager und schwach; sie war gegen physische und moralische Reize höchst empfindlich, so dafs der Abschied von ihrem Manne, der sie hieher begleitet hatte, sie fast bis zur Verzweiflung brachte. Ihr Puls schlug langsam und schwach, der Athem war beschwerlich.

Die Menstruen hatten sich schon ein halbes Jahr lang nicht gezeigt. Die Verdauung hingegen war noch gut, und es waren noch keine Zeichen von Einsaugung des Eiters. Alle oben beschriebenen örtlichen Zufälle hatten beträchtlich zugenommen. Die Geschwulst erstreckte sich von dem Ellenbogen bis beinahe an das Achselgelenke, und hatte in ihrer Mitte den Umfang von anderthalb Pariser Schuhen. Ueberall in derselben fand ich fistulöse Oeffnungen, die viel Jauche absonderten.

Die Haut war in der Mitte der Geschwulst ganz verdorben und dünne. *Man* fühlte durchaus unter der Haut, so weit die Geschwulst hinreichte, weder Muskeln noch Knochen, sondern überall eine mehr oder minder feste, bald speck-, bald knorpelartige Masse. Die Hautvenen bildeten durchgängig großse Stämme und waren nicht nur an einzelnen Stellen varicös, sondern bis an die Geschwulst gleichmäſsig ausgedehnt. Die Kranke litt die heftigsten Schmerzen, und konnte auch momentan nur durch Opium gestillt werden. Daſs sowohl die Verderbniſs des Knochens, als auch die der weichen Theile, keine Heilung durch innerliche oder äusserliche Mittel zulassen würde, sah ich sehr bald ein, so wie ich mich auch überzeugte, daſs bei dem hohen Grade von Schwäche, in dem ich die Kranke fand; selbst jeder Versuch gefährlich werden könnte. Es konnte also nur in der Amputation Rettung zu suchen und zu finden seyn. Nach den Reglementen des hiesigen Civilspitals müssen Krankheitsfälle, die eine wichtige Operation erfordern, allemal dem medicinischen Collegio vorgelegt werden, und dessen Beschluſs hat dann der Wundarzt zu befolgen. Dieses Collegium stimmte mir in allem bei, und war auch darin meiner Meinung, daſs die Operation, wenn die Kranke gerettet werden sollte, ohne längeren Verzug gemacht werden müsse. Die Art und Weise, so wie auch der Ort wo dieselbe vorzunehmen sey, wurde mir ganz überlassen.

Ohngeachtet die Geschwulst sich nahe bis an das Achselgelenke erstreckte, wie ich oben gesagt habe, so war doch dieselbe nicht so weit hart, und die Haut schien, wie die Muskeln, noch eine Hand breit unter demselben gesund zu seyn. Der Knochen war bis dahin nicht aufgetrieben. Ich hätte also die Amputation mit groſser Mühe und Sorgfalt unter dem Achselgelenke auf die gewohnte Art machen können. Allein bei dieser groſsen Zerstörung des Mittelstücks des Knochens, konnte ich den obersten Theil desselben, und selbst seinen Kopf, nicht für gesund halten, und entschloſs mich daher, die Amputation aus dem Gelenke der Achsel zu machen. Bei dieser Gelegenheit muſs ich bemerken, daſs ich sehr oft gesehen habe, wie sehr sich viele Wundärzte in Hinsicht an den Ort, wo die Knochenkrankheit aufhört, irren. Wie sehr nachtheilig diese Irrung für die Kranken ist, wenn, dem gemachten Schlusse zufolge, die Amputation noch in dem kranken Knochen gemacht wird, brauche ich hier nicht auseinander zu setzen. Ich allein habe mehrere Kranke an dem gleichen Gliede zum zweitenmale amputirt, weil ihre Krankheit noch fortgedauert hatte, nachdem sie von anderen schon amputirt waren; wie viele werden also zweimal einer grausamen Operation unterworfen, wenn diese Verbesserung auch andere Wundärzte haben vornehmen müssen? Erst noch vorigen Sommer habe ich dem Herrn geheimen Rathe *Loder* eine sehr schön gebildete Necrose übersendet, die sich nach der ersten Amputation, die einer meiner Freunde gemacht hatte, in dem Stumpfe bildete, und die ich durch eine zweite Amputation weggenommen habe. Daſs ich eben diesen Fehler begangen haben würde, wenn ich die Amputation unter dem Gelenke gemacht hätte, wird man in der Folge sehen.

Die Kranke zeigte so viel Muth zu der Operation, auf die sie alle ihre Hoffnung sezte, daſs sie die wenigen Tage, während denen ich sie noch stärkende Mittel gebrauchen lieſs, nur mit der gröſsten Unruhe durchlebte. Ja sie verschwieg mir sogar vor der Operation, daſs ihre bis dahin ausgebliebenen Menstruen wieder eingetreten seyen; weil sie fürchtete, ich möchte den ihr unbekannten, dazu festgesezten Zeitpunkt vorübergehen lassen. Die Operation wurde auch wirklich den zweiten Tag ihrer monathlichen Reinigung gemacht, und die Krankenwärterin entschuldigte sich nachher damit, daſs sie es einem meiner Gehülfen gesagt habe, der mir es anzuzeigen vergessen hatte.

Da diese Operation in Bern und den umliegenden Gegenden noch nie gemacht worden war, so hatte ich dabei eine Menge von Zuschauern, unter denen ich nur die Herren Stadtchirurgen *Isenschmid* und *König* nebst ihren Gehülfen, einige meiner Feldchirurgen und einen Theil meiner Schüler anführen will. In Gegenwart dieser schritt ich des Morgens um 10 Uhr zu der Operation.

Die Patientin wurde zu dem Ende auf einen hölzernen, mit einer Lehne versehenen Stuhl gesezt, und von einem Gehülfen, der sich hinter ihn und nach der dem kranken

Arms entgegengesezten Seite hinsezte, festgehalten. Den kranken Vorderarm liefs ich durch einen andern Gehülfen, so viel möglich, horizontal und in der Pronation befestigen. Dem Cavalleriechirurgen Herrn *Kast* trug ich auf, mit einer Pelotte die *subclavia* zu pressen. Alles so vorbereitet machte ich nach der schon von *de la Faye* empfohlenen Methode, vier Queerfinger breit unter dem Acromion, mit dem zweischneidigen kleinernen Amputationsmesser einen Queerschnitt, dessen Länge gerade die Hälfte von der Circumferenz des Armes betrug, durch die Haut und die Muskeln bis auf den Knochen. Das zweischneidige Messer wählte ich zu diesem Schnitte, um bei dem zweiten, wo dasselbe nothwendig wäre, nicht durch Vertauschung der Instrumente aufgehalten zu werden.

So wie der Queerschnitt gemacht wurde, sprizte das Blut in Menge von allen Seiten mit solcher Gewalt aus, dafs mir ganze Ströme über den Kopf wegflossen und so den Rücken benezten. Die Umstehenden wichen alle, und meine Gehülfen, in der Meinung, die *arteria brachialis* sey verlezt, verliefsen aus Furcht und Schrecken die Patientin, und waren in diesem Augenblicke platterdings unbrauchbar. Zugleich schien diese ohnmächtig zu werden, und da ich fürchten mufste, der

Blutverlust könnte bei ihrer grofsen Schwäche gefährlich werden, so nahm ich mir keine Zeit, die Gehülfen wieder zu ordnen, sondern ich faſste mit der linken Hand den kranken Arm, stemmte das rechte Knie gegen die Brust der Kranken, um sie gegen die Stuhllehne hin fest zu halten, und sezte nun mit desto mehr Geschwindigkeit die angefangene Arbeit fort. Die Blutung hatte nur einige Secunden gedauert, und störte mich nun weiter gar nicht. Zu jeder Seite auſsen und innen am Arme machte ich einen Perpendiculärschnitt, dessen Ende sich mit dem des Queerschnittes vereinigte und mit ihm einen rechten Winkel bildete. Als dies geschehen war, schälte ich den ganzen Lappen unmittelbar am Knochen los und lieſs ihn über der Achsel durch einen, der sich nun wieder gesammelten, Gehülfen halten, zerschnitt dann die Flechten und die Gelenkkapsel, und suchte nun den Kopf des Oberarmknochens zu lösen, indem ich das groſse gerade Amputationsmesser zwischen denselben und die Gelenkhöhle ansezte, und den Ellenbogen des kranken Arms an den Rumpf hin drückte, um den Kopf auswärts und von dem Gelenke ab zu führen. Ich würde hierzu ein groſses starkes Messer, wie das genannte, immer jedem andern vorziehen; man kann damit durch kleine Bewegungen, die man mit der Schneide macht, den Kopf wie mit einem Hebel von der Gelenkhöhle entfernen, was mit einem Bistouri nicht so leicht und gewiſs nicht in so kurzer Zeit möglich ist. Ehe ich aber den Knochen luxiren konnte, bot sich ein neues Hinderniſs dar; denn als ich den Ellenbogen fest an den Stumpf andrückte, zerbrach der morsche, verdorbene Armknochen in seiner Mitte (ohne Geräusch), so daſs ich nun dieser Beihülfe gänzlich entbehren muſste. Dennoch war die Trennung der Flechsen, der Kapsel und das Ausschälen des Knochens die Sache weniger *Augenblicke*. Dieses Zerbrechen, oder vielmehr diese Beugung des Arms, schien von der Patientin nicht bemerkt zu werden, wenigstens sind die Schmerzen dadurch nicht vermehrt worden.

Nachdem der Knochen aus der Gelenkhöhle befreit war, glitschte ich das Messer sorgfältig an dem Knochen hinunter, bis an die Stelle des Queerschnittes, lieſs dann den ganzen unteren Lappen durch Herrn *Kuas* mit den Daumen und Zeigefingern beider Hände so hoch als möglich in der Achselhöhle comprimiren, und schnitt hierauf den Lappen so durch, daſs dieser Schnitt mit dem ersten queeren an dem getrennten Arme einen Circularschnitt bilden muſste. Ich entblöſste nun die Schlagader des Arms, unterband sie und zwei stark erweiterte aus ihr entsprungene Aeste. Nach diesem bedeckte ich mit dem oberen Lappen die ganze Wunde, vereinigte ihn mit dem unteren und befestigte sie vermittelst einiger schmalen, sich nicht berührenden Streifen von Heftpflaster, die ich gerne verbannt haben würde, wenn die Form und Lage einen besseren constanten Apparat gestattet hätte. Das Ganze bedeckte ich mit einem weichen Charpiepolster, das mit einer einfachen, mit den nöthigen Einschnitten versehenen Compresse bedeckt, und mit einer Circularbinde befestiget wurde. Patientin hatte sich, den Augenblick der starken Blutung ausgenommen, während der ganzen Operation so gut, als es unter diesen Umständen möglich ist, befunden. Sie hat von Zeit zu Zeit etwas frisches Wasser getrunken, ihre Schmerzen aber ziemlich ruhig und stille ertragen. Als sie zu Bette gebracht wurde, fühlte sie sich nicht schwächer als sonst, und klagte wenig über Schmerz. Die Nacht darauf brachte sie ziemlich ruhig, doch ohne Schlaf hin. Die folgenden Tage hatte sie mehr oder minder Schmerzen, oft war sie ganz schmerzenfrei und schlief dann sanft ein. Der Puls zeigte in den ersten Tagen ein wenig Krampf an, niemals Entzündung.

Fieber war wenig vorhanden. Sie erhielt bis zum Zeitpunkte der Eiterung keine andere Arzenei, als kleine Dosen von Bilsenextract.

Als die Eiterung eingetreten war und der erste Verband abgenommen wurde, sahe ich, daſs die Hautlappen zu groſs waren, denn sie lagen nicht überall gleichmäſsig an und die Wundränder hatten sich einwärts gerollt. Ich hoffte dieses Hinderniſs der Vereinigung durch eine wohl angebrachte Compression zu heben, und brachte zu dem Zwecke oben und unten gradu̇irte Compressen an, die so, daſs sie an der Stelle wo sich die Wundlefzen vereinigten, ohngefähr einen halben Zoll von einander ab standen. Die graduirten Compressen wurden durch eine Circularbinde, mit der ich auf der kranken Achsel eine Spica bildete, befestiget. Durch diesen Verband kamen die beiden Wundlefzen wieder in Verbindung, die Eiterung war immer sehr mäſsig, und alle Umstände lieſsen eine gänzliche und baldige Heilung hoffen. Von der Zeit der eingetretenen Eiterung an verordnete ich der Kranken, wegen ihres schwächlichen Zustandes, stärkende Mittel, unter deren Gebrauche sie sich sehr gut befand; ihre Kräfte nahmen zu, sie wurde munter und fröhlich, klagte auch nie mehr über Schmerzen. Drei Wochen erst nach der Operation elen die Unterbindungsfäden ab, und eine Voche später schien alles geheilt, bis auf die Stelle, wo diese herausgehangen hatten. Nun untersuchte ich durch diese Oeffnung mit der Sonde, und fand, dafs die innere Haut mit der Oberfläche der die Gelenkhöhle umgebenden Theile zwar an den meisten Stellen Adhärenzen gebildet habe, dafs aber diese Verwachsung doch nur partiell sey. Die Compression hatte mir also nur die Vereinigung der Wundränder verschafft, aber die innere Verwachsung wahrscheinlich nicht überall bewürken können. Dafs dies mit kleineren Hautlappen geschehen wäre, davon bin ich überzeugt, denn diese hätten sich von selbst überall angelegt.

So lange ich die totale Verwachsung nicht veranstalten konnte, mufste ich fistulöse Geschwüre befürchten, jenes konnte nur durch Fortsetzung der Compression oder durch Hebung der Ursache geschehen. Von der Compression konnte ich nicht viel erwarten, da ich bis dahin durch sie meinen Zweck nur zum Theil erfüllt hatte. Indessen ich kannte jezt die Stelle des Sinus, und konnte also die Compression blofs auf diesen anwenden, also dieselbe würksamer machen. Um die Ursache zu heben, hätte ich eine Incision machen und dann ein Stück von dem oberen Lappen wegschneiden müssen. Dies hätte der P tientin viele Schmerzen gekostet, und ihr vi von ihrem Muthe und ihren Hoffnungen be nommen. Da nun die Eiterung sehr g und beinahe unbedeutend war, die Wund sehr gut aussah und der Sinus nicht groß war, so glaubte ich, ohne Gefahr einen zwei ten Versuch mit der Compression machen z können, die mir, in ähnlichen Fällen, wo die Kranken keine Incision gestatten wollten, oft die besten Dienste geleistet hat. Ich machte also neuerdings eine Compression, entschlos sen, wenn sie nach einiger Zeit nicht Hülfe leiste, dann ohne weiteres einen Einschnitt zu machen und alles Ueberflüssige mit dem Messer wegzunehmen. Eine neue Krankheits ursache überhob mich dieser Operation und schien meine Hoffnungen zu vereiteln, indem sie gerade das Gegentheil bewürkte.

Die Gangräne ist eine Krankheit, die sich zu unbestimmten Zeiten, aber sehr häufig in dem hiesigen Civilhospitale einstellt, und dann so heftig wüthet, daſs bedeutende und unbedeutende Wunden, Geschwüre die beinahe geheilt sind, künstliche Geschwüre, z. B. die von Blasenpflastern wund gemachten Stellen, davon befallen werden. Oft habe ich bemerkt, daſs dann gerade diejenigen Wunden, welche der Heilung nahe sind, am ersten bran-

brandig werden, während nicht selten die größten und frischesten befreit bleiben.

Als die Compression einige Tage, wie es schien, mit Nutzen angewandt ward, wurde von einem Tage zum anderen die Wunde brandig, und in kurzer Zeit war die Narbe und ein großer Theil der Hautlappen zerstört.

So sehr auch durch dies neue Uebel sowohl die Compression, als auch die Incision entbehrlich gemacht wurden, so konnte ich dennoch keinen günstigen Ausgang erwarten, und mußte von der langen und starken Eiterung, die nach dem Brande zu erwarten war, für diese schwächliche Leidende das Schlimmste befürchten. Allein durch die zweckmäßigen Mittel wurde die Gangräne begränzt; ich sonderte das Verdorbene ab, und es stellte sich wieder eine gute Eiterung ein. Von dieser Zeit an ging die Heilung äusserst langsam von statten, und wurde noch durch ein starkes Catarrhalfieber aufgehalten; dennoch wurde ein Theil der verdorbenen Haut wieder ersezt, die Narbe bildete sich sehr gut, und im December desselben Jahres war diese Person vollkommen geheilt. Ich behielt sie noch bis den 19ten Januar 1801 im Spitale, um durch eine gute Diät und die passenden stärkenden Mittel ihre Kräfte ganz wieder herzustellen. Seit dieser Zeit hat sie sich zwei Jahre ganz wohl und gesund befunden. Nachher bekam sie an verschiedenen Stellen des Körpers, hauptsächlich am Rücken mehrere harte Geschwülste, deren Wesen mir unbekannt ist, da ich die Kranke seitdem nicht wieder gesehen habe. Sie soll sich aber dessen ungeachtet, nach dem mir ertheilten Berichte, sonst wohl befinden, und ihre Geschäfte, wie in gesunden Tagen, verrichten.

* * *

Sogleich nach der Operation ließ ich das amputirte Glied skelettiren. Wir fanden das ganze Mittelstück des Knochens in eine speckartige Masse verändert, so, daſs nur noch die beiden Extremitäten, jede 2 — 3 Zoll lang als Knochenmasse aufbehalten werden konnten. Aber auch diese sind bis in ihre Köpfe ausgehöhlt, und ihre dünnen Knochenränder gegen das Mittelstück hin durchlöchert, so daſs sie einer siebartigen, am einen Ende geschlossenen Röhre ähnlich sind. Ich habe sie als ein höchst interessantes Präparat, dem Herrn geheimen Rathe *Loder* nach Halle übersendet, der ihnen in seiner schönen Sammlung einen Platz angewiesen hat.

Auch die unbedeutendste Beobachtung kann oft zu vielen wichtigen Schlüssen führen. Die hier beschriebene ist nicht ganz gemein. Die Amputation aus dem Achselgelenke wird nicht häufig gemacht, und deswegen darf ich vermuthen, daſs die Bemerkungen, zu denen sie mir Anlaſs gegeben hat, einigen Lesern dieses Journals nicht uninteressant seyn werden.

1. Bei dieser Patientin waren alle Gefäſse, die über der Geschwulst sich befanden, auſserordentlich erweitert; die sonst kleinen Aeste der *arteria brachialis* waren, da, wo ich sie unterbunden hatte, beinahe so groſs wie der Hauptstamm selbst. Vermuthlich war dieser durch die Geschwulst zusammengeengt und die Circulation in ihm erschwert, woher ich nach eigener und anderer Heilkünstler Erfahrung dieses regelwidrige Lumen der Nebenäste herleite. Dieses Phänomen, das nur in besonderen Fällen (wie hier) Platz haben wird, muſs bei dieser Operation die Blutung vermehren, wenn dabei Verletzung einer Arterie Platz hätte; denn es ist ausgemacht, daſs ihre Wichtigkeit von dem Lumen der verlezten Schlagader abhängt.

Mein Gehülfe, dem die Compression der Subclavia aufgetragen war, verlieſs seinen Platz, gerade in dem wichtigsten Zeitpunkte der Operation. Der Durchgang des Blu von dieser Arterie in die *axillaris*, von da i die *brachialis* und von diesen wieder in ih Aeste und Zweige, war also auf keine Wei gehemmt, sondern durchaus frei, folgli stand einer Blutung, wenn sie durch die Op ration hätte verursacht werden müssen, durc aus nichts im Wege.

Die Blutung, welche ich oben beschr ben habe, war einen Augenblick so stark, d man leicht ihren Ursprung der Mündung e ner zerschnittenen Arterie oder mehrerer hä te Schuld geben können; allein sie hörte auc in so kurzer Zeit gänzlich auf, dafs ich sie durchaus nur den strotzenden Hautvenen zu schreiben kann, die sich auf einmal entle haben müssen.

Aufser dieser Blutung, die von kein Bedeutung ist, und hier durchaus nicht Betrachtung gezogen werden kann, zeigte s keine andere mehr, und ich vollendete Operation ohne die geringste Störung dieser Seite.

Wenn ich nun bedenke, dafs erstlich vermehrte Lumen der Nebenäste der A schlagader diese Operation, in Hinsicht die Blutung, gefährlicher machen mufste, sie es in gewöhnlichen Fällen ist, und zweitens gerade hier keine Compression gewendet wurde, sondern das Blut durchaus freien Lauf hatte, so bin ich, meinerseits, gänzlich überzeugt, dafs bei dieser Operation eine jede künstliche Unterbrechung des Kreislaufes im Arme, sey es mit oder ohne Maschinen, durchaus entbehrlich sey, bis der Kopf des Oberarmknochens aus der Gelenkhöhle entfernt ist; ja bis zu dem Momente, wo man den unteren Lappen von dem Arme trennen will. Es versteht sich von selbst, dafs dieser Schlufs nur unter der Bedingung gilt, dafs die Operation regelmäfsig und ohne Verletzung der *arteria brachialis* gemacht werde. Diese Läsion ist aber niemals zu befürchten, wo

a. die Spitze des Messers bei den Perpendiculärschnitten, im Einstechen sowohl als auch nachher, immerfort auf dem Knochen geführt wird und von demselben niemals abglitscht; und wenn man,

b. nachdem der Knochen aus dem Gelenke getrennt ist, die Schneide des Messers immer unmittelbar an dem Knochen herunterglitschen läfst.

Man könnte aber, durch die zur Trennung des oberen Lappens nöthigen drei Schnitte, Aeste von der Schlagader zerschneiden; diese könnten beträchtlich und von Bedeutung seyn, wie dieses Beispiel zeigt! Diese würden aber die Operation auf keine Weis erschweren, noch weniger ihren Erfolg ve eiteln. Sind diese Aeste klein, so ist di Blutung unbedeutend, und man sezt die Ope ration ungehindert fort. Sind sie grofs, und die Blutung stark, so kann man sie, ehe man weiter geht, unterbinden, was späterhin, nach der Trennung des Arms, auch geschehen müfste.

Erst dann, wenn man den unteren Lappen, in welchem die Arterie liegt, zerschneidet, kann von beträchtlicher Blutung die Rede seyn; da man es aber nicht thun soll, bis man sich der Arterie auf irgend eine *Art* versichert hat, und dieses ein höchst leichtes Geschäft ist, so kann dieser Fall nicht gelten.

Wenn aber die Arterie einen regelwidrigen Lauf nähme? Dieses ist höchst unwahrscheinlich, aber dennoch möglich. Dann kann man sich aber immer, vor der Operation schon, durch die Pulsation überzeugen, und die Lage, oder auch die Form der Incisionen, darnach einrichten. Wären aber die Schläge der Arterie, wegen Geschwülsten oder anderen Krankheiten, in der Achselhöhle nicht fühlbar, dann würde auch höchst wahrscheinlich wenig von dieser Amputation zu hoffen seyn.

a. Ich habe den ersten Schnitt auch de

la Faye, vier Queerfinger unter dem Acromion gemacht. Auch der unsterbliche *Desault* hielt diese Methode für gut, und sein würdiger Schüler, Herr Professor *Giraud*, empfiehlt sie noch jezt.

Bei Amputationen mit einem Circularschnitte hat man eher zu befürchten, dafs zu wenig, als dafs zu viel Haut und Muskeln gespart werden. Bei dieser Amputation hingegen mufs man (wie ich durch die beschriebene Beobachtung erfahren habe) zwar nicht das Gegentheil besorgen, aber sich doch in Acht nehmen, dafs die Lappen nicht zu grofs werden. Man hat aus der Krankheitsgeschichte gesehen, wie dieser begangene Fehler die Heilung verzögert hat, und wie ich vielleicht deswegen zu einer zweiten, schmerzhaften Operation hätte schreiten müssen, wenn nicht die, diesmal sehr heilsame, Gangräne mich dieses Geschäftes, oder doch der Compression überhoben hätte. Ich hatte diesen Ueberflufs unmittelbar nach der Operation nicht bemerkt, als ich den Verband anlegte; er existirte auch nicht. Ich habe oft gesehen, wenn ungeübte Wundärzte amputirten, und zu wenig Haut und Muskeln gespart hatten, dafs sie dieselbe bei dem ersten Verbande gar nicht, bei dem zweiten hingegen sehr leicht in gegenseitige Berührung brachten,

Dies rührt ohne Zweifel daher, daſs bei eintretender Eiterung diese Theile nachgebender und schlapper werden. Das Zurückweichen der Haut für sich allein, das man ebenfalls oft bemerkt, hat nur dann Platz, wenn man sie entweder zu viel von den Muskeln getrennt hat, oder wenn man die Eiterung zu sehr verhindert und durch Heftpflaster oder sonst einen festen Verband, einen zu hohen Grad von Entzündung erhält. Durch das hier Gesagte geleitet, fiel es mir also durchaus nicht auf, bei dem zweiten Verbande den Ueberfluſs von Haut zu finden. Bei einem sehr robusten, sonst gesunden Körper, wäre dies aber wahrscheinlich nicht geschehen, die Haut hätte nicht so sehr nachgegeben, und dann wäre auch die Heilung schneller erfolgt. Hieraus resultirt, nach meiner Meinung, daſs man durchaus keine allgemeine Regel über die nöthige Distanz, zwischen dem Queerschnitte und dem Acromion, angeben könne; sondern sich schlechthin nach den Umständen richten müsse. In einem ähnlichen Falle würde ich ganz gewiſs den Queerschnitt wenigstens 4 — 5 Linien höher machen. Hier ist aber zu bemerken, daſs der untere Lappen immer sehr kurz ist, und durch die Verminderung von 4 Linien schon sehr kurz würde, daſs es dann weit schwieriger wäre, die Arterie zu comprimiren, und daſs sie sich leicht in die Achselhöhle zurückziehen könnte. Wäre dieses zu befürchten, so sehe ich kein Hinderniſs, den unteren Lappen einige Linien über die Stelle des Queerschnittes wegzuführen; denn es liegt am Ende nichts daran, ob der Schnitt an dem getrennten Gliede die Form eines Zirkelschnittes habe oder nicht. Auch wird dadurch der Ausfluſs des Eiters keineswegs gehemmt; denn dieser macht sich immer noch durch die Klaffe, welche durch den inneren Perpendiculärschnitt entstanden ist, Luft.

3. Daſs man den Knochen, ohne die Armschlagader zu verletzen, aus dem Gelenke herausheben, und seine Verbindung mit den Ligamenten und Muskeln trennen könne, bis auf die Stelle, wo man den Arm vom unteren Lappen losmachen will, ist wohl auſser allem Zweifel. Ist man mit der Operation einmal so weit, so hat man die in dem unteren Lappen liegenden Blutgefäſse ganz in seiner Gewalt. Auch der ungeschickteste Gehülfe kann dann, dadurch daſs er den unteren Lappen, während man ihn durchschneidet, zwischen seinen beiden Daumen und Zeigefingern fest drückt, den Durchgang des Blutes gänzlich hemmen. Wollte man nun, wie empfohlen worden ist (*de la Faye*, *Sharp*,

Bromfield), die Gefässe unterbinden ehe man den Lappen durchschneidet (oder gar, wie die beiden lezteren, durch eine besondere Incision erst die Schlagader aufsuchen, um sie zu unterbinden, ehe man die Amputation vornähme, wovon ich hier nicht einmal sprechen will), so würde man nur eine unbequeme und beschwerliche Methode anstatt der leichteren und besseren wählen. Denn ist der Knochen aus dem Gelenke heraus und von dem unteren Lappen noch nicht ganz getrennt, so wird der Operateur in allen seinen Bewegungen durch den vorstehenden Knochen verhindert; er wird, wenn er die Schlagader allein unterbinden will, sie mit weit mehr Mühe von den umliegenden Theilen trennen, als bei der von mir befolgten Operationsart. Die Leiden des Kranken werden also verlängert, und die Wunde um so viel mehr Zeit der Luft ausgesezt. Unterbindet er aber mit der Schlagader (um diesen Nachtheil zu vermeiden), vermittelst der Nadel, auch die umliegenden Muskelfasern, so macht er eine schmerzhafte Unterbindung, die hier erspart, und nur da gemacht werden sollte, wo die erstere unmöglich ist. Um also die ganze Operation, so viel möglich, abzukürzen, und dem Leidenden überflüssige Schmerzen zu ersparen, würde ich allgemein mpfehlen, die Unterbindung der Gefäfse erst lann zu machen, wenn der untere Lappen gänzlich getrennt ist. Ich habe diese Regel befolgt, und durchaus kein Hindernifs gefunden. Das Zurückziehen der Arterie konnte nur dann Platz haben, wenn der untere Lappen nicht so lang wäre, dafs man ihn zwischen dem Daumen und Zeigefinger fassen könnte, was immer sehr leicht zu verhüten ist. Man sieht übrigens aus dem angeführten Beispiele, dafs nicht nur der Hauptstamm der Armschlagader, sondern auch ihre Aeste die Unterbindung erheischen, was bei jeder anderen Operationsart weit schwieriger wäre, als bei dieser, und doch meistens der Fall ist.

4. Man (*Sabatier*) hält es für einen der gröfsten Fortschritte der Kunst, dafs man jezt durch die Exstirpation, nach vorhergemachten schicklichen Incisionen, den verdorbenen Kopf des Oberarmknochens (nach *Boucher* und *White*) zu exstirpiren wisse, und dafs die Amputation des Gelenks in den meisten Fällen dadurch entbehrlich geworden sey. Wenn dies in einzelnen Fällen geschehen kann, so können wir deswegen diese Amputation noch lange nicht aus dem Gebiete der Chirurgie verbannen, wenigstens wäre bei der Krankheit der *Elisabeth Christen* die Exstirpation nicht anwendbar gewesen, und die Amputa-

aber nicht vernichteten, Keime der Seuch mit wiederkehrender Wärme wieder Lebe und Würksamkeit erhalten werden, und wi dürfen daher durch diese scheinbare Ruh uns keineswegs einschläfern lassen, sondern müssen unsere Gegenanstalten aufs thätigste und zweckmäſsigste fortsetzen.

Vorzüglich wird die gröſste Aufmerksamkeit auf die Waaren zu richten seyn, welche nun erst aus Spanien ankommen, denn wi haben, wie schon im vorigen Stücke gesag worden, noch viel zu wenig Erfahrunge über die Dauer der Ansteckungsfähigkeit inficirter Stoffe, um die gewöhnliche *Zeit der* Quarantaine als völlig beruhigend ansehen zu können. So gewiſs es ist, daſs sie, dem freien Luftzuge ausgesezt, die ansteckende Kraft bald verlieren; eben so gewiſs ist es daſs ein Atom des Ansteckungsstoffes, in ein Paket oder andere Umgebungen eingeschlossen, welche den Zutritt der Luft verhindern, seine ansteckende Kraft sehr lange conserviren kann. Dies gilt von allen bekannten Contagien; von der Pest hat man darüber auffallende Beweise, selbst das Ausgraben vor langer Zeit vergrabener Leichname und Sachen konnte sie wieder erregen; von den Pocken habe ich selbst Erfahrungen, daſs das in Gläsern sorgfältig verwahrte Gift noch nach eiem halben Jahre Ansteckung bewürken onnte; und von dem gelben Fieber zeigt ns ja die Geschichte der leztern Jahre, dafs ler Stoff desselben 5, 6 Monate ruhen und lennoch seine Ansteckungskraft behalten, ind unter günstigen Umständen äussern onnte. — Um so mehr aber, da die Abhaltung der Einführung des Gifts eine so äuserst schwierige und ungewisse Sache ist, erhält der zweite Theil der Verwahrung Gewicht, nehmlich *die schleunige Entdeckung und Vernichtung des eingeführten Gifts*, durch augenblickliche Absonderung der ersten Kranken; wozu durchaus schickliche Plätze und Wohnungen aufserhalb den Städten, nebst dem dazu gehörigen Personale, zu bestimmen sind.

Ich freue mich daher, hier die Bemerkungen eines Mannes mittheilen zu können, der bei der Pest über diesen wichtigen Gegenstand Erfahrungen machte, und dessen Vorschläge gewifs vieles enthalten, was jezt zu beherzigen ist.

d. H.

I.

Ein Wort zur rechten Zeit über d. Ausrottung des gelben Fiebers.

Jemanden, der an dem Rande eines Abgrundes schläft, aus Besorgniſs, seine Träume zu stören, nicht wecken zu wollen, ist wirklich eine unmenschliche Bedenklichkeit. — Wenn ich nun eine schreckliche Krankheit wegen der Unwissenheit, Vorurtheile etc. des südlichen Spaniens, sich täglich mehr verbreiten, die Schlachtopfer schon in die Hunderttausende fallen, und fast alle *Anstalten* dagegen, gleichsam geflissen, dieses Unglück noch mehr zu verbreiten, getroffen sehe; so glaube ich, daſs es die heiligste Menschenpflicht laut fordere, eine bessere, durch wiederholte Erfahrung hinlänglich erprobte Behandlungsart derselben vorzuschlagen, und allen, die so unglücklich seyn sollten, von dieser schrecklichen Seuche heimgesucht zu werden, bestmöglichst zu empfehlen. — Ich muſs zwar gleich anfangs anmerken, daſs es die türkische Pest war, wo ich ein ganzes Jahr durch (das mühseligste in meinem Leben) diese Erfahrungen gesammlet habe. Doch da ich so glücklich gewesen, diese vielleicht

noch

och gefährlichere, in die meiner Aufsicht übertragenen Ortschaften mehrmals verpflanzte Seuche, jedesmal sogleich sicher, glücklich, und mit wenig Schaden auszurotten; da andere Aerzte, mit, und nach meiner Methode, damit eben so glücklich gewesen: so wird jedermann um so lieber zugeben, daſs sie gegen die Amerikanische eben so untrüglich seyn müsse; da ihre Einfachheit gar keinen Zweifel übrig läſst; sie fast immer das Gegentheil von dem ist, was die Spanier und Italiener mit so üblem Erfolge zu thun pflegen, nicht aus unnützen Träumereien entstanden, sondern an dem Orte und in den Tagen der Gefahr, von der Noth gedrungen, durch reife Ueberlegung aller Umstände, zu eben der Zeit entstanden, da andere mit einer der spanischen gleichen Behandlung, eben so unglücklich waren. Ich werde der Arzneikunde nur die einfachsten, hieher gehörigen Erfahrungssätze abborgen, und die auf diese sich gründende Behandlungsart sodann kürzlich vortragen. — Eine jede ansteckende Krankheit setzet einen, darf ich sagen, Gährungsstoff voraus, der sich während des Verlaufes derselben, bei jedem damit behafteten Individuum entwickelt, und andern beigebracht, die nehmliche Krankheit hervorbringet. Die Beibringung oder Ansteckung geschiehet nun entweder unmittelbar, durch Ueberkommung von dem Kranken selbst, oder durch Benuzung von diesem während seiner Krankheit gebrauchter Kleider etc. Der Ausbruch eben derselben Krankheit, bei dem Angesteckten, pflegt zu unserm gröſsten Glücke nie nach einer gewissen Zeit zu geschehen. Angesteckte, der Einwürkung der Luft etc. nicht ausgesezte Sachen, behalten den Krankheitsstoff viel länger. Die Pest pfleget, laut unzähligen Erfahrungen, nie nach 21 seit der Ansteckung verflossenen Tagen auszubrechen. — Auf diesen wenigen einfachen Erfahrungssätzen, fuſsen alle Contumaz-Reinigungsregeln; was darüber ist, dienet den armen Leuten zur Plage. — Eine jede Krankheit dieser Art muſs also nothwendig jedesmal beschränket, und die Verbreitung derselben unmöglich gemacht werden, sobald man auf das genaueste besorget ist: *a*) den Kranken sogleich von allen Gesunden zu entfernen; *b*) den von ihm erzeugten, an die ihn umgebenden Körper übertragenen, Krankheitsstoff zu vertilgen. — Niemand, glaube ich, wird den geringsten Zweifel gegen diese sonnenklaren Wahrheiten hegen, und also jede ansteckende, besonders unserm Clima fremde Krankheit, auf diese Art leicht vertilgbar glauben. — Wollte Gott! unsere

oreltern hätten diese ihnen eben so bekann-
en Wahrheiten, gegen manche nunmehr dar-
en fast einheimisch gewordene Krankheiten an-
uwenden gewufst, wie viel Elend und Jam-
ier wäre dadurch ihren Enkeln unbekannt
eblieben. — Die verschiedenen, ohne Er-
olg getroffenen, Vorkehrungen der Spanier
und Italiener zeigen, dafs sie die Anwendung
lerselben eben so wenig verstehen. — Ich
werde vorerst ihre ohnmächtigen, unnützen
Bemühungen, deren traurigen Erfolg ich einst
selbst mit angesehen, und dann erst die glück-
lichere und untrügliche Verfahrungsart erzählen, zu der ich durch jene Mifsgriffe geleitet worden.

1. Die Flucht der Einwohner, wenn sie die Krankheit in ihrem Wohnorte ausbrechen sahen, zeigt öffentlich, dafs sie in die Gegenanstalten kein Zutrauen setzen, und ist ihnen selbst und dem gemeinen Besten nachtheilig. Sind sie schon angesteckt, so ist es Verbrechen, *mors et fugacem persequitur virum;* sind sie es nicht, unnöthig. Mit einiger Vorsicht, können sie aller Orten gesund bleiben. Sie mufs nur nach überstandener doppelter Quarantaine zugestanden werden. — 2. Die Hoffnung, ungewöhnliche Hülfe von Gott, durch Beten, heilige Ceremonien etc. zu erhalten. Der gemeine Mann ist von dieser

Meinung so eingenommen, dafs er die Aerz und andere, die Hülfe leisten wollen, von je her als gefährliche, gegen die Rathschlüs des Himmels sich empörende Menschen betrachtet, die Gott, den er erzürnet glaubt durch Widerstreben zu noch heftigerem Zorne reizen werden. Alle mein Einwenden dafs sie doch ihre Speisen, Kleider, ein warmes Zimmer, sich zu besorgen, dafs sie ihr brennendes Haus selbst zu löschen, sich aus Feuer- und Wassersgefahr zu retten nicht anstehen möchten, anstatt die Hülfe des Himmels dazu anzurufen, war vergebens. Da wir dadurch fast in Lebensgefahr geriethen, keine *Assistenz* hatten, die wenigen Magistratspersonen voller Angst einen Aufstand befürchteten, nahm ich meine Zuflucht zu den Geistlichen. Diese wollten freilich nicht an die Ausrottung von Vorurtheilen, die sie ihren Zuhörern, zu ihrem Nutzen und Frommen, von Kindesbeinen an mit so vieler Sorgfalt eingepräget hatten, Hand anlegen. Sogar die Vorstellung, dafs sie selbst in Lebensgefahr kämen, machte wenig Eindruck, manchem sogar Lust nach einer Märtyrerkrone. Die Besorgnifs, dafs die ganze Heerde aussterben werde, und wo keine Schafe, keine Wolle zu hoffen sey, nüzte wenig, sie waren geneigt, es als des Himmels Willen anzusehen. Endlich nüzte mir ein Gerücht, das ich sorgfältig, zum Scheine, als ein Geheimniſs ausgebreitet: Der Hof habe beschlossen, wenn sie alle ausstürben, Colonisten von einem anderen Bekenntnisse anzusiedeln. Von nun an thaten sie alles, und halfen mir durch ihr Ermahnen und Zureden mehr, als Zwang je vermocht haben würde. — 3. Die Anpreisung sicherer Präservativ- und Heilmittel muſs die Polizei strenge, und unter Androhung, die Probe an den Marktschreiern zu machen, verbieten, und im Betretungsfalle es wirklich thun. Besser es stirbt Einer, als viele; der Wahlspruch, den bei dem ganzen Geschäfte jeder stets vor Augen haben muſs. Ich glaube sicher, daſs der Tod des D. *Loccy*, wenn ich mich gut erinnere, in der Londner Pest von groſsem Nutzen war. Dieser hatte so viel Zuversicht zu seinem Präservativmittel, daſs er sich zu einem Pestkranken zu legen getrauete; seine daher folgende Ansteckung und Tod wird manchen nüzlich gewesen seyn. 4. Das Anzünden groſser Feuer und Lösung der Kanonen, ist ein längst durch die Erfahrung, und jezt durch die zuverlässigsten Gründe der Chemie widerlegtes, unnützes Beginnen, auch nur eine Wanze aus dem Krankenbette zu verscheuchen. Zu was nüzte ein Cordon, wenn die Luft angesteckt wäre, und was kann das Meer reinigen? Die

Räucherungen müssen auch erst unzählig Proben aushalten, ehe sie so dringend empfohlen zu werden verdienen. Das öfter Waschen und Trocknen der Kleider etc. ist, wo es anwendbar, zuverlässig. 5) Die Sperrung ganzer Gassen ist ein schreckliches Beginnen, so wie sich die erste Angst gelegt hat, müssen sich die Menschen, die doch nichts als ihre Nachbarn, Vettern, Muhmen sehen, noch mehr vermengen, und daher ohne Rettung gemordet werden. 6. Die Behandlung der Kranken in ihren eigenen Häusern, ist eine auf jeden Fall sträfliche Gewohnheit. Er bleibet in Berührung mit seiner ganzen Familie, seinen Freunden, Aerzten, Geistlichen etc., die denn gröſstentheils angesteckt werden und das Uebel verbreiten. 7. Die Versetzung der Kranken in Spitäler, ist mit unendlichen Beschwerden, Gefahr und Unglück verbunden. Der Krankheitsstoff wird eingesperrt, durch die Menge verdichtet, mehreren mitgetheilet; Furcht und Schrecken tödtet den Kranken schon halb, so wie mancher erst darin recht angesteckt werden muſs. 8. Auf das strengste muſs das Curiren allen den nicht befugten Aerzten verboten werden; sie verkennen die Krankheit, vermehren die Todten. Dieses wäre zwar immer zu wünschen; doch der Mensch will frei seyn, und

lso seine Sackuhr beim Schmidt repariren
ıssen dürfen. 9. Die Erwartung einer allge-
neinen Hülfe, von veränderter Witterung —
nschicklich für einen vernünftigen Men-
chen, wo Selbsthülfe möglich ist. — Ein
Narre betet um Regen, wenn sein Haus schon
rennt.

Nachdem ich also das unnütze und schädliche, obgleich gewöhnliche, Benehmen bei Vertilgung einer ansteckenden Krankheit kürzlich gerüget; so bleibt mir noch zu zeigen übrig, wie man am sichersten und besten obgenannten zwei Erfordernissen entsprechen, den Kranken nehmlich entfernen und den von ihm erzeugten Krankheitsstoff vertilgen könne und müsse, um aller möglichen Verbreitung schleunige und feste Schranken zu setzen. — Dazu wird nun erfordert:

1. Die Stadt, das Dorf oder den District, wo sich die fremde Krankheit gezeigt, alsogleich einzuschließen. Die Linie (wo möglich ein breiter Graben, im Walde ein Verhau) muß alle Aecker etc. umgeben, damit keine Hungersnoth entstehe. Außen herum stehen die Wächter, die jedermann durch Androhung des Erschießens, sich von innen zu nähern, hindern. Wo diese Linie Straßen

durchschneidet, auf denen der Ort die nothwendige Zufuhre erhält, da wird ein Gel der gemacht. Ausser diesem bieten sie i Habseligkeiten feil, und handeln mit den gesperrten in einer Entfernung von mehre Schritten. Eine bretterne Röhre dienet, Gekaufte herein oder hinaus zu förd Das Geld hält der innere Beamte, unter sen Aufsicht alles geschiehet, auf einem durchlöcherten Löffel in Essig mit Wasser gemischt, schwenket es öftere um; dann bekommt es ein anderer, von gesunden Provinzen bestellter Beamter, der es eben so reiniget, abtrocknet, und dem Verkäufer übergiebt. Alle Unterredungen mit Personen, die hierher bestellt werden, geschehen mit der nehmlichen Vorsicht, dafs sie sich nichts Ungereinigtes geben etc. Jeder Hausvater soll diese Vorsicht bei Entstehung seiner Nothwendigkeiten befolgen, um mitten in der angesteckten Stadt gesund zu bleiben. Ich erwähne dieser Umstände genau, damit alle die dergleichen Vorkehrungen nicht gesehen noch gelesen haben, sich einen Begriff davon machen und im Falle der Noth sie selbst anordnen können. Es würde mich zu weit führen, die mehr oder weniger verdächtigen Artikel zu benennen.

2. Alles Schenken von Kleidungsstücke

on Verstorbenen, und Handel mit dergleichen, so auch Wäsche, Bettzeug, wird bei Todesstrafe verboten.

3. Alle Zusammenkünfte in dem angesteckten Orte werden streng untersagt. Alle Kirchen, Theater, Lehnhäuser, Weinschenken, werden gesperrt, der Gottesdienst unter Gottes freiem Himmel gehalten, wobei die Zuhörer ermahnet werden, sich einander so wenig als möglich zu nähern. Die Processionen wären übel gewählte Mittel, und ohne Erfolg, auch von dem Vorhaben, der heiligen Inquisition einige Juden oder Ketzer zu braten, ist nichts mehr zu erwarten. — Uebrigens muſs niemand im Handel und Gewerbe gestört werden, Müſsiggang und Hunger sind die Folgen, so wie noch gröſsere Wuth der Seuche. Es ist eine traurige Erscheinung, wenn man von 10 — 1200 Gesunden lieset, die vor einigen Kranken fliehen. Sie verbreiten Schrekken und Unglück, daher man sie so viel möglich dazubleiben und thätig mitzuwürken bereden muſs. Wer durchaus fliehen will, hält eine Quarantaine inner, die andere auſser der Präclusionslinie aus, indem zugleich alle seine Habseligkeiten gereiniget werden.

4. Ich glaubte daher besser zu thun, wenn ich die Kranken und Verdächtigen entfernte, und

der glückliche Erfolg übertraf sogleich meine Erwartung. Zu dem Ende werden zu dem Orte, oder für einen ganzen District, in einer gesunden Gegend, zwei, dem Bedürfnisse der Kranken und Verdächtigen angemessene grofse Quarrées, das kleinere für die Kranken, das gröfsere unweit davon für die Verdächtigen, mit Gräben eingefangen. Im ersteren werden auf 20 — 30 Schritte Entfernung kleine Hütten von Brettern, im Sommer aus Aesten, wenn man will, halb unter der Erde gemacht, die höchstens 3 Personen fassen. Die Einrichtung werde sogleich, ohne dem Aerarium Kosten zu verursachen, besorgen lehren. In dem zweiten, oder Quarrée der Verdächtigen, müssen die Hütten gröfser, um ganze Familien aufzunehmen, gemacht werden; diese werden mit einem Geländer umgeben, um darauf ihre Kleider zu lüften und zu trocknen, und bekommen jede ein Faſs zum Waschwasser. Ausser den Gruben stehen Wächter, die jedem, der in eine fremde Hütte gehen will, den Tod drohen. Eine andere Ursache, sich mit Fremden zu vermischen, wird sogleich vorkommen. Die angesteckte Stadt wird in Quartiere eingetheilet, in jedem Männer von anerkannter Rechtschaffenheit zu Gesundheitscommissarien ernannt, die mit der Conscript. Liste in der Hand, täglich von Haus zu Haus in ihrem Viertel die Leute besichtigen, indem sie sie in den Hof vorrufen. Finden sie jemanden krank, so wird alsogleich Wache vor die Thüre gestellt, und nach dem Arzte geschickt. Bei offenen Thüren und Fenstern, in gehöriger Entfernung, wenn der Patient nicht in den Hof kommen kann, untersucht er genau alle Umstände; kann er es nicht bestimmt und hat Verdacht, bleibt das Haus gesperrt; der Arzt kommt mehrmals, bis ihm die Umstände klar zeigen, ob er die Seuche habe. In dem Falle wird sogleich nach einem zu dem Ende bestimmten Wagen (der nach jedem Gebrauche gewaschen wird) geschickt, seine Angehörigen helfen ihm darauf, geben ihm sein Bettgewand und andere Nothwendigkeiten mit. Ein anderer nimmt die ganze übrige Familie mit allen beweglichen Habseligkeiten auf, und fahren zusammen, den Kranken in eine Hütte mit allem seinem Zugehör in das erste, die Familie sammt und sonders in das zweite Quarrée, der Verdächtigen Dem Kranken zur Bedienung liefs ich gern jene Person, die bisher um ihn war; von nun an höret aber alle Communication zwischen den Abgesonderten auf. Die Familie räuchert, wäschet, lüftet alle ihre Habseligkeiten in dem Quarrée der Verdächtigen, und zählet ihre Quarantaine von dem Tage der Trennung an. Erkrankt niemand anders, so w sie als gesund in ihr Haus zurückgelass Bekommt aus dieser Familie aber noch e andere Person die nehmliche Krankheit, wird diese sogleich in das Spital-Quar übersezt, die bisher bewohnte Hütte ve brannt und dafür eine neue bezogen, u auf diese Art die Ansteckung bestmöglich gehindert. — Geneset der Kranke, so h er eine Contumazzeit in seiner Hütte u verbrennet alle seine indessen angehabte Kleidungstücke, Bettgewand etc., reiniget, räuchert und wäscht das Bessere, tritt dann in die Contumazzeit, von der er endlich wieder zu den Seinigen zurückgelassen wird. Stirbt er, so muſs er mit aller Vorsicht begraben, die Hütte mit allem was darinnen ist verbrannt, und sein Gefährte in eine neue übersezt werden. Ueberhaupt ist es leicht, nach diesen Grundsätzen in jedem Falle das Nöthige auf eine Art anzuordnen, daſs das Uebel ja nicht verbreitet werde.

5. Das Haus, worin der Kranke gewohnt, wird nach Abzug der Familie sogleich gereiniget; die Reinigungsknechte (ich lieſs es, wenn möglich, von der Familie vor ihrem Abzuge thun) heben Thüre und Fenster aus, fangen an zu räuchern, zu waschen, feuerfeste Körper auszuglü

m etc. Das Gereinigte wird sogleich in ein agazin übernommen, oder der Familie nachschickt; das Haus neu geweisset und dem eien Luftzuge Preifs gegeben, bis die Famie es wieder beziehen darf, wo sie, zur Pro nach ihrer Ankunft, noch eine Quaranine eingesperrt wird.

6. So wie ich keine Kranken in ihren Häuern behandelt wissen will, so die Seuche haen; so fleissig müssen jezt alle andere behanelt werden, damit die Sterblichkeit geminert, Furcht und Schrecken entfernet werden.

7. Zu dem ärmsten Menschen kommen, venn er erkranket, mehr oder weniger Freunle, Verwandte etc.; diese müssen alle sorgältig ausgeforschet und in das Quarrée der Verdächtigen, zu oder mit der Familie des Kranken, bei dem sie waren, gesperrt werden. Etliche solche Fälle erschrecken die andern dergestalt, dafs sie ihre jezt höchst gefährlichen Krankenbesuche gerne unterlassen.

8. Jeder Hausvater trägt Sorge, dafs seine Kinder, Gesinde, in keine fremden Häuser gehen; seine Nothwendigkeiten übernimmt er unter No. 1. gesagter Vorschrift, was es verträgt, gewaschen; unter grofser Strafe soll er jeden Erkrankten sogleich anzeigen. Und auf die Art ist es unmöglich, dafs die Krankheit auch nur einige Wochen in der Stadt dauern sollte.

Die Aerzte werden leicht Sorge tragen, sie den Quarréen auch bald auszurotten. Anfa wollen die Kranken ungerne aus ihren Hi sern, wenn sie aber die neuen Hütten sehe von den Ihrigen nicht getrennt werden, ihre gan nöthige Einrichtung behalten, so bequem sie sich, auf Zureden, viel lieber dahin, i in die Hospitäler zu gehen. —— Ich habe nu Weniges von dem Personale zu sagen. Z diesem müssen thätige Männer von allgem erkannter Rechtschaffenheit genommen we den. In allen ihren Verrichtungen muſs, oh ne Ansehen der Personen, die strengste Ge rechtigkeit obwalten. Sobald nun *das Volk* den guten Erfolg ihrer Anstalten sehen wird, so können sie sicher seyn, das sonst unter diesen Umständen unbändige, ungestüme Vol willig und gegen alle ihre Befehle gehorsa zu finden. Die Armen, wenn man ihnen ih ren Erwerb, wie gesagt, so viel möglich nicht beschränkt, sind leicht von den Gaben de alsdann sehr zur Barmherzigkeit gestimmte Reichen zu verpflegen. Was die Aerzte a belanget, so bekommen die Pestkranken ih ren eigenen Arzt, den aber in seinen Ver richtungen jederzeit ein Gesundheitscommissä begleitet; er nähert sich seinen Kranken nicht über zwei Schritte, glaubt er durchaus den Puls fühlen zu müssen, so soll es an der vö-

; ausgestreckten Hand geschehen. Ob das ulsfühlen durch eine Blase sichert, weiſs h nicht; dies abseitige Einathmen wird cher mehr nutzen; übrigens soll er sich üten zu sprechen, und so viel möglich ein esunder, junger, lediger Mann seyn. Die eistlichen dürfen sich eben so wenig nahen, ie lezte Oehlung wird verboten; will sich ber einer mit Gewalt umbringen, so muſs r im Quarrée der Kranken wohnen, und ird mit der nehmlichen Präcaution versehen. Die auf öffentliche Kosten gedungenen Krankenwärter, Todtengräber, Reinigungsnechte, müssen so viel möglich ledig seyn, ohnen im Krankenquarrée, werden bei ihen Geschäften von der Wache begleitet, bekommen ihre Bedürfnisse so, wie sie sie den Kranken reichen, mit Praecaution. Diese müssen nicht verwahrloset werden, aber einen gesunden Mann mit Gewalt umzubringen, erlaubte ich mir nie. Sie muſsten die Todten mit Instrumenten begraben, durch Anleitung bekommen sie bald die Fertigkeit, sich nicht anzustecken. Ich verlor nur zwei, der eine steckte sich im Rausche an, dem andern konnte ich seinen mauerfesten Glauben an eine eiserne Praedestination nicht wankend machen, er verlachte alle Vorsicht, und büſste mit dem Leben. Und dieses Wenige ist es,

was ich bei der allgemeinen Furcht, die a
ricanische Pest zu überkommen, bekannt
machen nöthig erachtet habe; so sehr ich
bei wünsche, dafs niemand in die traurig
Umstände, Gebrauch davon zu machen,
sezt werden möge.

J. Küttel,
Arzt zu Pesth in Ung

2.

Königl. Preufs. Publicandum in Betreff des gelben Fiebers.

Da das gelbe Fieber, welches schon seit ge
raumer Zeit in den Spanischen Häfen ge
herrscht hat, den eingegangenen Nachricht
zufolge, auch in Italien ausgebrochen ist,
ist es nothwendig, gegen die Einschlepp
und Verbreitung dieses Uebels in die Köni
Preufs. Staaten zweckmäfsige Sicherheitsma
regeln zu ergreifen, und wird dieserhalb, nac
Sr. Königl. Majestät dem Generaldirectori
eröffneten Willensmeinung, folgendes festge
sezt: 1) Alles, was aus Cadix, Gibraltar un
aus dem ganzen südlichen Spanien seit dem
1sten Julius dieses Jahres und aus Livorn
un

und der Lombardei seit dem 15ten September dieses Jahres, in welchen Zeitpunkten das gelbe Fieber in den gedachten Gegenden in diesem Jahre zum Ausbruche gekommen ist, abgesandt worden ist, soll in sofern nicht durch völlig glaubhafte gerichtliche Bescheinigungen erwiesen werden kann, daſs solches vollständige Contumaz gehalten hat, worunter verstanden wird: daſs nicht nur die Schiffsequipage und die Ladung im Allgemeinen die Quarantaine gehalten, sondern auch die Waaren ausgepackt, und sammt der Emballage ausgelüftet, geräuchert und gereinigt worden, zurückgewiesen werden, dagegen aber die Einlassung derjenigen Waaren, in Ansehung welcher dieses vollständig nachgewiesen wird, ohne Hinderniſs statt finden kann. Alte Kleidungsstücke, getragene Wäsche und Betten aber, sollen durchaus gar nicht, sie mögen Contumaz gehalten haben oder nicht, eingelassen werden, weil diese Sachen von Leuten, die das gelbe Fieber gehabt haben, oder daran gestorben sind, gebraucht seyn können, und die Gefahr der Ansteckung für diejenigen, welche solche Kleidungsstücke aus Unbesonnenheit anlegen, des Reinigens und Räucherns ungeachtet, noch immer vorhanden seyn kann. 2) In Ansehung aller derjenigen Waaren, von welchen nicht überzeugend nachgewiesen werden kann, dafs sie i der vorher beschriebenen Art vollständig Contumaz gehalten haben, mufs auf folgend Weise verfahren werden: a) Alle schne Gift fangende Waaren, als Schafwolle, Baum wolle, Häute, Pelzwerk, ungegerbtes Lede rohe Seide, Papier, Federn, Tapeten und äh liche Mobilien etc., desgleichen diejenig Waaren, welche in Emballage von diese Stoffen verpackt sind, dürfen ganz und ga nicht ein- und zugelassen werden, sonder müssen nach einer Contumazanstalt zurückge wiesen werden. b) Dagegen sollen die nicht zu der Classe der schnell Gift fangenden Waaren gehörigen Artikel, als Zucker, Kaffee, Farbematerialien, Gewürzkörner, Wein, Früch te, Oehl etc., wenn die Schiffsgefäfse und das aus vorbenannten Gegenden directe an kommende Fuhrwerk die gewöhnliche Qua rantaine gehalten haben, zwar eingelassen, jedoch zur Abwendung jeder möglichen Ge fahr in den im Lande zu errichtenden Si cherheitsanstalten einer Reinigung unterwor fen werden, dergestalt, dafs sie unter gehöri ger Aufsicht ausgepackt, verlüftet und die Emballagen, mit Ausnahme der hölzernen Fastagen, auf der Stelle verbrannt werden. 3) Die Orte, wo die Waaren ausgepackt und gereiniget, die Emballagen aber verbrannt werden sollen, werden nächstens besonders bekannt gemacht werden. 4) Die Leute, welche zur Besorgung dieser Sicherheitsanstalten gebraucht werden, dürfen sich daraus nicht entfernen, sondern müssen dort verpflegt werden. Die Kosten, welche diese Anstalten erfordern, übernimmt der Staat ohne Ausnahme, blofs dasjenige, was zur Embellirung solcher Waaren nöthig ist, wovon die Emballage verbrannt worden, so wie auch die Transportkosten nach und von der Anstalt mufs der Eigenthümer tragen. 5) In Absicht der durch die Königlichen Lande durchgehenden Güter, welche umgeladen werden, finden die nehmlichen Sicherheitsmaafsregeln statt, weil sonst die Verbreitung dieser Krankheit in die benachbarten Lande sich nicht verhüten läfst, und dieses für die Königlichen Staaten mit gleicher Gefahr verknüpft seyn würde. Zu den diesfälligen Kosten müssen die Eigenthümer der Waaren beitragen, weshalb noch das Nähere bestimmt werden wird. Dem Publikum wird dies zur Nachricht und Achtung hierdurch bekannt gemacht.

Berlin, den 17ten December 1804.

Königl. Kurmärksche Krieges- und Domainen-Kammer.

XI.

Hydrops pericardii.

Von

Wendelstadt,

Physicus zu Wetzlar.

Dies ist eine Krankheit, welche man oft gar nicht, und am wenigsten bei kleinen Kindern ahndet *). Mehrere Fälle haben mich davon überzeugt.

Der neueste betrifft das Kind der Madame *M.* allhier. Es erreichte, wie es schien, ganz gesund den 9ten Monat; allein nun fing das Zahngeschäft an: die Schneidezähne drangen glücklich durch, allein auf diese folgten

*) *Senac de la structure du coeur. Livr. IV. chap. 5. Tome II. p. 354 etc.*

gleich die gröſseren Backenzähne. Dieser so äuſserst ungewöhnlichen Dentition schrieb ich gröſstentheils die Unpäſslichkeit zu, nahm aber in der Behandlung auf Beförderung der Verdauung sowohl als auf Wegschaffung des immer auf der Brust sich häufenden Schleims Rücksicht *).

Es verstrichen drei Wochen; auf jeder von beiden Seiten penetrirten oben und unten zwei Backenzähne; aber das an sich aussetzende Fieber blieb nicht weg, nachdem auch der Zahnreiz aufgehört hatte. *Der Leib des Kindes war groſs und gespannt, vorzüglich in der Herzgrube sehr hervorgetrieben und hart*; die Stühle alle schleimig; der Husten, welcher nun häufiger eintrat als er anfänglich gewesen war, verrieth Schmerz auf der Brust, indem das Kind jedesmal darauf weinte; der Schlaf war unterbrochen, der Durst heftig, die Respiration oft röchelnd, und es fiel mir auf, daſs das Kind immer sich an etwas zu halten suchte, und deswegen

*) Sollte wohl Zahnreiz hier die Veranlassung zu *hydrops pericardii* geworden seyn? So sehr ich auch für pathologische Dentition bin (ich verweise hier auf meine Abhandlung gegen *Wichmann*, in dem ersten Bande meiner Wahrnehmungen am medicinischen und chirurgischen Krankenbette), so kann ich ihm dies doch kaum einräumen!

Spielsachen Tag und Nacht in den Händen behielt. Der *habitus* ward contabescirend, und das Fieber *ging in ein lentescirendes über. Dabei war der sehr schnelle, aber kleine, Puls selten aussetzend.*

In der 6ten Woche erklärte ein mit zugezogener Arzt, dafs der Fehler im Unterleibe liege. Es wurde nun von neuem clystirt, purgirt, resolvirt, fomentirt, frottirt, roborirt, und Gott weifs, wie vielmal und mit was allem gebadet. Jener versprach sich viel, als bei dieser Curart das Kind eine beträchtliche Menge Schleim ausleerte! Dieser Schleim, so schlossen die Angehörigen, würde den Tod herbeigeführt haben, wäre er nicht glücklicherweise ausgeleert worden; mir schien er die *causa mortis* nicht werden zu können, wäre er auch länger in den Därmen geblieben; denn es war Schleim, welcher von der Brust herkam, und weil Kinder nicht auswerfen können, verschluckt worden war.

In den lezten Lebenstagen des Kindes unterschied ich, dafs zwischen der 7ten und 8ten *Rippe beider Seiten ein so starker Zwischenraum war, dafs man einen Finger hineinlegen konnte* *). *Auch waren um diese Zeit die gröfsten Beängstigungen vorhanden.*

*) Ob diese Auseinanderdrängung für dieses Uebel characteristisch ist? Ob sie mehr bemerkt worden?

Ich drang auf die Section *). Die Därme und der Magen waren leer, aber von Blähungen ausserordentlich ausgedehnt; nirgends entdeckte ich im Gekröse, oder einem Eingeweide, Verhärtungen. Der Herzbeutel war ganz unförmlich gross und mit gelblichem Wasser angefüllt, welches 8 starke Esslöffel voll betrug. Er füllte fast die ganze Brust aus, und das Zwergfell wurde hinabgedrängt.

*) Sie wurde 20 Stunden nach dem Tode unternommen.

Inhalt.

V. Journal d. pract. 3. St.

VI.

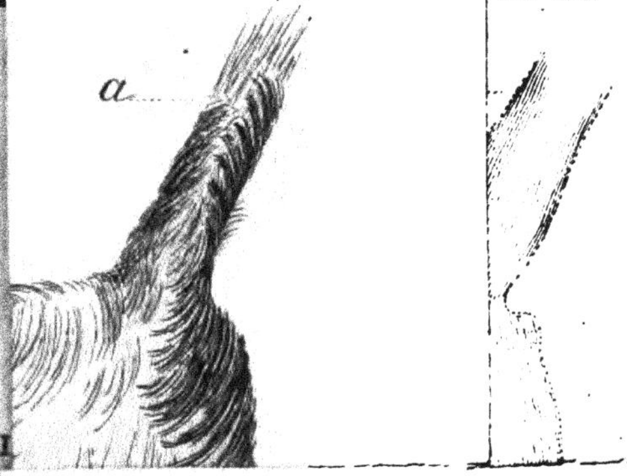

VII.

VIII.

IX.

X.

XI.

Lite

er
en
ge-
ite

tragen. Die Aufsätze derselben werden mehr in Einzelne der Wissenschaft und Kunst gehen, und auch faſslicher und anziehender für den Haufen practicirenden Aerzte werden, die nur das tägliche suchen.«

Jena, im November 1804.

Friedrich Fromman

Von der bereits in mehreren öffentlichen Blä angekündigten, von einem sachkundigen Gelehrten Zusätzen veranstalteten deutschen Uebersetzung Werks:

Ant. Portal cours d'anatomie medicale ou ele de l'anatomie de l'homme etc. Paris, 1804.

erscheint nächstens in unserm Verlage der erste Band

Leipzig, 1804.

Dykische Buchhandl

Folgende neue *medicinische* Schriften sind bei den G *Hahn* in Hannover erschienen, und in allen B handlungen zu haben:

Ficker, Dr. *W. A.*, Aufsätze und Beobachtungen, jedesmaliger Hinsicht auf die Erregungstheorie en fen. 1r Th. gr. 8. 22 Gr.

Perfect, Dr. *W.*, Annalen einer Anstalt für Wahnsin Aus d. Engl. mit Anmerk. von Dr. *E. F. W.* B gr. 8. 1 Rthlr.

Schmidtmanns, Dr. *Lud Jos.*, ausführl. pract. Anleit zur Gründung einer vollkommenen Medicinalverfass und Polizei; nebst vielfaltigen einleuchtenden Bewei der groſsen Wichtigkeit der lestern für die Wohlfa der Menschheit und der Staaten, und der dringend Nothwendigkeit einer Reform des, im Ganzen in vi len Ländern, bisher so mängelvollen Medicinalwes Ein Werk für Regenten, Staatsmänner, Polizeiv her, Medicinalpersonen und alle solche, welchen al meines Menschenwohl werth ist. Mit einer Vorre von dem Herrn Leibmedicus *Lentin*. 2 Bände. gr. 2 Rthlr. 8 Gr.

Struve, Dr. *C. A.*, der Gesundheitsfreund des Alte oder practische Anweisung, wie man im Alter sei Gesundheit erhalten, sein Leben verlängern und fr genieſsen könne. 8. 10 Gr.

Struve, Dr. *C. A.*, Galvanodesmus; ein, besonders in Krankheiten nüzlicher, leicht transportabler, und unverzüglich anwendbarer galvanischer Apparat, erfunden und beschrieben. Mit 1 Kupf. gr. 8. 6 Gr.

Dessen Wissenschaft des menschl. Lebens, ein practisches Handbuch für alle, die nicht umsonst in der Welt zu seyn wünschen. 2 Bände. 8. 1 Rthlr. 16 Gr.

Westrumb, *J. F.*, Handbuch der Apothekerkunst. 1r Bd. 3te, verb. und vermehrte Aufl. Mit Kupf. und Tabellen. gr. 8. 1 Rthlr. 16 Gr.

Anzeige von biegsamen, lackirten chirurgischen Instrumenten.

(Ich empfehle diese elastischen chirurgischen Instrumente dem medicinischen Publico auf das beste, da ich sie von vorzüglicher Güte befunden, und ihr fleissiger Verfertiger nicht allein von dem Hochlöblichen Ober-*Collegium medicum*, sondern auch von dem Herrn Generalchirurgus *Mursinna* und Professor *Zenker* die ehrenvollsten Zeugnisse über seine Arbeiten erhalten hat.)

Dr. *Hufeland*.

Was für wichtige Dienste zweckmäfsig bereitete elastiche, unauflösliche Instrumente, Bougies, Catheter u. s. w. in der Hand des geübten Arztes dem Kranken leisten, darf ich nicht erst erfahrnen und sachkundigen Männern sagen.

Selbst ein berühmter Veteran in der Wundarzneikunde hielt es für wichtig genug, darüber nachzudenken. Die ehedem gebräuchlichen metallenen Werkzeuge dieser Gattung, sind bei weitem unsicherer in ihrer Anwendung. Alles dies, und besonders die Aufforderung mehrerer geschickter Männer, bestimmte mich, diese bis jezt nur im Auslande verfertigten Instrumente hier darzustellen, da die von dem verewigten *Theden* bereiteten Catheter aus *Resina elastica* zu kostbar sind.

Schon seit mehreren Jahren beschäftigte ich mich den Stunden meiner Musse, durch Hülfe schon fr. erworbener chemischer Kenntnisse, verschiedene Harze zerlegen und zu untersuchen, um Lacke und Firn daraus zu bereiten, die einer ausgedehntern und gem nützigern Anwendung fähig wären, als man bisher w den Lackfirnissen machte.

Mit meinen Kräften und Kenntnissen allein wü ich indessen wohl schwerlich das mir vorgesteckte Z erreicht haben, da schon mehrere die Instrumente de sten berühmten Erfinders in mancher Hinsicht verbess haben, wenn ich nicht durch den Rath und durch gütige und theilnehmende Aufmunterung der ersten größten jeztlebenden Wundärzte Berlins unterstüzt w den wäre.

Ich habe mit dieser Bekanntmachung nicht ehe fentlich auftreten wollen, als bis ich hinlänglich über wäre, daſs meine Arbeiten, die bisher gebräuchl Werkzeuge wo nicht übertreffen, doch ihnen gewiſs g kommen könnten. Wie dürfte ich dies auch wagen, das ärztliche Publicum jezt auf einer Stufe der Vollk menheit steht, auf welcher es nur den möglichst vol deten Arbeiten seinen Beifall schenkt. Daſs ich es da gebracht habe, danke ich (wie schon gesagt) vorzüg den Belehrungen der vorerwähnten groſsen Männer, o deren aufmunternden Beifall ich der mannichfaltigen, u dankbaren Arbeit, und der so oft vergebens verwand Zeit, Mühe und häufigen Kosten gewiſs zu frühe üb drüssig geworden wäre.

Um nun meine Arbeiten möglichst gemeinnützig z machen, benutze ich hiermit die mir gütigst ertheilt Zeugnisse, wie auch die Approbation eines Königliche Ober-Collegii Medici, um ein geehrtes medicinische Publicum ergebenst zu versichern, daſs die von mir ve fertigten biegsamen Catheter, Bougies u. s. w. nicht nu ihrem Zwecke vollkommen entsprechen, sondern auch den bis jezt bekannten Instrumenten dieser Art an Gü und Brauchbarkeit völlig gleich kommen, wovon sich ei jeder, der mich mit Aufträgen zu beehren die Güte h ben wird, bei Anwendung derselben leicht selbst üb zeugen kann.

Damit meine Fabricate auch in kaufmännischer Hi sicht annehmlich seyn sollten, und die inländischen Herrn Aerzte noch über der schnellern Ausrichtung ihrer Au träge, noch den negativen Gewinn der kleinern Acc und der verminderten Transportkosten genieſsen könnten be ich mich bemühet, sie zu einem Preise zu liefern, r die in *Würzburg* verfertigten wenigstens nicht über- igt, wie aus dem unten erfolgenden kleinen Verzeich- sse der gebräuchlichsten Artikel zu ersehen ist.

Potsdam, den 20sten December 1804.

Kuhrts,
Portrait-Mahler.

'erzeichnifs einiger der gebräuchlichsten lakkirten chirurgischen Instrumente, welche verfertigt werden bei dem Mahler Kuhrts in Potsdam.

lastische Bougies à Stück 16 Gr.

astische Catheter à Stück 1 Rthlr.

utterkränzchen, verschiedene Gattungen:

Ovale, zu verschiedener Gröfse, mit glattem Rande, à Stück 12 Gr.

dito dito mit gekerbtem Rande, à Stück 16 Gr.

Elastische mit Stielen, die durch Bandagen befestiget werden können, statt die andern sich fest klemmen, à Stück 1 Rthlr.

ackirte biegsame Warzendeckel, à Stück 16 Gr.

Auch werde ich wasserfeste Leinewand verfertigen, relche, in allen Flüssigkeiten unauflöslich und undurch- lringlich, vom vielseitigsten Nutzen ist. Der Herr Regi- nentschirurgus *Rosemeyer* beim Regimente Garde in Pots- lam hat eine feinere Gattung derselben zu Bandagen bei tark fliefsenden Schäden, und eine gröbere Sorte zu Un- erlagen auf Betten angewandt, und durch beide, Betten und Wäsche vor dem Durchdringen der Unreinigkeiten geschützt, und überhaupt dieselbe in allen Fällen, wo sonst Wachsleinewand gebraucht wird, bei weitem zweck- mafsiger gefunden: da sie weit biegsamer und deswegen schon auch dauerhafter ist, und vermöge ihrer Unauflöslichkeit und Festigkeit leicht an beiden Seiten gerei werden kann, weil sich selbst die schadlichsten Unrei keiten nur auf ihrer Oberfläche anhängen können.

Den Herren Wundärzten, und jedem, der als K mann in grösseren Quantitäten Bestellungen macht, we ich gerne einen annehmlichen Rabatt zugestehen.

Kuhn.

Journal
der
practischen
Arzneykunde
und
Wundarzneykunst

herausgegeben

von

C. W. Hufeland,

Königl. Preuss. Geheimen Rath, wirkl. Leibarzt, Director
des Colleg. med. chirurg., erstem Arzt der Charité
u. s. w.

Zwanzigster Band. Viertes Stück.
Mit einem Kupfer.

Berlin 1805.
In Commission bei L. W. Wittich.

Journal

der

practischen

Arzneykunde

und

Wundarzneykunst

herausgegeben

von

C. W. Hufeland,

[illegible] Rath, wirkl. Leibarzt, Director

[illegible] med. chirurg., ersten Arzt der Charité

u. s. w.

[illegible]

Neues Journal

der

practischen

Arzneykunde

und

Wundarzneykunst

herausgegeben

von

C. W. Hufeland,

Königl. Preuss. Geheimen Rath, wirkl. Leibarzt, Director des Colleg. med. chirurg., erstem Arzt der Charité u. s. w.

Dreizehnter Band. Viertes Stück.

Mit einem Kupfer.

Berlin 1805.

In Commission bei L. W. Wittich.

Neues Journal

der

practischen

Arzneykunde

und

Wundarzneykunst

herausgegeben

von

C. W. Hufeland,

Königl. Preuss. Geheimen Rath, wirkl. Leibarzt, Director des Colleg. med. chirurg., ersten Arzt der Charité u. s. w.

Band. Viertes Stück.

Mit Kupfer.

I.

Heilung

fünf Wochen lang anhaltenden Lethargie

durch den Galvanismus.

Vom Herausgeber.

Der Galvanismus erfährt das Schicksal aller neuen Erfindungen und Heilmethoden in der Medicin. Anfangs überrascht durch das Neue und Wunderbare des Mittels, übertrieb man den Gebrauch, und wollte Alles dadurch heilen. Nun, durch viele fehlgeschlagene Versuche (die natürlichen Folgen dieses Missbrauchs) abgeschreckt, vergisst man ihn wieder zu sehr. Ich freue mich daher, durch nachfolgende merkwürdige Krankengeschichte einen neuen Beweis zu geben, daſs dies Mittel gewiſs unter denen auf die Nerven wirkenden Reizmitteln eines der ersten ist, und daſs es Fälle giebt, wo kein anderes Mittel das zu leisten vermag, was er thut.

Die Kranke, von der die Rede ist, war die Patientin eines andern Arztes. Ich wurde in der gefährlichsten Periode der Krankheit hinzugerufen, um meinen Beirath zu ertheilen, und ich ersuchte Herrn Doctor Flies, dessen Geschicklichkeit und Genauigkeit in diesem Geschäfte ich kannte, die galvanische Behandlung zu besorgen. Er hat das Krankenjournal geführt, das ich hier mittheile, und ich kann bezeugen, daſs die nachstehende Erzählung nichts als die treueste und genaueste Darstellung der Wahrheit ist.

Die achtzehnjährige Tochter eines wohlhabenden Bürgers, war zwar von Jugend auf gesund, thätig und fleiſsig in der Wirthschaft, doch war sie in ihrem ganzen Betragen weit ruhiger und stiller, als Mädchen in diesem Alter wohl zu seyn pflegen, so daſs sie Stunden lang an einem Orte sitzen konnte, ohne ein Wort zu reden; dennoch war sie auch zuweilen in fröhlicher Gesellschaft ihrer Gespielinnen ausgelassen lustig.

Zu Anfange des Decembers 1802 wurde sie stiller als gewöhnlich, und zuletzt ganz melancholisch, wobei eine psychische Ursache würksam zu seyn schien. Ihr sonst guter Appetit nahm ab, und sie klagte am 23sten December über Kopfschmerzen. Diese Zufälle, in Verbindung mit einer gewissen Muthlosigkeit und Unempfindlichkeit, bewogen den Vater, ihr einen Arzt rufen zu lassen. Als sie von diesem Vorsatze ihres Vaters hörte, äufserte sie, »*dafs kein Arzt ihr zu helfen im Stande wäre.*«

Auf Anrathen dieses Arztes wurden im Laufe des Monats Januar auflösende, Brech- und Purgirmittel, und nachher stärkende Arzeneien, ohne den mindesten Anschein von Besserung, gebraucht; die Efslust nahm im Gegentheile täglich mehr ab, und endlich hörte die Patientin am 8ten Februar auf, Nahrungsmittel zu nehmen, nachdem vier Tage vorher die Menstruation zur gehörigen Zeit eingetreten war. Den 9ten Februar hörte die Reinigung zu fliefsen auf, und den 11ten verfiel sie in den folgenden Zustand, in welchem ich sie noch den 10ten Mai fand.

Sie lag auf dem Rücken mit ausgestreckten Gliedern, ohne Bewegung.

Die Augen waren geschlossen; zuweilen

bemerkte man indessen ein geringes Blinzeln mit den Augenliedern. Der Mund war fest verschlossen. Die Gelenke nahmen willig jede Biegung an, die man ihnen gab, und blieben unverändert in der einmal gegebenen Lage. Die Respiration war etwas leiser und langsamer, als man sie bei Schlafenden antrifft, und die ausgeathmete Luft kühler, als im natürlichen Zustande. Der Puls schlug 75 bis 80mal in einer Minute. Der Unterleib war welk und sehr zusammengefallen, so dafs man die Körper der Wirbelbeine ziemlich deutlich durchfühlen konnte.

Ihre ganze Nahrung bestand aus einer, höchstens zwei Tassen Hafergrützschleim, welche sie in 24 Stunden in kleinen wiederholten Gaben nahm. Alles übrige, Nahrungs- oder Arzeneimittel, war ihr nicht beizubringen. Suchte man den Mund mit Gewalt zu öffnen, und ihr etwas einzuflöfsen, so schluckte sie es nicht hinunter, sondern das Gegebene trat wieder als Schaum vor den Mund hervor. Wenn man ihr Eidotter oder Fleischbrühe mit der Hafergrütze vermischt gab, so schluckte sie es nicht hinunter, sondern gab es wieder auf die eben gedachte Weise von sich; die Hafergrütze mufste durchaus unvermischt seyn, wenn man wollte, dafs sie sie bei sich behalten sollte.

Ohne ein Wort zu reden, ohne die Augen zu öffnen, blieb sie Tag und Nacht in demselben Zustande. Der Urin ging in kleinen Portionen unwillkührlich ab; über den Stuhlgang war nichts gewisses zu erfahren; Ausleerung von festen Excrementen war bei diesen Umständen nicht zu erwarten, und flüssige Stoffe konnten leicht mit dem Urine vermischt abgehen.

Nach Aussage der Eltern sollte sie auch zuweilen Anfälle von Erstarrungen haben, so dafs alle Muskeln Minuten lang tetanisch angespannt wären; es wurde aber von den Aerzten nichts davon bemerkt.

Der Geruch aus dem Munde war aashaft stinkend, die Zähne und das Zahnfleisch sahen schmutzig-braun aus, so wie es bei typhischen Kranken zu seyn pflegt.

Herr Doctor *Flies* stach sie an verschiedenen Stellen des Körpers mit Nadeln, ohne dafs sie Zeichen des Schmerzes äufserte. (Eben dieses war der Fall gewesen, als ihr Vesicatorien gelegt wurden; sie hatte selbst beim Verbande nichts von schmerzhaftem Gefühle geäufsert.) Clystiere von Fleischbrühe, Bäder, Einreibungen von geistigen Mitteln, Sinapismen, waren bisher theils als Nahrungs-, theils als erweckende Reizmittel ohne den mindesten Erfolg angewandt worden.

Alles, was man in diesem Zustande thun konnte, lief wohl darauf hinaus, die Nerven durch die stärksten und eindringendsten Mittel zu reizen, und das schwache Leben durch schickliche Nahrungsmittel zu erhalten. Auf dem gewöhnlichen Wege konnte man weder Arzenei-, noch Nahrungsmittel beibringen, also kam alles auf die Anwendung äusserlicher Mittel an. Die kräftigsten waren bisher ohne allen Nutzen versucht worden, und es war nichts anderes zu erwarten, als dafs bei längerer Dauer dieses Zustandes das *schon so* schwache Leben entweder allmählich verlöschen, oder durch den plözlichen Zutritt eines Nervenzufalles vernichtet werden würde. Hier schien mir der Galvanismus durch seine äusserst durchdringende Reizkraft am meisten indicirt zu seyn. Ich rieth daher folgendes:

1) Den Galvanismus zu versuchen; und zwar sollte vorzüglich der *plexus cardiacus* gereizt werden, weil die krankhaften Erscheinungen sich da zuerst durch Mangel an Eßlust und nachheriger gänzlicher Enthaltung der Nahrungsmittel geäufsert hatten, und dieser Theil des Nervensystems, nach dem Gehirne, als einer der wichtigsten Mittelpunkte seiner Sympathie zu betrachten ist; auf welchen und durch welchen angebrachte Reize

die stärkste und allgemeinste Wirkung hervorbringen können.

2) Sollte die Kranke in ein warmes, aus aromatischen Kräutern bereitetes Bad gesezt, und ihr dann kaltes Wasser auf den Kopf gegossen werden.

3) Mit den geistigen Einreibungen sollte fortgefahren, und

4) Die Salepwurzel mit der Hafergrütze vermischt gegeben werden.

Den 4ten März, Vormittags um 10 Uhr, war die Kranke in demselben Zustande als bisher. Sie hatte in 24 Stunden ohngefähr fünf Unzen Hafergrütze zu sich genommen. Als der Bettschirm von ihrem Bette weggenommen ward, und das Sonnenlicht ihr auf die Augen fiel, blinzelte sie sehr mit den Augenliedern *); bei Eröffnung der Augenlieder aber, um den Zustand der Pupille zu untersuchen, fanden sich die Augen so nach der Höhe und Seite gekehrt, daſs man nichts als die Sclerotica zu sehen bekam. Herr Doctor

*) Diese Erscheinung ist keinesweges immer ein Beweis des wirklichen Sehens, oder daſs die Lichtstrahlen von der Retina selbst percipirt werden. Ich habe sie einigemale bei völliger Amaurosis bemerkt, wo sie also lediglich einer noch übrigen örtlichen Empfindlichkeit der Ciliarnerven zuzuschreiben war.

Fieds construirte nun eine Batterie aus Zink- und Kupferlagen, liess den Zinkpol ein Becken mit Wasser, und hierein die rec te Hand der Patientin legen; befeuchtete d Precordium mittelst eines Schwammes, u brachte den Kupferpol in diese Gegend. Stä keres Blinzeln der Augenlieder und einig rothe Flecke auf der Haut, waren die einzi gen Zeichen von der Würksamkeit der Sä le; von einer Erschütterung war nichts z merken. Er liess hierauf die Patientin au die Seite legen, hielt den Kupferpol und de Zinkpol auf das Rückgrat — keine Würkun Eben dies war der Fall bei der Anwendung des Kupferpols in der Cardia, und des Zink-pols in der Gegend des linken Auges. Nun-mehr füllte er die Höhle des linken Ohres mit Wasser, brachte da den Zinkpol ein, und liess den Kupferpol an seinem Orte. — Das Gesicht wurde nun röther, der Mund wurde in Bewegung gesezt, sie winselte, bewegte die Nasenflügel zum Weinen; allmählich rührte sie mehrere Glieder, und sie fing an laut zu weinen. Nachdem dieser Versuch ungefähr fünf Minuten fortgesezt worden war, wurde aufgehört, und die geistigen Einreibungen in das Rückgrat, ein Bad aus *Herb. absynthii, majoran. thymi, flor. lavendul. et chamomillae*, und die Salepwurzel sowohl unter der

Hafergrütze als unter den Clystieren von Fleischbrühe verordnet.

Nachmittags um 4 Uhr fand sie sich in derselben Lage, als des Morgens. Es war ihr während der Zeit Schaum, mit Blut vermischt, aus dem Munde geflossen, und sie hatte nichts als ein wenig Hafergrütze zu sich genommen. Sie wurde in das warme Kräuterbad gebracht, und ihr kaltes Wasser, sowohl Tropfenweise als auch in gröfserer Menge, auf den Kopf gegossen. Jedesmal äusserte sich diese unangenehme Empfindung durch eine leichte Bewegung in den Gesichtsmuskeln. —

Den 17ten. Sie hatte gestern durchaus keine Nahrung weiter zu sich genommen. Abends wurden ihr zwei von den verordneten Clystieren aus Fleischbrühe mit Salep applicirt. Diesen Morgen um 8 Uhr hatte sie etwa vier Unzen Hafergrütze mit Salep genommen. Es fand sich heute mehr Röthe im Gesichte, die Wärme an den Extremitäten gröfser, und der Puls etwas lebhafter und voller. Herr Doctor *Flies* construirte die Voltaische Säule aus 40 Lagen, brachte den Kupferpol an die Cardia und den Zinkpol in das rechte Ohr. Allmählich fing sie an sich zu bewegen, sie winselte, richtete sich endlich auf, und rief: *Vater! Vater!* —

Dies war seit 5 Wochen das erste Wort, d
man von ihr hörte.

Er mußte nun, da der Vater, durch d
kläglichen Ton seiner Tochter sehr gerüh
glaubte, daß die Anwendung des Galva
mus ihr heftige Schmerzen verursache, so
gleich mit dem weitern Galvanisiren aufhö
ren. Da indessen die Bewegung in den Mu
keln noch eine geraume Zeit, nachdem d
Säule war weggenommen worden, fortdauer
so schien dies den Vater von der großen
Würksamkeit des Mittels und des daraus z
hoffenden Nutzens zu überzeugen, und e
gab die Einwilligung, Nachmittag wieder z
galvanisiren.

Herr Doctor *Flies* kam um 4 Uhr. Kur
ze Zeit vorher wurde die Patientin unruhig
und wollte aus dem Bette; zwei Menschen
mußsten sie halten. Hierauf hatte sie mit
vieler Anstrengung etwas Schleim weggebro
chen. Er fand sie noch in der größten Un
ruhe, sehr beängstigt; sie wollte die Decke
nicht auf sich leiden, und brach in seiner
Gegenwart Schleim und etwas Galle weg. Es
wurde ihr verschiedene male etwas zum Trin
ken gereicht, sie stieß es weg und sagte:
»*Nein*.« Die Augen waren während dieses
ganzen Auftrittes, wie gewöhnlich, geschlos
sen. Heute hatte sie durchaus nichts zu sich

genommen, der Puls war etwas kleiner, der Geruch aus dem Munde aber nicht so stinkend, als gestern und vorgestern. Bei der gegenwärtigen Angst und Unruhe und dem wiederkehrenden Erbrechen, konnte nicht an Galvanismus gedacht werden; der galvanisirende Arzt beschloſs daher, den Ausgang dieser Scene ruhig abzuwarten, und lieſs bloſs, zur Stillung des Brechens, Umschläge von warmen Weine auf die Herzgrube machen.

Um $\frac{1}{2}$ 7 Uhr Abends war sie ruhiger, sie bewegte ihre Glieder nach Willkühr, und sagte in einem kläglichen Tone: »*Vater, was ist mit mir vorgegangen? Ach, wenn mir nur zu helfen wäre!*« In der Zwischenzeit hatte sie sich noch einmal gebrochen, und bis jezt keine Nahrungsmittel zu sich genommen; auch war ihr in Gegenwart des Arztes weder durch Zureden, noch durch Gewalt irgend etwas beizubringen. Der Puls war kleiner, aber nicht härter, die Wärme etwas vermindert. Es wurde verordnet, die verschriebenen aromatischen Badekräuter mit Wein infundirt, warm auf die Herzgrube zu legen, und Clystiere aus Fleischbrühe mit Salep alle 3 Stunden zu appliciren. Beim Weggehen sagte Herr Doctor *Flies* den Umstehenden laut: *daſs die Patientin Morgen nicht galvanisirt werden sollte, im Falle sie bis da-*

kein Nahrungsmittel zu sich nehmen würde; sollte sie sich aber nicht dazu bequemen wollen, alsdann werde er sich genöthigt sehen den Galvanismus noch weit stärker anzuwenden.

Den 18ten März. Sie hatte gestern Abend und die Nacht fortdauernd über Schmerzen in der Magengegend geklagt, die endlich den Einreibungen eines Liniments mit Opium gewichen waren. Sie hatte durchaus nichts zu sich nehmen wollen, bis um 5 Uhr des Morgens, wo ihr der Vater etwas Wein mit Wasser reichte; sie forderte hierauf noch Wasser zum Nachtrinken, und als ihr der Vater zum weitern Genusse von Nahrungsmitteln zuredete, sagte sie: »*Alsdann wird man mich doch nicht mehr quälen.*« Um 7 Uhr gab man ihr eine Tasse Kaffée, die ihr wohl bekam; eine zweite, die man ihr um 9 Uhr gegeben hatte, brach sie weg.

Sie war früh ruhig, und ohne Schmerzen; der Puls war klein, aber nicht *schnell*; sie dankte sehr gerührt für die ihr geleistete Hülfe. Es wurden nun kleine oft wiederholte Gaben von Fleischbrühe mit Eyergelb, und abwechselnd Eyergelb mit Zimmtwasser und Zucker verordnet, und alle andere, vorzüglich feste Nahrungsmittel, verboten. So ging die Heilung allmählich von statten, bei der weiter nichts

nichts Bemerkenswerthes vorfiel, als daſs sie um ihre Gesundheit äusserst besorgt war, und aus dem Grunde einigemale weniger Nahrungsmittel, als ihr erlaubt waren, zu sich nahm, weil sie befürchtete, sich durch eine Indigestion einen Rückfall zuzuziehen. Als sie die Flecke, welche die Spanischen Fliegen zurückgelassen hatten, bemerkte, so frug sie, was man denn mit ihr vorgenommen habe? und sagte: *Es wäre besser gewesen, wenn man den Galvanismus damals angewandt hätte, als sie noch, ohne zu essen, im Hause herumging.*

Der Gebrauch der ausgewähltesten Nahrungsmittel, in Verbindung eines reizenden Magenelixirs und eines Magenpflasters, stellten sie bis zu Ende des Monats ganz wieder her.

Im Monate April bekam sie, ohne merkliche Veranlassung, wiederum einen Anfall von ihrer Krankheit, in welchem sie drei Tage, ohne Genuſs von Nahrungsmitteln, lag. Er ging aber, ohne Gebrauch von Arzeneimitteln, vorüber. Sie befand sich nachher vollkommen wohl, nur ungewöhnlich still.

Im Sommer hatte sie noch einige leichte Anfälle von Lethargie, die sich von selbst verloren.

Sie erhielt wegen Störung der Menstruation die *herba Sabinae*, wodurch dieselbe vollkommen in Ordnung gebracht wurde.

Die Krankheit war unstreitig ein hoher Grad von Lethargus; gänzliche Aufhebung der willkührlichen Bewegung, der Empfindung und der Seelenthätigkeit, also des Nervenlebens, mit ungestörter Fortdauer der Grundfunctionen des thierischen Lebens, Blutumlauf und Respiration, aber fast ganz aufgehobene Functionen der Reproduction, Appetit und Verdauung; daher die verminderte Nutrition, Secretion, und die Neigung zur Putrescenz, die sich im Geruche der Ausdünstungen und der scorbutischen Beschaffenheit des Mundes zeigte.

Dafs hier keine Verstellung oder Betrügerei obwaltete, bewiesen die anerkannte Rechtlichkeit der ganzen Familie und der jungen Person, der bis an die Rückenwirbel eingefallene Unterleib, die faulichte Beschaffenheit der Ausdünstungen und des Mundes (die gewöhnliche Folge langer Entziehung der Nahrung), der Mangel aller Absicht (denn man suchte vielmehr von Seiten der Familie die Sache ganz zu verheimlichen), und die noch einigemale erfolgte Wiederkehr des Uebels in immer abnehmenden Grade.

Die Ursache des Zufalles schien mir mehr psychisch als physisch zu seyn. Wenigstens gaben das zur Stille und Melancholie geneigte Temperament des Mädchens, die vor dem Ausbruche der Krankheit vorhergegangene traurige und in sich zurückgezogene Stimmung derselben, die gänzliche Abwesenheit aller körperlichen Ursachen dieser Vermuthung die gröfste Wahrscheinlichkeit, dafs der Grund des Uebels erst Gemüthskrankheit war, die erst nachher jene auffallende und bedenkliche Störung des Organismus bewürkte.

Das Ende des Zufalles würde wahrscheinlich Lähmung und endlich Asphyxie, oder vielleicht auch bei der schon eingetretenen Neigung zur Putrescenz ein faulichter Typhus, und in beiden Fällen tödtlich gewesen seyn.

Unleugbar ist der Galvanismus das einzige Reizmittel gewesen, welches zuerst den Organismus aus der Gefühllosigkeit erweckte, auf diese Weise diesen gefährlichen Zustand unterbrach, und den tödtlichen Ausgang verhütete. Bei dem fruchtlosen Gebrauche der kräftigsten äussern Reizmittel, bei der Unmöglichkeit, innere Mittel anzuwenden, kann man mit Rechte hinzusetzen: er war das einzige Mittel, welches diese Würkung hervorbringen konnte.

Dies sey für jezt genug. Der Zweck dieses Aufsatzes war, theils meinen Lesern eine merkwürdige pathologische Erscheinung mitzutheilen, theils zu beweisen, daſs es Fälle gebe, wo der Galvanismus das gröſste und einzige Heilmittel ist; und beides glaube ich erreicht zu haben.

II.

Geschichte
eines
durch einen unglücklichen Fall zerbrochenen Rückgrats,
nebst der Abbildung.

Von
Dr. Amelung,
Stabsmedicus zu Darmstadt.

Hahn, Bataillonstambour bei dem 2ten Linienbataillon der Leibbrigade, ein Mann von mittler, etwas hagerer Statur, 38 Jahre alt, ging den 13ten August 1801 in den nicht weit von hiesiger Stadt entlegenen Wald, um für seine bejahrte Mutter Holz zu holen. Er stieg daselbst auf einen alten hohlen Baum, um von diesem einige dürre Aeste abzuhauen. Indem er dieses thut, stürzt der schon morsche Stamm mit ihm um und schleudert ihn mit dem Rücken gegen einen andern Baum, worauf er sogleich ohnmächtig liegen bleibt. Nachdem er in diesem Zustande einige Zeit zugebracht, kommt er wieder zu sich selbst, fühlt aber in dem Rücken einige, wiewohl nicht allzu heftige Schmerzen. Er versuchte aufzustehn, allein die Beine versagten ihm ihren Dienst, er kann sie schlechterdings nicht bewegen. In diesem traurigen Zustande blieb er über eine Stunde liegen, bis er von einigen Vorübergehenden gesehen wird, welche dann dafür sorgten, dafs er auf einem Wagen hieher gebracht wurde.

Er kam gegen 11 Uhr auf dem Lazarethe an, war ganz bei sich, und konnte den Vorfall, so weit er ihm bewufst, deutlich erzählen. Ich untersuchte ihn sogleich und fand auf dem Rücken, an dem zwölften Rückenwirbelbeine, eine etwas roth unterlaufene Erhabenheit, von der Gröfse eines Taubeneies. Diese fühlte sich hart an, und verursachte ihm bei starken Drücken einen ziemlich heftigen Schmerz. Zugleich aber fand ich den *Processum spinosum*, sowohl dieses Wirbelbeins als auch die der nachfolgenden Lendenwirbeleine, aus ihrer geraden Richtung mehr nach er linken Seite zu gerückt, so wie die zwölfte Lippe der rechten Seite, aus ihrer natürlichen Lage, mehr nach innen zu gebogen. Aufser diesem hatte er weder eine Verwundung, noch sonstige Verletzung an sich. Innerlich aber klagte er über heftige Beängstigungen, die, wie er glaubte, erst durch die Erschütterung des Fahrens entstanden wären, hatte sehr beengten Athem, bitteres, unangenehmes Aufstofsen, trocknen Mund, mit ziemlich starkem Durste, und Mangel an Appetit. Der Puls war klein, krampfhaft und etwas vermehrt. Der Urin ging in den ersten Stunden gar nicht, dann aber unwillkührlich, so wie er in den Nieren abgesondert wird, tropfweise ab. Die Oeffnung fehlte den ersten Tag ganz, in der Folge aber gingen Faeces, ganz ohne Wissen und Willen ab. Die untern Extremitäten konnte er schlechterdings nicht nach seinem Willen bewegen, sondern wo sie hin sollten, mufsten sie durch einen Aufwärter gelegt werden. Er fühlte darin eine äufserst grofse Schwere und Kälte, unter der Haut aber ein laufendes, brennendes Gefühl, so als wenn sie ihm eingeschlafen wären. Aeusserlich aber fühlten sie sich mäfsig warm an.

Alle diese Umstände machten es ganz klar, dafs hier eine starke Verrenkung des zwölften Rückenwirbelbeins, da wo die Erhabenheit zu sehn und zu fühlen war, statt finden mufste. Die Hauptindication zur Heilung war daher, den auseinander gewichenen Knochen wieder in seine natürliche Lage zu bringen, und so den durch diese Verrückung gehinderten Nerveneinflufs in mehreren Eingeweiden des Unterleibes und den untern Extremitäten, wieder herzustellen. So planvoll auch diese Heilanzeige hier vor Augen lag, so war doch die Ausführung nichts weniger als leicht, ja meiner Ueberzeugung nach bei einer solchen Auseinanderweichung ganz unausführbar. — Schon wegen des natürlichen Baues und der Richtung des ganzen Rückgrates, das, wie bekannt, aus kleinen, durch Bänder mit einander verbundenen Knochen besteht, welches aber nichts weniger als eine gerade, sondern vielmehr eine gebogene, krumme Linie macht, und dann auch wegen des darin enthaltenen Rückenmarks, ist mir eine so starke Ausdehnung, als erfordert wird, um ein aus seiner Lage gewichenes Wirbelbein dieser Säule wieder in seine natürliche Richtung zu bringen, ohne nicht zugleich andere, vielleicht weit heftigere Zufälle hervorzubringen, nicht denkbar.

So sehr ich auch im Ganzen die Beobachtungen eines *Schmuckers* schätze, so mufs ch doch hier ganz aufrichtig gestehn, daſs ich den ähnlichen Fall, welchen er im ersten Bande seiner vermischten Schriften von einem gewissen Regimentschirurgus *Rüdiger* anführt, nicht ganz für das halte, als wofür er dort ausgegeben wird, wenigstens verhielten sich bei meinem Patienten die Umstände ganz anders. Um indessen nichts zu unterlassen, wurde auch hiervon ein Versuch gemacht. — Ich lieſs den Patienten, ebenfalls wie dort angeführt wird, auf den Bauch auf ein etwas erhabenes Polster im Bette legen, um dann durch Gehülfen eine Ausdehnung zu versuchen. Allein kaum als der Patient auf dem Bauche lag, so bekam er auch augenblicklich die heftigsten Beängstigungen, wobei ihm der Athem fast ganz ausblieb. Da er in diesem Zustande keine Minute aushalten konnte, so muſste er wieder gerade ins Bette auf den Rücken gelegt werden. Nachdem er sich wieder erholt, lieſs ich den Versuch noch einmal, und zwar so, daſs er jezt mehr auf der linken Seite lag, machen. In dieser Lage konnte er zwar eher liegen: allein so wie nur die schwächsten Contraextensionen versucht wurden, bekam er dieselben Zufälle wieder, mit heftigen Schmerzen, die er, wie er schrie, unmöglich aushalten könnte. Da die versuchte Extension auf die Verrükkung ganz unmerklich war, und Patient sich schlechterdings zu keiner zweiten verstehen wollte, indem er sie als ganz unaushaltbar schilderte, sondern in diesem Zustande ruhig erwarten wolle, was bei ihm erfolgen würde; so mufste ich von diesem Vorhaben ganz abstehen.

Höchst traurig war es für mich, diesem Unglücklichen unter diesen Umständen keine eigentliche Hülfe leisten zu können. Kaum war es mir vergönnt, seine Schmerzen und sonstigen Zufälle in der kurzen Zeit, als ihm dieser Zustand das Leben noch fristen würde, einigermafsen zu lindern. Ich liefs daher, sowohl äusserlich als innerlich, die hierher gehörigen Mittel, als weinichte aromatische Ueberschläge, innerlich aber gelind reizende Mittel, mit zweckmäfsigen Gaben von Opium, anwenden. Hierauf empfand er sehr bald, ohne dafs sein eigentlicher übler Zustand auch nur im geringsten sich gebessert, wenig oder gar keine Schmerzen mehr. Im Gegentheile, sein Geist heiterte sich auf, und der obere Theil seines Körpers befand sich gewissermafsen wohl, während der untere schon anfing abzusterben. — Er bekam bald guten Appetit, schlief ruhig, und rauchte mit Wohlbehagen eine Pfeife Tabak. Der Magen verdauete auch die genossenen Speisen; allein da die Functionen der untern Eingeweide sehr gestört waren, so fand nur eine sehr unvollkommene Ernährung statt, und die meisten ernährenden Theile gingen wieder mit dem Unrathe ab. Zugleich fingen, wegen äusserst träger Circulation, die Füſse an zu schwellen, und die gleich anfänglich anwesende brennende Empfindung unter der Haut nahm beträchtlich zu.

Da das electrische Fluidum in seiner Würkung auf den animalischen Körper, mit dem Nerveneinflusse eine gewisse Aehnlichkeit hat, und durch jenes in vielen Fällen die Aeusserungen des leztern vermehrt wird, so wünschte ich zu sehen, was dieses hier auf die untern Gliedmaſsen für eine Würkung habe, und ob nicht dadurch die Thätigkeit der Gefäſse in den Füſsen so vermehrt werde, daſs das Anschwellen, so wie der brennende Schmerz in diesen Theilen, könnte gehoben werden. Ich brachte ihn daher mit einer Maschine, die ziemliche Würkung thut, in Verbindung. Bei dem Durchströmen der positiven Electricität empfand er in den, seinem Gefühle nach kalten Theilen, eine angenehme Wärme, auch glaubte er die Zehen an den Füſsen etwas mehr bewegen zu können, welches aber der Fall nicht war, und daſs sich das brennende Gefühl unter der Haut gemin-

dert habe. Bei gelinden Schlägen empfa
er blofs an denen Stellen, wo der Funk
ein- und ausschlug, einen geringen, steche
den Schmerz. Bei der negativen Elektrici
war dieses Gefühl durchaus etwas stärk
und die Funken mehr brennend. Uebrige
blieb sein Uebel unverändert, die Geschwu
nahm nicht ab, aber auch nicht sehr zu,
eben so blieb auch das brennende Gefühl u
ter der Haut.

Nach Verlauf von einigen Tagen n
dem unglücklichen Falle, empfand er in d
Hinterbacken und dem Heiligenbeine e
nen kaum merklichen, brennenden Schme
bald darauf ging die Haut weg, und es e
standen faule, brandige Geschwüre. Di
nahmen in einigen Wochen an Umfang u
Tiefe so zu, dafs man nicht allein den ob
Theil des *Ossis coccigis*, die beiden Sitzbe
sondern sogar die Gelenkkapsel des recht
Schenkelknochens sehen konnte. Diese g
leblosen Geschwüre gaben eine äusserst st
kende Jauche von sich, die kaum durch a
matische, adstringirende Fomentationen
Einstreuungen etwas zu vermindern war. I
diesen faulen Geschwüren fand sich zugle
auch ein schleichendes Fieber ein, welc
nach und nach seinem elenden Leben
Ende machte. Zu bewundern aber war

dafs diese äusserst übeln Geschwüre, etwa 5 Wochen vor seinem Tode, auf einmal ein besseres und lebhafteres Ansehen bekamen. Der Gestank liefs nach, es entstand mehr Eiter als Jauche; die Seiten und der Grund der Geschwüre wurden mit frischen Fleischwärzchen bedeckt, und in einigen Wochen waren die so tiefen Stellen über die Hälfte mit frischem Fleische angefüllt. Indessen nahm das Fieber mit jedem Tage mehr Kräfte weg, und es war von dieser an und für sich guten Erscheinung, die vorzüglich auf den verstärkten innerlichen Gebrauch der verdünnten Schwefelsäure mit Opium entstanden war, nichts zu erwarten.

In diesem höchst traurigen Zustande schleppte er sein Leben, bei einer ziemlich muntern und aufgeheiterten Gemüthsstimmung, bis zum 15ten November 1801 hin, wo er endlich an einer gänzlichen Entkräftung starb.

Nach seinem Tode untersuchte ich das Rückgrat, wo ich dann, wie die angefügten Abbildungen zeigen, nicht sowohl eine blofse Verrückung, als vielmehr eine förmliche Zerbrechung eines Wirbelbeins, und Auseinanderweichung der ganzen Rückgratssäule fand.

1. Der untere Theil des achten Rückenwirbels.

2. 3 und 4. Neunter, zehnter und eilfter

Rückenwirbel, mit ihren daran befindlichen Rippen. Bei *a* war die neunte Rippe der linken Seite einmal zerbrochen, welches aber früher, als durch den lezten Fall geschehen war.

5. Der obere, abgebrochene Theil des zwölften Rückenwirbels, mit der daran befindlichen zwölften Rippe der linken Seite *b*.

6. Der abgebrochene und ganz aus seiner natürlichen Lage gekommene untere Theil des 12ten Rückenwirbelbeins, mit den daran befindlichen ersten und zweiten, ebenfalls mit diesem aus der natürlichen Richtung gekommenen Lendenwirbelbeinen 7 und 8.

9. Die zwölfte Rippe der rechten Seite, welche zwar noch in ihrer natürlichen Articulationsfläche befindlich, die aber mit dem abgebrochenen Theile des zwölften Rückenwirbelbeins mehr nach unten und innen gebogen ist. Da wegen Verrückung der Wirbelbeine der Einfluſs des *fluidi nervini* hier unterbrochen, also keine Restauration mehr statt finden konnte, so ist diese Rippe durch die *vasa absorbentia* über die Hälfte abgezehrt worden.

10. Einige Concremente von den abgebrochenen Theilen des 12ten Rückenwirbels.

Der Theil des Rückenmarks unter dem Bruche war ganz verzehrt, und nichts mehr davon übrig als faule, häutige Theile; wo zugleich ein wenig Eiter, und das zerbrochene Wirbelbein etwas cariös war. Oberhalb des Bruches hingegen war das Rückenmark in seinem natürlichen Zustande, und füllte den ganzen Canal aus. Die meisten Eingeweide des Unterleibes, die mehr nach dem Becken zu ihre Lage haben, waren in einem äusserst verdorbenen, schon fast ganz faulem Zustande.

Zu bewundern war es, daſs dieser Mann, bei der so heftigen und beträchtlichen Verletzung und Verrückung des Rückgrats, sein Leben so lange hinschleppen konnte. Die Ursache hiervon lag wohl ganz offenbar darin, daſs die Verrückung der Wirbelbeine unterhalb der Verbindung des halbmondförmigen Nervengeflechtes (*Plexus semi lunaris*) geschehen war. Wäre diese wichtige Verbindung beträchtlich mit gestört worden, so würde der Tod sehr bald nach der Verletzung erfolgt seyn.

III.

Bitte um Rath.

Es ist schon einmal in diesem Journale, ich weiſs nicht genau in welchem Hefte, dem ärztlichen Publicum eine Krankengeschichte vorgelegt, um über dieselbe zu urtheilen, und Vorschläge zur Heilung zu thun. Natürlich muſs eine solche Forderung gegründeten Ursachen entsprechen, die sich auf die Erheblichkeit der Krankheit selbst, und auf die fruchtlose Anwendung verschiedener Methoden und Mittel bezieht. Die sogleich vorzutragende Geschichte befriedigt zweifelsohne die gesezten Erfordernisse, und ich trage deshalb kein Bedenken, hiermit das ärztliche Publicum collegialisch aufzurufen, einen hartnäckigen

näckigen Fall bezwingen zu helfen, der bisher der wirksamsten Arzneyen tückisch spottete. Ich thue diefs um so lieber hier, weil diefs treffliche Journal in die Hände fast eines jeden Arztes kommt, und überall, wie es verdient, gewürdigt und gelesen wird.

Die Dame, von welcher ich jezt rede, steht in ihrem 54sten Jahre, und genofs in ihrer frühern Jugend einer untadelhaften Gesundheit. Von gesunden Eltern geboren, überstand sie ohne Nachtheil die natürlichen Blattern, ward in ihrem 15ten Jahre leicht menstruirt und wenige Jahre darauf verheirathet. Die ersten 3 Jahre der Ehe verliefen kinderlos, dann aber gebar sie, ziemlich schnell auf einander, 7 Töchter. Die Wochenbetten endigten sich immer gut; doch fühlte sie in diesen Jahren nach einer leichten Erkältung, besonders der Füfse, Kopfschmerz, der sich jedoch nach einigen Stunden Ruhe fast immer verlohr. Ein intermittirendes Fieber machte sie in ihrem 32. Jahre mehrere Wochen krank, und nach demselben zeigten sich Hämorrhoiden, die durch zweckmäfsige Mittel nach einiger Zeit gänzlich beseitiget wurden. Sie fühlte sich nun eine geraume Zeit ziemlich gesund, widmete mit Sorgfalt und Liebe sich der Erziehung ihrer Kinder, und scheuete, von Mutterliebe geleitet, keine Be-

schwerde, um ihren Lieblingen diejenige Ausbildung des Geistes und Herzens zu geben,
durch welche sie selbst sich von jeher aus-
zeichnete. In ihrem 49sten Jahre bewirkte
ein heftiger Schreck während ihrer, bis dahin regelmäßigen Menstruation, eine Hem-
mung dieser Hämorrhagie; wenn auch nicht
plötzlich doch allmälig. Anfänglich starke, in
der Folge regellose Blutungen, machten den
Übergang zu dem völligen Aufhören des Mo-
natsflusses. Von dieser Zeit schreibt sich die
erste bedeutende Anstoſs ihrer Gesundheit her.
Unsere Kranke fühlte sich nun mehrere Jahre
hindurch öfters unwohl, besonders im Winter vom Kopfweh befallen, dessen Ursache sie
gewiſs nicht ohne Grund auf mangelnde Bewegung schob. An diese war diese würdige
Dame, die in der freien Natur von jeher ihren
reinsten Genuſs fand, in einem hohen Grade
gewöhnt. Vom November bis Anfangs März litt
sie, in diesen Jahren, wenigstens ein Paarmal in der Woche, heftiges Kopfweh. Im
Sommer war sie immer ziemlich wohl.

Jezt ward ihre jüngste Tochter bedeutend
krank. Der feine schwindsüchtige Bau dieses
Mädchens war von jeher für die besorgte Mutter ein verdächtiger Herold einer kurzen Le-
bensdauer gewesen. Auch starb nach einem
Jahre dieses liebenswürdige Kind an Abzeh-

rung im November 1802. — Der Kummer, welchen unsre würdige Kranke bei dem Leiden und dem Tode ihrer Tochter empfand, leidet keine Beschreibung. Er mufste um so nachtheiliger auf ihre zarte und geschwächte Organisation wirken, da sie denselben im Angesichte ihrer Tochter verbarg, und mit einer heitern, tröstenden Miene andern die Ruhe einflöfste, die ihr selbst fehlte. Dieser beständige Kampf, dieses doppelte Spiel lösete sich jetzt in der schmerzhaftesten Krankheit auf; der Funke zündete jezt, der schon lange unsichtbar im Innern glimmte.

Ein heftiges Kopfweh, welches mit Bewegungen und Krämpfen im Unterleibe und Magen wechselte, überfiel jezt unsere Patientin täglich. In den meisten Fällen wechselten die Bewegungen, fingen jedoch häufiger im Unterleibe an, ergriffen blitzschnell den Kopf und die arme Kranke klagte nun ein Gefühl von Kälte auf dem Scheitel, bohrende, schneidende Schmerzen, Gefühl von Wundseyn, Eingenommenheit, leichten Schwindel und ähnliche Empfindungen eines verlezten Gemeingefühls. Solcher Anfälle kehrten mehrere, in unbestimmten Zeiten, oft plözlich mit aller Energie zurück. Mit Ructus und Blähungen endigte sich gemeinhin die Attaque und die Kranke war im Schweifse gebadet.

Unruhvolle Nächte, mit Träumen, Schweiss und Schmerzen, mit wenigem und fast nie erquickendem Schlafe begleitet, führten mit einem peinlichen Gefühle beim Erwachen, denselben qualvollen Tag herbei. Besonders zur Nachtzeit und bei heftigem Schmerz war der Kopf in einer beständigen drehenden Bewegung, die selbst äussere Unterstützung nicht minderte und bei welcher der Kopf schmerzhaft von einer zur andern Seite sich neigte; ein Gefühl, das der Kranken sehr unangenehm ist. Der Character der Krankheit ergab sich nicht schwer durch eine aufmerksame Beobachtung seiner veranlassenden Ursachen. Heimlicher Gram bei dem Leiden und Tode ihrer Tochter, theilnehmendes, angreifendes Mitleid bei früherer und jezt noch statt findender Kränklichkeit ihres Gatten, häufige und schnell sich folgende Wochenbetten konnten nur ein asthenisches Übel entstellen machen, das aber, wie nun leider die Erfahrung gezeigt hat, auch um desto unbezwinglicher zu seyn scheint.

Die grosse Beweglichkeit des ganzen Organismus und die besonders erhöhte Reitzbarkeit der Abdominalnerven, die vorangegangenen hämorrhoidalischen Beschwerden, von welchen die Kranke auch jezt einige Bewegungen verspüren wollte, und ein vielleicht versteckter rheumatischer Stoff waren die Momente der Kur. Die besänftigende, reitzende und stärkende Methode ward in ihrem ganzen Umfange angewendet. *Hyosc.* und *Aconitum*, *Valeriana* und Bismuthkalk, *Gum. Guaj.*, laue Bäder, *As. foet.*, *fel tauri*, Aufgüsse von *Quassia*, *Columbo*, *Cascarille*, *Coriander* u. s. f., äußerlich im Nacken und auf den Kopf Einreibungen von Cajeputöl, Mandelöl, *Laudanum*, *Lim. vol. camph.* waren ohngefähr die Mittel, welche in einer zweckmäßigen Gabe und Folge, mit Fleiß und Ausdauer im Winter $1\frac{802}{803}$ gebraucht wurden. Dabei führte die Kranke eine leicht verdauliche, nährende und auf ihre eigne Beobachtung errichtete Diät, ohne daß das Übel bedeutend sich gemindert hätte. Besonders war der Monat Februar, wie es nun immer der Fall gewesen ist, sehr schmerzhaft. So erschien das Frühjahr, die Kranke medizinirte fort, trank im August das Pyrmonter Wasser in kleinen Portionen, und befand sich dabei, ihrer Art nach sehr wohl. Die Cardialgie und die Bewegungen im Unterleibe cessirten ganz auf einige Zeit, der Kopfschmerz kam seltener und gelinder, der Appetit war rein und gut und die Kranke blickte hofnungsvoll einer völligen Genesung entgegen. Doch die Beschwerden erschienen allmälig mit dem Herbste wieder, häuften sich im Winter $1\frac{803}{804}$ und erreichten beinahe dieselbe Höhe. Dieselben und ähnliche krampfstillende, antirheumatische und tonische Mittel wurden in verschiedenen Formen, doch aber ohne merklichen Erfolg gebraucht. Die Kranke durchlebte einen gleichen schmerzhaften Winter, litt oft Stunden lang an dem heftigsten Kopfweh, das weder Liquor, noch Baldrianöl, Pommeranzenessenz u. s. f., noch Aufgüsse von Melisse, Baldrian, Schaafgarbe, Chamillen u. s. f. linderte. Auf Anrathen entschloſs sich nun die Kranke im Sommer 1804 nach Lauchstädt zu gehen. Sie gebrauchte dort 6 Wochen lang das Bad und die Douche, wie es schien mit gutem Erfolge. In der 4ten Woche ihres dortigen Aufenthaltes, traf sie auf einem ihrer Spatziergänge ein heftiger Gewitterregen. Furcht und verstärkte Schritte brachten sie naſs und erhitzt zurück: sie ward auf einige Tage heftig krank und verlieſs nun das Bad weniger gesund, als vor der eben erwähnten Erkältung. Auch haben sich leider die Nachwirkungen des Bades noch nicht vortheilhaft gezeigt, sie ist bis jetzt um nichts gebessert. Noch muſs ich bemerken, daſs die Kranke das Opium in keiner Form verträgt, und der heilende Arzt mithin hier von diesem göttlichen Mittel durchaus keinen Gebrauch machen kann. Im Sommer ist das Übel an sich immer gelinder, Wärme und Bewegung scheinen dasselbe beträchtlich zu mindern. Desto mehr leidet die Patientin im Winter, besonders im Februar: auch von dem Ende jedes Monats bis zur Mitte des künftigen. Vom November bis März hält die Krankheit einen so hartnäckigen Typus, dafs fast jeder Tag, mit dem des vorjährigen verglichen — die Kranke hält ein Tagebuch — mit derselben Zahl von Anfällen begleitet ist.

P.

IV.

Krankheitsgeschichte einer Dame

die

seit mehrern Jahren die wunderbarsten u. peinlichsten Zufälle auf eine fast unbegreifliche Weise aushält.

Von

Dr. G. D. W. Becker in Leipzig

Die folgende Krankheitsgeschichte theile ich hier dem ärztlichen Publikum aus einer doppelten Absicht mit. Einmal als einen, wie ich glaube, nicht unwichtigen Beitrag von der Unvollkommenheit, in der jezt noch immer unsere medizinische Diagnose und die darauf gegründete Behandlung der Krankheiten selbst, trotz der Versicherungen der alles aus einem höhern Gesichtspunkte betrachtenden Ärzte schwebt. Dann deswegen. Die Leiden der Kranken sind unaussprechlich. Ich bin von ihr aufgefordert worden, alles zu ihrer Linderung aufzubieten. Kann ich hoffen, ihre Bitte besser zu erfüllen, als wenn ich ihren Zustand Deutschlands Ärzten vorlege, und sie ersuche, durch ihre Bemühungen, ihren Rath, mich zu unterstützen?

Bis in das fünfzehnte Jahr war die Dame, deren Krankheit ich hier beschreibe, immer schwächlich mit Fieberzufällen behaftet. Auf jeden Fall war dies indessen mehr Folge von ihrer Erziehung, als der natürlichen Constitution. Wenigstens hatte die erstere den gröfsten Antheil daran. Von früh bis Abends von Lehrmeistern umgeben, in eine Schnürbrust eingeengt, mit Zuckerwerk gefüttert worden, konnte gewifs nur die bedeutendste Körperschwäche entstehen. Dafs sich schon im neunten Jahre die *Reinigung* einstellte, scheint schon ein Beweifs davon. Man versuchte das Monatliche zu vertreiben. Ob dies glückte oder zufolge krankhafter Veränderung wegblieb, kann ich nicht entscheiden, genug, es schwand mit dem zwölften Jahre, und statt dessen trat *Bleichsucht* und ein *heftiger weifser Flufs* ein. Das Befinden war abwechselnd gut und schlecht und mit ihm stand die Heftigkeit des zuletzt erwähnten Zufalles selbst im

Verhältnifse. Im funfzehnten Jahre bekam sie die Masern mit Convulsionen in einem Grade, der oft Lebensgefahr drohte. Glücklich davon befreit genoſs sie ein Jahr lang einer solchen Gesundheit, daſs sie gut genährt und beim besten Aussehen war, als sie im siebzehnten Jahre heirathete. Excesse im Tanzen, Reiten, Gemüthsbewegungen zogen die alten Krämpfe herbei und bald wurden sie regelmäſsig. Jeden siebzehnten oder neunzehnten des Monats erschienen sie bestimmt. Das Monatliche hatte keinen Einfluſs darauf.

In der ersten Schwangerschaft war sie sehr gesund; diese Krämpfe abgerechnet, die indessen keine frühzeitige Geburt veranlaſsten. Die Niederkunft lief glücklich ab, das Kind war gesund und stark. Die Reinigung ging reichlich, aber ohne Zufälle. Aber in der vierten Woche bekam sie einen heftigen Schmerz im Unterleibe. Er währte stets nur drei bis vier Minuten, hatte eben so lange Intervallen, und endigte sich allemal mit einer Harnausleerung, die ihr damaliger Arzt, Herr Hofrath *Frank*, durch warme Bäder, Klystiere, u. s. f. meistens mit Erfolg zu befördern suchte. Sie ward durch diese kolikartigen Schmerzen um so mehr geschwächt, da sie nicht allein immer bei der geringsten Veranlassung wieder kamen, sondern auch jeden Monat sich mit den alten Krämpfen vereinigten. Der Appetit verlohr sich. Um sich durch den Genuſs der Nahrungsmittel von der Kolik frei zu erhalten, muſste sie eine groſse Menge Hofmannischer Tropfen nehmen; ein paar Stunden nach dem Gebrauche dieses Mittels hatte sie dann eine freiwillige Kothausleerung und damit auch Erleichterung. So überraschte sie, zwei Monate nach der ersten, die zweite Schwangerschaft, die mit den beschwerlichsten Zufällen begleitet war. Ein heftiges Erbrechen war die ganze Epoche über und machte sie so schwach, daſs sie das Haus hüten muſste. In der Mitte der Schwangerschaft war der linke Fuſs ganz krumm gezogen und sie selbst bettlägerig. Die Krämpfe wurden immer heftiger, nur die zwei lezten Wochen vor der Entbindung hatte sie etwas Ruhe, allein diese selbst war mit heftigen Krämpfen begleitet; so wie sich das Kind senkte, ward der krumme Fuſs allmählig gerade; kaum aber war die erstere vorbei, so trat die fürchterlichste Ohnmacht ein. Sieben Tage lag sie bewuſstlos, ohne Jemanden zu kennen, oder zu hören, ward ihr die Nahrung mit einem Coffeelöffel gereicht. Als sie zu sich selbst kam, war ihr ihre Entbindung eine Neuigkeit. Die Kindbetterinnenreinigung und die Milch blieb ganz aus. Bei der äuſsersten Schwäche, meine

Arzt und Hebamme, dafs es nicht anders seyn könnte. Den siebzehnten Tag nach der Entbindung brach die heftigste Kolik aus. Ihr Schreien ward auf der Gasse gehört, der Unterleib war entsetzlich aufgetrieben und weder Opium, noch Umschläge, Bäder, Krampfmittel, Vesikatorien, über den ganzen Leib, und auf die Wunde wieder ein frisches gelegt, konnten Erleichterung schaffen; die Natur selbst bewürkte eine Krisis. Die Milchablagerung schlug den Weg des Harnes ein und nun liefsen die Schmerzen nach. Durch China und Nervenmittel, behauptet die Kranke, unterbrach man diese Krisis und nun kam die Kolik alle fünf bis sechs Tage zurück und wich nur bei einigen durchfallähnlichen Ocffnungen. Statt der fast jeden neunzehnten Tag eines Monats erscheinenden Krämpfe kamen nun immer länger und heftiger anhaltende Kolikanfälle wieder, die sie das Bett zu hüten nöthigten, ihre Kräfte immer mehr abnehmen machten und sich mit einer Brustschwäche verbanden, die zwar schon in der Schwangerschaft sich gezeigt hatte, jezt aber immer höher und höher stieg. Kleine Fieberzufälle, nächtliche Schweifse, zäher, blasiger Auswurf liefsen sie zum Gebrauche der Ammenmilch schreiten, die zwar ihre Brustbeschwerden aber nicht die Kolik minderte.

schon kehrte die Kolik jeden Abend zur fe-en Stunde zurück und endigte sich nach ei-igen leichten Oeffnungen. Ihr Arzt glaubte arin einen Fingerzeig zur Heilung wahrzu-ehmen, er verschrieb eine, alle acht Tage zu ehmende abführende Mixtur. Würklich ward ie Kolik darnach seltner und das Aussehen esser. Alle stärkende Mittel mußten indes-en unterbleiben. Sie trieben sogleich den Bauch auf, und dann half kein krampfwidri-ges Mittel, kein Clystier, kein Bad, kein Um-schlag, wenn dadurch nicht ein paar Oeffnun-gen erzeugt wurden. Selbst die Nahrung mußte dünn und ohne Kraft seyn, sollte sie nicht augenblicklich den Leib auftreiben. Der Arzt rieth zum Teplitzer Bad und den fer-nern Gebrauch der Amme an. In einer Sänfte machte sie die Reise. Im Anfange mehrte das Bad die Beschwerden der Brust, vorzüglich machte es den Auswurf des Blutes stärker. Allmälig ward alles besser. Es zeigte sich sogar, obschon mit einem fürchterlichen Grade von Kolik, die monatliche Reinigung. Sie konnte wieder sitzen, sogar stehen, ward blühender und weniger mager. Doch mußte sie die abführende Mixtur fortnehmen. In dieser glücklichen Genesungsperiode hatte sie das Unglück, zum drittenmale schwanger zu werden. Schon im ersten Monate wurden alle Umstände wieder schlechter. Die alten monatlichen Krämpfe kamen wieder. In der Sänfte eilte sie, aus Sehnsucht nach ihren Verwandten nach Wien unter tausend Beschwerden und täglichen Kolikanfällen zurück und hier versuchten nun *Frank*, *Quarin* und *Störk* vergebens alle Krampfmittel, laue Bäder, Umschläge, Opiate, Blasenpflaster, diese zu erleichtern. Früh schwoll der Unterleib auf, Abends kam die Kolik und endigte sich mit einigen Oefnungen. Täglich ward sie magerer und die Brust schlechter. Zu den monatlichen Anfällen gesellte sich das fürchterlichste Erbrechen, das noch vier Tage über den Anfall, aller angewandten Arzneien ungeachtet, anhielt, bis es in einem Durchfall sich endigte, der in vier und zwanzig Stunden funfzigmal sich einstellte, so daſs endlich Koth und Urin ohne Gefühl abging. So schnell er eintrat, so schnell schwand er wieder; dann trat der Leib auf und ward so schmerzhaft, daſs die Kranke froh war, sich wieder durch die heftigste Purganz von ihm befreit zu sehen. Ihre Aerzte, die nur von Purganzen Erleichterung sahen, verordneten sie täglich nun, so daſs sie immer zehn Oefnungen hatte. Diese Oefnungen waren schäumig, doch hatten sie viel Satz. Die Kolik war bei dieser Behandlung würklich seltener, sogar der monatliche

Paroxysmus schwächer, aber dagegen die Brust desto schwächer, die Schwäche des ganzen Körpers überhaupt viel gröſser. Die Leibesfrucht selbst blieb leben.

Im neunten Monate blieb der Paroxysmus auſsen, und sie ward von einem sehr schwachen Kinde entbunden. Bei der Reinigung war der Unterleib äuſserst hart und dick. Eine fürchterliche Kolik kam dazu und nur eine Purganz, die zwanzig Oefnungen machte, gab der Armen das Leben wieder. Die Kolik kehrte täglich wieder, vereinigte sich mit Erbrechen, die gelindern Laxiermittel würkten nicht mehr, daher wurden nun heftigere gebraucht, um den aufgetriebenen Leib durch neun bis zehn Oefnungen zum Zusammenfallen zu bringen. Erst des Abends stellte sich dann einige Eſslust ein, die auf eigne Art befriedigt werden muſste.

Da nämlich der Magen den Körper der Speisen nicht vertrug und der Uebergang dieser in die so empfindlichen Gedärme gefährlich ward, und doch, bei verhältniſsmäſsig vielem Appetit dieser nur einmal befriedigt werden konnte, so saugte sie die Speisen nur aus und spie sie dann wieder weg. Aus Eckel hatte sie die Amme aufgegeben und genoſs die Ziegenmilch. Zu Ende des Wochenbettes stellte sich ein Nachtschweiſs ein, dem mit stärkenden Mit-

teln nicht zu begegnen war, weil diese u[...]
gleich den Bauch auftrieben. Der Schwe[...]
ward daher endlich so arg, daſs in dem Be[...]
tuche die ganze Figur abgedrückt zu se[...]
war. Am Tage des Monatsparoxysmus wu[...]
den die heftigsten Abführmittel, mit kamp[...]
widrigen Arzneien und Oelen vermischt, Bä[...]
der, Clystiere, alles umsonst versucht, ihn [...]
verhüten, er kam und die entsetzlichs[...]
Schmerzen begleiteten ihn. Das fürchterlic[...]
ste Erbrechen kam darauf, und eben so [...]
gewöhnlich der Durchfall. Mit jedem Mona[...]
nahm er und seine Begleiter zu. Im Mai [...]
fand er *achtzigmal*, im Junius *hundert* [...]
zehn, im Julius *hundert und vierzigmal* b[...]
nen 48 Stunden statt. Den Reiz jeder Oe[...]
nung begleitete stets ein Gefühl im Hinte[...]
kopfe, das dann, brennend heiſs, durchs Rück[...]
grat herunter nach dem Mastdarm zu ge[...]
sohien. War der Durchfall vorbei, so stell[...]
sich ein starkes Fieber mit Deliriren ein un[...]
acht Tage hinter einander konnte die Krank[...]
den Rücken nicht gerade strecken. Die Aerzte
erklärten, daſs sie gegen diesen heftigen Zu[...]
stand nichts mehr zu verordnen wüſsten.

Die Kranke, ihrer Verzweiflung überla[...]
sen, sah dem nächsten Tage des Paroxysmus
wie ihrem Tode entgegen und sie entschlo[...]
sich ins Geheim, selbst ein Mittel zu versu[...]

chen

nen. *Sie liefs sich zu Ader*, kurz vor dem nfalle. Acht Unzen flossen, und sie war schon iner Ohnmacht nahe, als es im Unterleibe u toben anfing, ohne Arznei ein Durchfall on zwanzig Oeffnungen eintrat, und sie, statt es Paroxysmus eine Art Wohlbefinden wahrahm. Vielleicht dafs sie dadurch ihr Leben efristet hatte. Aber elend war dieses doch mmer fort. Täglich schwoll früh der Leib; äglich fiel er nur nach einer Purganz. Tägich geschah dies des Abends. Am Tage konnte ie nichts geniefsen, überhaupt nahm der Appetit ab. Jeden Monat schwächte sie die mit mmer gleichem Erfolge unternommene Aderafs mehr. Der Nachtschweifs kam einen Tag um den andern. Die Ziegenmilch ward ausgebrochen, wenn sie sie nicht aus dem Euter des Thieres trank. Ein neuer Arzt versuchte wieder mancherlei vergebens, und mufste endlich wieder die Abführmixtur — verstärken. Der bei dem monatlichen Aderlafs erfolgende Durchfall führte eine grofse Menge eiterartige Flüssigkeit mit heraus. Endlich stellte sich unter heftigen Koliken, Fieber und Irrereden die Reinigung wieder ein. Ein paar Tage nach dieser erschien ein heftiges Drängen im Rückgrate, mit Irrereden begleitet, dem ein weifser Urinabgang nachfolgte. Beim Stehen machte dieser Harn einen dicken milchigen Satz, und seiner Dicke wegen ging er mit Beschwerlichkeit ab. Zugleich erschien eine Art von weissem Fluss, der den Geruch geronnener Milch hatte. Denselben Abend schon blieben die gewöhnlichen Zufälle aus. Kein Bauchaufblähen trat ein, keine Purganz ward genommen; schon kehrten die Kräfte, der Appetit und der Schlaf zurück, und die Natur hatte über alles gesiegt, als ein unglücklicher, die Kranke sehr alterirender Brief ihr augenblicklich ein Fieber zuzog, Urin und weissen Fluss stocken, und zwölf Stunden darauf den Leib wieder aufschwellen machte, womit denn das ganze Heer der alten Zufälle und mit ihm die Nothwendigkeit des Aderlassens und Abführens herbeigeführt war. Gleich nach der Stockung zeigte sich auch im linken Hypochondrio eine eygrosse Härte, die binnen vier Monaten zur Grösse eines Kindskopfes stieg, mit starkem Fieber und Schmerz begleitet war, und von aussen deutlich ein Pochen wahrnehmen liess. Vier Aerzte waren der Meinung, es müsse aufgeäzt werden, doch kurz zuvor noch ehe dieser Schritt gethan wurde, gieng er selbst an drei Orten auf; eine dicke eydotterartige Materie floss aus, das Fieber liess nach, Appetit und Schlaf fanden sich wieder ein. Aber die schimmernde Hofnung schwand bald wieder; denn trotz der rweichenden Umschläge und Pflaster — wobei aber keine Charpie in die Oeffnung war gebracht worden — heilte das Geschwür wieder zu, ohne an Größe sehr viel verloren zu haben und das Uebrige blieb bei dem Alten. Mit Aderlassen und Abführen, wozu abwechselnd die stärksten Mittel gewählt werden mußsten, weil sie schnell ihre Würkungskraft verloren, ging der folgende Sommer und Winter hin. Das Mittel, das bis jezt seine Kraft noch zeigt, besteht aus zwölf Loth Rhabarber, vier Loth Magnesia und zwei Loth Weinstein, täglich in zwei Portionen genommen. Im nächsten Herbste schien sich die Verhärtung zu verlieren; eine schmerzhafte Schwere in der Hüfte und dem Fuße trat ein, mit täglichem Fieber, bis nach zwei Wochen die erstere und das Knie aufbrachen, eine Materie, wie jene das erstemal, von sich gaben, und nach ein paar Tagen wieder zuheilten. Der linke Fuß ist seitdem krumm. Sind nicht immer drei suppurirende Vesikatoria darauf, so macht er, ohne ausgestreckt werden zu können, unerträgliche Schmerzen. Den ganzen Winter von 1803 und 1804 mußte sie nun, wie vorher, täglich zweimal zum Abführen nehmen, alle Monate Aderlassen; die Verhärtung blieb in der Größe eines Kinderkopfes, in der Brust war eine brennende Empfändung, der stinkende Auswurf und Nacht-schweiſs blieb ebenfalls, und bei der mindesten Veranlassung fehlte der Appetit gänzlich. Im Januar verlor ihre Ziege die Milch, und da sie nun auch diese Nahrung entbehren muſste, so sah sie ihrer baldigen Auflösung entgegen, vorzüglich, da bei stetem Fieber die Nachtschweiſse immer fürchterlicher wurden, ein heftiges Herzklopfen eintrat, und eine beständige Neigung zum Schlafen sie für das Auffassen jedes Gespräches unfähig machte. Der Frühling indessen belebte auch sie etwas wieder. Sie bekam den Phosphor mit Gummi arabicum, der das Fieber und das Schwitzen minderte. Den ganzen Sommer lebte sie ... etwas besser, aber mit dem eintretenden Winter ist auch der ganze Umstand schlimmer.

Hier nun eine Skizze von ihrer Lebensart.

Um *eilf* Uhr des Nachts nimmt sie einige drastische Pillen, um die Auflösung der im Unterleibe erhaltenen Stoffe zu bewirken, wozu die genannte Mixtur jezt schon nicht mehr ganz zureicht. Der Leib schwillt schon diese Stunde an, und bis *ein* Uhr hat er schon die Gröſse erreicht, die er in einer sechsmonatlichen Schwangerschaft hat. Um halb zwei Uhr nimmt sie die genannte Rhabarbarmixtur. Unbeschreibliche Uebelkeit sind die ersten Folgen davon, bis nach zwei Stunden etwa der Durchfall erfolgt, manchmal aber auch wohl fünf bis sechs Stunden aufsen bleibt. Im erstern Falle ist grofse Schwäche, heftiges Kopfweh da; im letztern aber kommt stetes Erbrechen, Hitze, kurzer Athem, Kopfweh zusammen, um den quaalenvollsten Zustand zu erzeugen. Hat die Arznei gewürkt, so verzehrt sie etwas Milchbrod mit Ziegenmilch. Der Unterleib ist nun zwar zusammengefallen, aber der Kopfschmerz dauert fort, Magenkrämpfe, Brustschmerzen nehmen diesen Theil des Tages ein; und um neun Uhr tritt ein Fieberschauder ein, der bald in Hitze übergeht, die sich vorzüglich auf der linken Seite des Gesichts zeigt, aber auch selbst den ganzen Körper glühen läfst. Der Bauch bläht sich wieder auf. Um eilf Uhr mufs sie schon wieder die Mixtur nehmen, worauf die alten Zufälle erfolgen, zu denen meistens jezt noch das Irrereden kommt. Nachmittags um vier Uhr kömmt abermals der Fieberanfall. Einige Züge aus dem Euter der Ziege, die etwa einen Coffeebecher betragen, abgerechnet, bleibt sie den ganzen Tag ohne Nahrung. Des Abends um acht Uhr saugt sie eine Taube und etwas Froschkarbonade aus, wozu noch eine unbedeutende Menge Spinat oder rothe Rüben kommt. Gegen alles andere hat sie unüberwindlichen Ekel. Erst gegen eilf Uhr kommt etwas Schlaf, der sie höchstens bis ein Uhr erquickt und dennoch, wegen des nun erfolgenden Bauchaufblähens, sehr unruhig ist.

Dies ihre Lebensweise und ihr jetziger Zustand, der um so mitleidswerther wird, da ihr das geringste Getöse, die unbedeutendste Erschütterung die heftigsten Convulsionen zuzieht, wobei alles im Magen befindliche ausgeleert wird. Das beständige Abführen erzeugte eine so große Schwäche der Gedärme, daß aller Darmkoth unwillkührlich abgeht. Dasselbe ist mit dem Urine der Fall. Seit zwei Jahren sitzt daher die Arme ununterbrochen auf einer Leibschüssel. Der lederne Kranz derselben schützt sie gegen das Durchliegen. Oft kommen bei brennendem Durste die schneidendsten Schmerzen in den Gedärmen, zu denen sich Blutabgang gesellt. Seit zwei Monaten hat sich die Mutter gesenkt und ist in einem Theile steinhart. Natürlich, daß unter solchen Umständen die Kranke aufs äußerste schwach und abgezehrt ist.

Natürlich — sagt ihr? Nicht doch! Mir ist es unbegreiflich, wie sie bei solchem täglichen und monatlichen Verluste der unentbehrlichsten Säfte und Reize des Körpers, gefoltert von den wüthendsten Schmerzen, noch leben kann; vorzüglich, wenn man annimmt, daß doch mehrere örtliche Fehler, in der Lunge, in den Gedärmen und jezt nun auch in der Gebärmutter statt finden. Fünf und zwanzig Jahr ist die Arme alt; im Genusse aller Glücksgüter des edelsten in solchem Grade beraubt zu seyn, muſs Höllenquaal seyn.

Sie zu lindern, aufzuheben ist der Kunst des gröſsten Arztes würdig. Aber wie? — Der einzige Weg dazu scheint mir die Wiederherstellung der Krise zu seyn, die die Natur selbst zur augenblicklichen Erleichterung der Kranken einschlug und so unglücklicherweise unterdrückt war. Aber wie dies zu bewürken wäre? — *Hic Davus, non Oedipus.* —

Wahrscheinlich möchte jeder Versuch dazu so lange miſslingen, als die Schwäche so äuſserst groſs ist. Diese zu heben schien mir der Gegenstand aller ärztlichen Bemühungen zu seyn. Jeder Versuch mit eigentlichen stärkenden reizenden Mitteln war bis jezt stets von den traurigsten Folgen begleitet gewesen. Jeder Versuch, dem Magen etwas substantielles anzubieten, war mit Erbrechen und Krämpfen bestraft worden. Die zwei vorzüglichsten Wege, meine Absicht zu erreichen, waren mir also versperrt. Ich schlug dem zufolge vor, wöchentlich zwei allgemeine laue Milchbäder, und dann täglich ein bis zwei ernährende, aus ungesalzener Fleischbrühe und Eydotter bereitete Clystiere zu gebrauchen, indem ich den so sehr schwächenden Gebrauch der abführenden Mittel zuliefs, da mir kein Mittel bekannt war, dem Zufalle, der sie täglich nöthig macht, auf eine andere Art abzuhelfen.

Beide Vorschläge waren bei der Kranken unausführbar. Die Bäder gingen deswegen nicht an, weil das Hinein- und Herausheben, so sanft es auch geschah, doch die heftigsten Convulsionen, Erbrechen und Ohnmacht beim ersten Versuche erregten. Die Clystiere gingen bei der Schwäche der Schliefsmuskeln sogleich wieder ab. Unter solchen Umständen habe ich die Verordnung dahin abgeändert: In die mit Chamillen, Fliederblumen und Salbei abgekochte Milch wird Flanell getaucht und dieser, leicht ausgeprefst, über den gröfsten Theil des Körpers gebreitet. Um die nährende Flüssigkeit in dem Mastdarme so lange mechanisch zu erhalten, bis die aufsaugenden Gefäfse sie aufgenommen haben, habe ich vorgeschlagen, das Röhrchen der Clystierspritze mit einem so grofsen elfenbeinernen Kranze zu umgeben, als nöthig ist, um, an den After angedrückt, diesen zu verschliefsen. Die Spritze wird dann herausgezogen, das Röhrchen bleibt im Mastdarme und wird nöthigenfalls in diesem mittelst einer T Binde zurückgehalten.

In wieweit beides ausführbar und in wieweit und wie es würksam war, werde ich vielleicht bald hören. Bis dahin denkt vielleicht der Scharfsinn eines meiner Amtsbrüder noch eine andere, bessere Methode aus, und hat die Güte, sie mir unmittelbar, oder, mit der Erlaubniſs des verehrungswürdigen Herausgebers, durch dieses Journal, oder der Kranken selbst zu eröffnen. Im letztern Fall werde ich ihm gern die nähern Familienverhältnisse mittheilen.

Um indessen doch auch etwas wenigstens für die Wiederherstellung der öfters erwähnten Krise zu thun, habe ich von einer Eigenheit ihres Magens Gebrauch gemacht, die ich noch nicht erwähnte. So wenig dieser selbst substantielle, feste Stoffe verträgt, so behält er im Ganzen doch gern wäſsrige Flüssigkeiten bei sich. Vielleicht, daſs ein Dekokt von Bittersüſs und Petersilienkraut, mit dünner Kalbfleisch- oder Hühnerbrühe gekocht, wozu noch ein Löffel des ausgepreſsten Körbel- und Petersiliensaftes gesetzt wird, um desto gewisser meiner Absicht entspricht, da ich noch dreimal täglich 10 Tropfen einer Tinktur der *Digitalis purpurea* nehmen lasse. *)

*) Sie ist ganz einfach bereitet:

℞ ℔ *Digit. purpur. p.* I.
Spir. vin. rect. p. X.
Dig. p. vij *dies, filtr. D.*

V.

Nachtrag
zur
Geschichte eines krampfhaften nächtlichen Pemphigus.

Von
Dr. Feichtmayer,
Arzt zu Weissenhorn.

Als ich in des zehnten Bandes 3tem Stück pag. 97 dieses Journals, die Beobachtung eines krampfigen nächtlichen *Phemphigus* einrücken liess, äusserte ich pag. 103, vielleicht seiner Zeit einen Nachtrag liefern zu können; wirklich hat nun meine dasumalige Vermuthung eingetroffen, und ich erfülle nun um so lieber mein Versprechen, da ich das Bedürfniss kenne, in dieser so seltnen Krankheit die Erfahrungen praktischer Aerzte durch Zeitschriften zu sammeln, um so endlich Stoff (sowohl in diagnostischer als praktischer Hinsicht) zu einem Ganzen zu liefern.

Den 19ten Junii 1802 wurde ich zur Kranken erbeten; sie war nun wieder ganz mit den karakteristischen Blasen übersäet, und alle in diesem Journale *) beschriebenen Zufälle waren vorhanden, deswegen ich die Aufzählung derselben unterlasse; nur war ein oder der andere Zufall etwas lästiger, ein oder anderer etwas leidlicher, so z. B. klagte sie diesmal mehr über Drücken auf der Brust, dagegen war das Zuschnüren des Halses erträglicher; aber jedesmal Abends trat die Verschlimmerung ein, und so erreichte bis Mitternacht die fürchterlich ängstende **) und brennende Periode mit der Erscheinung der

*) S. zehnten Band 3tes Stück.

**) Allezeit beobachtete ich bei hysterischen Personen, so bald sie ihr Bewußtseyn behielten, während ihrer Anfälle, eine im höchsten Grade marternde fürchterliche Aengstlichkeit, so daß jeder Umstehende an den Klagen Theil nimmt; sie fürchten zitternd den Tod, oder andere Uebel, obschon beide weit entfernt sind. So verschieden oft hysterische Zufalle der äußern Form nach sind, so übereinstimmend ist bei jeder Kranken dies lästige Sympton anzutreffen; es verdient würklich karakteristisch genannt zu werden.

Blasen ihre Höhe, und fing nun wieder g
gen Morgen zu verschwinden an, so dafs d
Kranke etwas schlafen konnte, worauf da
auch bis gegen Mittag die Blasen (ganz a
die in diesem Journale gelesene Art) unsich
bar wurden.

Ihre die Zeit her immer unordentlich lie
fsende Regeln hatten ungefähr ein halbes Jah
ganz nachgelassen. Aufser der natürlich vor
handenen Anlage konnte ich noch als Caus
occasionalis ein mehr heifses als warmes Bad
rechnen, welches sie durch drei Wochen täg
lich fortsetzte, so dafs sie sich endlich einen
krätzartigen Badausschlag *) zuzog, der aber

*) Es werden bei uns, so wie auch in unsern benach
barten Bädern, z. B. Krumbad, leider fast allge
mein die Bäder so warm genommen, dafs sowohl in
dem Bade, als auch oftmal noch nach geendetem
Bade in dem Bette so heftig geschwitzt wird, als
ein Schweifstropfen den andern schlägt, und binnen
14 Tagen sich ein solcher Ausschlag an den Leib
gebadet wird. Das Vorurtheil hält diese sich zu
zogene krankhafte Veränderung der Haut für kritisch
um so der Kranken ihre kalte und warme Flüsse
worunter sie gewöhnlich chronisches Reifsen oder
Schmerzen an was immer für einem Theil, aus was
immer für einer Ursache verstehen, wegzuschwitzen.
Auch diese Kranke hielt ihre sich öfters bald da, bald
dort schwächer äufsernden hysterischen Zufälle für ei
nen solchen Flufs, weswegen sie ohne weiters Rath
das Bad versuchte.

nach ausgesetztem Bade wieder verschwand. Das letzte Bad nahm sie den 12ten May.

Ich verordnete nun ein *Infus.* aus *rad. val.* mit *Liquor. c. c. suc.* Dieser Aufguſs wurde 5 Tage zwar mit etwas Linderung, doch im Ganzen ohne merklichen Erfolg fortgesetzt. Den 6ten Tag schröpfte sie, ganz eigenmächtig. Die Verschlimmerung wurde auffallend; es kamen mehr Blattern zum Vorschein; Angst, Brennen, und alle genannten Zufälle wurden heftiger. Nun verschrieb ich des leichtern Gebrauchs wegen Pillen aus *Gum. as. foetid. Castor.*, *Extr. rad. val.*, *Pulv. rhei.*, *op.*, *ol. Cajeput.* alle zwei Stunden 3, jede zu 3 Gran zu nehmen; nebst dem lieſs ich ihr vor der eintretenden Verschlimmerung 20 Tropfen aus *Laud. Liquid. Syd.* und *Ol. tartar. per deliq.* zu gleichen Theilen zwei oder höchstens dreimal alle drei viertel Stunden reichen. Als sie die ersten Tropfen nahm, wurde der Anfall unterdrückt; den zweiten Tag war nöthig, zweimal von den Tropfen zu nehmen, den dritten Tag zeigte sich keine Spur eines zu erwartenden Anfalls, den vierten Tag erfolgte ein sehr erträglicher Anfall, so wechselten unregelmäſsig die Anfälle bis zum zehnten Tage. Nun trat kein Anfall mehr ein; obschon noch unbedeutende und nicht lästige hysterische Spuren zurück blieben, so erschienen bisweilen ohne alle Beschwerden 10 bis 12 Blase bisweilen 2 bis 3, bisweilen keine. Nach á nach zehn Tagen erfolgten auffallende Bess rung stand ich keinen Augenblick mehr a mehr anhaltende Reize anzuwenden, und nah das *Decoct. cort. peruv.* zur Hand, dem ich ein weniges *Liquor c. c. succ.* beisetzte. Es be serte sich täglich. Bis zum vier und zwanzig sten Tage waren alle Spuren einer Krankhe verschwunden.

So endigte sich nun wieder dieser symp tomatische Pemphigus *), der wahrscheinlic

*) Der Herr Herausgeber des Aufsatzes in dem Journal XIter Band 4tes Stück: Gichtische und scrofulöser Pemphigus, bestätigt den von mir u gezeigten scrofulosen. Da ich den Fall nur ganz kurz berührte, so finde ich nothig noch anzumerken daß ich den Kranken mit antiscrofulösen Mitteln, zu züglich mit der peruvianischen Rinde behandelte, an schickliche Diät anordnete und selbigen, da er bei einem Schumacher in der Lehre war, der zugleich auch den hiesigen städtischen Fischerei-Bezirk zu besorgen hatte, wo er seinem Meister bei verschie dener Witterung und Temperatur Hülfe leisten mu te, selbiges untersagte, er vollends hergestellt wur de, auch sich zur Stunde nie bei mir als kränklich meldete; ja ich begegnete ihm seither öfters und sein Aussehen verrieth keine Spur eines scrofulösen Kränkelns.

Was den venerisch symptomatischen betrift, so ka men mir unterdessen vier weibliche Subjecte zu Ge

ei übler Behandlungsart ein gräſsliches Uebel
verursacht hätte, ja endlich auch unheilbar
geworden wäre, besonders wenn eine traurige
Lage, oder ungünstige Gemüthsaffecte die Kur
nicht unterstützt hätte. Diese traurigen Fälle
nüssen sich besonders bei Leuten von der ar-
nen Klasse oder bei verstimmter eigensinniger
Denkungsart ereignen, um so mehr, da die nur
n oft langweilige Behandlungsart hysterischer
Uebel, anfangs, so lange, selbige erträglich
ind, versäumt, denn durch unschickliche sogenannte Hauſs- und Arzneimittel verschlimmert und endlich erst ein fähiger Arzt berathen
vird, wenn die Krankheit einen hohen Grad
rreicht hat, und das Nervensystem so zu sagen
ganz verstimmt ist; und wie lange wird dann
noch öfters dieser vernünftige Rath befolgt,
wenn der redliche Arzt binnen acht oder läng-
stens vierzehn Tagen nicht volle Hülfe leisten
kann? — Ein früheres kränkliches Ereigniſs
lies Subjects finde ich der Berührung wür-

sicht; die Blasen waren gröſstentheils von der Gröſse einer Haselnuſs, alle mit wäſsriger Feuchtigkeit gefüllt, standen auf einem rothen Kreise, platzten und lieſsen kleine fressende Hautgeschwürchen zurück; die Haut hatte lange blaurothliche narbenartige Flecken, die öfters noch ein halbes Jahr sichtbar waren, und endlich erst bei noch möglich wirklicher oder doch wenigstens palliativer Heilung die natürliche Hautfarbe annahmen.

dig, da es allerdings als Anhängsel zu der Krankheitsgeschichte paſst. Verflossenen Winter fiel die Kranke so auf den rechten Oberarm, daſs sie die Epidermis ohne sonstige Verletzung gröſstentheils abschürfte; es erfolgte leichte Entzündung, und sie wandte ein sogenanntes Kühlsälbchen, welches aus Eiweiſs und Oel bestand, nebst Ueberschlägen von den abgekochten *Sp. resol.* an. Bald sickerte Wasser aus dem verletzten Theile, und lich bekam das Ganze ein blauröthliches Ansehen, man befürchtete Brand, ich wurde gerufen, hielt wegen mir schon bewuſster Kenntniſs des Subjects die im Grunde unbedeutende lokale Verletzung für Folge verkehrter Reaction des Nervensystems, welches leicht bei diesem Subjecte durch den Schrecken während des Fallens entstand; der Erfolg entsprach meiner Meinung, ich gab ihr innerlich *Infus. rad. val.* mit *Liquor c. c. suc.* und *Laud. liquid. Syd.*, lieſs Säcke von gepülverten *Flor. Chamomil.* trocken überschlagen, bald verschwand das übelscheinende Aussehen, binnen vierzehn Tagen war der Arm heil.

Was würde eine bloſse lokale Behandlungsart genützt haben? — Während des Verlaufs ihrer itzigen Unpäſslichkeit waren auf dem Arme verhältniſsmäſsig die meisten Blasen zu sehen.

VI. Er-

VI.

Erzählung eines Gesichtsschmerzens, bei welchem die Durchschneidung des Nerven fruchtlos war.

Von
Kapp,
Doctor Medicinae zu Bayreuth.

Bei einer Krankheit, deren Natur und Heilungsart überhaupt noch problematisch ist, verdient unstreitig jeder Beitrag über die Behandlung derselben die Aufmerksamkeit des Arztes, und um so mehr, wenn die Darstellung getreu, der Natur und der Wahrheit gemäſs geliefert worden ist, sey es auch, daſs die Beschränktheit der Kunst mehr oder weniger dabei offenbar wird. — Man sammelt meistentheils nur Krankheitsgeschichten, bei welchen die Anwendung der Kunst einen glücklichen Ausgang bewirkte; daher die zahllosen Lobpreisungen mancher Heilmittel und Heilmethoden, die bei fortgesetzten treuern Beobachtungen mehr oder weniger nicht *Stich* halten. Sollte nicht die Darstellung solcher Fälle, bei welchen die Anwendung mechanischer oder chemischer Heilmittel nicht fruchtete, reiner Gewinn für die Kunst und zunächst für die leidende Menschheit seyn? -

Von einer Frau, gegen 60 Jahre alt, die eine eben so glückliche Gebährerin mehrerer Kinder als eine gesunde Mutter war, wurde ich durch den Chirurgen des Orts zu Rath gezogen, ob ich nicht im Stande sey, gegen einen fürchterlichen Schmerz, der sich hauptsächlich zwischen Auge, Nase und Mund erstrecke, zweckmäſsige Heilmittel zu verordnen. Ich erwiederte demselben, daſs dieser Schmerz wahrscheinlich der fürchterliche Fothergill'sche Gesichtsschmerz sey, bei welchem die Kunst nicht viel vermöge, da man bis jetzt die nächste Ursache nicht kenne und die entfernten Ursachen sehr mannichfaltig sind. Auf meine Fragen, ob die Leidende übrigens gesund, der Schmerz intermittirend oder remittirend sey u. s. w. wurde meine Muthmaſsung vollkommen bestätigt, da mir der Chirurg erzählte, daſs die Patientin, auſser jenem örtlichen Leiden, vollkommen gesund und wohl sich befinde, der Schmerz erst seit einigen Jahren gefühlt werde, nur periodisch wiederkehre, die Kranke weder an Schwäche des Unterleibes leide, noch jemals arthritische oder rheumatische Schmerzen gefühlt habe, noch weniger der Antlitzschmerz Folge einer vorher erlittenen Kopfverletzung sey; die Leidende habe bereits unzählige Arzneimittel genommen, allein weder der Gebrauch des Schierlings noch des Antimoniums, noch anderer empirischen Mittel, die sie lange Zeit in steigender Gabe genommen habe, hätten nur im geringsten einige Linderung, noch weniger vollkommene Heilung des Schmerzens bewirkt. — Bei diesen Umständen konnte ich zwar von dem fortgesetzten Gebrauche direct abstumpfender Heilmittel wenig erwarten; um jedoch von den neuerlich gerühmten Mitteln Anwendung zu machen, bevor ich die Durchschneidung des Infraorbitalnerven anrathen wollte, ordnete ich nach *Hedin*, der wie bekannt ein Krebsgift für die wahrscheinliche Ursache des Gesichtsschmerzens hält, China und Cicuta und nach *Schlegel's* Erfahrungen die Belladonna in folgenden Mischungen:

A, ℞ *Extract. Cicut. sive Conii maculat.* ℨß
— radic. Belladonn. gr. vj
Pulv. herb. Cicut. gr. xv
f. l. art. pil. pond. gr. jj
Consp. ♁ *Cort. Cinnam. D. ad Scat.*

S. Zur Zeit des Anfalls und bei Schlafengehen sechs Stück zu nehmen.

B, ℞ *Cort. peruv. opt.* ℨvj
Inf. ▽ *ebull. q. s.*
p. ¼ *hor.*
Col. ℥jjj *add.*
Extr. Cicut. terrestr. gr. vj
Syrup. Cerasor. ℥j

M. D. S. Des Tags über alle zwei Stunden einen Eſslöffel voll zu nehmen.

Die Kranke erhielt demnach von der Pillenform *pro dosi* von dem *Extr. Cicut.* $7\frac{6}{51}$, dem *Extr. rad. Belladon. j* $\frac{21}{51}$ und dem gepülverten Kraut des Schierlings $3\frac{27}{51}$ Gran. — Dabei schrieb ich der Patientin, daſs ich ihr, im Falle die verschriebene Arznei nichts fruchtete, zu der Operation, von welcher sie nach der Aussage des Chirurgen bereits gehört hatte, sich zu entschlieſsen überlassen würde. Schon nach zwölf Tagen lieſs mir die kranke Gräfin melden, daſs sie sich gegenwärtig hier befinde; sie habe zwar die verordnete Medizin pünktlich gebraucht, allein nicht den geringsten Erfolg darauf bemerkt; sie sagte mir bei dem ersten Besuche, dafs sie des vielen Einnehmens überdrüfsig wäre und von der Operation allein die gewünschte Wirkung erwarte; wäre sie auch noch so schmerzhaft, so könne sie doch dem fürchterlichen Gesichtsschmerze nicht gleich kommen, auch sey sie zufrieden, wenn durch dieselbe nur das heftige Blitzen im Auge, das bei dem Anfalle die empfindlichsten Schmerzen verursache, entfernt würde. Wir setzten die Operation am folgenden Morgen fest, welche der hiesige Stadtchirurg Assessor *Laurer* verrichtete. — Es wurde drei viertel Zoll abwärts vom untern Rande der *orbita* ein in die Queere laufender, ein Zoll langer Einschnitt bis auf den Knochen gemacht, durch welchen der *Nervus infraorbitalis*, nicht nur entzwei geschnitten, sondern auch die getrennten Enden dieses Nervens durch öfteres Hin- und Herfahren mit der Spitze des Bistouris in der knöchern Grube des obern Kinnbackenbeins von einander etwas entfernt wurden. Auf gleiche Weise wurde auch durch einen einen halben Zoll vom obern Rande der Augenhöle entfernten Queerschnitt von der Länge eines Zolls, der *Nervus frontalis* getheilt; beide Wunden einige Zeit in Eiterung erhalten und zur Minderung des Wundfiebers eine Mischung aus Pomeranzen-

und Zimmetwasser, Stramoniums- und Opiumstinktur mit einem Zusatze von Zimmtsyrup von mir geordnet. Die Eiterung ging gut von statten. Schon nach 36 Stunden zeigte es sich, daſs beide Nerven durchschnitten waren. Der Nasentheil und die Oberlippe der linken Hälfte wurden kalt und unempfindlich, eben so die Stirne gegen den Schlaf und den Scheitel hin. Am dritten Tag nach der Operation kam der Schmerz wieder, seine Macht jedoch war sehr beschränkt; das empfindliche Blut... im Auge und der ehehin gefühlte Schmerz in den Zähnen des Oberkiefers wurden nicht mehr bemerkt. Die Operirte reiste in der besten Hofnung ihrer Genesung wieder nach Hause; sie sah sich aber hierin bald getäuscht, indem ihr Schmerz in voller Stärke wiederkehrte und sie nach fünf Monaten abermals Hülfe bei mir suchte. Vergebens wandte ich nach *Selle's* Vorschlag den Arsenik an, so wie auch den ätzenden Quecksilbersublimat. Ich schlug der Kranken nach *Lentins* Rath das Setzen von Fontanellen vor und nach meiner Meinung die Anwendung der *Voltaischen* Säule, wozu sie sich jedoch nicht entschlieſsen wollte.

Zuletzt bemerke ich, daſs Scirrhositäten der Brüste bei der Kranken nicht zugegen waren.

VII.

Einige Beobachtungen über die schwarze Krankheit des Hippokrates.

Von

Dr. Wendelstädt,

Kur-Erzkanzlerischem Physikus etc.

Ich habe nur sechs Kranke dieser Art gesehn, und Meläna rechne ich unter die seltensten Krankheiten. Die nahe Verwandtschaft zwischen Blutbrechen, der schwarzen Krankheit, dem *fluxus hepaticus* und den Hämorrhoiden ist nicht zu verkennen. *Richter* *)

*) Medizinische und chirurgische Bemerkungen 1. Bd.

hat sich am besten darüber ausgedrückt; er sagt: »dringt das Blut in den oberen Th- »des Darmkanals, so entsteht ein Blutbre- »chen; dringt es in den untersten Theil de- »Darmkanals, so erfolgt der güldne Aderfluß »dringt es in die kleineren Därme in gerin- »gerer Menge, so erfolgt *fluxus hepaticus* »und der *morbus niger* entsteht dann, wenn »sich altes stockendes Blut, oder auch fri- »sches Blut in gröſserer Menge in die klei- »neren Därme ergieſst.»

Meine Kranken waren alle atrabilarisc. hager, jähzornig, schwarzhaarig, gelbschwar von Gesicht. 1) Eine alte Frau, welche längst über die klimakterische Periode hinaus war. 2) Eine junge Frau, welche an Menostasi litt. 3) Ein Mann, der ehedem starker Hä- morrhoidarius gewesen, vierzig Jahr alt. 4) Ein Schneider, der dem Branntweine ergeben war, ohngefähr vom nämlichen Alter. 5) Eine alte Wäscherin, und 6) eine zwei und funf- zigjährige Person, welche ich nicht Jungfer und nicht Frau nennen kann.

No. 1. hatte ihr ganzes Leben durch an atrabilarischen Koliken gelitten. No. 2. hatte vorher Hämorrhoidalbeschwerden gehabt. No. 3. bekam aber, nachdem dieses Uebel vorüber war, *fluxum hepaticum*, der ihn beinahe mit- genommen hätte, vorher hatte er sich immer wohl befunden. No. 4. riſs sich kümmerlich durch. No. 5. starb im Anfall. No. 6. Genaſs, hatte aber, weil viel flüssiges Blut mit dem alten Cruor weggegangen, lange mit eben denselben Zufällen zu kämpfen, welche auf äuſsere starke Blutflüsse folgen.

Ich bin nun überzeugt, daſs sie alle *Varices* durch den ganzen Darmkanal gehabt haben müssen, denn die Menge von schwarzem, pechartigem alten versessenen Blute, *) welches sie durch Mund und After nach und

*) Der Verfasser des zweiten Buchs von Krankheiten (*Hipp. opp. p. 486. Foës*) sagt, das Blut sey dem Saft des Dintenfisches (*sepia octopodia*) ähnlich. (οἷον πολύποδος θολόν). Diesem charakteristischen Merkmale muſs die ausgeleerte Materie auch entsprechen, sonst ists Blutbrechen, aber nicht die schwarze Krankheit. Ich habe überhaupt gefunden, daſs viele praktische Aerzte Blutbrechen (*Vomitus cruentus*) für schwarze Krankheit (*Melaena*) genommen haben. Selbst unter den celebersten Schriftstellern stoſse ich auf diese Verwechselung. — So sagt *Sam. Gottl. Vogel* (Handbuch der praktischen Arzneiwissenschaft 5. Thl. S. 74.) wo er vom Blutbrechen redet: »die » sogenannte schwarze Krankheit (*Morbus niger, Melaena Hipp.*) ist bloſs *gradu* mehrentheils davon » verschieden. Es geht oben und unten, oder bloſs » unten, schwarzes, zahes, verdorbenes, stinkendes » Blut ab, das eine Zeit vorher gestockt, und sich » durch vielerlei Zufälle vorher zu erkennen gegeben hat.«

nach ausleerten, war unglaublich grofs; jeder gab zuverlässig, wenn ich alles rechne, viele Maafse desselben von sich.

Bei der Alten No. 1. kündigte sich die Krankheit an durch ein schaumigtes Blutbrechen, Wallung, Beängstigung, Zittern und Beben. Ich liefs ein klein Aderlafs vornehmen, und reichte eine verdünnte Vitriolsäure. Das Erbrechen dauerte fort, und bald darauf kamen grofse Stücke geronnenen Bluts und zugleich bekam sie Reifsen in den Därmen, Ohnmachten, kalte Schweifse, abwechselnd ein fürchterliches Kopfweh, spitze Nase, blaue Lippen, kalte Ohren, kurz ganz das Gesicht eines Sterbenden; Arm und Beine wurden kalt und ich zweifelte, dafs sie gerettet werden würde, indem ich innerliche Hämorrhagie voraussetzte; in meiner Vermuthung hätte ich mich auch in so weit sie den Grad des Uebels betraf, nicht geirrt. Mit alkalischem oder vielmehr hepatischem Gestanke schofs ein Strom von schwarzem, pechartigem, zähem Zeug,*) das mit frischem Blut vermischt war, durch den After von ihr weg. Sie lag wie ein Agonizirender ohne Kraft, ohne Sprache, kalt auf ihrem Lager, und erst nach Verlauf von vier bis fünf Stunden kam sie wieder etwas zu

*) *Atra bilis* der Alten.

sich. Während des Anfalls war der Puls ganz klein, darauf hob er sich, und sie genaſs allmählich.

Eben so waren die Anfälle bei den übrigen auch. Der Kranke No. 3. brach vielleicht zwei Maals von solchem schwarzem Blute aus. Bei ihm aber und der Kranken No. 2. habe ich kein Aderlaſs unternehmen lassen, es ging nur wenig frisches schäumendes Blut auf beiden Wegen weg; sie fielen aber plözlich aus einer Ohnmacht in die andre, während welcher eine nicht unbedeutende Menge kohlschwarzer Materie wie bei der vorigen Kranken aus dem After ausgeleert wurde.

Im ersten Augenblicke verordnete ich gleich Clystiere gewöhnlicher Art, um den Cruor, der wie Wagenschmeer zäh und auseinander flieſsend sich im Darmkanale verbreitet haben muſste, nach unten abzuführen, und um dem Erbrechen Einhalt zu thun, durch welches die Patienten so viel litten; diese hatten auch die erwünschte Wirkung; sie linderten, und leerten viel aus.

Innerlich reichte ich bei der Alten No. 1, wo viel frisches Blut mit ausgeleert wurde, stiptische Mittel, die Vitriolsäure etc., bei den andern aber, wo dieſs der Fall nicht war, unterlieſs ich es, und gab statt deren alsbald auflösende und gelinde abführende Arzneien.

Bittere Extracte mit tartarisirtem Weinstein, und Clystiere aus einem Absud bitterer Kräuter mit Seife.

So wie ich die Krankheit sah, glaube ich, dafs sie nur dann tödtet, wenn der erste Anfall zu heftig ist, und das thätige Blut in den Gefäfsen in zu grofser Menge durch die aufgesprungenen Blutadern *) sich in die Därme ergiefst. Ueberstehn diesen die Kranken, so werden sie nachher gesünder als sie vordem waren, denn sie sind auf einige Zeit von allen denen Plagen frei, welche von varicosen Blutgefäfsen in den Eingeweiden und den Därmen erzeugt werden. Gewöhnlich heilt sich auf solche Art auch die damit verbundene Vollblütigkeit des Unterleibes von selbst. Sie ist offenbar bei Melancholie **) und Raserei

*) Es mag wohl meistens der Fall seyn, dafs Gefäfse bersten; *Vogel*, *Portal*, *Muzel* und andere stimmen darin überein, dafs man in Leichen *Vasa brevia* gegen den Magen geborsten, gefunden habe. Hierdurch leugne ich noch nicht, dafs auch Erweiterung der Mündungen statt haben könne. Herr Dr. *Jordan* hat mir eine Erfahrung darüber mitgetheilt, welche mich, verbunden mit den Erfahrungen bewährter Schriftsteller, ganz davon überzeugt.

**) Schon fliefsende Hämorrhoiden sind nach *C. G. Baldingers* Erfahrung (s. dessen Buch über die Krankn sogenannter schwarzer Galle, kritisch; *) wenigstens bemerkte ich eine außerordentliche wohlthätige Veränderung in dem Gesundheitszustande meiner schwermüthigen schwarzgalligen Leute.

heiten der Armen. 2te Ausgabe von 1774. S. 176.) hier kritisch. *Klein* sagt von ihnen (S. dessen *Interpres clinicus*) *solvunt morbum excretiones criticae mature supervenientes, imprimis haemorrhoides largae.* Gordon. stimmt damit ganz überein.

*) *Hippocrates* sagt: » *Melancholia jam facta magna medicina est haemorrhois, futurae autem impedimentum.* « Um wie viel wirksamer muſs nun der *morbus niger* seyn, wenn er überstanden wird, da bei Hämorrhoiden nur aus den *plexibus* oder *Vasibus haemorrhoidalibus*, die nur aus den *hypogastricis* entstehn, Blut ausgeleert wird; hingegen *Melaena* dann entsteht, wenn nach der Meinung der Alten, und auch *Mezlers* (S. dessen Abhandlung von der schwarzgallichten Constitution) die, zwischen dem Magen und der Milz befindlichen *vasa brevia*, oder vielmehr, wenn die Aeste und Verästelungen der *Venarum* und *arteriarum mesaraicarum superiorum* und *inferiorum*, der *ileocolica etc.*, welche alle unmittelbar aus der *Vena portarum*, dem Sitze des Uebels, entspringen, aufbersten, oder in ihren Mündungen sich widernatürlich erweitern, sich in den Magen und die Darme ausleeren, und eine Blutung aus dem Pfortadersysteme, selbst bewirken, welche, im Fall sie nicht zu stark ist, sehr heilsam seyn muſs, weil die Pfortader die Leber, das Pankreas, die Nieren und Milz mit ihren Blutgefäßen versieht. Alle diese

Wo aber einmal erschlaffte und obstru[illegible] Eingeweide sind, da hält es doch nicht la[illegible] mit der Besserung an. So geht es auch hi[illegible] Die Krankheit kommt wieder, nur gewöh[illegible]lich nicht so heftig als das erstemal. Sch[illegible]ner aber kann man die Anfälle machen dur[illegible] sorgfältige Verminderung der Blutmenge, du[illegible] Ansetzen von Blutigeln an den After, [illegible] kleine Aderlässe. Gäbe es ein Mittel, [illegible] übrigens so blutverdünnend wirkt als H[illegible] *Thilenius* das Kirschlorberwasser wirken [illegible]sen will, so wäre das hier *ad instar* om[illegible]

Eingeweide haben so grossen Antheil an Schw[illegible] wenn sie eintritt, dass man lange streitig [illegible] war, welches von denselben der Sitz des Uebel[illegible] mögte? *Hippocrates* gab schon ganz richtig die Le[illegible] an, beschuldigte aber auch die Milz; andere [illegible] die Milz ganz allein für die Mutter der Krankh[illegible] noch andere die Nieren etc.; ein grosser Theil [illegible] worunter auch *Galen*, die *Vasa brevia*. Durch [illegible] Erfahrung der grössten Aerzte aber und Anatom[illegible] weiss man nun, dass die genannten Eingeweide [illegible] nur alle miteinander, sondern auch alle Theile [illegible] Unterleibes, wo die *Vena portarum* hingeht, [illegible] noch die Därme, das Mesenterium und Mesoc[illegible] der Magen, die Gallenorgane, die Dauungsdrüs[illegible] der Sitz derselben sowohl als aller damit [illegible] verwandten Uebel sind, unter denen aber freilich [illegible]nige grössern Antheil haben als die anderen, [illegible] die Leber: *Hippocrates* Lehre bleibt also gewisse[illegible]massen immer ganz richtig!

zu gebrauchen. Leider aber ists das nun nicht!

Bei den meisten atrabilarischen Menschen bemerkte ich eine fast untilgbare Säure im Magen, eine Säure, die so heftig war, daſs sie durch Aufstöſsen aus dem Magen, und durch ihre Essigdünste den Schmelz an den Zähnen verdarb. Die daran Leidenden hatten daher cariöse Rudera von Zähnen in dem Mund. Diese Erscheinung stieſs mir auch bei meinen Kranken, welche am *morbus niger* litten, auf. Ich erklärte mir daraus ganz deutlich, warum sie Wein, Vitriolsäure, Tamarinden, Weinsteinrahm und alles Saure oder leicht sauer werdende (manchen mögte das ungegründet scheinen, weil man glaubt, daſs vegetabilische sowohl als mineralische Säuren gar keine Aehnlichkeit mit der Magensäure haben) nicht vertragen konnten, sondern jedesmal kränker darauf wurden, die heftigsten Koliken und neues Erbrechen, Zufälle, die ich sehr fürchtete, darauf zu ertragen hatten. Nur durch Absorbentia konnte ich ihnen meistens Linderung verschaffen, doch wo auch diese nicht zureichten, that eine Mischung aus *Asa foet.* und Ochsengalle, zu gleichen Theilen, die erwünschteste Würkung. Unbegreiflich ists mir daher, wie einige Schriftsteller diese Krankheit durch Säuren geheilt haben wollen? Ihre

Kranken müssen eine Ausnahme von der Regel ausgemacht, und keine Säure gehabt haben *). Angenommen, daſs Gallenreiz Ausbrüche bewürken könne, und beim ganzen Uebel überhaupt mit im Spiel sey, so ist dieses doch gewiſs nur höchst seltene Erscheinung

*) Auch Herr *K. Sprengel* hat Säure als unzertrennlichen Gefahrten von *morbus niger* dargestellt, und bestimmt, daſs sie die Zähne sogar und den Mund angreifen, ja die heftigsten Magenkrämpfe hervorbringen. (S. dessen Pathologie 3ter Thl. S. 86. § ...

VIII.

Untersuchungen
über
[d]en Einfluſs des Haarabschneidens,
veranlaſst
[d]urch den Aufsatz über denselben Gegenstand vom Herrn Dr. *Matthaei* in Hufelands Journal 13ten Bandes 3tem Stücke.

Von
Dr. Westphalen,
zu Beverungen.

[H]err Dr. *Matthaei* macht uns durch seinen [Au]fsatz über's Haarabschneiden auf einen Ge[ge]nstand aufmerksam, der gewiſs unsere Be[rüc]ksichtigung verdient, wenn wir ihn aus [ein]em dem Gesichtspunkte, wie Herr *Matthaei*, [be]trachten.

[illegible] eifert gegen's Abschneiden des [illegible] [illegible] und zwar aus dem Grunde: weil [illegible] [illegible] desselben Säfte verloren [illegible] sogar, wenn dieses [illegible] [illegible] geschähe, die vollkommene [illegible] gehindert würde. [illegible] [illegible] [illegible] [illegible]

Im nächsten Momente wird nun sogar
uch dieser verlorne Antheil von Säften dem
örper negative wieder dadurch ersetzt: Der
ndrang der Säfte zur Ernährung der Haare
leibt derselbe, soll auch sogar, wie Herr
latthaei behauptet, verstärkt seyn; da nun
er das Haar kürzer geworden, können nicht
ehr so viel Säfte hineintreten, und es be-
rf zu seiner Ernährung auch weit weniger,
ie vorhin, als es vielleicht noch sechsmal
lang war; — Der Körper erspart nun die-
n Antheil von Säften, wird also im näch-
n Momente für seinen Verlust wieder ent-
ädigt.

Die Ersparung dieses Antheils von Säf-
ı, der vorher zur Ernährung des abgeschnit-
ıen Theils der Haare verbraucht wurde,
uert nun aber immer fort, so lange die
are kurz sind; dadurch muſs der Körper
es nicht unbedeutenden Aufwands von Säf-
ı überhoben seyn.

Ich glaube, ein Beispiel wird dieses deut-
her machen:

Ist einer gewohnt, alle Vierteljahre Ader
lassen, und er unterläſst es das erste Vier-
ahr, so wird das Uebermaaſs von Blut, das
durch gewohnte Blutausleerungen verhält-
ısmäſsig beschleunigte Sanguification erzeugt
ıt, das Gefühl von Vollheit in ihm erregen;

unterläfst er es noch das zweite Vierteljahr, so werden die Zufälle dringender, und steigen so bei fernerer Unterlassung des Aderlasses, bis entweder Krankheit entstehet, oder die Natur selbst einen Blutflufs befördert oder bis die thierische Oeconomie in ein anderes Verhältnifs getreten ist; weniger Appetit, und Genufs der Nahrungsmittel, und dadurch geringere Bluterzeugung entstehet.

Dies Beispiel, glaub' ich, beweiset deutlich: dafs der Antheil von Säften, den der Körper jetzt wegen der abgeschuittenen Haare zurückbehalten kann, täglich vermehrt werden müsse, weil die Säfte-Consumtion in den Haaren beständig vor sich ging.

Hieraus folgt also deutlich: dafs durch Haarabschneiden dem Körper Säfte erspart werden müssen.

Betrachten wir nun das Haarabschneiden von dynamischer Seite, so mögte ich sehr zweifeln, ob von dieser Seite einiger Einfluss zu erwarten sey; denn ich glaube, wir können den Verlust der Haare durchs Abschneiden derselben nicht nach eben den dynamischen Gesetzen beurtheilen, wie den Verlust anderer zur Organisation gehöriger Theile. Bei Trennung solcher belebter Theile kömmt neben dem Verluste der Säfte noch in Betracht:

a. Der Schmerz, als deprimirender Einfluß.

b. Die Trennung der durch Wechselwirkung der Theile auf einander im thierischen Organismus gebundenen Kette, wodurch dem Körper abermals ein Incitament abgehet.

c. Der Aufwand von Kräften zur Heilung, oder Reproduction des verlornen Theils.

Dieses findet keineswegs, wie ich glaube, beim Verluste der Haare statt; denn:

a. Beim Abschneiden der Haare empfinden wir keine Schmerzen, so wenig, wie beim Abschneiden der Nägel.

Auch zugegeben: daß die Haare wirklich mit Erregbarkeit begabt wären, so ist die Empfindung beim Haarabschneiden doch nicht von der Art, daß sie als Schmerz, und folglich nachtheilig auf den Körper würkte.

Aber wir haben bis jetzt noch eben so viel Recht, die Haare für empfindlos zu erklären, wie umgekehrt; denn unser Gefühl spricht mal für ihre Empfindlosigkeit; Nerven hat noch keiner in ihnen entdeckt, und die Belege, die ihre Empfindsamkeit beweisen sollen, lassen sich immer noch, ohne uns zu dieser Annahme zu zwingen, auf eine andere Art befriedigend erklären. Herr *Matthaei* hat verschiedene zu diesem Behufe benutzt, wir wollen sie prüfen.

Bei einem plötzlichen Schrecken, oder

Zorn, sagt er, sträuben sich die Haare in die Höhe;

Ist es nicht weit wahrscheinlicher, daſs das Aufrichten der Haare von einem Krampfe in der Haut auf dem Kopfe herrühre, wodurch die in selbe schief inserirten Haare eine aufrechte Stellung bekommen? Wer kennet wohl nicht das eigene zusammenziehende Gefühl in der Haut auf dem Kopfe beim Schrecken, oder andern plötzlich rege gewordenen Gemüthsaffecten?

Auch lieſse sich dieses Phänomen auf eben die Art, wie die Erektion des Penis, durch das verstärkte Hineinströmen der Säfte in die Haare erklären, da der Andrang der Säfte nach dem Kopfe bei solchen Gemüthsaffecten verstärkt ist, welches zum Theil die feurige Röthe des Gesichts bei einigen im Zorne etc. beweiset. Ferner:

Die Erscheinung: daſs ein Mensch völlig grau geworden, der in einer augenscheinlichen Gefahr war, indem er beim Herabstürzen von einem Baume an einem Felsen hangen blieb.

Eben so, wie jene:

Daſs Menschen mit schwarzen Haaren Abends in ein Gefängniſs geführt worden, und des andern Morgens mit weiſsen wieder herausgekommen sind.

Kann weit befriedigender durch ein plötzliches Zurücktreten der Säfte aus den Haaren erklärt werden; denn die Substanz der Haare, wenn sie säfteleer, ist wahrscheinlich weiſs; mein Grund, warum ich dieses glaube, ist: weil bei den Alten, bei denen die Ernährung der Haare, so wie überhaupt aller übrigen Theile, immer sparsamer geschehen muſs, die Haare, von welcher Farbe sie auch sind, erst grau, und endlich ganz weiſs werden, und absterben.

Der Einfluſs der Elektrizität auf die Haare in einem isolirten Körper, daſs sie sich struppig in die Höhe richten, kann eben so gut durch den Hautkrampf, oder durch das Hineintreten der Säfte, die durch den Reiz der electrischen Materie, wie bekannt, nach den äuſsern Theilen getrieben werden, — oder auch durch das Hineinströmen der electrischen Materie selbst erklärt werden.

So werden wir fast alle Phänomene an den Haaren erklären können, ohne den äuſsern Einflüssen gerade eine dynamische Einwürkung auf die Haare zuschreiben zu müssen.

Nach dieser Digression kehre ich wieder zu meiner vorigen Untersuchung: ob das Haarabschneiden wirklich dynamischen Einfluſs auf den Körper habe, zurück.

b. Wenn also, nach diesem zu schlieſsen,

in den Haaren wirklich keine Erregung statt finden sollte, so kann das Abschneiden derselben auch nicht, wie der Verlust anderer erregter Theile wegen ihrer Wechselwürkung auf einander, zu den reizentziehenden, schwächenden Einflüssen gerechnet werden.

Doch, zugegeben: daſs die Haare würklich erregt sind, so gehet ihre Erregung ja noch keineswegs durch das Abschneiden eines Theils derselben verloren, sonst würden sie ja nicht wieder wachsen, sondern absterben.

c. Endlich, was die Reproduction der Haare betrift, kann diese gar keinen Aufwand von Kräften erfodern, sonst würden sie in todten Körpern, wo durchaus alle Lebensthätigkeit erloschen ist, nicht mehr fortwachsen können.

Es scheint mir deshalb das Fortwachsen der Haare ein bloſser Vegetations- und kein animalischer Proceſs zu seyn; daher mag es denn auch kommen, daſs die Haare an Leichnamen so schnell wachsen, weil die Fäulniſs den Vegetationsprozeſs begünstiget.

Gehen wir jetzt mit unserer Untersuchung an die Erfahrung, so finden wir da Belege genug für das Gesagte.

Ich will nur wenige hiezu ausheben. Das junge Reiſs auf einem gepfropften Baume wächst um sehr viel schneller, als ein Bäumchen von eben der Gröſse, das unmittelbar im Erdboden stehet.

Dieses allgemein bekannte Phänomen läſst sich wohl auf keine andere Art befriedigend erklären, als auf folgende.

Der Baum ziehet durch seine ausgebreiteten Wurzeln noch eben so viel Säfte an sich, als vorher, ehe er abgeschnitten wurde; da er nun aber in seinem abgestumpften Zustande nicht mehr so viel Säfte zu seiner Ernährung bedarf, so entstehet ein Uebermaaſs derselben, welches bewirkt, daſs das Wachsen des Reises so sehr beschleunigt wird.

Folglich: der Baum bedarf in seinem abgekürzten Zustande zu seiner Unterhaltung weniger Säfte, wie vorher.

Eben dieses weiſs der Gärtner recht gut; er schneidet verschiedene Gartengewächse, z. B. die groſsen Bohnen etc., wenn sie ausgeblühet haben, oben ab; frägt man, warum? so ist die Antwort: damit die langen Stängel dem Boden nicht so viel Säfte entziehen.

Es giebt eine gewisse Art Fixebohnen, die, wenn ihre Früchte benutzt sind, kurz über der Erde abgeschnitten werden, sie blühen alsdenn von neuem, und tragen nochmals Früchte; — Ich erkläre mir dieses also: der Antheil von Säften, der vorher die ganze Pflanze ernähren muſste, ist nun hinreichend, dieses kurze Ueberbleibsel derselben so stark zu nähren, daſs es nochmals Blüthe und Früchte trägt.

Eben hierauf gründet sich auch das Dickerwerden der Haare, je öfter sie abgeschnitten werden, und das schnellere Wachsen nach dem Abschneiden, welches immer langsamer geschiehet, je länger sie werden.

Jetzt sey es uns noch erlaubt, die zu Beweise aufgestellten Erfahrungssätze des Herrn Dr. *Matthaei* zu prüfen.

Er sagt: werden die Gänse stark gerupft, so kränkeln sie.

Zugegeben; allein dieser Satz kann hier doch wohl gar nichts beweisen; denn keiner wird auch wohl behaupten: daſs das Ausreiſsen der Haare und Nägel mit ihren Wurzeln nicht nachtheilig für den Körper sey; neben den heftigen Schmerzen müssen hier noch beträchtliche Verletzungen, Zerreiſsungen in der Organisation vor sich gehen, weil ihre Wurzeln mit derselben innig verwebt sind; und die Bestimmung der Haare oder Federn, so geringe sie auch seyn mag, wird nun gar nicht erfüllt, welches doch bei dem Abschneiden derselben durch die zurückgebliebenen Enden immer noch zum Theile geschehen kann.

Ferner heiſst es: wer wird nicht meiner Behauptung beistimmen, wenn ich die so häufigen Klagen über die geringe Ausbreitung größserer Geistesenergie unsers Zeitalters dem so häufigen Scheeren des Haupthaars in der Jugend größtentheils zuschreibe?

Gewiſs wenige werden Herrn *Matthaei* hierin beistimmen, da die Beobachtungen der bei weitem mehrsten sagen: daſs die Geistesfähigkeiten noch nie so gestiegen, und so allgemein verbreitet waren, wie gerade in unserm aufgeklärten Zeitalter.

Die Erfahrung: daſs es unter den Kurzhaarigen mehr Dummköpfe geben sollte, wie unter den Langhaarigen, hat meines Wissens auch noch keiner, wie Herr *Matthaei*, gemacht; ob es mit dieser Erfahrung so ganz im Reinen sey, daran zweifle ich nicht nur, sondern bin vom Gegentheile überzeugt, wodurch? werden wir weiter unten sehen. Das so allgemein bekannte Sprüchwort: lange Haare kurzen Verstand, macht diesen Satz schon zweifelhaft.

Daſs das Haarabschneiden nach Krankheiten oft von nachtheiligen Folgen sey, ist leicht erklärbar; besonders muſs dieses bei solchen Krankheiten der Fall seyn, wo die erzeugte krankhafte Materie besonders durch die Haare aus dem Körper geführt wird; wie dieses z. B. beim Weichselzopf der Fall ist, wo vorher ein allgemeines Leiden unverkennbar, welches aber aufhört, sobald die Haare krankhaft werden.

Es schwitzet, wie bekannt, im gesunden Zustande auf den Seiten der Haare, vielleicht auch aus den Spitzen, eine klebrige Feuchtigkeit aus, die oft bei den Reconvalescenten eine in der Krankheit verdorbene Materie ist. Je kürzer nun aber die Haare sind, je weniger kann ausschwitzen.

Auf diese Art könnte also wohl das Haarscheeren nach Krankheiten schädlich seyn.

Die plötzliche Entblößung des Kopfs, der während seines Aufenthalts in der Krankenstube allen Einwirkungen der äußern Atmosphäre entzogen war, mag aber wohl in den mehrsten Fällen der einzige Grund der nachtheiligen Folgen seyn.

Ist es gegründet, was *Blumenbach*, und andere *) behaupten: daß die Haare hauptsächlich die Reinigungsorgane sind, wodurch sich der Körper aller fremdartigen, oder zum fernern Gebrauche untauglichen, folglich schädlichen Materien entlediget; so mögte dieses wohl der einzige Grund seyn, den man gegen das Haarabschneiden aufstellen könnte; weil diese Verrichtung durch ihre Verkürzung beschränkt werden muß; dann würkt aber das Haarscheeren nicht durch Säfteentziehung, sondern durch ihre Zurückhaltung schädlich.

*) *Abr. Kaau perspiratio dicta Hippocrati, per universum corpus anatomice illustrata. L. B.* 1738. 8.

Wenn *Sydenham* u. a. bei einer sthenischen Phrenitis vom Haarabschneiden heilsame Wirkung sahen, so ist dies leicht begreiflich. Mit Unrechte suchen wir aber doch wohl den Grund davon in dem unbedeutenden Säfteverluste, wie Herr *Matthaei*; weit befriedigender werden wir sie aus der Entblößung des Kopfes, und Befreiung desselben von dem warmhaltenden Haarpolster, wodurch der Kopf nun in eine beträchtlich kältere Temperatur gesetzt wird, erklären.

Wenn es in ältern Zeiten Mode war, langes Haar zu tragen, so beweiset dieses noch keineswegs den nachtheiligen Einfluſs des Haarscheerens auf die Gesundheit; so wenig wie sich die jetzigen Moden immer nach den Regeln der Gesundheit richten, welches man doch mit gröſserm Rechte fodern könnte, weil wir jetzt mehr, wie damals im Stande sind, die Einflüsse auf den Körper zu beurtheilen.

Daſs häufiges Haar ein *Zeichen* von Stärke und Kraft sey, mag ich zugeben, allein es ist keineswegs *Ursache* derselben, wie *Matthaei* behauptet, indem er die Geschichte *Simsons* erklärt.

Zu bewundern ist es, daſs dieser Gelehrte aus Vorliebe für seine Meinung so etwas ungereimtes annehmen konnte, als hätte *Simson* würklich durch's Haarabschneiden seine

Riesenkräfte verloren; sogar scheint den Theologen dieser Grund unzulänglich; viele von ihnen halten dies Ereigniſs deſshalb für eine Fügung der Allmacht Gottes; es ist ja auch etwas unerhörtes, und wir müſsten ja tausende dieser Beispiele haben, wenn das Haarscheren so beträchtlichen Einfluſs auf die Gesundheit hätte. Hätte die *Delila* dem *Simson* also keine andre Art Kräfte und Säfte geraubt, als durch's Abschneiden seiner Haare, so würde er gewiſs seine Riesenkräfte nicht verloren haben.

Auf eben die Art erklärt Herr *Matthaei* sich folgende Geschichte:

»Ein Prediger, der ein sehr langes Haar trug, litt die heftigsten Kopfschmerzen, und zeigte eine fast übermenschliche Stärke. Wie ihm der Kopf geschoren, erhielt er seine gewöhnlichen Kräfte wieder.»

Wahrscheinlich war sein Gehirn in einem entzündlichen Zustande, der sich dem phrenitischen näherte, welches schon die heftigen Kopfschmerzen beweisen. Nun wissen wir, daſs sich bei diesen Krankheiten immer eine abnorme Kraftäuſserung zeigt. — Wie nun das Haar abgeschnitten, der beträchtliche Wärmeeinfluſs also gehoben, und der Kopf dadurch in eine weit kältere Temperatur gesetzt worden, hob man dadurch den entzündichen Zustand des Gehirns, und Patient war wieder der vorige.

Daſs der ungehinderte Haarwuchs, wenn man sonst das Schneiden gewohnt war, alle Thätigkeiten im Körper vermehre, den Menschen kräftiger, thätiger, ausdauernder mache, ist noch nicht erwiesen; die deshalb angeführten Belege beweisen keineswegs diesen Satz, sondern deuten nur auf die damalige Mode hin. Die Krieger, zum Beweise, daſs sie bloſs durch Muth und Tapferkeit, und nicht durch das Eitele der Mode glänzen wollten, trugen lange Haare, so wie dies auch damals ein Beweiſs der Trauer war.

Ueberhaupt alle vom Herrn *Matthaei* angeführten historischen Belege sagen nur: daſs es in vorigen Zeiten Männer gab, die bei ihren langen Haaren viel Leibesstärke besaſsen, keiner aber dieser Belege überzeugt uns: daſs die langen Haare Ursache ihrer Stärke waren.

Alles das Gesagte gilt nun auch von dem Abscheeren des Barts, insofern das Haarabschneiden Entziehung der Säfte und Entkräftung bewürken soll. Was aber den Einfluſs des Bartscheerens auf die Genitalien betrift, so will ich dieses unberührt lassen.

Ich schlieſse meine Untersuchungen, indem ich noch zwei Belege aus der Erfahrung zum Beweise des Gesagten aushebe.

In denen Ländern, wo jeder Hausvater seine Söhne zur Landmiliz hergeben muss, wird der Knabe in der Wiege schon zum Soldaten bestimmt; es wird ihm von Jugend auf das Haar nicht geschnitten; bei diesen Menschen wird also die vollkommene Ausbildung des Gehirns gar nicht gestört; finden wir aber demungeachtet wohl größere Genies unter dem Militär- wie im Civilstande?

Bei den Juden, die ihrem Gesetze gemäß von der frühesten Jugend an abgeschnittene Haare tragen müssen, müßte also Stumpfheit des Geistes ein Nationalfehler seyn; gerade das Gegentheil sagt uns aber die Erfahrung. In ihren mercantilischen Speculationen (leider der einzige Gegenstand, womit sich ihr Geist beschäftiget) gehen sie so weit, daß wir ihnen ihre Vorzüge darin vor uns zugestehen müssen.

IX.

Bemerkungen
über das
im Jahre 1803 und 1804
herrschende Scharlachfieber
in
der Stadt und dem Amte Jüterbok.*

Von
Dr. Ettmüller,
Physikus.

Es dürfte wohl wenig Gegenden Deutschlands geben, wo nicht die Scharlachkrankheit, wenn auch nicht *epidemisch*, doch *sporadisch* geherrscht hätte. Unser Ort, ungeachtet vor drei Jahren in der Nachbarschaft das Scharlachfieber sehr bösartig epidemisch war, blieb doch immer noch davon befreit, obgleich andere Hautkrankheiten z. B. Masern, Pocken, Rötheln sporadisch bei uns einheimisch waren. Beinahe schmeichelten wir uns, nun diese Krankheit in unsern Mauern nicht zu beobachten, als auf einmal gegen Ende des Aprils 1803 einige Kinder schnell von der Scharlachkrankheit befallen wurden, jedoch mit der Gutartigkeit eines gewöhnlichen Catarrhalfiebers; die damalige herrschende Krankheitsconstitution war catarrhalisch. Nach Verlauf von vierzehn Tagen nahm aber das Fieber einen nervösen Charakter an, und nun — die Constitution der Luft war mit einemmale kalt und feucht geworden — befiel es auch Erwachsene; es starben binnen vier Wochen mehrere Kinder und auch zwei Personen im Jünglingsalter. Zum Glück nahm aber sehr bald die Krankheit ihren vorigen Charakter wieder an, befiel nur wenige — die Luft war wieder warm, milde und mehr trocken geworden —, und so blieb er rein catarrhalisch rheumatisch, bis in die Mitte des Octobers, wo der nervöse Charakter wieder der herrschende, und sehr bösartig wurde. Wir hatten in diesem Monate heftige Winde und rauhes, feuchtes, mitunter kaltes Wetter.

Im November und December nahm das Fieber ziemlich überhand, man konnte es mit Recht den bösartigsten Typhus nennen, die meisten Kranken starben schon am dritten Tage, und fünf Kranke in dem kurzen Zeitraume von vier und zwanzig bis acht und vierzig Stunden. Zum Glück starb nur ein völlig Erwachsener, obgleich mehrere daran auf einmal krank lagen.

Die Asthenie war fast allgemein, besonders unter den Armen. Ueberall war eine grofse Unthätigkeit des Hautorgans, Schlaffheit und Stockungen der Säfte. Bei einigen war Hypersthenie, wo denn kleine Brechmittel und gleich darauf äufserlich angewandte gelinde Reizmittel gleichsam specifisch wirksam waren. Diese Epidemie blieb bis Anfang Februars 1804, wo sie dann nachliefs, und nur noch einzeln welche erkrankten, und so sich allmälig gänzlich verlor.

Kinder, welche den Keichhusten, der im Monat Februar, März und bis Mitte April epidemisch bei uns war, gehabt hatten, wurden fast gar nicht angesteckt, und die, welche Scharlach bekamen, wurden ohne wichtige Zufälle sehr bald mit gelinden schweifstreibenden Mitteln hergestellt.

Im Ganzen habe ich die gelinde diaphoretische und reizende und zu Ende der Krankheit sanft stärkende Methode am allerwirksamsten gefunden. Den ersten Platz mufs ich bei unserer Epidemie den Antimonialmitteln, vorzüglich dem *Vin. Antim. Huxh.* in Verbindung mit dem *Spiritu Mindereri*, bei nervösen Zufällen mit der *Valeriana* oder *Arnica*, oder der *R. Opii*, *Ess. Castorei* oder *Liq. c. c. succinat.* einräumen. Bei der mit starken Fieber, brennender Hitze und grossem Durste vorhandenen Halsentzündung, haben mir kleine wiederholte Senfpflaster, das Einreiben des flüchtigen Liniments in die Gegend des Halses, resolvirende Einspritzungen, häufiges Trinken der mit Gerstenschleim oder Wasser und Himbeersyrup verdünnten Vitriolsäure grossen Nutzen geleistet. Den vierten oder fünften Tag, je nachdem der entzündliche Zustand der Haut mehr nachgelassen hatte, gab ich *Calomel* abwechselnd mit einer *Camphoremulsion*, worauf meine Kranken vermehrte Ruhe bekamen und das Abschuppen der Haut mit weniger juckendem Reize vor sich ging.

Bei einigen erwachsenen Kranken, die heftige Beängstigungen und kleinen zusammengezogenen Puls, welcher mit einer ausserordentlichen Unruhe des Körpers und mitunter eintretenden Delirien verbunden war, hatten, habe ich die *Belladonna* mit auffallendem Nutzen zu einem Viertelgran alle drei Stunden angewandt; ich griff, weil mich bei andern Kranken in den nämlichen Zufällen der Moschus ganz verlassen hatte, zu diesem heroischen Mittel, und ich gestehe, daſs ich in gewissen Fällen von der frisch gepülverten Belladonnawurzel mehr erwarte, als von dem theuren Moschus. Nach genommener zweiten Gabe, wurde die Haut mit einem klebe-richten Schweiſse bedeckt, der Puls hob sich und wurde freier, die Kranken wurden mehr ruhiger und nach Verlauf von acht bis neun Stunden bekamen sie gemeiniglich einen erquickenden Schlaf.

Diese guten Beobachtungen bewogen mich, die Belladonna auch als Präservativmittel anzuwenden, und bei zwei Kindern, einem Knaben von zehn und einem Mädchen von sieben Jahren, erreichte ich völlig meine Absicht. Beide Kinder schienen schon angesteckt zu seyn; denn der Knabe, zu dem ich Abends gerufen wurde, klagte über Halsschmerzen, Trägheit des ganzen Körpers und vermehrten Durst. Ich lieſs ihm den Hals mit dem flüchtigen Camphorliniment alle zwei Stunden einreiben und alle drei Stunden einen Achtelgran Belladonna mit Zucker abgerieben geben. Am kommenden Morgen fand ich ihn ziemlich munter, aber mit einem beträchtlichen klebeoichten Schweiſse im Bette aufsitzen, sein Puls war frei aber etwas voll;

die Halsschmerzen waren fast ganz verschwunden. Ich setzte die Belladonna, von der er in zwölf Stunden — er hatte mitunter geschlummert — drei Achtelgran genommen hatte, aus und gab ihm den *Spiritum Mindereri* mit *vino antimonii Huxhami.* Es zeigten sich weiter keine Zeichen von Scharlach, er bekam Efslust, stand nach Verlauf dreier Tage auf, und nachdem er vier Wochen die Stube gehütet, ging er aus, und ist bis Dato völlig gesund. Auf die nämliche Art behandelte ich einige Zeit darauf die siebenjährige Tochter eines hiesigen Töpfers mit demselben guten Erfolge. Mehrmalen habe ich nicht Gelegenheit gehabt, die Belladonna als Präservativmittel anzuwenden, weil bei den andern Kranken schon das Fieber heftig war. Ich wünschte aber doch, dafs mehrere Aerzte Beobachtungen damit anstellen und ihre Erfahrungen darüber in diesem Journale mittheilen möchten.

Die während der Krankheit aufgelöst wurden, starben alle apoplectisch, und ihren baldigen Tod, kündigte gemeiniglich grofse Angst, Unruhe, beständiges Drängen zum Uriniren ohne Abgang, Irrereden mit Zuckungen an, aber nicht bei allen war die Röthe der Haut verschwunden, sondern nur bei denen, die zufällig erkältet worden waren; auch gingen die, wo die Röthe der Haut nah auf der Oberfläche war, weit schneller, gemeiniglich schon in der vierten bis fünften Stunde in Fäulnifs über. Leichenöffnung wurde mir nie gestattet.

X.

Das gelbe Fieber.

1.

Italienische Republik.

Auszug aus dem Protocoll über die Deliberationen des Staatsraths, welcher am 13. November 1804 im Jahre III. gehalten.

Der Staatsrath

Nachdem er auf Veranlassung des Vice-Präsidenten: den Bericht des Ministers des Inneren über den gegenwärtigen Zustand der Epidemie, welche in einigen Gegenden Hetruriens herrscht, und über die vorläufigen Maaſsregeln, welche genommen worden, um das Gebiet unserer Republik vor derselben zu schützen, geprüft hat;

Erwägend, daſs es unter diesen Umständen nöthig ist, nicht allein die gegenwärtige Gefahr abzuwenden, sondern auch die Möglichkeit zu heben, daſs sich die Epidemie, wenn sie auch für diesmal unterdrückt wird, doch nach einiger Zeit wieder äuſsere;

Erwägend, daſs die Nothwendigkeit es fordert, das öffentliche Wohl in einem auſserordentlichen Falle durch würksame und auſserordentliche Maaſsregeln zu sichern, laut §. 60. der Constitution

Decretirt:

I. Es soll von dem Gouvernement bei dem Minister des Innern, ein Central-Sanitäts-Magistrat errichtet werden, welchem alle diejenigen Angelegenheiten obliegen sollen, die das öffentliche Wohl betreffen, und von welchem alle diejenigen Maaſsregeln ergriffen und alle diejenigen Verordnungen erlassen werden sollen, die auf diesen Gegenstand Bezug haben.

II. Eine von dem Gouvernement ernannte Commission dieses Magistrats, hat ihren Sitz in Bologna, und begiebt sich dahin, wo es die Umstände erforderlich machen können.

III. Es soll von dem Gouvernement ein General-Commissär ernannt werden, welchem die Leitung und die Einrichtung alles desjenigen, was den Gränz-Cordon betrift, obliegt, so wie auch die Disciplin der Personen, aus welchen derselbe besteht; und welcher bevollmächtigt ist, in dringenden Fällen, unabhängig von allen Ortsobrigkeiten, alles dasjenige zu unternehmen, was die öffentliche Sicherheit erfordert.

IV. Die Prozesse über Verletzungen der Sanitäts-Verordnungen sollen ohne Ansehn der Person, welche sich derselben schuldig gemacht, sogleich ohne alle Appellation, und ohne allen Regreſs an das nächste Apellations-Tribunal, entschieden werden; es müſste denn der Fall seyn, daſs der Central-Magistrat erklärte, daſs dringende Gefahr entstanden wäre, und daſs die Strafe sich wohl weiter als auf den Verlust von Waaren, Fuhrwerk und dergleichen und als darauf erstrecken sollte, daſs der Verbrecher nach Verschiedenheit der Umstände, auch zwei bis zehn Jahre zum Kerker, oder zum Eisen verurtheilt würde.

V. Falls der Magistrat aber erklärte, daſs dringende Gefahr entstanden sey, so soll die Strafe für die Uebertretung der Sanitäts-Verordnungen, selbst zur Todesstrafe sich erstrecken können; und das Gouvernement ist bevollmächtigt, eine oder, erforderlichen Falls, mehrere Commissionen zu ernennen, welche sogleich wie beim vierten Artikel richten sollen.

VI. Mit der Todesstrafe aber sollen bestraft werden: 1) alle diejenigen, welche aus den Orten, die ihnen zur Quarantaine angewiesen worden sind, entlaufen; 2) alle diejenigen, welche heimlich oder gewaltsam den Cordon übertreten, oder versuchen sollten, sich den Händen der Gesundheitsaufseher zu entziehen. In beiden Fällen können, wenn die Verbrecher auf der Flucht ertappt werden, oder Widerstand leisten sollten, die Schildwachen sogleich Feuer geben, müssen aber schleunigst davon gehörigen Orts Anzeige thun; 3) werden gleichfalls mit der Todesstrafe bestraft, welche andere verleiten, oder sich verleiten lassen, die Sanitäts-Verordnungen zu übertreten; 4) jede Schildwache, welche wider Befehl ihren Posten verläſst.

VII. Das Gouvernement soll die nöthigen Maaſsregeln ergreifen, um das öffentliche Wohl vor dem Herumtreiben solcher Personen, welche sich von einem Orte der Republik zum andern begeben, sicher zu stellen.

VIII. Der Justiz-Minister, der Kriegs-Minister, und der Minister des Innern, sind angewiesen, ein jeder in seinem Fache, über die Ausführung dieses Decretes zu wachen, welches gedruckt, publicirt, und in das Bülletin aufgenommen werden soll.

Melzi.

Caprara. Paradisi. Fenereli. Costabili. Moscati. Staatsräthe.

Mayland, den 13. November 1804. Im Jahre III.

Obiges soll öffentlich bekannt gemacht werden.

Melzi. Vice-Präsident.

L. Vaccari. Staats-Secretär.

2.

Italienische Republik.

Decret des Vice-Präsidenten.

Mayland, den 13. Novemb. 180.

Der Vice-Präsident der Republik

Nachdem er den Bericht des Ministers des Innern über die ferneren Maaſsregeln erhalten, welche bei der in *Livorno* herrschenden epidemischen Krankheit ergriffen werden müssen;

Nachdem er sich ferner von der Wichtigkeit dieses Gegenstandes und von der Nothwendigkeit überzeugt, die sorgfältigsten und wirksamsten Maaſsregeln in Vorschlag zu bringen;

Decretirt:

I. Es soll bei dem Minister ein Central-Sanitäts-Magistrat errichtet werden und aus folgenden Bürgern bestehen:

Moscati Pietro, Staatsrath. *Castiglioni Luigi*. *Luini Giuseppe*, Mitglied des Appellations-Tribunals von *Olona*. *Paletta*, Professor. *Rasori Giovanni*, Doctor. *Stratico Simone*, Professor. *Arese Lucini Benedetto*.

Das Präsidium in demselben soll führen der Staatsrath *Moscati* und in dessen Abwesenheit Bürger *Castiglione*.

II. An diesen Central-Magistrat gelangen alle Angelegenheiten, die das öffentliche Wohl betreffen, und die meisten Sanitäts-Verordnungen, sowohl die Allgemeinen, als auch insbesondere diejenigen, welche unter den gegenwärtigen Umständen die epidemische Krankheit betreffen können, müssen von demselben ausgehen.

III. Alle Verordnungen dieses Magistrats sollen mit Genehmigung des Ministers des Innern den Departements mit der erforderlichen Thätigkeit mitgetheilt werden, und alle Obrigkeiten derselben sollen verpflichtet seyn, sie zu verbreiten und mit der gröſsten Genauigkeit in Ausübung zu bringen.

IV. Es soll von diesem Magistrate unmittelbar mit Zustimmung des Ministers des Innern, eine Commission in Bologna niedergesetzt werden, welche nicht allein genauer das Nöthige in der Gegend umher besorgen, sondern auch verpflichtet seyn soll, sich erforderlichen Falls nach den Orten zu begeben, wohin es nöthig werden könnte, sie zu berufen. Diese Commission soll nach den Instructionen verfahren, welche ihr der Central-Magistrat ertheilen wird; sie soll mit demselben correspondiren, und in solchen Fällen, welche keinen Aufschub leiden, bevollmächtigt seyn, die für den Augenblick erforderlichen Maaſsregeln zu ergreifen, jedoch übereinstimmend mit denen von dem Magistrate, der auch sogleich zu benachrichtigen ist, aufgestellten Grundsätzen, und immer mit Genehmigung der Obrigkeit des Orts, wo jene Maaſsregeln ergriffen werden sollen.

V. Alle Obrigkeiten in den Departements Districten und Gemeinen, sollen bei der in dem vierten Artikel des vom Staatsrathe unter heutigem Dato erlassenen Decrets festgesetzten Strafe, verpflichtet seyn, die Sanitäts-Verordnungen des Magistrats als auch der jenseits des Po niedergesetzten Commission mit der gröſsten Genauigkeit in Ausführung zu bringen.

VI. Der Bürger *Alessandro Malaspina* ist zum General-Commissär für die Leitung des Cordons ernannt, und von ihm werden mit Vorwissen des Central-Magistrats alle Maafsregeln genommen, welche die Disciplin, die Pflichten und die Vertheilung der Posten des Cordons betrift; und alle Personen, welche denselben bilden, sollen vom General-Commissär, dessen Standquartier nach Erfordernifs der Umstände veränderlich ist, abhängen und beordert werden.

VII. In dem im fünften Artikel des Decrets des Staatsraths erwähnten Falle, soll der Justiz-Minister sogleich eine oder nach Beschaffenheit der Umstände mehrere aufserordentliche Commissionen ernennen, um alle Uebertretungen der Sanitäts-Verordnungen zu richten, und diese Commission soll sich, je nachdem der Fall es erfordert, dahin begeben, wohin der General-Commissär des Cordons sie berufen wird, und daselbst dem Decrete des Staatsraths gemäfs verfahren.

Der Justiz-Minister, der Minister des Innern, und der Kriegs-Minister sind angewiesen, ein jeder in seinem Fache, über Ausführung dieses Decretes zu wachen, welches gedruckt, publicirt und in das Bulletin der Gesetze aufgenommen werden soll.

Melzi.

L.-Vaccari, Staats-Secretär.

3.

Italienische Republik.

Sanitäts-Verordnung des Central-Sanitäts-Magistrats.

Obgleich schon seit langer Zeit die Communication zwischen unserer Republik und dem Königreiche Etrurien aufgehoben, ein Cordon an den Gränzen errichtet, und die Sanitäts-Verordnungen in den verschiedenen Departements in Ausübung gebracht worden, so hat sich demohngeachtet der Central-Magistrat vom ersten Augenblicke seiner Errichtung an vorzüglich damit beschäftigt, jene Verordnungen mit einander in Uebereinstimmung zu bringen, um zugleich das öffentliche Wohl zu sichern, ohne jedoch jede vorsichtige Handelsverbindung mit den benachbarten Staaten und unsern Freunden, die leicht zu sehr beschränkt werden könnte, aufzuheben.

Der Central-Magistrat hat daher beschlossen, folgende Verordnungen bekannt zu machen, welche an den gewöhnlichen Orten angeschlagen, und in allen Departements der Republik zur allgemeinen Nachricht und Achtung verbreitet werden soll.

1) Jede Communication zwischen den sämmtlichen Gränzen des Königreichs Etrurien, und

und den Staaten der Italienischen Republik, und vermittelst der Seehäfen, Küsten und Mündungen ihrer Flüsse, soll bis auf weitere Bestimmung gänzlich aufgehoben seyn.

2) An den sämmtlichen Gränzen im Lande ist ein doppelter Cordon errichtet, und die Seehäfen und Küsten werden bereits mit Thätigkeit bewacht.

3) Diejenigen Bürger der Italienischen Republik, welche aus den Staaten des Königreichs Etrurien kommend, sich an den Gränzen einfinden, um die Staaten der Republik zu betreten, werden nach Vorzeigung eines Passes von dem Minister der Republik zu Florenz, wodurch sie sich als Landeskinder legitimiren, zur Quarantaine an denjenigen Orten aufgenommen, die zu diesem Behufe bestimmt sind.

4) Diejenigen Bürger, welche zu Meer ankommen, werden nicht zur Quarantaine gelassen, sondern müssen in einem befreundeten Hafen Contumaz halten. Die bewaffneten Schiffe haben Befehl sie abzuweisen.

5) Ausländer, sowohl Toskaner als auch von andern Nationen, welche unmittelbar von Toskana kommen, werden bis auf weitere Bestimmung nicht zur Quarantaine gelassen, und können die Staaten der Republik überall nicht betreten.

6) Die Zeit der Quarantaine ist bis auf weitere Bestimmung des Magistrats auf vierzig Tage festgesetzt, wobei von dem Tage der Meldung bei dem Gesundheitsbeamten an bis zum vollendeten vierzigsten Tage gezählt wird. Am folgenden Tage, nachdem allen Contumaz Verordnungen Gnüge geleistet, wird der freie Umgang und das Attestat bewilligt, welches jener Beamte nach gehaltener Quarantaine zur Beglaubigung der Gesundheit ausstellt.

7) Bis auf weitere Bestimmung des Magistrats ist die Einbringung aller Arten von Waaren, Sachen und Thieren aus dem Königreiche Etrurien verboten. Die zur Quarantaine zugelassenen Bürger, dürfen nur die nöthigsten Effecten für ihre Person, nicht aber Wagen, Pferde u. s. w. mit einbringen.

8) Die Briefe, welche aus Toskana kommen, werden an der Gränze auswendig gereinigt, und alsdann in einer blechernen Kapsel den respectiven Posten versiegelt übergeben. Jedes Packet Briefe ist mit dem Sanitäts-Siegel versiegelt, und *auswendig gereinigt* überschrieben. Wenn die Briefpackete an dem Orte ihrer Bestimmung angekommen, so werden sie den respectiven Sanitäts-Commissionen des Departements übergeben, von denselben inwendig gereinigt, und darnach frei vertheilt.

9) Alle Depechen, welche auswendig gereinigt und auf die oben erwähnte Weise expedirt, aus dem Toskanischen kommen, werden von der Departements-Commission des Central-Sanitäts-Magistrats in Gegenwart einer dazu ernannten Regierungsperson innerhalb gereinigt.

10) Packe oder Bündel aber, welche etwas anders als Papiere, Geld oder Edelsteine enthalten, werden nicht bei den Briefen angenommen. Sie werden an den Gränzen abgewiesen, wenn sich findet, daſs sie andre Dinge enthalten: findet sich dieses aber erst innerhalb der Gränze, so werden sie sogleich nebst den Briefen verbrannt.

11) Es werden den Polizei-Beamten jedes Departements, die Namen und persönlichen Bezeichnungen, so viel dieselben nur von den Orts-Obrigkeiten in Erfahrung zu bringen sind, von denjenigen Bürgern mitgetheilt, welche sich zur Betreibung irgend eines Geschäfts oder aus einem andern Grunde, zu Livorno oder in Toskana aufhalten, um dadurch desto leichter entdecken zu können, wenn, der Wachsamkeit der Gränzposten ohngeachtet, irgend einer das Land betreten sollte, wovon sogleich insgeheim den Sanitäts-Commissionen oder dem Sanitäts-Magistrat Anzeige gemacht werden muſs.

12) Niemand darf aus den nicht verdächtigen fremden Staaten in die Staaten der Republik kommen, ohne mit einem Passe von irgend einer Sanitäts-Behörde versehen zu seyn, laut dessen, sowohl die Länder aus welchem er kömmt, als auch er selbst, und die Waaren und die Thiere, die er mit sich führt, gesund sind.

13) Alle diejenigen, welche nach Bekanntmachung dieser Verordnung die Staaten der Republik verlassen, um nach Toskana zu gehen, sowohl Einheimische als Ausländer, indem sie sich denen an den Gränzen genommenen Maafsregeln unterwerfen, sollen bis auf weitere Bestimmung nicht wieder in die Italienischen Staaten zurückkehren dürfen, auch nicht zur Quarantaine zugelassen werden.

14) Jeder Ausländer, welcher ohne eine Sicherheits-Karte, aus einem fremden Staate kömmt, und dessen Gesundheit nicht beglaubigt ist, wird dem nächsten Polizei-Beamten an den Gränzen übergeben, arretirt, und mit der nöthigen Vorsicht zur nächsten Quarantaine-Anstalt geführt; nach den weitern Bestimmungen.

15) Alle Gastwirthe, Aubergisten, Tabagisten und jeder, selbst Privatpersonen nicht ausgenommen, dürfen weder Ausländer noch Landsleute, nebst Kleidungsstücken und Sa-

ehen, weder bei sich, noch an einem Orte, der ihnen unmittelbar oder mittelbar gehört, aufnehmen, ohne davon in der vorgeschriebenen Zeit der Polizei-Behörde Anzeige zu machen; falls dieses unterbleibt, so sollen jene nicht nur mit den bestimmten Strafen belegt und als Mitschuldige angesehen werden, sondern auch die nicht angezeigte Person als ein Uebertreter der Sanitäts-Verordnungen betrachtet werden.

16) Alle practisirenden Aerzte und Wundärzte innerhalb des Gebiets der Republik sollen verpflichtet seyn, jeder Aufforderung der Departements-Obrigkeit und des Central-Magistrats auf das genaueste Folge zu leisten. Falls sie dieses vernachlässigen oder nicht beobachten, sollen sie, nachdem zuvor dem Central-Magistrat Bericht erstattet worden, der Freiheit zu practisiren verlustig seyn.

17) In jedem Departement der Republik befindet sich eine Sanitäts-Commission, unter dem Vorsitze des Präfecten, wie auch in dem Bezirke des Adige, unter dem Vorsitze eines außerordentlichen Commissärs. Hievon auf immer ausgenommen sind die gegenwärtig bestehenden Sanitäts-Commissionen an den Küsten. Diese Commissionen bringen sämmtlich die Verordnungen des Central-Magistrats,

mit welchem sie unmittelbar correspondiren, in Ausübung, leiten ihre Sanitäts-Beamten u den Departements, welche mit den oben erwähnten Commissionen correspondiren.

18) In den Gemeinen vom zweiten und dritten Range, wo keine anderweitige Maasregeln ergriffen werden, versieht die Municipalität, oder der erste Steuereinnehmer die Functionen des Gesundheits Beamten, und correspondirt mit der Sanitäts-Commission des Departements.

19) Alle Beutelschneider, Vagabunden, Gauckler, Charlatans und ähnliches Gesinde sollen, falls sie Auswärtige sind, durchaus nicht in die Staaten der Republik zugelassen werden, und wenn sie schon im Lande befindlich sind, auf das strengste nach dem Gesetze vom zwanzigsten Auguste und nach dem Decrete vom achtzehnten October 1802 behandelt werden; falls sie aber Einheimische sind, sollen sie verpflichtet seyn, sich fünfzehn Meilen von dem Gesundheits-Cordon im Innern des Landes entfernt zu halten.

20) Die Sanitäts-Commissionen in den Departements und an den Küsten, und die Sanitäts-Beamten an den Gränzen der Republik, ertheilen die Gesundheits-Atteste, sowohl für Personen als Sachen, nach derjenigen Formel, welche ihnen vorgeschrieben werden

soll. Sie ertheilen die Gesundheits-Atteste nicht, ohne die Kennzeichen jeder einzeln genannten Person anzugeben; und diese Atteste sind nicht länger als vierzehn Tage gültig, nach deren Verlauf sie erneuert werden müssen.

21) Diejenigen, welche gegenwärtige Verordnung in irgend einem Punkte übertreten, oder überdiefs die Communication mit dem Königreiche Etrurien auf irgend eine Weise mittelbar oder unmittelbar befördern, sollen auf das strengste mit denen in den Polizei-Verordnungen bedrohten Strafen belegt, alle übrigen Ungehorsamen aber, nach dem vierten Artikel des Decrets vom dreizehnten November 1804, falls das Vergehen aber von andern Verbrechen begleitet ist, nach den sonst schon bestehenden Gesetzen bestraft werden.

22) Unabbittlich aber sollen mit der schwersten Kettenstrafe alle Verbrecher bestraft werden, deren der sechste Artikel desselben Decrets vom dreizehnten November erwähnt.

23) Alle Polizei-Beamten sollen alle Contraventionsfälle gewissenhaft denunciren, und zugleich jede Contravention den Sanitäts-Beamten, diese aber, wenn die Strafe des vierten Artikels dadurch verwürkt ist, dieselbe dem nächsten Appellations-Tribunal auf die erforderliche Weise anzeigen.

ten Häfen Spaniens, wo sich das Fieber ganz unstreitig herschreibt, über das Meer zuerst nach Livorno gebracht worden zu seyn. Wenn diese Thatsache auch bis jetzt nicht völlig klar zu machen und zu beweisen ist, so ergiebt sie sich wenigstens als Resultat aus den erhaltenen Berichten und aus erwiesenen Umständen.

Verbreitung.

Die officiellen Berichte bestimmen das Ende des Septembers als den ersten Zeitpunkt, da sich das Fieber so verbreitete, daſs es beobachtet werden und allgemeine Aufmerksamkeit erregen konnte. Zuerst schien dasselbe sich auf gewisse Straſsen der Stadt einschränken zu wollen, indem die übrigen frei blieben; woraus man den Schluſs zog, daſs die Krankheit sich nicht durch ein Contagium fortpflanze. Allein diese Art der Verbreitung hätte sowohl wegen der Natur eines Contagium, als auch, weil man dasselbe Phänomen oftmals bei andern epidemischen contagiösen Krankheiten, und oftmals bei den Blattern, ja sogar bei der Pest in der Levante beobachtet hat, gerade das Gegentheil beweisen sollen. Da aber hierüber vernachläſsigt wurde, diejenigen Vorsichtsmaaſsregeln zu ergreifen, welche sogleich hätten genommen werden müssen, so sah man die Krankheit sich auch auf diejenigen Straſsen verbreiten, die anfangs vollkommen gesund waren, und bemerkte überdieſs, daſs sie nach einer Prozession von Büſsenden aus Montenero, welche einen groſsen Auflauf des Volks, und dadurch natürlich auch eine häufigere Berührung zwischen Angesteckten und Gesunden veranlaſste, stärker um sich griff. Man sah dieselbe in manchen Familien sich von einem Individuum auf das andere, von den Kranken auf ihre Wärter, Aerzte und Wundärzte fortpflanzen, von denen auch einige das Opfer der Krankheit geworden sind. Da man nun deſshalb nicht behaupten kann, daſs die Krankheit zu denjenigen gehöre, welche am weitesten und schnellsten um sich greifen, wie dieses die langsame Verbreitung derselben innerhalb der Stadt, und ihre, wenigstens bis auf diesen Zeitpunkt und der Schläfrigkeit ungeachtet, womit die nöthigen Maaſsregeln in dem übrigen Königreiche Etrurien genommen wurden, nicht eingetretene Verbreitung nach auſsen beweiſst, so ist es nöthig anzunehmen, daſs dieses Contagium nicht zu dem diffusibelsten gehöre; und daſs die Uebertragung desselben, wenigstens in den meisten Fällen, häufiger von einer inficirten Person auf eine Gesunde, als mittelbar durch andere Gegenstände geschehe; durch welche letzte Art der Mittheilung ein Contagium immer am schnellsten und weitesten verbreitet werden muſs. Der letzte Umstand scheint auch den Grund zu enthalten, warum sich dieses Fieber, sowohl in Spanien als im Amerika, bekanntermaſsen allein auf die Seeküsten beschränkt hat, d. h. auf solche Orte, wohin vermittelst des Meers gerade gegenwärtig kranke Subjecte und neuerdings angesteckte Sachen, am leichtesten transportirt werden können; es scheint ferner hierin der Grund zu liegen, warum die Verbreitung des neuen Contagiums in den vereinigten Staaten von Amerika, die dasselbe in einer groſsen Ausdehnung und binnen wenig Jahren bekam, und noch eine ziemlich lange Zeit eine freie und ununterbrochene Handelsverbindung mit denjenigen Gegenden unterhielten, von welchen dies Contagium sich ursprünglich herschrieb, so langsam erfolgte. Man könnte hieraus leicht den irrigen Schluſs ziehen, daſs dasselbe an den Seeküsten endemisch sey. Doch kömmt es in dieser seiner Art, sich zu verbreiten, vollkommen mit dem Contagio des europäischen Petechialfiebers überein, welches, obgleich es sich auf Spitäler, oder Gefängnisse, oder Schiffe, oder Kriegeslager, oder auch auf gewisse Gegenden einschränken kann, in welchen es Gelegenheit findet, sich zu entwickeln, doch nicht mit Grund daselbst endemisch, oder diesen Orten ausschliefslich eigenthümlich genannt werden kann.

Symptome.

Verschiedene Symptome beim Ausbruche dieser Krankheit kommen mit denjenigen überein, welche den Ausbruch des bösartigsten Typhus begleiten; z. B. eine schmerzhafte Zerschlagenheit in den Muskeln, vorzüglich in den Schultern, in den Knien und Waden; Anfälle von Frost, die bald vorübergehen und von einer mehr oder weniger beträchtlichen Hitze gefolgt werden; ein äufserst heftiger Kopfschmerz und ein harter frequenter Puls. Allein wenn auch diese ersten Symptome mit denen des Typhus überein kommen, so unterscheiden sie sich nicht allein durch ihre Heftigkeit, sondern für den aufmerksamen Beobachter noch insbesondere dadurch von denselben, dafs sie plötzlich ausbrechen, und nach dem ersten Paroxysmus gewifsermafsen eine Intermission von vier und zwanzig Stunden beobachten. Der Paroxysmus erneuert sich alsdann mit einer steigenden Heftigkeit; Patient zeigt die gröfste und unaufhörliche Unruhe in allen Gliedern, der Puls nimmt zu an Frequenz und Härte; dabei ist dennoch der Durst gering, es stellt sich ein gallichtes gelblich grünes Erbrechen oder Würgen ein, der Mund ist schleimig überzogen, die Zunge weifs belegt, das Gesicht roth und aufgetrieben; dabei sind die Augen glänzend, die Gefäſse der Conjunctiva mehr oder weniger strotzend von Blut, wie beim Anfange einer Ophthalmie; der Unterleib ist verstopft und durch die würksamsten Purganzen nicht zu eröfnen. Dieser Zustand bildet die erste Periode der Krankheit, von zwei oder drei Paroxysmen, nach welcher als eine besonders merkwürdige, diesem Fieber eigenthümliche Erscheinung, eine täuschende Periode der Ruhe eintritt, durch welche der Kranke verleitet werden könnte, sich für geheilt zu halten, und ein nicht gehörig unterrichteter Arzt, dasselbe Urtheil zu fällen. Zu diesem Zeitpunkte zeigt sich verschiedenemale Nasenbluten; der Unterleib bleibt zwar weich in der Gegend des *Scrobiculi cordis* und des *Hypochondrii dextri* aber noch immer bei der Berührung empfindlich; der Urin zeigt bis jetzt, ausgenommen, daſs er etwas gelblicher ist, nichts besonderes. Diese Periode der Ruhe dauert vier und zwanzig, höchstens sechs und dreiſsig Stunden, nach deren Verlauf nun die rapideste Verschlimmerung einzutreten pflegt: nemlich die gröſste Unruhe, anfangende Beängstigung der Respiration, ein äusserst kleiner und bald nicht mehr zu fühlender Puls; das Weiſse im Auge fängt an gelb zu werden, und diese gelbe Farbe verbreitet sich auf das schleunigste über das Gesicht, die Brust und selbst über den ganzen Körper; es stellt sich wieder Erbrechen ein, und zwar von schwarzen ziemlich consistenten Stoffen, die den Excrementen ähnlich sind. Bei einigen zeigt sich auch Ischurie. Nun erfolgt Schluchzen, Irrereden, zitternde Stimme. Manchmal beobachtet man statt des Irreredens, einen hohen Grad von *Coma vigil*, und oft schien das Irrereden in gleichem Grade mit der gelben Farbe der Haut zuzunehmen. Bei den heftigsten Delirien hat man die Patienten auch wohl aus dem Bette springen sehen, mit mörderischen Angriffen auf sich selbst und mit einem Abscheu gegen alles Getränk, gleichsam, als wenn sie an der Hundeswuth litten. Diese letzte Periode endigt sich schleunig mit dem Tode. Nach Verschiedenheit der Umstände bemerkt man manche Abweichungen hievon, in Ansehung der Heftigkeit des Wechsels und der Folge der Symptome, welche jedoch keinen wesentlichen Unterschied in den Symptomen machen. Wenn die Krankheit nicht in den ersten Tagen tödtlich wird, sondern sich bis zur zweiten, dritten Woche in die Länge zieht, wie dieses nach den erhaltenen Berichten gegenwärtig der Fall seyn soll, zu Anfang der Epidemie aber nicht der Fall gewesen ist, so hat man gröſsere Hofnung zur Herstellung.

Bei der Leichenöffnung hat man insbesondere eine bedeutende krankhafte Veränderung der Leber entdeckt, insbesondere einen innern Sphacelus dieses Eingeweides, zugleich aber auch Brandflecken im Magen und Darmkanal. Vergleicht man als Arzt diese Beschreibung der Symptome, welche das Resultat der sorgfältigsten Beobachtung an Ort und Stelle wiederholter Leichenöffnungen ist, mit der Beschreibung des *Typhus icterodes* des *Sauvages*, *Cullens* und anderer Nosologen, und mit der Beschreibung des amerikanischen gelben Fiebers, welche uns in den letzten Zeiten von verschiedenen amerikanischen Aerzten *Chisholm*, *Currie*, *Moseley*, *Harles* und andern, insbesondere aber von *Rush* geliefert worden ist, so wird man kein Bedenken tragen einzugestehen, daſs das Fieber in Livorno dasselbe sey, welches in Spanien, Amerika und denjenigen Ländern herrscht, von welcher dieses Fieber nach Amerika gekommen ist.

Charakter dieses Fiebers.

Für Kunstverständige scheint wohl der

antentzündliche Charakter dieses Fiebers außer allen Zweifel erwiesen zu seyn, sowohl nach allen den Symptomen, welche die erste Periode bezeichnen, als auch nach denjenigen, welche sich in den folgenden Perioden einfinden, und welche genau dieselben Symptome sind, die den Ausgang der heftigsten Entzündung, das heißt, den Uebergang der entzündeten Theile in Gangraena und Sphacelus bezeichnen.

Curmethode.

Die Curmethode müßte eigentlich über den bis jetzt angegebenen Charakter, sowohl des gelben Fiebers überhaupt, als des Livornesischen insbesondere, weitern Aufschluß geben. Allein was das Fieber zu Livorno betrift, so haben wir bis jetzt nur unvollkommene Erzählungen, von mannigfaltigen und wenig heilsamen Heilungsversuchen erhalten; und die selten erfolgte Heilung scheint mehr das Resultat einer von selbst erfolgten Entscheidung solcher Krankheitsfälle zu seyn, die nicht unter die gefährlichsten und tödtlichsten gehörten, als einer in der That zweckmäßigen und würksamen Behandlung. Und dem Anscheine nach, würde in dieser Rücksicht der Ausgang des gelben Fiebers mit demjenigen übereinkommen, den ziemlich häufig auch das Petechialfieber und andere von besonderen Contagien herrührende Fieber, z. B. bei den Blattern, den Masern und den Scharlach so weiter nehmen, bei welchem der Beobachter durch eine von selbst, ohne alle Behandlung, erfolgende Entscheidung der Krankheit, auf das unerwartetste und zum größten Glück des menschlichen Geschlechts überrascht wird. Was jedoch das Resultat des amerikanischen gelben Fiebers anbetrift, so setzt der entschiedene Nutzen der antiphlogistischen Heilmethode und der Nachtheil der Reizmittel z. B. des Opiums, des Kampfers, der China, des Weins, bei demselben nach den glaubwürdigsten Beobachtungen von *Rush* und vielen andern, den angezeigten entzündlichen Charakter des gelben Fiebers ausser allen Zweifel. Eine Bestätigung hiefür, liefert auch die von *Rush* unternommene glückliche Anwendung des Mercur bei demselben, indem dieser zuförderst sich vorzüglich auf die Anwendung des Calomel in Verbindung mit Jalappe, in beträchtlichen und so oft wiederholten Dosen, daſs dadurch reichliche Stuhlausleerungen bewürkt wurden, beschränkte und überdies auch zugleich alle übrigen Mittel der antiphlogistischen Methode z. B. das Aderlaſs, nach Beschaffenheit der Umstände selbst zu wiederholten malen, wässerigtes Getränk, eine magere Diät und Kälte anwandte. Was die mannigfaltigen Widersprüche anbetrift, die zwischen den amerikanischen Aerzten selbst, sowohl in Betreff des Charakters, als auch der Behandlung dieses Fiebers obwalten, indem sie nicht allein in den Meinungen, sondern auch in Thatsachen von einander abweichen, ja sogar sich widersprechen, so wird es leicht seyn, die Ursache hievon, sowohl in der Schwierigkeit und Neuheit des Gegenstandes, als in der Unvollkommenheit der Beobachtungen zu finden, welche gröſstentheils mit dem blindesten Empirismus und falschen Vorurtheilen unternommen wurden.

5.

Italienische Republik.

Novara, den 21. November 1804. Im Jahre III.

Die Sanitäts-Commission des Departements von Agogna an die Bewohner desselben.

Die strengste Wachsamkeit der Regierung, die gröſste Entfernung und alle nur möglichen Vorsichtsmaaſsregeln, werden nur zu oft vereitelt, und reichen nicht hin, das öffentliche Wohl gegen solche zu sichern, die nur auf ihre eigene Rettung bedacht, das Unglück nicht bedenken, in welches ihre Schritte ganze Nationen stürzen können.

Aus diesem Grunde muſs jeder einzelne Bewohner des Departements sich mit den bestellten Obrigkeiten, zur Vertheidigung und zum Schutze Aller, gegen diejenigen verbinden, welche das öffentliche Wohl in Gefahr bringen, und dieselben ohne Verzug bei der Behörde anzeigen.

Es ist möglich, daſs sich zufällig schon einige solche Subjecte unter uns befinden, welche aus Gegenden kamen, wo die Epidemie wüthete und das Verderben von da mit sich brachten.

Sollten sich auch einige von den Bezeichneten eingeschlichen haben, in der Meinung, der Wachsamkeit des an den Gränzen von Etrurien gezogenen Cordons entgangen zu seyn, so wird man sie dennoch ausfindig zu machen wissen, und wenn sie ihre Gesundheit nicht auf die erforderliche Weise darzuthun vermögen, von allen übrigen absondern.

Wagen und Thiere werden als Mittel angesehen, durch welche der Ansteckungsstoff verbreitet werden kann.

Es würde daher ein vergeblicher Versuch

seyn, wenn Jemand dergleichen mit seiner Person aus dem Departement führen wollte, ohne mit einem Gesundheitsatteste versehen zu seyn, da dieser erforderlich ist, um in andern Departements aufgenommen zu werden, indem diese dieselben Maafsregeln ergriffen haben.

Solche Gesundheitsatteste sollen von der Sanitäts-Commission, an allen denjenigen Orten ausgetheilt werden, wo sich Polizei-Behörden, Stadtrichter und Räthe befinden, welche dieselben unterzeichnen sollen, falls nemlich ein Mitglied der Municipalität und ein Arzt des Orts, oder aus der Nachbarschaft, sowohl die Personen als Wagen und Thiere vermittelst einer besondern Declaration für unverdächtig und gesund erklärt hat.

Die Municipalitäten sollen einen Ort anweisen, wohin jeder Verdächtige, nebst seinen Sachen der Bestimmung des Präfecten gemäfs gebracht werden soll, und wenn dergleichen vorkommen, sogleich der Sanitäts-Commission davon Nachricht geben.

Die Polizei jeder Gemeine ist verpflichtet, die Gesundheitsatteste derjenigen, welche das Departement betreten, zu prüfen und zu bestätigen.

Wenn diese Gesundheitsatteste revidirt sind, werden sie entweder zurückgeschickt oder *ad depositum* genommen, wenn diejenigen, denen sie gehören, nach dem Urtheile Sachverständiger wegen ihrer Gesundheit verdächtig werden sollten, in welchem Falle auch ihre Sachen zurückbehalten und streng bewahrt werden sollen, bis auf weitere Untersuchung der Sanitäts-Commission.

Die Aerzte sowohl als die Wundärzte sind bereits aufgefordert, ihre Aufmerksamkeit zu verdoppeln, und den Charakter derjenigen Krankheiten, welche sie behandeln, näher zu prüfen. Sie sind auch bereits mit der Commission in Verbindung getreten.

Ueberhaupt bemüht sich dieselbe eifrigst, durch alle nur mögliche Mittel das Wohl ihres Departements zu sichern. Sie hegt zu den Bewohnern desselben das feste Vertrauen, daß jeder dazu hülfreiche Hand leisten will. Die Thätigkeit der Regierung, unterstützt durch den Eifer jedes einzelnen Bürgers, wird die Commission durch den schleunigsten Bericht bei jeder bevorstehenden Gefahr, und durch thätige Mitwürkung zur Abwendung des schrecklichen Ereignisses für die Menschheit unterstützen.

Cattaneo, Präsident,
Gautieri. Basilico. Ferraroli. Deagostini.
Carboni, Secretär.

6.

Italienische Republik.

Novara, den 22. November 1804. Im Jahre III.

chreiben des Präfecten des Departements von Agogna an die Municipalitäten, Stadtrichter und Räthe, denen die Polizei jedes Orts respective obliegt.

Wenn gleich die ansteckende Krankheit, elche sich in Livorno gezeigt hat, glückoherweise fern von uns ist, so ist dennoch öthig, alle nur möglichen Vorsichtsmaaſsreeln zu ergreifen, um die Verbreitung derselen zu verhüten, und die weisen Maaſsregeln ı unterstützen, welche zu diesem Zwecke ereits von der Regierung ergriffen woren. Dieses macht es mir zur Pflicht, den inzeln Municipalitäten, Stadtrichtern und Räıen, denen die Polizei jedes Orts in dem Deartement obliegt, bei der strengsten Verantortlichkeit, die sorgfältigste Beobachtung folender Vorschriften anzuempfehlen:

I. Jede Municipalität, jeder Stadtrichter der Rath, muſs die practisirenden Aerzte und Vundärzte in der ihm untergebenen Gemeine verpflichten, darauf zu wachen, ob unter den ihrer Behandlung anvertrauten Patienten irgend einer befindlich, an welchem sich auch nur das geringste Symptom einer besondern oder ansteckenden Krankheit zeigt, und in einem solchen Falle sogleich die Polizei-Behörde des Orts hievon zu benachrichtigen, auch der Sanitäts-Commission, wegen der ihr obliegenden Pflichten, einen sorgfältigen und detaillirten Bericht davon zu erstatten, sogleich aber die gehörigen Mitteln anzuwenden, und die nöthigen Maaßregeln zu ergreifen, um die Mittheilung einer solchen Krankheit zu verhüten.

II. Jede Municipalität, bei welcher kein Stadtrichter oder Rath befindlich, gleichwie auch diese, sollen innerhalb fünf Tagen nach Empfange dieser Verordnung, in den Gemeinen, wo sie residiren, ein genaues Verzeichniß von allen denjenigen Personen anfertigen, und den Präfecten zustellen, welche vom Anfange des Octobers angerechnet, in ihrer Gemeine angekommen sind, dabei den Ort angeben, woher sie kamen, und insbesondere ob von Livorno oder aus dem Toskanischen, auch dabei bemerken, ob sie Thiere, Wagen oder andere Sachen, und was für welche, mitgebracht haben.

III. Sie sollen sorgfältig darauf wachen, ob diese Personen einer vollkommenen Gesundheit genießen, oder ob sich irgend eine Spur einer Krankheit zeigt; ob sie die Absicht haben in der Gemeine zu verweilen, oder sich nach einem andern Orte zu begeben, und wohin, wann und auf welchem Wege, indem sie zugleich ihre erfolgte Abreise mit allen diesen Umständen anzeigen.

IV. Wenn irgend eine Person oder Sache von Livorno oder aus dem Toskanischen in die Gemeine kömmt, so soll die Municipalität, oder die erwähnte Polizei-Behörde derselben dafür sorgen, dieselben in Arrest zu nehmen, sie an einem abgesonderten und von allen Wohnungen entlegenen Orte bewachen, von einem Arzte untersuchen lassen, ob sie gesund oder inficirt sind; jede Gemeinschaft und Berührung derselben mit anderen Personen verhüten, und von einem solchen Vorgange dem nächsten Polizei-Beamten und der Präfectur mit aller nur möglichen Vorsicht unverzüglich Bericht erstatten. Die genannten Polizei-Behörden sollen den Präfekten benachrichtigen, ob in ihrem Gebiete ein passender und von der Gemeine entlegener Ort befindlich sey, in welchem erforderlichen Falls die fremden Ankömmlinge und solche Personen, welche von der ansteckenden Krankheit befallen werden, mit Bequemlichkeit eingeschlossen werden können.

V. Wenn es sich ereignen sollte, dafs irgend eine von diesen Personen stürbe, so sind die Municipalitäten, die Stadtrichter und Räthe angewiesen, nicht zu verstatten, dafs die Leichname derselben in ihren Gemeinen oder in die Nähe bewohnter Orte gebracht werden, sondern auf dem Kirchhofe, oder einem andern passenden Orte aufserhalb der Gemeine, schleunigst und mit der strengsten Vorsicht begraben werden.

VI. In dem Falle, dafs irgend ein Bürger, der Aufforderung des Präfecten vom zwei und zwanzigsten dieses gemäfs, und zum Besten des allgemeinen Wohls, der Polizei-Behörde oder Municipalität irgend eine Notiz oder Anzeige mittheilte, oder eine bevorstehende Gefahr in Betreff der ansteckenden Krankheit anzeigte, so soll die Municipalität oder Polizei-Behörde die Spuren einer solchen Anzeige sorgfältig verfolgen, dieselbe mit Vorsicht zu verificiren suchen und der nächsten Central-Polizei-Behörde, und wenn der Gegenstand dringend und wichtig ist, selbst der Präfectur davon unmittelbar Nachricht geben, um ihre Maafsregeln zu ergreifen.

Ich empfehle allen Municipalitäten und Polizei-Beamten die prompte unverbrüchliche Befolgung dieser Vorschriften, um jedem Nachtheile in jedem nur möglichen Falle voreugen, auf das dringendste; und wenn es ich bei der gegenwärtigen Lage der Dinge, wir bis jetzt von jeder Gefahr frei gewe-, überflüssig scheinen könnte, so dürfen ch alle nur möglichen Vorsichtsmaafsre-n nicht vernachlässigt werden, deren zei-e Anwendung das Departement vor dem recklichsten Unglücke bewahren können, sie hingegen vernachlässigt vergeblich seyn üchten.

Paravizini.

Bazzoni, Secretär.

7.

eglement für die Lazarethe, welche provisorisch in dem Departement von Agogna errichtet werden sollen.

§. I.

Beschaffenheit und Locale eines solchen Lazareths.

) Das Lazareth für die der Ansteckung Verdächtigen, besteht in einem geräumigen, luftigen und gesunden Quartier, welches gehörig entlegen und aus einer gehörigen Anzahl von

Zimmern, Sälen und Magazinen besteht, die sämmtlich vollkommen von einander abgesondert sind, oder doch sogleich ausser aller Communication gesetzt werden können, durch welche die Individuen, welche auf verschiedene Art Contumaz halten müssen und diejenigen, welche zur Bedienung bestimmt sind, in Berührung kommen könnten.

2) Ein solches Lazareth hat zwei Thüren, deren eine für die Verdächtigen und den Gesundheits-Aufseher, welcher mit jenen Contumaz hält, die andere aber für den Ober-Aufseher, den Unter-Aufseher und die übrigen Diener des Lazareths bestimmt ist, welche noch insbesondere von dem Ober-Aufseher des Lazareths instruirt werden.

3) Zunächst bei der ersten Thür befindet sich ein etwas abgelegener Ort, wohin die Verdächtigen nach und nach, aber doch immer mehrere auf einmal von dem Gesundheits-Aufseher geführt werden, dem die Aufsicht über dieselben anvertrauet ist. Dieser öffnet ihnen die äussere Thür, und sie werden alsdann mit der gehörigen Vorsicht von dem Unter-Aufseher und dem Rechnungsführer in das Lazareth aufgenommen.

4) Die zweite Thür führt zu einem Saale, in welchem auf der einen Seite sich ein Sprechgitter befindet, das mit doppelten Riegeln und

hlössern inwendig und auswendig versehen
Nur durch dieses ist den Subjecten, wel-
e auf verschiedene Art Contumaz halten,
laubt, mit ihren Genossen und Freunden
h zu unterhalten.

5) Im innern Bezirk des Lazareths sind
n oder mehrere Höfe befindlich, die der
ien Luft, welche für das Wohl der Con-
maz-Haltenden unentbehrlich ist, den Zu-
tt verstatten.

6) Der mehr entlegene Theil des Hauses
: zum Hospital für diejenigen Contumaz-
altenden bestimmt, welche erkranken oder
ipäfslich werden und defshalb von den übri-
n abgesondert werden müssen.

7) Noch ist ein grofser abgesonderter
aal oder Raum vorhanden, der nur mit Git-
rn verschlossen und sehr luftig ist, um in
emselben die Effecten der Contumaz-Halten-
en auszulüften.

8) Die Wohnung für den Unter-Aufseher
es Lazareths ist in dem entlegensten Theile
esselben, aber doch innerhalb des Bezirks
er Quarantaine-Anstalt.

9) Die Wohnung des Ober-Aufsehers aber
iegt aufserhalb dieses Bezirks, jedoch in der
Nachbarschaft des Lazareths. In derselben lo-
giren auch der Rechnungsführer und die übrigen Diener des Lazareths, welche irgend verdächtig sind.

10) Die Militär-Wache befindet sich i dem untern Stockwerke der Wohnung de Ober-Aufsehers.

§. II.

Obere und untere Dienerschaft desselben.

1) Das Lazareth der Verdächtigen ste unter der Leitung eines Ober-Aufsehers. Die ser hat unter seinem Befehle einen Unter-A ser, einen Rechnungsführer, drei Reinigun Officianten, eine hinlängliche Anzahl Gesund heits-Aufseher und die Militär-Wache de Lazareths.

2) Befinden sich bei demselben ein Arz und ein Wundarzt, welche so wie auch die Diener des Lazareths, die für den Augenblic nöthig sind, provisorisch von dem Ober-Au seher ernannt und angestellt werden könne

§. III.

Dauer und Gesetze der Contumaz.

1) Die Dauer jeder Contumaz wird vo der Sanitäts-Commission jedes Departemen bestimmt, je nachdem der Ort, von we chem die Contumaz-Haltenden herkomme mehr oder weniger Verdacht der Ansteckun erregt.

2) Diejenigen, welche von Livorno kom men, müssen dreifsig Tage in dem Lazarethe

aushalten, bis auf weitere Disposition. Alle übrigen aber wenigstens zwanzig Tage.

3) Kein verdächtiges Individuum darf den Gesundheits-Cordon überschreiten und in das Departement kommen, um in das Lazareth aufgenommen zu werden, ohne einen beigebrachten Befehl der Sanitäts-Commission des Departements.

4) Alle verdächtigen Subjecte, welche Contumaz halten sollen, müssen, ehe sie den Cordon überschreiten, dem Aufseher ihre Kleidungstücke und nicht verdächtigen Effecten anzeigen, deren sie zu bedürfen glauben.

5) An dem entlegenen Orte, der sich zunächst an dem Eingange für die Verdächtigen befindet, müssen dieselben ihre Kleider und Sachen ablegen.

6) Der Unter-Aufseher läſst ein Verzeichniſs dieser Sachen aufnehmen, die Effecten selbst aber in eine verpichte Kiste legen, welche darauf nach dem Reinigungssaale gebracht wird.

7) Jeder Diebstahl, welcher in dem Bezirke des Lazareths begangen wird, soll auf das strengste geahndet werden.

8) Jedes verdächtige Subject wäscht sich an demselben Orte, über den ganzen Körper mit Wasser und Essig, und bedient sich der Schwämme, welche zu diesem Behufe vorhan-

den sind. Das Waschwasser selbst ist warm, oder wenigstens lau.

9) Die Administration des Orts oder des Districts liefert denjenigen, von denen erwiesen ist, daſs sie nicht die Mittel besitzen um das Nöthige herbeizuschaffen, nichts wie Hemden, Schuhe, Kamisöler, Pantoffeln und Matratzen.

10) Nachdem diese neue Kleidung angelegt ist, verfügt sich die vorhandene Zahl der für die Contumaz bestimmten zu dem Quartiere, welches ihnen von dem Aufseher angewiesen ist, von ihrem Gesundheits-Aufseher begleitet.

11) Keiner der Contumaz-Haltenden darf sein Quartier verlassen, ohne Erlaubniſs des Oberaufsehers.

12) Nach beendigter Contumaz waschen sich diejenigen, welche das Lazareth verlassen sollen, abermals in dem Quartiere, welches sie bewohnen, legen ihre vorigen einstweilen gereinigten Kleidungsstücke an, werden beim Ausgange des Lazareths von dem Arzte in Gegenwart des Ober-Aufsehers untersucht, und erhalten ein geschriebenes Attest ihres vollkommenen Wohlseyns, welches von dem Arzte und dem Ober-Aufseher des Lazareths unterschrieben ist.

13) Wenn irgend einer von den Contumaz

maz-Haltenden anzeigt oder verräth, dafs er sich übel befindet, so wird die Entlassung aller derjenigen, welche dasselbe Quartier bewohnen, suspendirt. Der Kranke wird von allen übrigen abgesondert, und die Contumaz aller derjenigen, welche ein Quartier mit ihm bewohnen, verlängert.

14) Zu welchem Zeitpunkte der Contumaz auch irgend eines von den verdächtigen Subjecten krank werden mag, so tritt doch das fünfte Gesetz des eilften Artikels immer in seine volle Gültigkeit.

15) Die Contumaz-Haltenden müssen, wenn sie auch zu einer und derselben Contumaz gehören, alle Berührung unter einander sorgfältig vermeiden.

16) Demnach wird jede Berührung unter den Contumaz-Haltenden, oder unter den Wärtern der verschiedenen Contumazen streng bestraft.

17) In diesem Falle wird die Quarantaine, welche für alle in der Contumaz eingeschlossenen und sich aufhaltenden Personen vorgeschrieben ist, von neuem wieder angefangen.

18) Alle in der Contumaz eingeschlossenen Personen dürfen keine Vertheidigungswaffen heimlich bei sich führen, sondern müssen sie angeben, und bei schwerster Strafe für jeden Uebertretungsfall deponiren.

19) Ueberhaupt wird jeder Mangel an Subordination und jede Ungezogenheit auf das schärfste geahndet.

20) Alle Contumaz-Haltenden bezahlen in Geld eine Taxe für die verschiedenen Epochen der Quarantaine. Diese fliefst in die Casse, welche der Ober-Aufseher zu diesem Zwecke führt.

21) Alle Unkosten für die Nahrungsmittel und für alle Bequemlichkeiten, welche die Contumaz-Haltenden sich verschaffen, fallen ihnen anheim.

22) Alle einheimischen Verdächtigen werden, wenn sie hülfsbedürftig sind, von der öffentlichen Administration oder dem Districte unterstützt.

§. IV.

Polizei des Lazareths.

1) Aufser diesen den Contumaz-Haltenden und den Dienern des Lazareths obliegenden Pflichten, darf niemand, wer es auch sey, welcher sich in demselben aufhält, auch nicht die geringste Kleinigkeit, aus den innern oder äufsern Fenstern werfen.

2) Bis zu Tagesanbruch sind alle Zimmer der Contumaz-Haltenden verschlossen.

3) Nichts kann daher aus dem Lazarethe in den Hof der Contumaz desselben kom-

men, auch nicht Briefe, bevor dieselben nicht geräuchert worden.

4) Nichts kann in das Lazareth gebracht werden, als durch den Eingang mit Erlaubniſs des Ober-Aufsehers und in Gegenwart des Unter-Aufsehers.

5) Alle Orte, Säle und Höfe, werden von den durch dem Ober-Aufseher dazu beauftragten Personen reinlich erhalten.

6) Alle Personen in jedem Quartiere der verschiedenen Contumazen, sollen regelmäſsig bei Namen angerufen werden.

7) Jedes Quartier, jeder Saal und jeder andere Ort sollen bestimmt numerirt werden, damit sie leicht bezeichnet und unterschieden werden können.

8) Die Contumaz-Haltenden von verschiedenen Contumazen, dürfen sich niemals zu gleicher Zeit an dem Sprachgitter einfinden, oder in einen und denselben Hof gehen.

9) Alle Verordnungen, die jedermann betreffen, sollen an den innern und äuſsern Barrieren des Lazareths angeheftet werden.

10) Jedes Quartier, welches durch den Abgang von Contumaz-Haltenden, die dasselbe bewohnten, erledigt worden, wird gelüftet, gewaschen und ausgeräuchert, bevor neue Ankömmlinge logirt werden.

§. V.

Pflichten des Ober-Aufsehers.

1) Alle Individuen, welche zu dem Lazarethe gehören, stehen unter dem strengsten Befehle des Ober-Aufsehers. Er ist daher verantwortlich für die Vollführung und Beobachtung der Gesetze, und derjenigen Verordnungen, welche sich auf den Dienst des Lazareths beziehen.

2) Der Ober-Aufseher denunziirt einen jeden, der sich eines Vergehens schuldig macht und ist bevollmächtigt, Gefängnifsstrafe aufzuerlegen, indem er sogleich der Commission des Departements davon Anzeige macht.

3) Mit dieser correspondirt er täglich, meldet alles wichtige, welches in dem Lazarethe vorgefallen, macht den Ueberschlag der Bedürfnisse für dasselbe, und unterzeichnet und revidirt den monatlichen Bestand seiner Untergebenen und alle Berechnungen des Rechnungsführers. Aufserdem meldet er das Ende jeder Quarantaine fünf Tage zuvor, indem er den Tag anzeigt, wo der Umgang frei gegeben wird.

4) Der Ober-Aufseher hat den Rechnungsführer, als eine Hauptperson der Dienerschaft anzusehen.

5) Er ist bevollmächtigt den Unterhändler des Lazareths zu ernennen, und alle die

Maafsregeln zu ergreifen, durch welche die Subsistenz der Contumaz-Haltenden gesichert, und die Heilsamkeit des Verhaltens der Contumaz Haltenden und der Dienerschaft befördert wird.

6) Er beruft den Arzt und den Wundarzt so oft in den Bezirk des Lazareths, als es für die Dienerschaft oder die Contumaz-Haltenden erforderlich ist. Doch muſs er jene begleiten, und immer bei ihren Besuchen gegenwärtig seyn, um sich zu überzeugen, daſs die nöthige Vorsicht angewendet worden, ohne welche er den freien Umgang nicht gestatten kann.

7) Eben so muſs auch der Ober-Aufseher in dem Hospitale des Lazareths die Geistlichen empfangen.

8) Jedermann der in das Lazareth zu kommen wünscht, um irgend einen der Contumaz-Haltenden Gesellschaft zu leisten, muſs hiezu zuvor die Erlaubniſs der Sanitäts-Commission des Departements einholen, und sich zugleich der Quarantaine in ihrem ganzen Umfange unterwerfen.

9) Der Ober-Aufseher weiset die Quartiere zu den verschiedenen Contumazen an: er kann sich die Schlüssel von allen Quartieren abliefern lassen, behält aber den Schlüssel zu dem Eingange des Lazareths für die

veniens, welche an den Barrieren des Sprachzimmers vorfallen könnte, wenn verdächtige Subjecte sich daselbst aufhalten, um Speisen und Getränke zu erhalten, oder um sich andere Dinge in das Lazareth bringen zu lassen.

11) Der Unter-Aufseher muſs sich des freien Umganges enthalten. Wenn er aus Unvorsichtigkeit verdächtige Individuen oder Sachen zufällig berührt hätte, so muſs er hievon sogleich dem Ober-Aufseher Anzeige machen und sich der Contumaz unterwerfen. Sollte er aber jenes Factum verbergen und verheimlichen, so reicht eine einzige Anzeige hin, ihm den strengsten Prozeſs zu machen, und ihn, falls er schuldig befunden wird, auf das allerstrengste zu strafen.

§. VII.

Pflichten des Rechnungsführers.

1) Der Rechnungsführer hat als eine Hauptperson unter den, dem Ober-Aufseher Untergebenen, das ganze Rechnungswesen des Lazareths unter Händen.

2) Er führt alle die Bücher, in welchen die Ausgabe und Einnahme, die Summen, welche von der öffentlichen Administration des Orts oder des Districts, so wie auch von den Contumaz-Haltenden aufgewandt worden, die Ausgaben, welche von dem Ober-Aufseher an

gefunden worden, die Schuld der Contumaz-Haltenden, die sowohl in dem Lazarethe vorhanden, als auch die zur Reinigung bestimmten oder schon abgelieferten Effecten und Meublen, und die Besoldung der Diener des Lazareths, die er selbst auszahlt, wie alle andere baare Ausgaben berechnet und verzeichnet werden.

§. VIII.

Pflichten der Gesundheits-Aufseher.

1) Eine gewisse Anzahl dieser Aufseher wohnt in dem Hause des Ober-Aufsehers, um alle Befehle, welche er geben sollte, auszurichten.

2) Der Ober-Aufseher ernennt immer einen von diesen Gesundheits-Aufsehern für jede Compagnie von Contumaz-Haltenden. Wenn diese verdächtig befunden wird, so ist auch ihm der freie Umgang nicht eher erlaubt, als bis er den ihm anvertraueten Contumaz-Haltenden verstattet wird.

3) Diese Aufseher müssen allen Gesundheits-Réglements, allen Befehlen des Ober-Aufsehers und des Unter-Aufsehers genaue Folge leisten, und darauf wachen, daſs dieses auch von allen übrigen geschieht.

4) Diejenigen Aufseher, welche in den verschiedenen Contumazen vertheilt werden,

dienen zugleich dazu, alle Anliegen der Contumaz-Haltenden dem Unter-Aufseher anzuzeigen. So oft die Gesundheits-Aufseher ihr Quartier verlassen, verschliefsen sie die Thür von aufsen.

5) Sie begleiten ferner diejenigen Contumaz-Haltenden, welche ihr Quartier verlassen, um sich an das Sprachgitter zu begeben, oder um eine Promenade zu machen, und bringen ihnen ihre verschiedenen Bedürfnisse, welche sie an den Barrieren erhalten.

6) Andere von diesen Gesundheits-Aufsehern sind insbesondere beauftragt, das Lazareth zu untersuchen, zu reinigen, zu räuchern, und in Ordnung zu erhalten, und andere Dienste zu verrichten, die ihnen von dem Ober-Aufseher aufgetragen werden.

7) Einer von diesen Aufsehern wacht die ganze Nacht, in einem Zimmer im Mittelpunkte des Lazareths, und ein anderer aufserhalb der Barriere. Der erste wird vermittelst einer Klocke benachrichtigt, in dieses oder jenes Quartier zu kommen, wenn irgend einer von den Eingeschlossenen ein dringendes Bedürfnifs zu befriedigen hätte. Dieser benachrichtigt auch den Unter-Aufseher oder die andere Wache aufserhalb der Barriere, wenn die Dazwischenkunft des Ober-Aufsehers erforderlich ist.

§. IX.

Ueber die Militär-Wache des Lazareths.

1) In dem Hause des Ober-Aufsehers liegt eine hinlängliche Militär-Wache. Diese stellt zwei Schildwachen an beide Thüren des Lazareths.

2) Die Befehle und Aufträge werden demjenigen, der diese Wache commandirt, von dem Ober-Aufseher gegeben.

§. X.

Ueber den Dienst im Reinigungs-Saale.

1) Dieser Saal ist vermittelst zweier in gehöriger Entfernung von einander angebrachter Barrieren in zwei Theile getheilt, und hat zwei Eingänge, welche von beiden Seiten mit Gittern verschlossen sind.

2) Die eine Abtheilung des Saals sowohl als die andere, ist mit grossen Behältern, Kübeln, Tonnen, Kesseln, kleinen Oefen, Eimern, Haken, Fächern, eisernen Stangen, Schwämmen, Wasser, Kalck, Harz u. s. w. versehen.

3) Zu dem Dienste in dem Reinigungs-Saale sind wenigstens drei Reinigungs-Knechte erforderlich, von denen zwei Subalterne und der dritte, als der Vorsteher von diesen, insbesondere für die Effecten verantwortlich ist, die ihm anvertraut werden.

4) Einer von diesen drei Reinigungs-Knechten hält Contumaz; dem Vorsteher und dem andern ist der Umgang erlaubt. Der Contumaz-Haltende wohnt in der ersten Abtheilung des Reinigungs-Saals, und steht unter der Aufsicht eines Gesundheits-Aufsehers. Die beiden andern verrichten ihre Dienste in der zweiten Abtheilung desselben Saals.

5) Alle Reinigungs-Knechte sind in Wachsleinewand gekleidet, und tragen Handschu von Maroquin.

6) Die zu reinigenden Effecten werden nun unter Begleitung des Unter-Commissärs in den ersten Saal gebracht, und den Reinigungs-Knechten in aller Gegenwart, jedoch mit der gehörigen Vorsicht zugezählt.

7) Das über die Effecten von dem Unter-Aufseher aufgenommene Verzeichniſs, wird von dem ersten Reinigungs-Knechte, nachdem er alles gehörig nachgezählt und in Empfang genommen, unterschrieben. Alle Effecten werden mit Zahlen bezeichnet, welche der Contumaz-Haltende Reinigungs-Knecht an dieselben heftet, während der erste Reinigungs-Knecht sie in das Verzeichniſs einträgt, um sie nach der Reinigung leicht auffinden zu können.

8) Der Contumaz-Haltende Reinigungs-Knecht ist daher mit seinem Gesundheits-Aufseher, der ihn bewachen und ihn mit allen

em, was er zu seiner Arbeit bedarf, bedie-
en und beistehen muſs, völlig abgeschnitten.

9) Dieser schreitet nun zur Reinigung al-
er verdächtigen Sachen, nach den drei bekannten Methoden, durch Auslüften, Räuchern, oder durch Eintauchen und Waschen
nach Beschaffenheit der Zeuge oder Effecten,
die gereinigt werden sollen.

10) Das Auslüften besteht darin, daſs man die verdächtigen Effecten, in allen Punkten, sowohl bei Tage als auch bei Nacht, dem ununterbrochenen Strome der Luft, das Räuchern hingegen darin, daſs man die verdächtigen Sachen der Einwirkung von Dünsten aussetzt, die durch die Verbindung von Salzen mit verschiedenen Säuren, oder durch die Verbrennung salinischer Stoffe, welche mit resinösen und harzichten Materien verbunden sind, erzeugt werden. Bei dem Eintauchen und bei dem Waschen werden die verdächtigen Effecten vermittelst reinen Wassers, oder sehr verdünnter Säuren, oder auch vermittelst der Lauge gereinigt.

11) Schachteln, Lappen, Bindfaden, das Papier, worin die Sachen gewickelt, und andere Gegenstände von geringem Werth, werden sogleich verbrannt.

12) Prätiosa, von Gold oder Silber, Geld, Uhren u. s. w., werden sogleich von allen

Seiten mit Schwämmen abgerieben, welche in Wasser, mit Essig vermischt, getaucht, sind, und ohne Verzug dem ersten Reinigungs-Knechte wieder zugezählt, welcher, nachdem er dieselbe Operation in dem ihm angewiesenen Theile des Reinigungs-Saals wiederholt hat, sie dem Ober-Aufseher wieder abliefert, indem er den Empfangschein zurück erhält.

13) Bei der Reinigung aller übrigen Effecten wird die eine Methode vor der andern, oder die eine in Verbindung mit der andern angewendet, und dabei dasjenige streng beobachtet, was das Reinigungs-Reglement hierüber ausdrücklich besagt.

14) Es müssen alle diejenigen verdächtigen Effecten, welche unabänderlich zwei Reinigungen durchgehen müssen, von einer Abtheilung des Reinigungs-Saals in die andern geliefert werden.

15) Alle diejenigen Effecten der Contumaz-Haltenden, welche ihnen im Verlaufe der Contumaz nicht wieder abgeliefert werden, werden notirt und dem Ober-Aufseher abgeliefert, der dafür verantwortlich ist. Jedoch ist hierin alles dasjenige nicht mit begriffen, was hat verbrannt werden müssen.

§. XI.

Pflichten des Arztes, Wundarztes und des Apothekers.

1) Der Arzt, Wundarzt und Apotheker müssen sich in der Nähe des Lazareths befinden, bereit, auf jeden Wink des Ober-Aufsehers herbeizueilen.

2) Der Arzt und Wundarzt können in den innern Bezirk, den die Contumaz-Haltenden bewohnen, geführt werden, jedoch immer unter Begleitung des Ober-Aufsehers des Lazareths, mit der strengsten Vorsicht. Durch jede verdächtige Berührung werden sie genöthiget, sich gleichfalls der Contumaz zu unterwerfen.

3) Die in dem Hospitale des Lazareths vorhandenen Kranken, werden von dem Arzte und Wundarzte in der gehörigen Entfernung gefragt und examinirt.

4) Das Hauptgeschäft des Arztes und Wundarztes der Verdächtigen besteht darin, die wichtigsten Umstände zu beobachten, um darnach den Charakter derjenigen Krankheiten zu bestimmen, welche sich unter den Contumaz-Haltenden zeigen.

5) Jeder Kranke des Lazareths der Verdächtigen bleibt in dem Hospitale, in welchem er sich befindet, wenn seine Krankheit nicht für höchst verdächtig erkannt wird. Im ent-

gegengesetzten Falle wird er in das Hospitz gebracht, welches für die Angesteckten bestimmt ist.

6) Von dem Arzte oder Wundarzte wir die Entfernung bestimmt, welche zwischen den verschiedenen Kranken oder Unpäßlichen in Hospitale des Lazareths, und auch zwischen den zu ihrem Dienste angestellten Personen beobachtet werden muß.

7) Für die pünktliche Befolgung ihrer Obliegenheiten ist der Ober-Aufseher selbst unmittelbar verantwortlich.

8) Der Arzt und Wundarzt behandeln in dem Hospitale des Lazareths die verschiedenen Krankheiten, bei denen kein bedeutender Verdacht der traurigen ansteckenden Krankheit vorhanden ist.

9) Der Arzt und Wundarzt legen, ehe sie den Bezirk der Contumaz-Haltenden betreten, einen langen Mantel von Wachsleinwand oder Wachstaffent an, der sie ganz umhüllt, und schützen sich durch Handschuh von glattem Maroquin.

10) Der Arzt, Wundarzt und Apotheker dürfen niemals zögern dem Winke des Ober-Aufsehers Folge zu leisten.

11) Sie müssen ferner alle die Pflichten gewissenhaft vor Augen haben, welche ihr Stand ihnen auferlegt.

12) Ueber den gewöhnlichen Dienst unterichtet der Ober-Aufseher des Lazareths den Arzt, Wundarzt und Apotheker, welche zur Bedienung derer ihm Untergebenen Contumaz-Haltenden bestimmt sind, vorläufig, indem er hnen die obigen Artikel über ihre Pflichten nittheilt.

13) In dringenden und unvorhergesehenen Fällen, kann der Ober-Aufseher jeden Arzt oder Wundarzt herbeirufen; und wenn n einem solchen Falle eine dringende Einladung des Ober-Aufsehers erfolgt, ist jeder Arzt oder Wundarzt verpflichtet, sich augenblicklich zu dem Lazarethe zu begeben, und oll, falls er dieses unterläſst, der Erlaubniſs u practisiren verlustig seyn.

14) Die Sanitäts-Commission des Departements bürgt den Aerzten, Wundärzten und Apothekern, für die verdiente Belohnung und Bezahlung, und behält sich vor, das wichtigste ber diesen Punkt dem Ober-Aufseher des Lazareths in seiner besondern Instruction vorzuschreiben.

§. XII.

Religions-Uebungen.

1) In der Nähe der Barrieren soll eine Capelle befindlich seyn, wo mehrere Messen elesen werden. Jede Abtheilung der Contu-

ma-Haltenden kann dabei abgesondert gegenwärtig seyn.

2) Die übrigen religiösen Handlungen sollen mit derselben Vorsicht vollzogen werden, welche den Aerzten und Wundärzten vorgeschrieben ist.

Novara, den 27. November. 1804.

Cattaneo. Gautieri. Basilico. Deagostini.
Paravicini, Präfect und Präsident.

8.

Italienische Republik.

Novara, den 28. November 1804. Im Jahre L...

Schreiben der Sanitäts-Commission des Departements von Agogna an die Polizei- und Orts-Obrigkeiten und an die Municipalität des Departements

Während diese Commission beschäftigt ist das Locale derjenigen Orte einzurichten, welche laut des dritten Artikels der Verordnung des Central-Sanitäts-Magistrats vom ... und zwanzigsten dieses, in verschiedenen Punkten des Departements, zum Beruf der Quarantaine angewiesen werden sollen, hat s...

sich schon genöthigt gefunden, Cautelen und Vorsichtsmaafsregeln vorzuschreiben, um einige Personen, die wegen des Orts, woher sie kamen, der Ansteckung von derjenigen Krankheit, welche in Livorno und Spanien herrscht, verdächtig erklärt wurden, zu bewachen.

In Beziehung auf die nöthigen Verordnungen, welche sie sich vorbehält, für jene zur Quarantaine bestimmten Orte zu erlassen, findet sie aber vor allen Dingen nöthig, die Art und Weise zu bestimmen, nach welcher die Polizei- und Orts-Obrigkeiten und die Municipalität, laut des vierten und fünften Artikels der genannten Verordnung vom zwei und zwanzigsten, provisorisch verfahren sollen, wenn sie in ihrer Präfectur in den Fall kommen sollten, entweder Einheimische oder Ausländer, welche heimlich das Gebiet der Republik ohne ein Gesundheits-Attest betreten hätten, oder welche mit Grund in Verdacht zu ziehen wären, dafs sie mit Personen oder Sachen von angesteckten oder verdächtigen Orten in irgend eine Berührung gekommen wären, einzuziehen und an einem abgesonderten oder entlegenen Orte zu bewachen.

Dieses soll auf folgende Weise geschehen:

I. Vorausgesetzt, dafs der hiezu im voraus bestimmte Ort, laut des vierten und fünften Artikels der Verordnung der Präfectur, vom zwei und zwanzigsten dieses, vollkommen abgesondert und von bewohnten Orten entlegen sey, so wird der Verdächtige oder die Verdächtigen mit ihren Sachen, die sie etwa bei sich haben, an dem Orte, welchen die Orts-Obrigkeit hiezu bestimmt hat, eingeschlossen, welche daher zuerst von seiner oder ihrer Ankunft oder Gegenwart innerhalb ihres Gebietes benachricht werden muſs. Die Schlüssel zu den Thüren dieses Ortes werden bei der Municipalität abgeliefert, welche dafür sorgen muſs, daſs jener Ort mit Pallisaden und Wachen umgeben ist, um sowohl bei Tage als bei Nacht jede Annäherung von Personen und Thieren zu verhüten. Die Thiere, welche der Contumaz-Haltende oder die Contumaz-Haltenden bei sich haben sollten, werden, wenn der Eigenthümer es verstattet, mit der gehörigen Vorsicht getödtet und begraben, falls er sich aber widersetzt mit derselben Vorsicht, entweder an demselben Orte, oder doch nahe dabei, auf eine solche Art eingesperrt, daſs sie weder mit Menschen noch Thieren in Berührung kommen können.

II. Der Contumaz-Haltende oder die Contumaz-Haltenden werden von der Polizei des Orts auf das strengste und geheimste examinirt, um ihre Herkunft, den Weg, de ße auf der Reise genommen, die Orte wo sie ich aufhielten, und wie lange sie daselbst erweilten, die Personen, mit welchen sie auf ler Reise in Berührung kamen, und wie ange sie in der Gemeine schon verweilt, in ler sie sich betreten liefsen, in Erfahrung zu ringen.

Er mufs die Kennzeichen, Namen, Vornamen, Vaterland, und den gewöhnlichen Wohnort dieser Personen, und eines jeden angeben, von dem der Contumaz-Haltende weifs, lafs er von einem angesteckten oder verdächigen Orte komme, um unserer Commission ievon schleunigst Anzeige zu machen.

Papiere und Pässe müssen, ehe die Geichtsperson sie liest, zuvor geräuchert werden.

Es kann dieses mit salpetersauren Dämfen, vermittelst der Vermischung von Salpeer und Schwefelsäure bei gelinder Wärme eschehen.

III. Die Municipalität des Orts mufs zum ienst des oder der Contumaz-Haltenden ine Person ernennen, welche dieselben mit ahrungsmitteln und jedem andern erforderchen Lebensbedürfnisse, vermittelst einer isernen und an einem langen Stiele befindchen Schauffel, durch irgend eine Oefnung es Hauses versieht. Gleich darnach aber uufs die Schauffel jedesmal mit Feuer gerei-

nigt werden, und wird alsdann innerhalb de
Barriere der freien Luft ausgesetzt. Mit gle
cher Vorsicht werden auch die vorhanden
Thiere unterhalten.

IV. Effecten und Meubeln, welche zu
Behuf des Contumaz-Haltenden in die ih
angewiesene Wohnung gebracht sind, könn
nicht eher als bis die Contumaz beendigt is
wieder herausgebracht werden.

V. Nichts kann dem Contumaz-Halte
den, es möge auch bestehen worin es woll
anders als in Gegenwart des Anführers de
Wache zugestellt werden, welcher befehlig
ist, die vorgeschriebenen Vorsichtsregeln i
Ausführung zu bringen und zu verhindert
daß der den Contumaz-Haltenden bediene
mit dem Eingeschlossenen in keine Berühru
komme, und falls dieses sich würklich ere
nete, sich seiner zu bemächtigen und der Po
lizei davon Nachricht zu geben, damit die
denselben, gleich wie den ersten, der Con
maz unterwerfe.

VI. Jede Nachlässigkeit oder Unfolgsa
keit von Seiten des Anführers der Wache, i
Ausführung dieses letzten Artikels, muß v
der zunächst unter ihm stehenden Person, be
Vermeidung der in dem Decrete des Staat
rathes vom dreizehnten dieses angedrohten
Strafe, sogleich angezeigt werden.

VII. Alle ähnlichen Vorsichtsmaaſsregeln, welche während der Contumaz zur Sicherung des öffentlichen Wohls erforderlich seyn sollten, werden von einem Beamten der Municipalität gemeinschaftlich mit dem Arzte des Ortes oder der Nachbarschaft ergriffen, wenn in der Gemeine keine Sanitäts-Behörde vorhanden ist, und hinterher unsere Comission davon benachrichtigt, welche sich vorbehält, nach erhaltenem Berichte, diejenigen weitern Maaſsregeln zu ergreifen, welche erforderlich sind.

VIII. Der Contumaz-Haltende muſs von dem Arzte mehrere male täglich untersucht, und der Polizei oder Municipalität Bericht erstattet werden, in welchem Zustande sich der Contumaz-Haltende oder die Contumaz-Haltenden befinden, damit jene oder diese dem gemäſs unsere Commission zwei mal wöchentlich, oder falls die Krankheit sich entwickelte, auch durch einen expressen Boten benachrichtigen kann.

Cattaneo. Gautieri. Ferraroli. Basilico.
Deagostini.
Paravicini, Präfect und Präsident.
Carboni, Secretär.

9.

Auszug aus einem Schreiben des Dr. Maricone, Stadtphysicus von Genua, an den dänischen Reisenden Herrn Dr. Castberg, dermalen in Paris, de dato Genua den 13. December 1804.

Zugleich will ich Ihnen noch die Diagnosis des in unserer Nachbarschaft herrschenden Fiebers, so viel ich darüber habe in Erfahrung bringen können, mittheilen, indem ich hoffe, dafs Ihnen dieselbe willkommen ist. Es stellt sich zwei bis drei Tage nach der erfolgten Infection, oft mit grofser Heftigkeit, und zwar mit einem Froste von gröfserer oder geringerer Intensität und Dauer ein. Zugleich zeigt sich ein heftiger Schmerz im Kopfe, in den Lenden, im Rücken, in den untern Extremitäten und vorzüglich in den Knien; die Augen werden roth und glänzend; es stellt sich Uebelkeit und Erbrechen ein, das von einem Schmerze in der Gegend der Cardia, der Herzgrube, und mit einer Spannung in der Gegend des Magens und der Leber verbunden ist; der Unterleib ist weich, die Zunge feucht, weifslich, mitunter auch gelblich belegt; der Urin gelblich und der Stuhlgang verhalten, erfolgt auch nicht auf die Anwendung von Glystieren; der Puls ist frequent, nicht hart, und die Respiration frei; diese Symptome bilden gewissermaſsen die erste Periode der Krankheit. Nach einen oder zwei Tagen verwandelt sich die rothe Farbe der Albuginea in eine wahre gelbsüchtige; das Gesicht bekömmt ein grünlich gelbliches Ansehn, welches sehr bald aber schwärzlich wird, und sich über den ganzen Körper des Kranken verbreitet. Bei Erscheinung der gallichten Farbe in den Augen stellt sich aufs neue Erbrechen, und zwar gallicht, schwarz und mit Blut untermischt ein; der Schmerz des Magenmundes wird unerträglich; es zeigt sich ein schreckliches qualvolles Brennen in der Lebergegend: die Respiration wird beschwerlich, es zeigt sich Schluchzen; Urin und Stuhlgang werden gelblich, gallicht, letzterer flüssig, sehr häufig und gelblich schwarz; nun erfolgen Blutungen aus der Nase, dem Zahnfleische und den Hämorrheidalgefäſsen, und zuletzt verkündigen ein schwacher Puls, Irrereden, Lethargie und Convulsionen den Tod, der meistens schon den dritten, bei wenigen den vierten und fünften, sehr selten den sechsten Tag erfolgt. Erfolgt Besserung, so geschieht dieses durch critischen Schweiſs oder Hauteruption in der ersten Periode der Krankheit: einige mal waren auch Blutungen critisch.

Wie gewöhnlich waren auch diesmal während des ersten Monats die Aerzte nicht einig, ob die Krankheit epidemisch, ob sie contagiös, ob sie gallicht, nervös, und ob sie das *Typhus icterodes* (das americanische gelbe Fieber) sey. Ein gewisser Dr. *Brignole* erklärte sie bestimmt für letztere; verschiedene Aerzte von Florenz, Lucca und Pisa, waren entgegengesetzter Meinung. Die Kaufleute, welche an nichts dachten, als ihren Wucher, nahmen die Krankheit sehr leicht, erklärten alles für unnöthigen Lerm, und widersetzten sich unserm Cordon und der strengen Quarantaine. Erst spät im September wurden sie eines andern belehrt; es starben täglich siebenzig bis achtzig; alle Maaſsregeln der Sanitäts-Commission waren nicht im Stande, der Verheerung Einhalt zu thun, und selbst der unglückliche Dr. *Brignole* widerlegte durch seinen Tod seine eigene Meinung.

Livorno enthielt sechzig tausend Einwohner, die Hälfte davon sind ausgewandert, und nur die Armen zurück geblieben, um dem Verderben den Tribut zu bezahlen. Verschiedene Heilmethoden sind vergebens versucht; der Calomel vorzüglich, die Salpetersäure in beträchtlicher Dosis, und das Waschen mit Seewasser schienen noch am wohlthätigsten zu würken. Es scheint diese verheerende Krankheit blos auf Livorno und die umliegende Gegend eingeschränkt zu seyn, und wenn gleich die Communication mit Pisa und den angränzenden Ländern nicht unterbrochen worden, so sind dieselben doch bis auf diesen Augenblick frei geblieben; wir, die wir von dem ersten Augenblicke an mit einem Cordon uns geschützt haben, haben gleichfalls bis jetzt nichts von der Krankheit erfahren.

Die Kälte, die ernsthaften Maafsregeln, welche von der florentinischen Regierung genommen, das Hospital, welches man in der gehörigen Entfernung von dieser verödeten Stadt angelegt, die Reinigung, welche man mit den Häusern und Kleidern u. s. w. vermittelst der Morveauschen Räucherungen vornimmt, geben die beste Hofnung; in der That hat auch die Zahl der Gestorbenen in der ersten Woche des Dezembers nicht soviel betragen, als anfangs in einem Tage, und man versichert, dafs einige blos durch einfaches säuerliches Getränk hergestellt werden. Wir werden aber dennoch noch mehrere Monate lang fortfahren, uns mit derselben Strenge zu schützen.

Antonio Maricone.

Inhalt.

Seite

Seite.

Seit

Inhalt des zwanzigsten Bandes.

Erstes Stück.

Zweites Stück.

Drittes Stück.

Viertes Stück.

Viertes Stück.

Namenregister.

Sachregister.

A.

C.

E.

F.

G.

K.

Keich-

L.

M.

Q.

R.

S.

T.

The-

Mit diesem Stücke des Journals wird ausgegeben:

Bibliothek der praktischen Heilkunde. Dreizehnter Band. Viertes Stück.

I n h a l t.

E. C. W. Cappel, *Abhandlung vom Scharlachausschlage.*

Register.

Lightning Source UK Ltd.
Milton Keynes UK
UKHW011005021118
331648UK00007B/274/P

9 780267 175376